Andreas L. Strauss

Atlas und Leitfaden

2. Auflage

Springer-Verlag Berlin Heidelberg GmbH

Andreas L. Strauss

FARBDUPLEX SONOGRAPHIE
der Arterien und Venen

Zweite, vollständig überarbeitete und erweiterte Auflage

Atlas und Leitfaden

Mit 200 Abbildungen in 362 Einzeldarstellungen

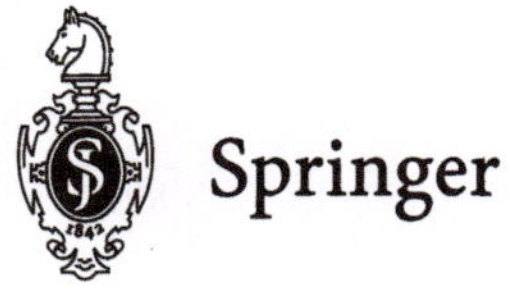

Springer

Dr. med. Andreas L. Strauss, PhD
Chefarzt der Abteilung Angiologie
Vaskuläres Zentrum
Dominikus-Krankenhaus
Am Heerdter Kankenhaus 2
D-40549 Düsseldorf

E-mail: angiologie@dominikus.de

ISBN 978-3-642-62492-6   ISBN 978-3-642-56769-8 (eBook)
DOI 10.1007/978-3-642-56769-8

Die Deutsche Bibliothek – CIP-Einheitsaufnahme
Strauss, Andreas L.: Farbduplexsonographie der Arterien
und Venen: Atlas und Leitfaden/
Andreas L. Strauss. – 2., vollst. überarb. Aufl. –
Berlin; Heidelberg; New York; Barcelona; Hongkon ; London;
Mailand; Paris; Singapur; Tokyo: Springer, 2001
      ISBN 978-3-642-62492-6

http:/www.springer.de

© Springer-Verlag Berlin Heidelberg 2001
Ursprünglich erschienen bei Springer-Verlag Berlin
Heidelberg New York 2001
Softcover reprint of the hardcover 2nd edition 2001

Lektorat: Dr. A. Zimpelmann
Umschlaggestaltung: de'blik, Berlin
Herstellung und Gestaltung: B. Wieland, Heidelberg
Reproduktionen: AM-production, Wiesloch
Druck- und Bindearbeiten: Stürtz AG, Würzburg

SPIN 10783317   22/3130 – 5 4 3 2 1 0

Geleitwort

Die Duplexsonographie – und insbesondere ihre farbkodierte Version – ist zu einem zentralen Baustein der bildgebenden Diagnostik angiologischer Krankheitsbilder geworden.

Seit der Erstausgabe 1995 ist die Entwicklung nicht stehengeblieben: Verbesserung der Erfassung und Wiedergabe des farbkodierten Flußbildes, Echokontrastmittel, Power-Mode, Harmonic imaging haben die diagnostische Bandbreite der farbkodierten Duplexsonographie derart vergrößert, dass bereits die Frage diskutiert wird, inwieweit angiographische Gefäßdarstellungen in jedem Falle noch als Golden-Standard angesehen werden können.

Genau diese Entwicklung aber verpflichtet zur äußerst sorgfältigen Akquisition des notwendigen Wissens und zum verantwortungsbewußten und selbstkritischen Umgang mit den erhobenen Befunden, die zunehmend zur alleinigen Basis weitergehender Therapieentscheidungen werden. Dies gilt vor allem dann, wenn allein aufgrund einer duplexsonographischen Befunderhebung weitreichende therapeutische Konsequenzen gezogen werden.

So ist es zu begrüßen, daß mein früherer Mitarbeiter Andreas Strauss seinen 1994 verfaßten Leitfaden und Atlas unter Berücksichtigung der extrakraniellen hirnversorgenden Arterien, der Armarterien, der Becken- und Beinarterien, der retroperitonealen Gefäße und des peripheren Venensystems aktualisiert und erweitert hat.

Didaktisch besonders hervorzuheben ist die Synopsis zwischen schematischer Darstellung des duplexsonographisch untersuchten Gefäßgebietes einerseits und der duplexsonographischen Darstellung im Original andererseits.

Die von Herrn Strauss gemachten Ausführungen basieren auf einer breiten theoretischen Grundlage und einer großen praktischen Erfahrung. Die Grundlage dieses Erfahrungsschatzes ist das große angiologische Patientengut der Engelskirchener Aggertalklinik und der Abteilung Angiologie des Dominikus-Krankenhauses Düsseldorf, der Andreas Strauss seit 1997 als Chefarzt vorsteht.

Ich bin überzeugt, dass auch die Zweitauflage des Leitfadens und Atlas der Farbduplexsonographie der Arterien und Venen fächerübergreifend angenommen und angiologisch interessierten Ärzten – auch hinsichtlich der Erlangung des internistischen Schwerpunktes „Angiologie" – Ratgeber und Hilfe sein wird.

Engelskirchen, im Frühjahr 2001   Horst Rieger

Vorwort zur 2. Auflage

Seit dem Erscheinen der ersten Auflage vor 6 Jahren hat sich in der Ultraschalldiagnostik vieles grundlegend verändert. Die farbkodierte Duplexsonographie hat aufgrund ihrer breiten Verfügbarkeit und ihrer hohen diagnostischen Aussage eine führende Rolle in der vaskulären Diagnostik übernommen. Wegen ihres hohen diagnostischen Zugewinns verdrängt die Farbduplexsonographie in zunehmendem Maße den diagnostischen Einsatz der arteriellen digitalen Subtraktionsangiographie, welche – einst Goldstandard der Gefäßdiagnostik – jetzt immer mehr auf den interventionellen Kathetereingriff (Einmaleingriff) beschränkt wird. Dadurch wächst der Farbduplexsonographie der Gefäße eine diagnostische „Letzte-Instanz-Funktion" vor Anwendung invasiver Therapiemaßnahmen zu, womit der Ultraschalluntersucher eine große Verantwortung übernimmt, weil er aufgrund seines Farbduplexbefundes in Zusammenschau mit der Klinik die Art und Weise sowie den Umfang der nachfolgenden Intervention bestimmt.

Eine weitere Änderung seit dem Erscheinen der ersten Auflage betrifft das Ausmaß, in dem die Farbduplexsonographie die allgemeine Ultraschalldiagnostik durchdrungen hat. Die farbkodierte Flußdarstellung ist nicht mehr ein Untersuchungsverfahren, das dem Gefäßlabor allein vorbehalten bleibt, sondern sie bereichert die konventionelle Sonographie aller parenchymatösen Organe wesentlich.

Das Ziel des Buches ist es daher, die Farbduplexsonographie der hirnversorgenden Arterien, der peripheren Arterien und Venen sowie der retroperitonealen Gefäße praxisnah zu vermitteln und konkrete Untersuchungsanleitungen sowie Interpretationshilfen anzubieten. Die vorliegende vollständig überarbeitete Auflage berücksichtigt sowohl die technischen Neuentwicklungen auf dem Gebiet der Farbduplexsonographie der allerletzten Jahre als auch die erweiterten diagnostischen Möglichkeiten dieser etablierten Untersuchungsmethode. Allem vorangestellt ist ein Kapitel über physikalisch-technische und ein Kapitel über hämodynamische Grundla-

gen. Die folgenden neun Kapitel beschäftigen sich mit der Anwendung der Farbduplexsonographie an den hirnversorgenden Arterien, an den Arterien der oberen Extremität, an den retroperitonealen Gefäßen, an den Arterien und Venen des Bauchraums und des Beckens sowie der infrainguinalen unteren Extremität. Ein spezielles Kapitel ist der erektilen Dysfunktion gewidmet. Ein neu aufgenommenes Kapitel befasst sich mit der Anwendung der Echokontrastmittel und den verschiedenen Wechselwirkungen zwischen Ultraschall, Kontrastmittel und Gewebe und erläutert die diagnostischen Möglichkeiten der neuen Ultraschallgerätegeneration. Alle klinischen Kapitel folgen einem einheitlichen Bauprinzip. Sie bestehen jeweils aus einem Text- und einem Atlasteil. In ersterem werden die ultraschallrelevante Gefäßanatomie, der Untersuchungsablauf, die Schnittführung, die neuen Dokumentationsrichtlinien, die diagnostische Wertigkeit und die Indikationen beschrieben. Der sich jeweils anschließende Atlasteil veranschaulicht die normalen und patologischen Befunde anhand zahlreicher Farbduplexbilder, denen Arteriogramme bzw. Phlebogramme derselben Befunde gegenübergestellt werden. Eine besondere Sorgfalt wurde der Qualität der Abbildungen gewidmet. Dies ist durch die erstmalige Anwendung der Vorzüge der digitalen Photographie möglich geworden.

Das Buch erlaubt sowohl dem Anfänger mit geringer Ultraschallerfahrung, sich in die Farbduplexsonographie einzuarbeiten, als auch dem Fortgeschrittenen, seinen Wissensstand unter Beachtung möglicher Fallstricke dieser Methode zu vertiefen. An dieser Stelle gebührt den Mitarbeitern des Springer-Verlages mein Dank für die gute und unproblematische Zusammenarbeit bei der Herstellung des Buches. Danken möchte ich insbesondere meiner Frau Beatrix für ihr verständnisvolles Entgegenkommen während der langen Vorbereitungszeit des Manuskriptes.

Düsseldorf, im Frühjahr 2001   Andreas L. Strauss

Vorwort zur 1. Auflage

Die farbkodierte Duplexsonographie ist als patientenfreundliche, beliebig wiederholbare Untersuchungsmethode aus dem heutigen diagnostischen Repertoire nicht mehr wegzudenken. Sie ist nicht einfach nur ein weiteres additives Untersuchungsverfahren, dessen Beschaffung „Geld kostet", sondern eine im Vergleich zu angiographischen und nuklearmedizinischen Geräten eher kostengünstige Methode, die aufwendigere und/ oder invasive Untersuchungen zu einem großen Teil ersetzen kann. Voraussetzungen hierfür sind aber nicht nur grundlegende Kenntnisse der räumlichen Topographie und der Hämodynamik von Arterien und Venen verschiedener Gefäßgebiete sondern auch Basiskenntnisse der physikalisch-technischen Grundlagen der farbkodierten Duplexsonographie.

Das Ziel dieses Buches ist es, den aktuellen Diskussionstand der Farbduplexsonographie der hirnversorgenden Arterien sowie der peripheren Arterien und Venen unter Einbeziehung eigener Ergebnisse praxisnah zu beschreiben und konkrete Untersuchungsanleitungen und Interpretationshilfen bei der Analyse von Farbduplexbildern anzubieten. Dieser Leitfaden besteht deshalb aus einem Textteil und einem Atlasteil. Nach einer praxisorientierten Darstellung der technischen Basiskenntnisse der Farbduplexsonographie und der hämodynamischen Grundlagen in den ersten beiden Kapiteln werden im Textteil die ultraschallrelevante Gefäßanatomie, die Untersuchungstechniken (Untersuchungsablauf, Schnittführung und Dokumentationsrichtlinien), die diagnostische Aussage und die Indikationen der Farbduplexsonographie behandelt. Besonderer Wert wird auf die Sensitivitäten, Spezifitäten und den diagnostischen Stellenwert verschiedener farbduplexsonographischer Parameter bei der Erfassung pathologischer Gefäßveränderungen gelegt.

Im Atlasteil werden die normalen und pathologischen Befunde durch zahlreiche Farbduplexbilder, denen Angiogramme bzw. Phlebogramme desselben Befundes zur Seite gestellt werden, veranschaulicht. Er enthält viele praktische Hinweise, um dem Leser die Einarbeitung und Vertiefung in die Methode zu erleichtern. Das Literaturverzeichnis gibt die wesentlichen Quellen des Buches wieder.

Zu großem Dank bin ich Herrn Prof. Dr. med. F.-J. Roth, Leiter der Radiologischen Abteilung der Aggertalklinik, für die Überlassung der Angiogramme und die gute und vertrauensvolle Zusammenarbeit verpflichtet. Sodann gilt mein besonderer Dank Herrn Prof. Dr. rer. nat. U. Cobet sowie seinem Mitarbeiter Dr. rer. nat. A. Klemenz, Institut für Medizinische Physik und Biophysik der Universität Halle-Wittenberg, für die Überprüfung des Kapitels über physikalisch-technische Grundlagen. Herrn Prof. Dr. med. H. Rieger, Chefarzt der Aggertalklinik, danke ich für die vielen wertvollen Ratschläge. Herrn Priv.-Doz. Dr. Driessen, Aggertalklinik, bin ich für die kritische Durchsicht des Kapitels 2 sehr verbunden. An dieser Stelle gebührt den Mitarbeitern des Springer-Verlages mein besonderer Dank für die hervorragende Zusammenarbeit bei der sorgfältigen Herstellung und sachgerechten Ausstattung des Buches.

Letztlich danke ich meiner Frau Beatrix für ihr verständnisvolles Entgegenkommen während der zeitaufwendigen Anfertigung des Manuskriptes.

Engelskirchen, im Dezember 1994   Andreas L. Strauss

Inhaltsverzeichnis

Physikalisch-technische Grundlagen der farbkodierten Duplexsonographie

Die farbkodierte Duplexsonographie gehört ohne Zweifel zu den wichtigsten diagnostischen Neuerungen der letzten Zeit in der Medizin. Dank extensiver Forschungsarbeit unter Zuhilfenahme der schnellen Rechenleistung der modernen Computer ist es möglich geworden, die gegenwärtige Generation von Hochleistungs-Farbduplexgeräten zu entwickeln und weiter zu verfeinern. In diesem Kapitel werden die für den klinischen Anwender der Farbduplexsonographie wichtigen Informationen der flächenhaften Erfassung und Wiedergabe der farbkodierten Blutströmung erörtert. Auf eine ausführliche physikalisch-technische Darstellung wird zugunsten der allgemeinen Verständlichkeit verzichtet.

- farbkodierte Duplexsonographie,
- Farbduplexsonographie,
- Farbdopplersonographie,
- Angiodynographie,
- Triplexsonographie.

Die Kenntnis des Impulsechoverfahrens (A-Bild-, B-Bild- und TM-Darstellung) und des Dopplereffektes (Dauerschall- und gepulste Dopplertechniken) wird als bekannt vorausgesetzt. Sie wurden ausführlich bereits an anderen Stellen behandelt (Feigenbaum 1986; Taylor et al. 1995; Kremkau 1990; Bushong u. Archer 1991; Neuerburg u Hennerici 1995).

1.1 Einleitung

Die farbkodierte Duplexsonographie hat neue diagnostische Möglichkeiten in der vaskulären Diagnostik eröffnet. Während die konventionelle Duplexsonographie mit einem einzigen Messvolumen (Sample volume) nur die Flussgeschwindigkeitsinformation aus einer kleinen tropfenförmigen Volumeneinheit zu einem gegebenen Zeitpunkt analysieren kann (sog. Monogate-pulsed-Doppler), ermöglicht die farbkodierte Duplexsonographie dank einem Netz von Messvolumina (Multigate-pulsed-Doppler) die Abbildung des Blutflusses über einem Ausschnitt des morphologischen Echtzeit- (real-time-)Ultraschallbildes unter Beibehaltung der hochauflösenden Bildgebung.

Farbkodierte Real-time-Sonographiegeräte wurden zunächst zur Darstellung des intrakardialen Blutflusses konzipiert und seit 1982 in der echokardiographischen Anwendung eingesetzt (Bommer u. Miller 1982). Durch eine neue Technologie zur Erfassung langsamerer arterieller und venöser Flüsse und durch die Entwicklung höherfrequenter Schallsonden im 5-MHz- und 7,5-MHz-Bereich mit linearen Schallköpfen konnten Farbduplexsysteme ab 1986–1988 auch zu Blutflussdarstellung in der Angiologie mit den mehr oberflächlich verlaufenden Gefäßen eingesetzt werden (Mitchell 1990). Die für die farbkodierten Systeme angewendete Terminologie ist vielfältig und zum Teil herstellerspezifisch. Folgende Begriffe werden in absteigender Häufigkeit synonym verwendet:

1.2 Erfassung des farbkodierten Flussbildes

Bei der *konventionellen* (Schwarz-weiß-)*Duplexsonographie* wird innerhalb des hochaufgelösten morphologischen Real-time-Grauwertebildes (auch B-Mode = brightness-Mode oder Helligkeits-Mode genannt) ein kleines Messvolumen (Sample volume) definiert, aus dem die Dopplerinformation analysiert und als Frequenz gegen die Zeit aufgezeichnet wird (Abb 1.1 a).

Werden im Gegensatz dazu mehrere Messvolumina auf einem einzigen Dopplerschallstrahl hintereinander gesetzt und die Dopplerfrequenzverschiebungen aus diesen Sample volumes empfängerseitig in mehreren unabhängigen Kanälen simultan ausgewertet, entsteht das seit den 70er Jahren bekannte *gepulste Multigate-Dopplerverfahren* (s. Abb. 1.1b). Dadurch, dass diese Empfängerkanäle die Dopplerfrequenzinformation aus den vorhandenen Sample volumes entlang des einen Dopplerstrahls parallel verarbeiten, kann das Multigate-Dopplersystem die Flussinformation in derselben Zeit erfassen und analysieren wie ein einziger Kanal die punktuelle Flussgeschwindigkeit in einem einzigen Sample volume der konventionellen Duplexsonographie, d. h. in ca. 10 ms (Taylor et al. 1988b). Diese Technik wird heute noch bei der farbkodierten *M-Mode-Echokardiographie* mit Erfolg benutzt, um verschiedene Flussphänomene entlang der einen Scanlinie zu erfassen und ihre Beziehung zu den interessierenden Strukturen über die Zeit aufzuzeichnen.

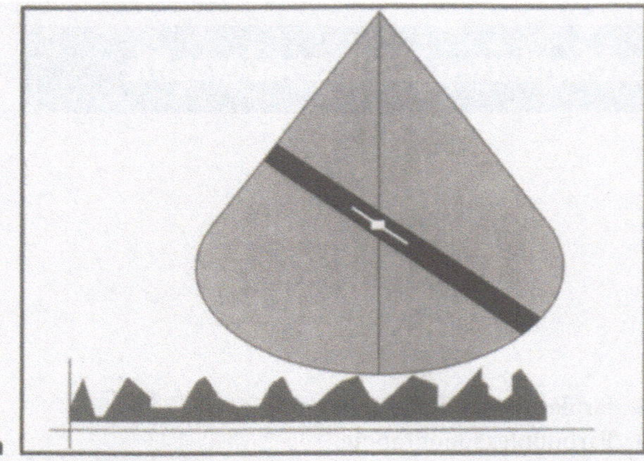

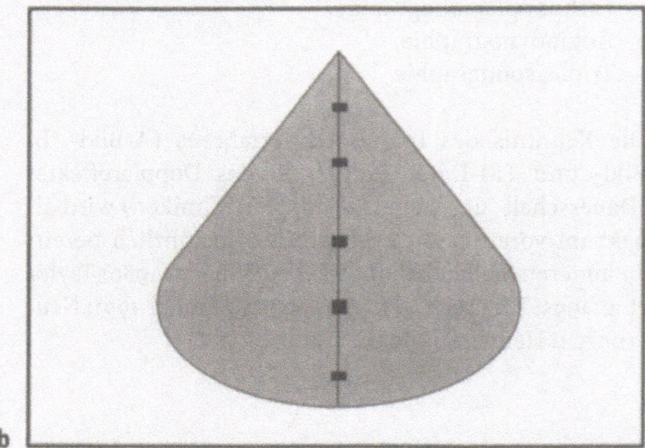

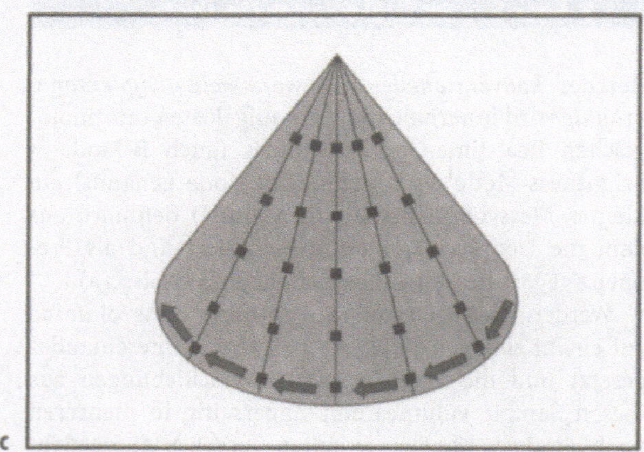

Abb. 1.1 a–c. Schematische Darstellung verschiedener Duplex-sonographieverfahren. **a** Konventionelle (Schwarz-weiß-)Duplexsonographie: ein in seiner Position und Länge veränderbares Sample volume (Messvolumen) entlang einer einzigen Dopplerlinie innerhalb des B-Bildes. **b** Multigate-Dopplerverfahren: mehrere Sample volumes entlang einer Dopplerlinie. **c** Farbkodierte Duplexsonographie: eine mit mehreren Sample volumes versehene Dopplerlinie wird über das B-Bild geführt. (Aus Frühwald u. Blackwell 1992)

Zur Bildung eines farbkodierten Flussbildes gibt es 2 unterschiedliche Prinzipien:

1. *Das Verfahren der Dopplerfrequenzverschiebung* (s. Abb. 1.1 c): Ähnlich der konventionellen Doppler- und Duplextechnik werden die Frequenz- und die Phasenverschiebung des reflektierten Ultraschalls benutzt, um Aussagen über das Vorliegen einer Blutströmung im Ultraschallschnittbild zu machen. (sog. „Frequency-domain-Verfahren"). Die heute verfügbaren Farbduplex- und Farbdopplerechokardiographiegeräte arbeiten nach diesem Dopplerfrequenzverfahren. Ausschließlich mit diesem Verfahren befasst sich auch das vorliegende Buch. Auch die beiden Methoden der farbkodierten Strömungsdarstellung, die geschwindigkeitsabhängige („velocity mode") und leistungsabhängige („power-mode") Darstellungsmethode gehören diesem Verfahren an.

2. Das „*Time-domain-Verfahren*" soll der Vollständigkeit halber kurz erwähnt werden. Dieses *dopplerunabhängige* Verfahren wurde Anfang der 90er Jahre herstellerbedingt auch als *Color Velocity Imaging-Verfahren* bekannt. Die Strömungsgeschwindigkeit des Blutes wird im B-Bild mittels Laufzeitanalyse ermittelt. Dieses Verfahren analysiert die feinen Verschiebungen von Reflexionsmustern in den aufeinanderfolgenden Scans des B-Bildes (z. B. die Positionierung der Erythrozyten) und bestimmt hieraus im zeitlichen Ablauf Bewegungsmuster. Die Richtung und der Betrag der Bewegung werden elektronisch mit einem Korrelationsverfahren (sog. Kreuzkorrelation) ohne Anwendung des Dopplereffektes ermittelt. Einige Vorteile hat dieses Verfahren schon: keine Limitierung in der Ermittlung hoher Flussgeschwindigkeiten, d. h. kein Aliasing, höhere Bildaufbauraten und Winkelunabhängigkeit (Klews 1991; Haerten u. Kim 1993). Dieses Verfahren erfordert aber einen hohen Rechenaufwand und konnte sich bisher nicht durchsetzen.

Die *farbkodierte Duplexsonographie* nach dem geläufigen Verfahren der *Dopplerfrequenzverschiebung* stellt eine direkte Weiterentwicklung des Multi-gate-Dopplerverfahrens (s. o.) dar (s. Abb. 1.1 c). Zur Bildung eines farbkodierten Schnittbildes wird ein Schallstrahl entsprechend der Scanart des Schallkopfes (linear d. h. parallel, sektorförmig, trapezförmig etc.) über die interessierende Region geführt wird. Der Scan erfolgt wie bei allen sonographischen Systemen in Form einzelner Schalllinien (senkrecht zum Schallkopf verlaufende Linien, die im Ultraschallbild als solche nicht sichtbar sind), die zur Erzielung hoher räumlicher Auflösung sehr dicht beieinander liegen (Abb. 1.2). Innerhalb des Farbdopplerfensters wird das Ultraschallbild von 2 Arten von Scanlinien aufgebaut: Dopplerlinien und B-Bildlinien. Das Ver-

Abb. 1.2. Aufbau eines linearen Ultraschallbildes aus 100 Ultraschall-Scanlinien (senkrecht zum Schallkopf verlaufende Linien) von rechts nach links. Jede dieser Scanlinien stellt eine Serie von aus dem Gewebe reflektierten Echosignalen dar. Bei einem reinen B-Bild (ohne Farbe) sind etwa 15 ms für den Aufbau eines solchen Einzelbildes erforderlich. Für ein Farbduplexbild werden 50–150 ms benötigt (s. auch Text)

hältnis zwischen diesen beiden Scanlinien ist von der Bildaufbaurate abhängig und beträgt ungefähr 1:2–1:4, d.h. nur jede 2.–4. Ultraschalllinie wird zur Ermittlung der Dopplerfrequenzverschiebung herangezogen. Die B-Bild-Linien dienen auf herkömmliche Weise der Erzeugung des reinen sonographischen Grauwertebildes. Bei den Dopplerlinien wird die Flussgeschwindigkeit des Blutes nach dem Multigate-Dopplerprinzip (s.o.) in einer Vielzahl von Messvolumina entlang einer einzigen Scanlinie parallel bestimmt. Diese Dopplerscanlinie wird dann in einer Zeitspanne von 50–150 ms über das Graubild bzw. über den Farbfensterausschnitt geschwenkt, um flächenhaft die Flussinformation in dem zu untersuchenden Farbfenster zu erhalten (s. Abb. 1.1 c). Da die Zahl der Dopplerlinien kleiner ist als die Zahl der B-Bild-Linien (1:2–1:4), werden die fehlenden Geschwindigkeitsinformationen für die Farbkodierung durch Interpolation gewonnen, d.h. die fehlenden Farbbereiche werden in Abhängigkeit von den vorher und nachher gemessenen Geschwindigkeitswerten aufgefüllt.

Während für eine einzige B-Bild-Scanlinie des morphologischen Grauwertebildes ein einzelnes Ultraschallimpulspaket genügt (ein Impulspaket besteht aus wenigen Grundschwingungen der Dopplersendefrequenz), sind für eine Farbdopplerscanlinie ca. 10 Impulspakete notwendig, um eine hinreichend präzise Ermittlung der Geschwindigkeit durchführen zu können (Abb. 1.3). Nach dem Aussenden des 1. Impulspaketes müssen sämtliche reflektierte Echos aus der maximalen Eindringtiefe abgewartet werden, bevor das 2. Impulspaket ausgesandt werden kann. Andernfalls wäre die Zuordnung von Echosignalen zu den einzelnen Impulsen nicht eindeutig möglich. Daraus wird verständlich, warum eine ca. 10-fach höhere Zeit zum Aufbau einer Farbdopplerscanlinie als zum Aufbau einer sonographischen B-Bild-Scanlinie erforderlich ist (Burckhardt 1993). Diese Impulspakete, die *sendeseitig* mit einer charakteristischen Frequenz, nämlich der Pulsrepetitionsfrequenz (PRF) emittiert werden, sind nicht mit den 50–250 Messvolumina/Scanlinie, die *empfängerseitig* über die zahlreichen Kanäle parallel ausgewertet werden, zu verwechseln.

Unter der Annahme einer mittleren Ausbreitungsgeschwindigkeit des Ultraschalls im Gewebe von 1,54 mm/μs (1540 m/s), ist für ein reflektiertes Echosignal aus 10 cm Tiefe (Hin- und Rückweg = 20 cm) eine Zeit von 130 μs erforderlich, d.h. für den Aufbau einer einzigen Schwarz-weiß-B-Bild-Scanlinie benötigt man 130 μs. Wie oben ausgeführt, erfordert der Aufbau einer einzigen Farbdopplerscanlinie, bestehend aus ca. 10 Impulspaketen, das 10-fache an Zeit, d.h. 1300 μs oder 1,3 ms. Besteht ein einziges Farbdopplerbild aus einer häufig anzutreffenden Zahl von z.B. 50 Farbdopplerscanlinien, sind für den Aufbau *eines* ganzen Farbduplexbildes etwa 65 ms erforderlich, was gerade einer Bildaufbaurate von 15 Bildern/s entspricht. Diese Bildfrequenz würde noch im Bereich der vom menschlichen Auge wahrnehmbaren und störenden Flackerschwelle von 16–20 Bildern/s liegen. Je breiter der Farbfensterausschnitt (höhere An-

Abb. 1.3. Ultraschall-Impulspakete werden mit der sog. Pulsrepetitionsfrequenz (PRF) ausgesandt. Für eine einzige Farbdopplerscanlinie werden 4–17 (im Mittel 10) solcher Impulspakete benötigt, um eine hinreichende Geschwindigkeitsbestimmung entlang dieser einen Scanlinie vorzunehmen. (Nach Lanzer u. Yoganathan 1991)

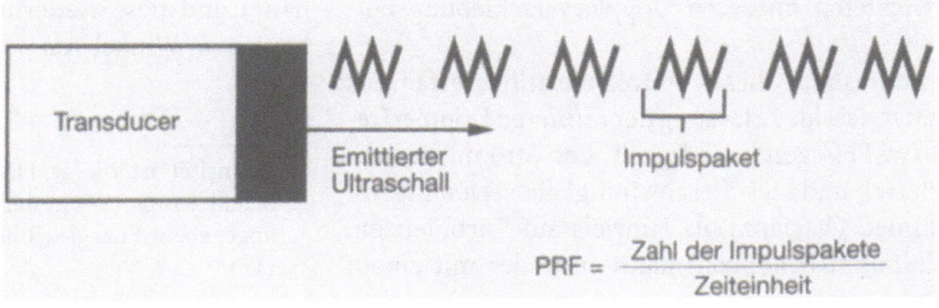

zahl der Farbdopplerscanlinien) ist, um so niedriger ist die Bildaufbaurate und um so schlechter ist die zeitliche Auflösung in der Erfassung von Flussphänomenen, die nur sehr kurze Zeit während eines Herzzyklus bestehen. Auch eine Zunahme der Tiefe des Farbfensterausschnittes setzt die Bildfrequenz herab: eine größere Bildtiefe verlangt eine niedrigere Pulsrepetitionsfrequenz, damit die Dopplersignale Zeit haben (Hin- und Rückweg!), vor dem Aussenden des nächsten Impulspaketes aus der Tiefe zum Schallkopf zurückzukehren (Mitchell 1990).

1.3 Darstellung der farbkodierten Flussinformation

Die älteste und am häufigsten benutzte Variante der farbkodierten Flussdarstellung ist die geschwindigkeitsabhängige Farbkodierung, auch unter dem Namen „Velocity-Mode" bekannt. Seit einigen Jahren findet parallel zum weiter verwendeten Velocity-Mode eine andere Variante der farbkodierten Darstellung eine immer größere Verbreitung: der „Power-Mode" (synonym „Angio-Mode" oder „Power-Doppler-Energy-Mode").

1.3.1 Geschwindigkeitsabhängige Farbkodierung (Velocity-Mode)

Bei dieser Form der Darstellung werden die von den fließenden Blutkörperchen verursachten *Dopplerfrequenzshifts* aus den Messvolumina ausgewertet. Angesichts der Vielzahl der auszuwertenden Messvolumina bei der Farbduplexsonographie kann hier die sonst übliche Spektrumanalyse nach der Fast-Fourier-Transform-(FFT-)Methode nicht angewendet werden. Man verwendet daher die *Autokorrelation* mit Analyse des Phasenwinkels, die eine rasche Berechnung der *mittleren Frequenzverschiebung* bzw. der *mittleren Flussgeschwindigkeit* ermöglicht und auch ein statistisches Maß für die Streuung der Dopplerverschiebung innerhalb der Messvolumina (Varianzanalyse in Form der Grünkodierung) liefert (Haerten u. Kim 1993). Die schnelle Berechnung der Flussgeschwindigkeit auf der Basis von wenigen Echosignalen bringt es mit sich, dass bei der Anwendung der Autokorrelation nicht das gesamte Dopplerfrequenzspektrum berücksichtigt werden kann. Dieses ganze Spektrum wird in jedem Farbpixel des Schnittbildes auf einen einzigen Farbton reduziert, der der intensitätsgewichteten mittleren Dopplerverschiebung entspricht.

Das Endresultat dieses Autokorrelationsverfahrens ist eine zuverlässige Erfassung der *mittleren* Dopplerfrequenz bzw. Flussgeschwindigkeit, der Strömungsrichtung (Phase) und der Geschwindigkeitsverteilung im Messvolumen (Varianz) als Hinweis auf Turbulenzen. Jeder Bildpunkt (Bildpixel) kann entweder mit einem Farbwert oder mit einem Grauwert belegt werden. Wird an einem Ort im Bild eine Bewegung registriert, so wird der betreffende Bildpunkt nur farbig kodiert und der Grauwert an dieser Stelle nicht angezeigt. Je heller der Farbton, um so höher die Flussgeschwindigkeit. Eine Farbe (rot oder blau) kennzeichnet den Fluss zum Schallkopf, die Gegenfarbe (blau oder rot) den Fluss vom Schallkopf weg. Obwohl die Farbzuordnung in der Regel dem Anwender überlassen wird, hat es sich in der Angiologie eingebürgert, die den Anatomielehrbüchern nachempfundene Rot-Blau-Zuordnung (rot = Arterie, blau = Vene) zu übernehmen.

1.3.2 Power-Mode (Angio-Mode)

Im Power-Doppler-Modus erfolgt die Flussdarstellung in Abhängigkeit von der Schallenergie der reflektierten Dopplerfrequenzverschiebungen. Diese Energie entspricht der Summe der Doppler-Signalintensitäten am Messort, die ihrerseits von der Dichte aller durch das Messvolumen strömenden Blutkörperchen abhängt.* Die Höhe der Flussgeschwindigkeit, die Streuung dieser Geschwindigkeiten (Turbulenzen) und – zumindest bei älteren Geräten – die Flussrichtung haben keinen Einfluss auf den Power-Doppler-Mode und kommen bei diesem Modus nicht zur Darstellung. Die Farbintensität hängt beim Power-Mode im Wesentlichen von der Dichte der Reflektoren (Blutkörperchen oder Echosignalverstärker) im Gefäß ab (Abb. 1.4).

Der Power-Mode hat gegenüber dem konventionellen Velocity-Mode einige Vorteile. Eine Gegenüberstellung beider Methoden ist in der Tabelle 1.1 abgebildet. Der wichtigste Vorzug des Power-Mode ist die höhere Empfindlichkeit beim Nachweis von Fluss (bzw. Bewegung jeder Art). Eine der Ursachen für diese hohe Flusssensitivität ist die große Zahl von Abtastungen (Messungen) pro Farbdopplerlinie, die die Power der Flusssignale erhöht und das Signal-Rausch-Verhältnis verbessert. Das Hintergrundrauschen hat eine gleichmäßig niedrige Power, das selbst bei hoher Verstärkung als weitgehend homogener Farbhintergrund erscheint, aus dem sich die Flusssignale hell und deutlich abheben (Haerten 1998).

Die Flussdarstellung im Power-Mode ist weitgehend unabhängig vom Einstrahlwinkel, da diese Art der Farbdarstellung von der Anzahl der sich bewegenden Reflektoren (z. B. roten Blutkörperchen) im Messvolumen abhängt, und diese wiederum winkelunabhängig ist. Selbst bei einem Winkel von 90° überwindet ein Teil des vom

---

* Intensität ist die je Flächeneinheit (cm²) transportierte Schallleistung (W) in der Einheit (W/cm²). Leistung ist die abgegebene Energie (Joule) pro Sekunde (J/s) in der Einheit (W).

Tabelle 1.1. Gegenüberstellung der beiden Methoden der farbkodierten Flussdarstellung: Geschwindigkeits- (Velocity-)Mode und Power-Doppler-(Angio-)Mode. Je mehr Kreuze, um so vorteilhafter das Kriterium (s. auch Text)

Merkmal	Geschwindigkeits-Mode	Power-(Angio-)Mode
Geschwindigkeitsdetektion	++	−
Flussrichtungsdetektion	++	−
Winkelabhängigkeit	++	−/+
Aliasing	++	−
Signal-Rausch-Verhältnis	+	++
Empfindlichkeit für niedrige Flüsse	(+)	++
Störanfälligkeit für Bewegungsartefakte	(−)	++
Hohe zeitliche Auflösung	++	−

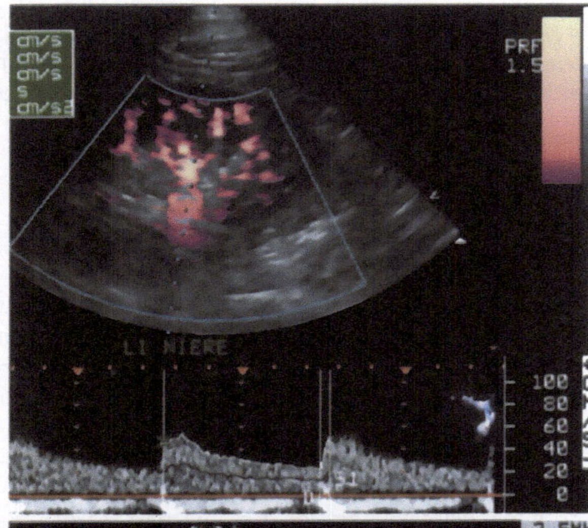
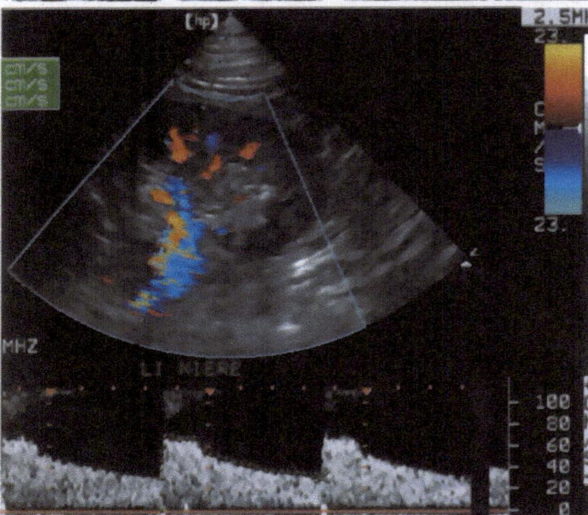

Abb. 1.4. a Darstellung der Nierengefäße im Power-Doppler-Mode; **b** im konventionellen Velocity-Mode. Gerade die Gefäßverläufe der kleinen intrarenalen Gefäße (Interlobärarterien) sieht man im Power-Doppler-Mode (**a**) besser als im Velocity-Mode (**b**)

Blutfluss kommenden Dopplerspektrums das schmale Wandfilter und trägt zur Power bei. Die Erklärung hierfür ist, dass einerseits der Ultraschallstrahl etwas divergent ist und andererseits der Blutfluss nicht streng in einer einzigen Richtung strömt. Allerdings ist die Empfindlichkeit des Power-Doppler bei 90° reduziert. Ein weiterer Vorzug ist, dass beim Power-Doppler-Mode kein Aliasing entsteht, da bei dieser Darstellung die reflektierten Ultraschallintensitäten der fließenden Blutbestandteile ausgewertet werden und nicht die von ihnen verursachten Dopplerfrequenzshifts (Haerten 1998; Rubin et al. 1994). Dies kann allerdings auch ein Nachteil sein, wenn man umschriebene pathologisch erhöhte Flussgeschwindigkeiten (z.B. Stenosen) im Gefäß schnell lokalisieren will. Sie treten im Power-Mode nicht in Erscheinung (Abb. 7.18 a,b). Ein weiterer Nachteil des Power-Mode ist die Störanfälligkeit gegenüber Bewegungen von Organen und Schallkopf. Nachteil des Power-Mode ist auch die geringe zeitliche Auflösung (s. Tabelle 1.1).

Die Farbskala des Power-Mode ist so konzipiert, dass Signale niedriger Intensität in dunklen Farbtönen und Dopplersignale hoher Intensität in hellen Farbtönen dargestellt werden (Abb. 1.4a). Der Power-Doppler-Mode eignet sich zur Darstellung von Flüssen in den kleinen Gefäßen und zur Klärung der Fragen um Organ- und Tumorperfusion (Übersicht bei Bunk et al. 2000).

1.4.1 Pulsrepetitionsfrequenz

Die Pulsrepetitionsfrequenz (PRF) ist die Frequenz, mit der die Impulspakete gesendet werden. Die PRF bestimmt die obere Grenzfrequenz des registrierbaren Dopplersignals und damit – nach Winkelkorrektur – den maximal messbaren Geschwindigkeitswert (Abb. 1.5). Entsprechend der Nyquist-Theorie beträgt die maximale, richtig messbare Dopplerfrequenz *höchstens die Hälfte der PRF* (Nyquist-Grenze). Wenn die zu messende Dopplerfrequenz höher ist als die Hälfte der PRF, kann das zu erfassende Dopplersignal in Bezug auf seine Richtung und seine Strömungsgeschwindigkeit nicht mehr korrekt wiedergegeben werden, und es tritt das Aliasing-Phänomen auf. In diesem Fall erscheint das Farbdopplersignal fälschlicherweise in umgekehrter Strömungsrichtung bzw. mit zu niedriger Strömungsgeschwindigkeit (s. Abb. 1.5). Im farbkodierten Schnittbild tritt zunächst eine Strömungsumkehr von einer hellen Farbe in die helle Gegenfarbe (z. B. aus hellrot ins hellblau) auf, und im Extremfall kann ein buntes Mosaikbild hervorgerufen werden. Beim Aliasing erfolgt dieser Farbumschlag immer über eine weiße (helle) Übergangszone, auch wenn diese nicht immer eindeutig sichtbar ist. Eine Erhöhung der PRF zur korrekten Erfassung hoher Dopplerfrequenzen führt zu einer Verminderung der Untersuchungstiefe. Bei den meisten Geräten ist eine Erhöhung der maximal korrekt erfassbaren Dopplerfrequenz unter Beibehaltung der Untersuchungstiefe durch eine Verschiebung der Nulllinie sowohl auf der Farbskala als auch im Dopplerspektrum möglich, so dass im Extremfall ein Messbereich von 2-mal PRF (entsprechend einer messbaren Dopplerfrequenz von maximal 2-mal PRF/2 = PRF) bis zum Erreichen des Aliasing-Phänomens ausgenutzt werden kann. Dabei muss aber auf die Erfassung von Dopplerfrequenzen in umgekehrter Flussrichtung verzichtet werden. Das Aliasing kann man auch dadurch reduzieren, dass man das Gefäß unter einem höheren Winkel α schallt (cos α nimmt mit größerem Winkel ab). Tritt trotzdem in einem umschriebenen Gefäßsegment Aliasing auf, so ist das ein Hinweis auf eine erhöhte Flussgeschwindigkeit (z. B. Stenose).

Im Power-Doppler-Mode kommt die PRF selbstverständlich auch vor und spielt eine wichtige, d. h. eine nur positive Rolle: die PRF kann beim Power-Mode zum Nachweis von Fluss mit sehr niedrigen Geschwindigkeiten gesenkt werden (Anwählen einer hohen Flusssensitivität), ohne dafür mit Aliasing bestraft zu werden, denn es wird beim Power-Doppler-Mode nicht die Frequenzverschiebung gemessen, sondern die Energie des Dopplersignals (Rubin et al. 1994).

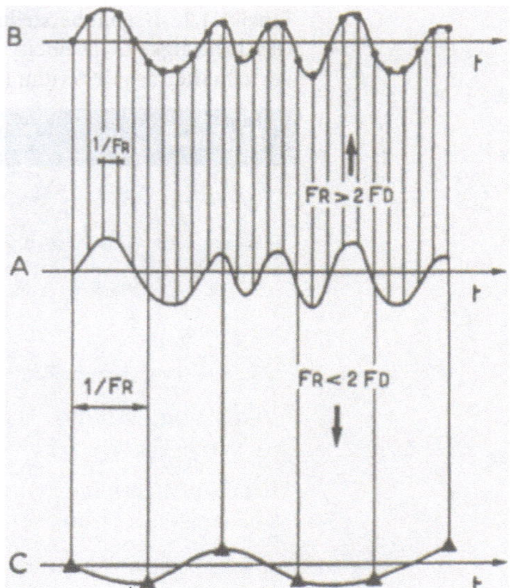

Abb. 1.5. Schematische Darstellung des Aliasing-Phänomens. *A* Das zu untersuchende Dopplersignal; *B* das wiedergegebene Signal, wenn die PRF (F$_R$) höher ist als das 2-fache der Dopplerfrequenz (F$_D$). *C* das wiedergegebene Signal, wenn die PRF kleiner ist als das 2-fache der Dopplerfrequenz. (Aus Strauss et al. 1986)

1.4.2 Wandfilter

Das Wandfilter ist ein Hochpassfilter, das Signale mit niedriger Frequenz entfernt. Solche niederfrequenten Signale haben häufig eine hohe Amplitude und kommen von Klappen- oder Wandbewegungen her. Wegen ihrer hohen Amplitude stören sie das eigentlich interessierende, amplitudenärmere und hochfrequentere Flusssignal. Das Wandfilter kann in der Regel in der Größenordnung zwischen 100–400 Hz adjustiert werden. Es stellt gleichzeitig die untere Grenzfrequenz dar, unterhalb derer nicht nur Wandbewegungen, sondern auch niedrige Strömungsgeschwindigkeiten ausgefiltert werden. Um zu vermeiden, dass durch ein Hochpassfilter alle niederfrequenten Signale wegfallen, versucht man in den neueren Geräten, niedrige Frequenzen mit gleichzeitig hohen Amplituden wegzulassen oder Algorithmen anzuwenden, die selektiv typische Bewegungsmuster von Geweben erkennen und unterdrücken. Eine weitere Möglichkeit besteht darin, Farbkodierung nur jenen Bildpixeln zuzuordnen, die nicht bereits durch Graubildinformation belegt sind. In so einem Fall würde Farbrauschen nur dann auftreten, wenn das B-Bild inadäquat eingestellt ist. Heute versucht man dieses Problem zu lösen, indem das Gleichgewicht zwischen Farbverstärkung und gesamter Verstärkung des B-Bildes neu gewählt und verändert werden kann.

1.4.3 Bildaufbaurate (Frame rate)

Die Bildaufbaurate oder Bildwiederholfrequenz gibt die Häufigkeit an, mit der ein farbkodiertes Ultraschallbild in der Sekunde neu aufgebaut wird. Wählt man einen großen Farbfensterausschnitt, benötigt man eine höhere Anzahl von Farbdopplerlinien, die abgetastet werden müssen. So dauert der Aufbau eines Bildes länger, und die Bildrate nimmt folgerichtig ab. Genauso verlangsamt sich die Bildfrequenz, wenn die Untersuchungstiefe zunimmt, da die PRF abnehmen muss (große Tiefe = große Entfernung = viel Zeit) und somit der Zeitbedarf für ein einziges Farbduplexbild zunimmt. Andererseits erhöhen langsame Bildfolgeraten die Zeit für Dopplersignalakquisition, und über die höhere Anzahl von Messungen bzw. Abtastungen/Farblinie, wächst die Genauigkeit der Geschwindigkeitsabschätzung, und die Sensitivität für langsame Flüsse (z. B. in den Venen) verbessert sich. Der Nachteil eines langsamen Bildaufbaus ist jedoch, dass für kurze Zeit existierende Flussphänomene nicht zur Darstellung kommen: es entsteht eine schlechte zeitliche Auflösung. Untersuchungen des Herzens und der großen zentralen arteriellen Gefäße erfordern daher eine hohe Bildaufbaurate: Bildfrequenzen von 15 Bildern/s und mehr sind für diese Untersuchungen wünschenswert. Im Gegensatz dazu sind für die Untersuchungen der kleineren peripheren Arterien und der Venen niedrigere Bildaufbauraten mit höherer Flusssensitivität notwendig als für die echokardiographischen Untersuchungen.

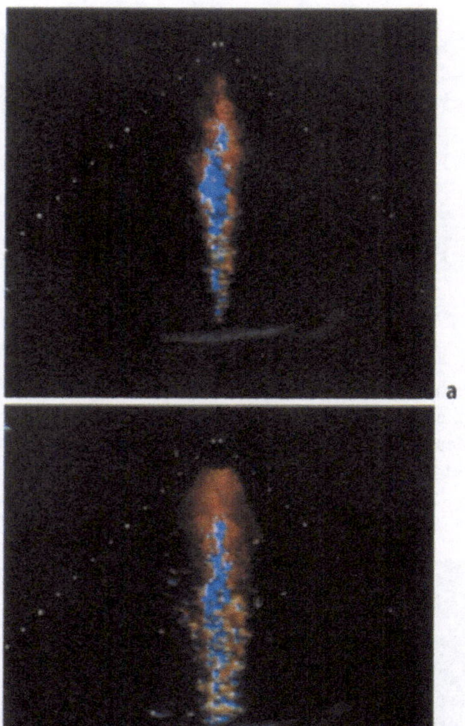

Abb. 1.6 a, b. Einfluss der Farbverstärkung auf die sichtbare Ausdehnung des Jetflusses. Beide In-vitro-Flüsse sind gleich, aber mit unterschiedlicher Verstärkung der Flusssensitivität aufgenommen. (Aus Lanzer u. Yoganathan 1991)

1.4.4 Verstärkungsregelung (Gain)

Durch Manipulation der Verstärkung kann die „Sensitivität" zu einem bestimmten Flussfeld erhöht oder reduziert werden. So kann die scheinbare räumliche Ausdehnung eines Flusses verändert werden (Abb. 1.6). Daher ist bei der quantitativen Messung und bei dem Vergleich der räumlichen Ausdehnung von Flussjets ohne Kenntnis der Verstärkungsregelungen Vorsicht geboten. Eine hohe Verstärkung kann durch Farbüberstrahlung Plaques und Stenosen verdecken. Die Gain-Einstellung erfolgt in der Regel individuell. Aufgrund der getrennten Impulsbildung verfügen das Grauwertebild und das Farbduplexbild über getrennt zu bedienende Verstärkungsregelungen.

1.4.5 Beschallungswinkel

Dieser Parameter ist nur für die geschwindigkeitsabhängige farbkodierte Darstellung (Velocity-Mode) wichtig, beim Power-Doppler-Modus spielt der Beschallungwinkel keine nenneswerte Rolle (s. dort). Während man mit der konventionellen Sonographie (B-Bild) aufgrund der optimalen Reflexion bei senkrechter Beschallung die besten Bilder bei einem Winkel von 90° erhält, entsteht bei diesem Winkel in der konventionellen Farbduplexsonographie wegen der Cosinus-Funktion (cos90°=0) keine Farbkodierung (Abb. 1.7). Rein theoretisch sind die Dopplerfrequenzverschiebung und die Flusssensitivität bei koaxialer (paralleler) Schallweise (cos 0°=1 und cos 180°=1) am größten. Zwischen einem optimalen B-Bild und einer hochsensitiven farbkodierten Flusseinstellung muss daher ein Kompromiss gefunden werden. Im klinischen Alltag ist jedoch aufgrund des häufig gewundenen Gefäßverlaufs und aufgrund der Schallkegelgeometrie der Winkel zwischen Schallstrahl und Flussrichtung nicht konstant (Abb. 1.8a). Eine auf diesem Wege zustande gekommene Flussrichtungsänderung über den senkrechten Dopplerwinkel hinaus führt zur punktuellen Farbauslöschung bei genau 90° (schwarze bzw. dunkle Übergangszone). Bei Beschallung parallel zur Körperoberfläche verlaufender Gefäßsegmente mit dem Linearschallkopf, wie z. B. der Femoral- oder Halsgefäße, ist ein elektronischer Farbfensterschwenk notwendig, um einen senkrechten Einfall des

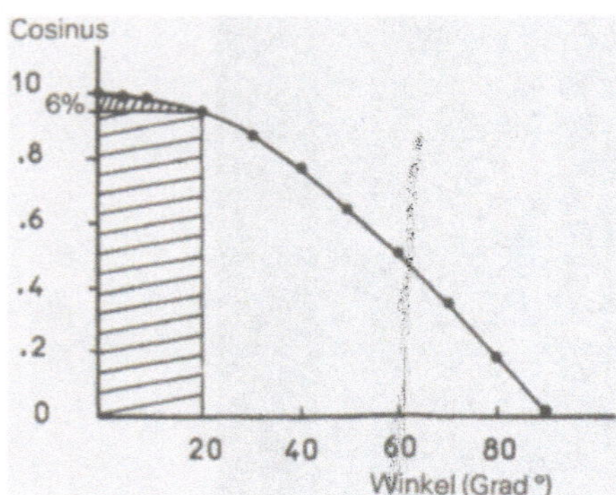

Abb. 1.7. Beziehung zwischen der Cosinusfunktion (Y-Achse) und dem Winkel (X-Achse). Für einen Einfallswinkel von 0–20° beträgt der Messfehler bei Missachtung des Winkels nur 0–6 % (Aus Strauss et al. 1986)

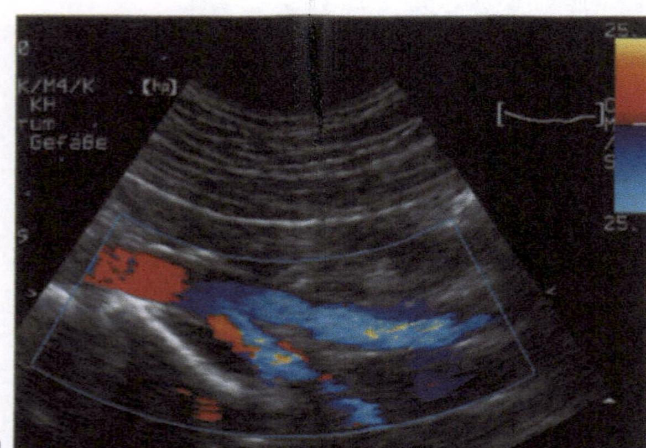

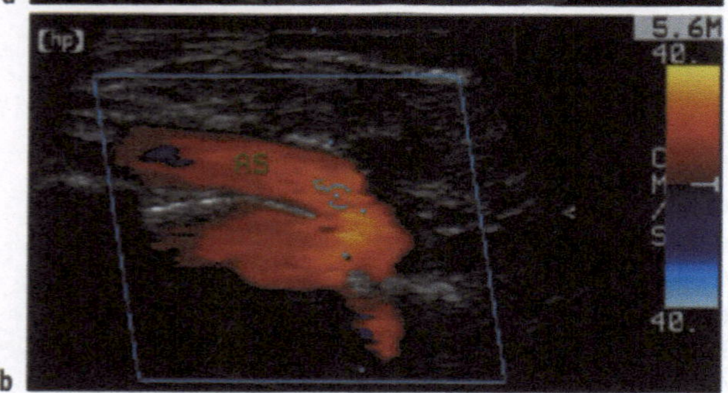

Abb. 1.8. a Longitudinalschnitt durch die Beckenarterien in Höhe der Iliakaarteriengabel. Das Blut fließt (vom Betrachter gesehen) von links nach rechts. In der A. iliaca communis (links im Bild) fließt das Blut auf den Schallkopf zu, daher ist der Fluss rotkodiert. In den Aa. iliaca externa und interna ist der Fluss vom Schallkopf weg (blaukodiert). Die relative Flussrichtungsänderung in Bezug auf den Schallkopf erfolgt bei 90° (cos90°=0) über eine schwarze Übergangszone. **b** Änderung der Frequenzverschiebung und der Farbhelligkeit in Abhängigkeit vom Beschallungswinkel (nähreres s. Text)

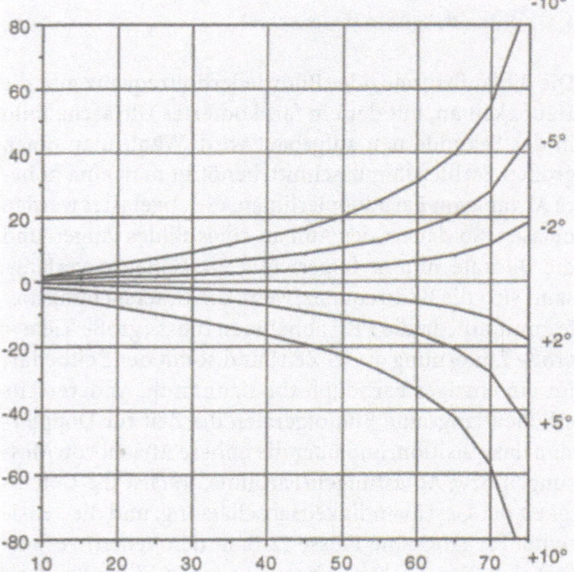

Abb. 1.9. Beziehung zwischen Winkelkorrektur (X-Achse), Winkeleinstellfehler (rechte Y-Achse) und möglichem Berechnungsfehler bei der Bestimmung der Flussgeschwindigkeit bzw. des Flusses (linke Y-Achse). Überproportionale Zunahme des Meßfehlers bei höheren Beschallungswinkeln (s. a. Text)

Schallstrahls auf die Gefäße zu vermeiden. Die Frequenzverschiebung und damit die Helligkeit des farbkodierten Flusses sind abhängig vom Dopplerwinkel (s. Abb. 1.8b). Mit zunehmendem Winkel und Abnahme der Cosinus-Funktion verringert sich die registrierte Frequenzverschiebung und die Farbkodierung wird dunkler.

In diesem Zusamenhang muss darauf hingewiesen werden, dass farbduplexunterstützte *quantitative Messungen der Flussgeschwindigkeit* mit dem Messvolumen des gepulsten Dopplers *immer winkelkorrigiert* erfolgen müssen. Dabei darf die Winkelkorrektur nicht höher sein als 60°: Wie Abb. 1.9 zeigt, führt ein nur 5 %-iger Messfehler in der Winkelmessung bei einem Ausgangswinkel von 70° zwischen Dopplerstrahl und Flussachse zu einem Irrtum in der Bestimmung der Flussgeschwindigkeit von 25 % (s. Abb. 1.9).

Aus physikalischen Gesichtspunkten betrachtet, ist es nicht korrekt, wenn die obere Grenze der Farbskalaeinstellung von einigen Geräteherstellern in cm/s bzw. m/s angegeben wird. Dies wäre nur bei bekanntem Einstrahlwinkel richtig, was aber in der Regel nicht der Fall ist. Es könnte fälschlicherweise der Eindruck entstehen, dass mit der Farbduplexsonographie eine Bestimmung der Flussgeschwindigkeit ohne Winkelkorrektur möglich sei.

1.5 Grenzen der farbkodierten Darstellung

1.5.1 Auflösung der farbkodierten Flussdarstellung

Räumliche Auflösung

Während in der Schnittbilddarstellung die *axiale Auflösung* durch die Wellenlänge vorgegeben wird („je kürzer die Wellenlänge, um so besser die Auflösung"), wird sie in der farbkodierten Darstellung durch die Größe und die Zahl der Messvolumina (Sample volumes) auf der Dopplerlinie bestimmt. Eine Reduzierung der Größe der Messvolumina verbessert zwar die axiale Auflösung des Farbdopplers, vermindert aber gleichzeitig auch die Sensitivität des Dopplers und die Genauigkeit, mit der die Dopplerfrequenzshifts erfasst werden. Eine Erklärung hierfür ist, dass das Signal-Rausch-Verhältnis mit einem schmalen Sample volume schlechter wird, da mit Abnahme der Messvolumengröße auch die Zeitspanne kürzer wird, während der die Reflektoren (Blutkörperchen) den Schallstrahl kreuzen können (Mitchell 1990). Die *laterale Auflösung* des farbkodierten Darstellung wird durch die Dichte der Farbdopplerlinien bestimmt. Eine Erhöhung der Zahl der Farblinien würde den Bildaufbau verlangsamen und die ohnehin schon bescheidene zeitliche Auflösung (Anzahl der Bilder/s) der Farbduplexsonographie weiter reduzieren (s. u.). Man kann davon ausgehen, dass die axiale Auflösung der farbkodierten Flussdarstellung 0,5–1 mm und die laterale Auflösung 1–2 mm beträgt, d. h. um den Faktor 3–7 schlechter ist als die Auflösung des reinen B-Bildes (Widder 1999).

Zeitliche Auflösung

Wie wir oben gesehen haben, ist gerade für den Aufbau eines ganzen farbkodierten Ultraschallbildes relativ viel Zeit erforderlich, nämlich in der Größenordnung von 50–150 ms. Wenn wir bei dem o. a. Beispiel (s. 1.2) bleiben, waren für den Aufbau eines einzigen Farbduplexbildes 65 ms nötig, was einer Bildfrequenz von gerade 15 Bildern/s entsprach. Nehmen wir an, dass die Breite des Farbfensterausschnitts 3 cm beträgt, was auch häufig anzutreffen ist, so können wir die Geschwindigkeit der Entstehung von Farbdopplerscanlinien aus der Bildbreite (3 cm/Bild) und der Bildaufbaurate (15 Bilder/s) berechnen: 3 cm/Bild mal 15 Bilder/s = 45 cm/s. Dies ist die Geschwindigkeit, mit der die Farbdopplerscanlinien über das Bild geführt werden (Beach 1992). Mit 45 cm/s liegt sie in der Größenordnung der mittleren Flussgeschwindigkeit in den großen Arterien. Dieser Umstand erklärt, warum nicht selten im linken Bildteil die systolische Fluss schon zu sehen ist, während im rechten Bildteil die vorausgegangene Diastole dokumentiert ist (Abb. 1.10).

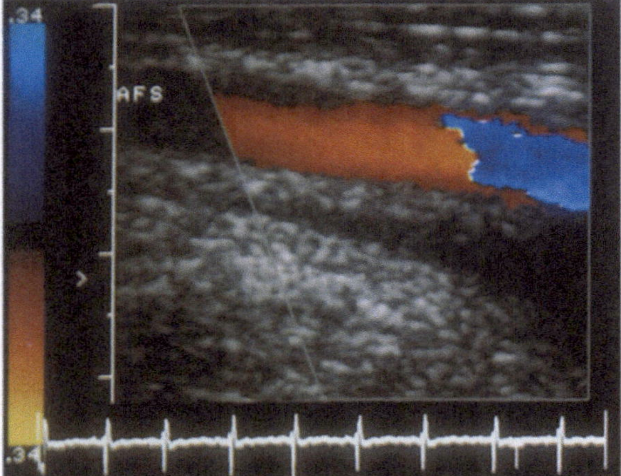

Abb. 1.10. Einfluss der Bildaufbaugeschwindigkeit auf die farbkodierte Blutflussdarstellung, exemplifiziert an einer normalen A. femoralis superficialis (*AFS*) im Längsschnitt. Bildaufbaurate (frame rate) = 14 Bilder/s. Während im rechten Bildteil die diastolische Rückflussgeschwindigkeit (blaukodiert) dargestellt ist, ist im linken Bildteil aufgrund des langsamen Bildaufbaus die systolische Vorwärtsgeschwindigkeit (rotkodiert) zu sehen. Unten im Bild das abgeleitete EKG (s. auch Text)

1.5.2 Artefakte und Fehlermöglichkeiten

Dadurch, dass alle Bewegungen Dopplerfrequenzshifts hervorrufen und diese wiederum farbkodiert werden, können prinzipiell Schallkopf-, Darm- oder Atembewegungen zu einer störenden Fehlregistrierung von Farbdaten im Schnittbild führen. Dieses Problem stellt sich insbesondere dann, wenn die PRF zur Erhöhung der Sensitivität gegenüber langsamen Flüssen verringert wird. Einige Bewegungsartefakte sollten durch ruhige Positionierungen des Schallkopfs vermeidbar sein. Andere Bewegungsartefakte versucht man durch spezielle Hochpassfilter, die niederfrequente und hochamplitudige Signale erfassen, herauszufiltern (s. auch Wandfilter). Eine weitere Limitierung der farbkodierten Flussdarstellung ist physikalischer Natur: Gefäßverkalkungen, Überlagerungen durch Knochen und Luft (Darmgas) stellen natürliche Hindernisse für den Ultraschall dar und können die Duplexuntersuchung vereiteln.

Durch das alleinige qualitative Betrachtungsmerkmal der Farbe können sich sowohl Unter- als auch Überschätzungmöglichkeiten der Flussgeschwindigkeit ergeben. Da die Farbduplexgeräte die mittlere Geschwindigkeit für die Farbkodierung benutzen, kann aus der Beurteilung des reinen Farbmerkmals im Farbduplexbild die Spitzengeschwindigkeit unterschätzt werden. Andererseits kann auch eine inadäquat zu niedrig eingestellte PRF (zu niedrig eingestellte Grenzwerte der Farbdopplerskala) selbst bei normaler Flussgeschwindigkeit im Gefäß einen Farbumschlag von z. B. hellrot ins hellblau, dann ein buntes Mosaikbild hervorrufen und auf diese Weise eine pathologisch erhöhte Flussgeschwindigkeit mit dem Eindruck einer Strömungsstörung oder Turbulenz vortäuschen. Es ist daher absolut erforderlich, vor Beginn jeder Farbduplexuntersuchung durch Blick auf den farbigen Referenzbalken an der Seite des Untraschallbildes sich der Richtigkeit der eingestellten Farbwerte (maximale Dopplerfrequenzwerte) für die jeweilige Untersuchung zu vergewissern.

Hämodynamische Grundlagen

Von den hämodynamischen Parametern wie Blutdruck, Durchflussvolumen (Stromzeitvolumen), instantane und zeitlich gemittelte Blutflussgeschwindigkeit sowie Flussbeschleunigung, durch die der Fluss in den Gefäßen definiert werden kann, ermöglicht die farbkodierte Duplexsonographie die Bestimmung der 3 letztgenannten Größen. Unter gewissen Voraussetzungen kann man mit der Duplexsonographie auch die approximative Bestimmung des Durchflussvolumens (ml/s oder ml/min) in den Arterien vornehmen. Durch Einsatz dieses neuen bildgebenden Verfahrens in vitro und bei Untersuchungen an Menschen konnte unser Wissen über das Strömungsverhalten in den Gefäßen in verschiedenen physiologischen und pathophysiologischen Situationen in den letzten Jahren vervollständigt werden. Das vorliegende Kapitel erläutert einige Grundbegriffe der klassischen Strömungslehre und beschreibt das normale und pathologische Strömungsverhalten in den Gefäßen, um diejenigen regionalen Flussphänomene zu verstehen, die mit der farbkodierten Duplexsonographie bei der klinischen Anwendung erfasst werden können.

2.1 Grundlagen der Rohrströmung

2.1.1 Stationäre Strömung

Eine Strömung mit einer über die Zeit konstanten Flussgeschwindigkeit nennt man eine stationäre oder kontinuierliche Strömung. Die treibende Kraft dieser Strömung ist der über die Zeit konstante Druck. Damit eine Strömung in einem Rohr stattfinden kann, ist eine Druckdifferenz zwischen Anfang und Ende des Rohres erforderlich. Je größer diese Druckdifferenz ist, um so größer ist das Stromzeitvolumen. Die Druckdifferenz wird fälschlicherweise auch Druckgradient genannt: sensu strictu ist der Druckgradient die auf eine bestimmte Gefäßlänge (l) bezogene Druckdifferenz, d.h. die Druckdifferenz geteilt durch die Entfernung (oder die Länge l) zwischen den beiden Druckmesspunkten. Das Stromzeitvolumen ($\dot{Q}$, auch Stromstärke oder Durchflussvolumen genannt) ist durch die Druckdifferenz zwischen Anfang und Ende des Rohres (P_1-P_2) und durch den Gesamtwiderstand (R) dieses Rohrsegmentes (Hagen-Poiseuille-Gesetz) eindeutig definiert:

$$(1) \quad \dot{Q} = \frac{P_1 - P_2}{R} = \frac{\pi \times r^4 \times (P_1 - P_2)}{8 \times l \times \eta}$$

Daraus ergibt sich, dass:

$$(2) \quad R = \frac{8 \times l \times \eta}{\pi \times r^4}$$

Hierbei ist r = Gefäßradius, η = Viskosität der Flüssigkeit und l = Gefäßlänge. Mit anderen Worten, der Gesamtwiderstand R eines betrachteten Strömungssegmentes ist von der Viskosität der Flüssigkeit, von der Länge des Gefäßsegmentes und vom Gefäßradius abhängig. Von diesen 3 genannten Faktoren hat der Gefäßradius den weitaus stärksten Einfluss auf den Gesamtwiderstand, da er mit der 4. Potenz in die Rechnung eingeht: Eine Verdopplung des Gefäßradius bedeutet eine 16-fache Verminderung des Gesamtwiderstandes. Das Hagen-Poiseuille-Gesetz gilt nur unter den Bedingungen eines starren Rohres, einer *laminaren* und nichtpulsatilen *Strömung* und einer echten (Newton-)Flüssigkeit, wie z.B. wässrige oder ölige Lösungen. Strenggenommen ist das Blut (eine Suspension von zellulären Bestandteilen im Plasma) keine Newton-Flüssigkeit, da die Blutviskosität nicht konstant ist, sondern von der Flussgeschwindigkeit abhängt (s. unten). Obwohl im Falle des menschlichen Kreislaufs wesentliche Bedingungen der stationären Rohrströmung nicht erfüllt sind, ist das Hagen-Poiseuille-Gesetz die Grundlage, um hämodynamische Grundbegriffe und Gesetzmäßigkeiten besser zu verstehen.

Das Flussprofil in einer horizontal stationären Strömung wird durch das Verhältnis von 2 auf die Flusspartikel einwirkenden Kräften bestimmt: von viskösen Reibungskräften und von Trägheitskräften. Wenn die *Reibungskräfte* überwiegen, ist das Strömungsprofil *laminar* und wird im dreidimensionalen Denkmodell als eine Anzahl konzentrischer Zylinder aufgefasst, die an den Berührungsflächen Reibungskräfte aufeinander ausüben (Abb. 2.1a). Die im Axialstrom fließende Flüssigkeitsschicht bewegt sich am schnellsten, während die äußerste Flüssigkeitsschicht der Wand anhaftet und eine Geschwindigkeit von Null aufweist. So entsteht das bekannte parabolische Strömungsprofil (Abb. 2.1b). Im Farbduplex stellt sich ein solches Strömungsprofil mit relativ hellen Farbpixeln in der Gefäßmitte (hohe Flussgeschwindigkeit) und mit dunklen Farbpixeln in Gefäßwandnähe (niedrige Geschwindigkeit) dar.

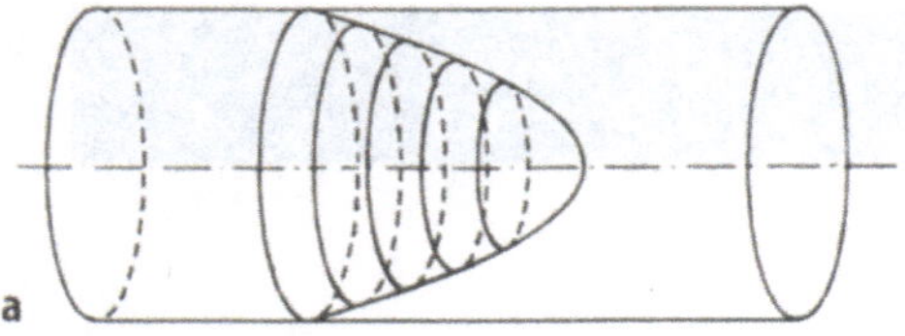

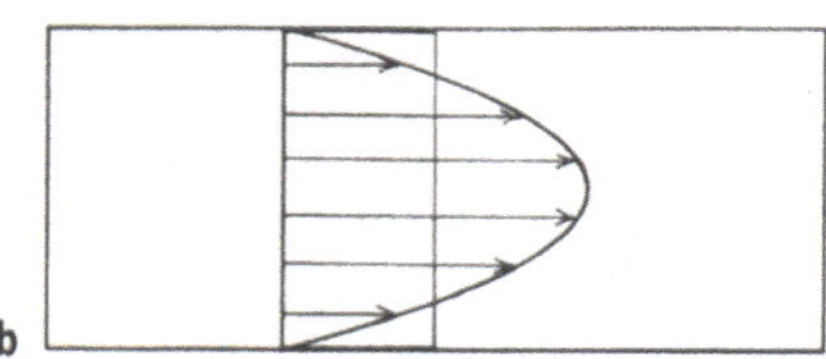

Abb. 2.1a,b. Schematische Darstellung eines parabolischen Strömungsprofils in einem Gefäß. **a** Dreidimensionale Darstellung. **b** Zweidimensionale Darstellung; eingezeichnet ist auch das dazu passende flache Strömungsprofil mit der gleichen mittleren Flussgeschwindigkeit und dem gleichen Durchflussvolumen wie das parabolische Flussprofil

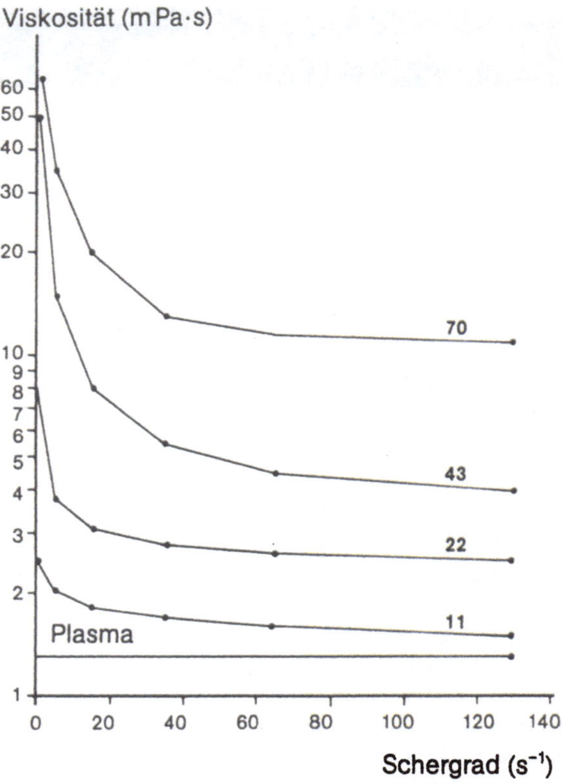

Abb. 2.2. Abhängigkeit der sog. Vollblutviskosität (Ordinate) vom Schergrad (Abszisse) und von verschiedenen Hämatokritwerten (Zahlen über den Kurven). Mit steigendem Schergrad wird die Viskosität zunehmend kleiner. (Aus Rieger 1985)

Jede der konzentrischen Flüssigkeitsschichten hat im parabolischen Strömungsprofil eine eigene Geschwindigkeit, die vom Axialstrom zum wandnahen Strom abnimmt. Die *Änderung* dieser Vorwärtsgeschwindigkeit *vom Axialstrom zur wandnahen Flüssigkeitsschicht* nennt man *Schergrad* oder Geschwindigkeitsgefälle (dv/dr), wobei v die Geschwindigkeit der jeweiligen Flüssigkeitsschicht in Flussrichtung ist und r den Radius dieser konzentrischen Flüssigkeitsschicht von der Gefäßmitte gemessen darstellt. Je größer die Änderung der Vorwärtsgeschwindigkeit eines Flüssigkeitsteilchens beim Wechsel seiner radialen Position (und damit der Flüssigkeitsschicht) ist, desto größer ist der Schergrad (Einheit: s^{-1}).

Wie die Schubspannung (τ), ist auch der Schergrad in einer laminaren stationären Strömung in Gefäßwandnähe am größten und im Axialstrom am kleinsten. Je größer der Schergrad (dv/dr) in einem laminaren Fluss ist, um so größer ist auch die Schubspannung (Newton-Gesetz der Viskosität):

$$(3) \quad \tau = \eta \times \frac{dv}{dr}$$

Die Proportionalitätskonstante η ist die Viskosität oder Zähigkeit der Flüssigkeit. Alle Newton-Flüssigkeiten (Wasser, Öl etc.) sind so definiert, dass das Verhältnis zwischen Schubspannung τ und Schergrad dv/dr linear ist, d.h. die Viskosität ist eine Materialkonstante, die nur temperaturabhängig ist. Die SI-Einheit (Système International d'Unités) für die Viskosität ist Pascal-Sekunde (Pa×s). Wasser hat bei 20° eine Viskosität von etwa 1 mPa×s (0,001 Pa×s) und Blut bei einem Hämatokrit von 45 % und 37° eine Viskosität von 4 mPa×s. Das Blut

ist aber keine Newton-Flüssigkeit, denn seine Viskosität ist von folgenden weiteren Faktoren abhängig (Rieger 1985):

- Schergrad: Für niedrige Schergrade (insbesondere unter 80 s^{-1}) steigt die Viskosität mit weiterem Abfall des Schergrades exponentiell an (Abb. 2.2);
- Hämatokritwert: wesentliche Komponente des viskösen Anteils des Strömungswiderstandes (s. Abb. 2.2);
- Plasmaviskosität: sie wird vorwiegend von der Fibrinogenkonzentration bestimmt. Der Normwert liegt bei 1,1–1,3 mPa×s;
- Erythrozytenverformbarkeit.

Sind in einer stationären Strömung die *Trägheitskräfte* größer als die ordnenden Reibungskräfte, so dass allen im Rohr befindlichen Flüssigkeitsschichten die gleiche Geschwindigkeit mitgeteilt wird, resultiert ein flaches Strömungsprofil, auch Kastenprofil oder Kolbenprofil genannt. Ein solches Profil entsteht beim plötzlichen Eintritt der Flüssigkeit aus einem weiten in ein engeres Ausflussrohr (z.B. vom linken Ventrikel in die Aorta ascendens) (Abb. 2.3). In einem flachen Strömungsprofil fließen alle Flüssigkeitsschichten bis auf die dünnen wandnahen Grenzschichten mit der gleichen räumlichen Geschwindigkeit. In der sehr dünnen wandnahen Grenzschicht bestehen eine hohe Schubspannung und ein hoher Schergrad.

Nehmen die Trägheitskräfte auf Kosten der ordnenden Reibungskräfte übermäßig zu, entsteht über eine gestörte transitorische Strömungsphase eine *turbulente Strömung*. Sie wird als eine irreguläre, zufällig in alle Richtungen gerichtete Bewegung der Strömungsteilchen definiert. Der kritische Punkt des Überganges von einer laminaren in eine turbulente Strömung wird durch die *dimensionslose Reynolds-Zahl* vorhergesagt. In die Reynolds-Zahl gehen die mittlere Flussgeschwindigkeit (V_m), der Gefäßdiameter (d) (beide als Determinanten der Durchflussmenge), die Viskosität (η) und die Dichte der Flüssigkeit (ρ) ein:

$$(4) \quad \text{Reynolds-Zahl} = \frac{V_m \times d \times \rho}{\eta}$$

Nimmt die Reynolds-Zahl über 2000–2500 (in Abhängigkeit von der Rohrgeometrie) zu, resultiert in der Regel ein turbulenter Fluss. Normalerweise ist die Strömung im menschlichen Kreislauf mit wenigen Ausnahmen (Aorta ascendens) immer laminar. Turbulente Strömungen entstehen direkt distal von Stenosen und von künstlichen Herzklappen, wie auch proximal von insuffizienten Herzklappen. Das Strömungsprofil in einer turbulenten Strömung ist deutlich flacher als in einer laminaren Strömung (Abb. 2.4). Zwischen der laminaren und der turbulenten Strömung gibt es viele transitorische Zustände gestörter Strömung. Ein turbulenter Fluss existiert strenggenommen nur dann, wenn dieser Zustand die ganze räumliche Ausdehnung der Strömung erfasst und – bei pulsatiler Strömung – während des gesamten Herzzyklus besteht. In einer turbulenten Strömung ist die Beziehung zwischen Druck und Fluss nicht mehr linear und der Druckabfall ist größer als in einer laminaren Strömung. In einer turbulenten Strömung geht außerdem kinetische Energie verloren. Ein Teil dieser Energie wird in Schallwellen umgesetzt und ist in typischer Weise als Strömungsgeräusch über der Arterie mit dem Stethoskop zu auskultieren. Farbduplexsonographisch stellt sich Turbulenz als ein inhomogenes wechselndes Nebeneinander von unterschiedlichen Farbpixeln der zum Teil gegenläufigen Flussrichtungen dar.

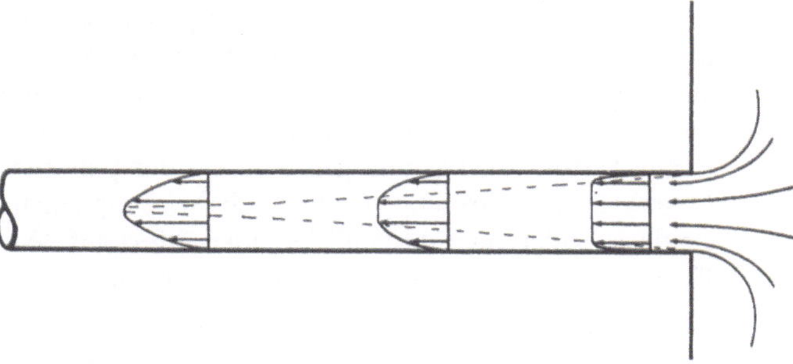

Abb. 2.3. Flaches Strömungsprofil (Kolbenprofil) beim Eintritt der Flüssigkeit in eine Rohröffnung. Das neue parabolische Profil wird sich erst nach einer bestimmten Einlauflänge voll ausbilden

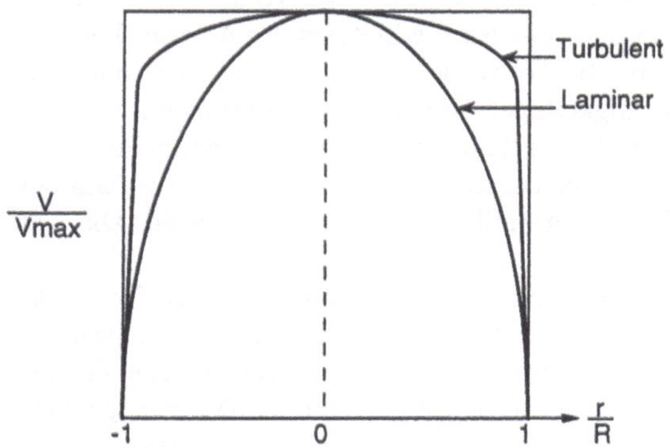

Abb. 2.4. Strömungsprofil in einem geraden Rohr für voll ausgebildeten laminaren und turbulenten Fluss

2.1.2 Pulsatile Strömung

Besonderheiten der pulsatilen Strömung

Eine pulsatile Strömung liegt vor, wenn sich der Druck und der Fluss in Abhängigkeit von der Zeit periodisch ändern. Diese periodischen Änderungen einer pulsatilen Strömung führen zu Flussakzelerationen und -dezelerationen. Man kann die pulsatile Strömung als die Resultante einer stationären und einer oszillatorischen Druckdifferenz zwischen den beiden Enden eines Rohres auffassen. Eine pulsatile Strömung kann wie eine stationäre Strömung entweder laminar oder turbulent sein. Ob eine pulsatile Strömung laminar oder turbulent ist, hängt u. a. von der Höhe der über den Zyklus gemittelten Flussgeschwindigkeit ab. Unter physiologischen Bedingungen bleibt die pulsatile Strömung laminar.

Der Übergang zur Turbulenz wird durch die Pulsatilität beeinflusst. Die Flussakzeleration verzögert den Übergang zur turbulenten Strömung, während die Flussdezeleration die Strömung eher destabilisiert und zu Dispersion der Flüssigkeitsteilchen führt. Da aber die

Entwicklung einer turbulenten Strömung gewisse Zeit in Anspruch nimmt, wird die in der Dezelerationsphase auftretende Flussstörung durch den „relaminarisierenden" Effekt der darauffolgenden Akzelerationsphase (frühe Systole) rückgängig gemacht. Ob der pulsatile Charakter einer Strömung in der Globalwirkung einen stabilisierenden oder destabilisierenden Effekt auf den Fluss ausübt, ist noch nicht definitiv entschieden (Nichols u. O'Rourke 1990).

Messparameter der Pulsatilität

Nach Platzierung des gepulsten Dopplers in der Arterie kann durch Einschalten der Spektralanalyse die pulsatile Dopplerfrequenz bzw. – nach Winkelkorrektur zwischen Gefäßachse und Dopplerstrahl – die Flussgeschwindigkeit gegen die Zeit aus der Arterie abgeleitet werden. Die Form dieser Dopplerfrequenz- oder Geschwindigkeitskurven wird überwiegend vom peripheren Gefäßwiderstand der Arteriolen geprägt. Formanalytisch unterscheidet man normalerweise 2 Familien von Kurven pulsatilen Flusses in den Arterien (Abb. 2.5):

1. *Niedrigwiderstandsfluss* („low resistance flow"), der für die parenchym- und hirnversorgenden Arterien charakteristisch ist: A. renalis, A. hepatica, A. lienalis, A. carotis interna, A. vertebralis. Die nachgeschalteten Arteriolen dieser Strombahnen haben einen geringen Tonus. Damit kann das aus dem Windkessel der Aorta abgegebene Blut auch mit dem diastolischen Druck in diese Organe fließen. Die Zeit-Geschwindigkeit-Kurve weist einen systolischen Anstieg und einen langsamen diastolischen Abfall mit einer noch nennenswerten Flussgeschwindigkeit am Ende der Diastole auf. Aufgrund der positiven diastolischen Flussgeschwindigkeitskomponente ist die zeitgemittelte Flussgeschwindigkeit höher als bei einer triphasischen Kurvenform eines Hochwiderstandsgebietes (s. u.) mit gleich hoher systolischer Flussgeschwindigkeit (s. Abb. 2.5 a; s. Abb. 2.6).
2. *Hochwiderstandsfluss* („high resistance flow"), der für die muskel- und hautversorgenden Arterien in Ruhe charakteristisch ist: Beinarterien, Armarterien, Äste der A. carotis externa (A. facialis, A. maxillaris, A. temporalis), Koronararterien. Die nachgeschalteten Arteriolen dieser Strombahnen haben einen hohen Tonus, so dass nur durch den systolischen Druck ein nennenswerter Blutfluss in diesen Arterien erfolgt. Während der Diastole ist der Druck nicht ausreichend, um eine Durchblutung zu ermöglichen. Bei den Koronararterien ist es genau umgekehrt: Wegen des hohen intramuralen Druckes in der Systole weisen sie nur während der Diastole einen Fluss auf. Bis auf die Koronarien weist die pulsatile Zeit-Geschwindigkeit-Kurve in diesen Hochwiderstandsarterien ei-

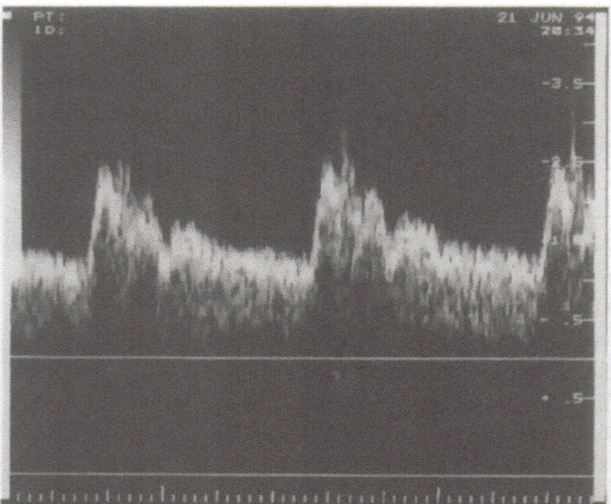

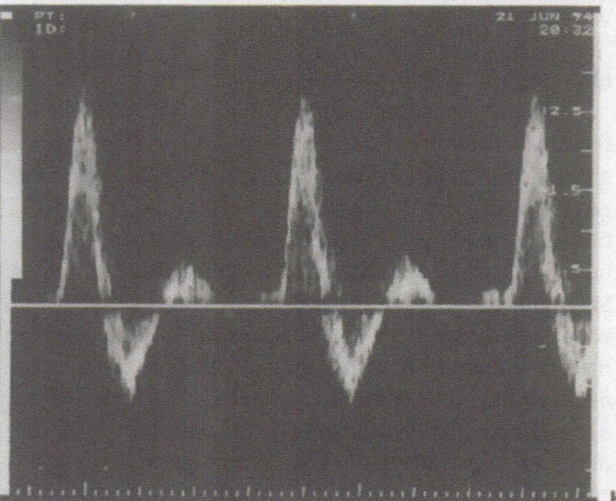

Abb. 2.5 a, b. Einfluss des peripheren Gefäßwiderstandes (Impedanz) auf die Kurvenform des Dopplerspektrums. **a** Dopplerfrequenzkurve bei niedrigem peripherem Gefäßwiderstand (A. carotis interna). **b** Dopplerfrequenzkurve bei hohem peripheren Gefäßwiderstand (A. femoralis communis)

nen steilen systolischen Anstieg, einen raschen endsystolischen Abfall, einen frühdiastolischen Rückfluss und evtl. einen kleinen mittel- bis spätdiastolischen Vorwärtsfluss auf. Formanalytisch haben diese Kurven eine triphasische oder – wegen des gelegentlich sehr niedrigen mitteldiastolischen Vorwärtsflusses – biphasische Morphologie (s. Abb. 2.5 b).

Zwischen diesen beiden Kurvenfamilien gibt es fließende Übergänge. Unter physiologischen (z. B. Muskelarbeit) und pathophysiologischen (Fieber, postokklusive Vasodilatation) Bedingungen können aus extremitätenversorgenden Arterien Niedrigwiderstandsgefäße mit kontinuierlichem systolisch-diastolischen Flussanteil werden. Umgekehrt können paremchymversorgende Arterien unter pathologischen Situationen (z. B. im Rahmen einer Nierentransplantatabstoßung) einen Hochwiderstandsfluss bekommen. Ein triphasischer oder biphasischer Fluss ist im farbkodierten B-Bild (ohne Spektraldoppler) am periodischen Farbwechsel zwischen antegradem systolischem Fluss und retrogradem diastolischem Fluss erkennbar.

Für die quantitative Erfassung der Pulsatilität der Dopplerfrequenz- und Flussgeschwindigkeitskurven wurden verschiedene Indizes definiert (Abb. 2.6 a, b):

- *Der Widerstandsindex* (Resistance-Index RI oder Pourcelot-Index): $RI = \frac{S-D}{S}$, wobei S = systolische Flussgeschwindigkeit (oder Dopplerfrequenz) und D = enddiastolische Flussgeschwindigkeit (oder Dopplerfrequenz) bedeuten. Für die A. carotis communis des Gesunden liegt der RI zwischen 0,55 und 0,75. Bei parenchymversorgenden Arterien wie A. renalis ist RI normalerweise < 0,75.
- *Der Pulsatilitätsindex* (PI): PI = A/M, wobei A = maximale Geschwindigkeitsamplitude und M = über die Zeit bzw. einen Zyklus gemittelte Flussgeschwindigkeit ist. Die maximale Geschwindigkeitsamplitude ist die Differenz zwischen der maximalen systolischen und der minimalen diastolischen Geschwindigkeit. Statt der Geschwindigkeiten können ebensogut die entsprechenden Dopplerfrequenzen eingesetzt werden.
- *Der diastolische Strömungsanteil* (D/S), wobei D = enddiastolische und S = systolische Flussgeschwindigkeit (oder Dopplerfrequenz) bedeuten. Bei hirnversorgenden Arterien beträgt dieser Index normalerweise: $^{1}/_{3}$–$^{2}/_{3}$.

Der Vorteil dieser bereits in die CW- (continuous wave-)Dopplersonographie eingeführten Indizes ist, dass sie unabhängig vom Winkel zwischen Gefäß- und Dopplerachse sind, und auch bei den nicht bildgebenden Dopplerverfahren eingesetzt werden können.

2.2 Einfluss der Gefäßgeometrie auf die Strömung

2.2.1 Physiologische Situationen

Im Bereich von Gefäßverbreiterungen und -verzweigungen sowie von Gefäßkurvaturen können Zonen mit Flussseparationen entstehen. Sie sind definiert als in der Nähe der Gefäßwand lokalisierte Zonen, wo das Blut in umgekehrter Richtung fließt, entgegengesetzt zum Hauptanteil des Blutflusses im Axialbereich. Solche Zonen entstehen dort, wo eine retrograde statische Druckdifferenz existiert (retrograde laterale Druckdifferenz), die größer ist als die kinetische Energie des Blutes in antegrader Richtung. Eine solche retrograde laterale Druckdifferenz kommt überall dort zustande, wo durch plötzliche Zunahme des Gefäßquerschnittes niedrige

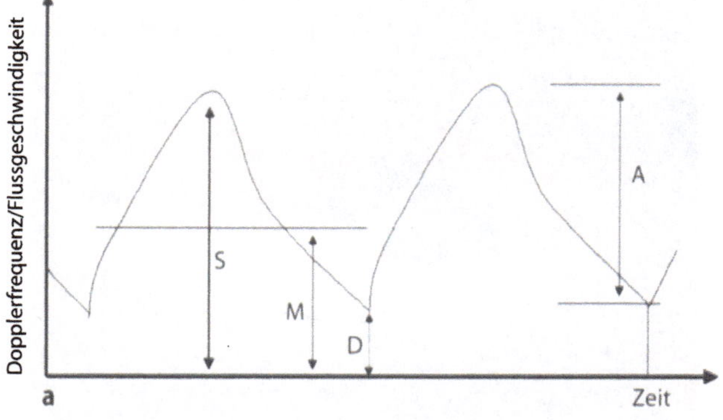

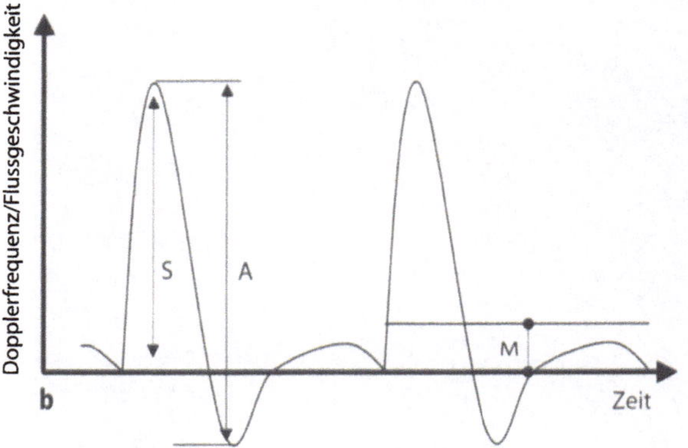

Abb. 2.6 a, b. Winkelunabhängige Indizes zur Formanalyse arterieller Doppplerspektren. **a** Dopplerkurve bei niedrigem peripherem Gefäßwiderstand; **b** Dopplerkurve bei hohem peripheren Gefäßwiderstand. *S* systolische Maximalfrequenz; *D* enddiastolische Frequenz, *M* mittlere Frequenz, *A* maximale Amplitude (s. auch Text)

Geschwindigkeiten und hohe Drucke entstehen. Ein klassisches Beispiel für physiologischerweise auftretende Flussseparationen ist der Bulbus der A. carotis interna (Abb. 2.7). Eine weitere physiologische Situation, bei der Flussseparation und Sekundärflüsse auftreten können, sind Gefäßaufzweigungen. Zwei Faktoren spielen hierbei eine wichtige Rolle:

1. Der laterale Winkel α und
2. Das Verhältnis der Summe der Querschnittsflächen aller Äste und der Querschnittsfläche des Hauptstammes (Abb. 2.8).

ad 1. Die Schubspannung und der Schergrad sind an der Innenwand in der Nähe des Flussteilers am höchsten. Am niedrigsten sind sie an der Außenwand dort, wo auch erfahrungsgemäß die Separationszonen entstehen. Eine Abnahme des lateralen Winkels α führt zu einer Zunahme der Separationszonen an der Außenwand gegenüber dem Flussteiler. Solche Separationszonen kön-

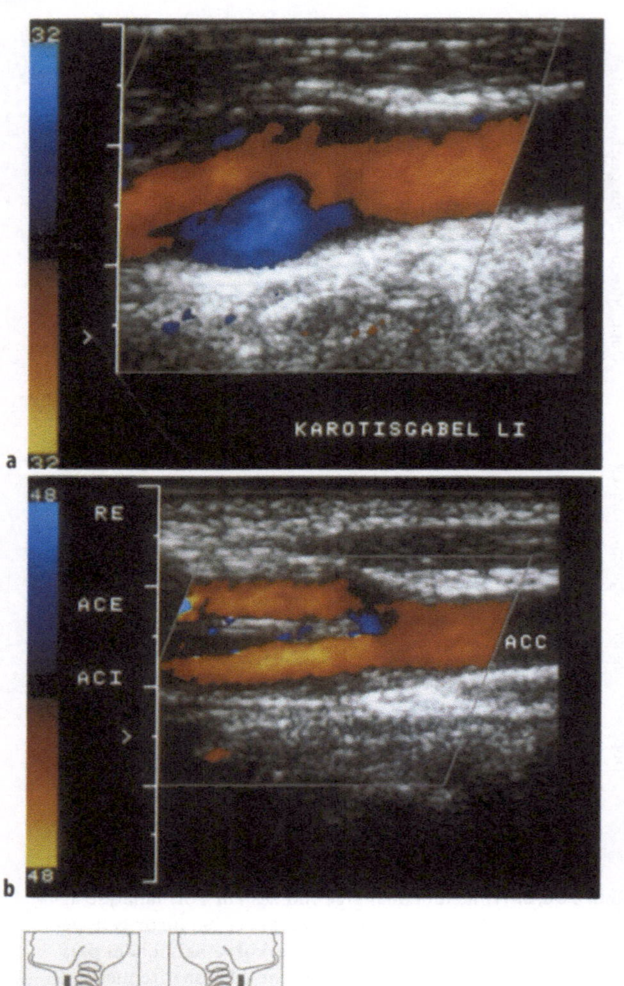

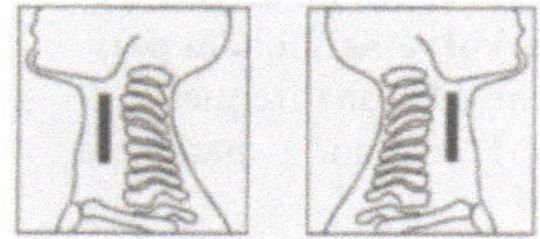

Abb. 2.7 a, b. Longitudinalschnitt durch die Karotisbifurkation und den Bulbus der A. carotis interna (*ACI*) bei 2 verschiedenen Patienten. Das Blut fließt in den beiden Fällen von rechts nach links vom Betrachter aus gesehen. **a** Die normale kolbenförmige Aufweitung am Abgang der ACI führt an der dorsalen Wand zu einer randständigen Flussseparation (Flussumkehr) erkennbar an der Flussdarstellung in der blauen Gegenfarbe der roten Hauptflussrichtung. Normalbefund. **b** Der Bulbus der ACI ist aufgefüllt mit arteriosklerotischem Material und daher verstrichen. Eine Flussseparation ist nicht vorhanden. Frühform eines arteriosklerotisch veränderten ACI-Bulbus. (*ACC* A. carotis communis, *ACE* A. carotis externa)

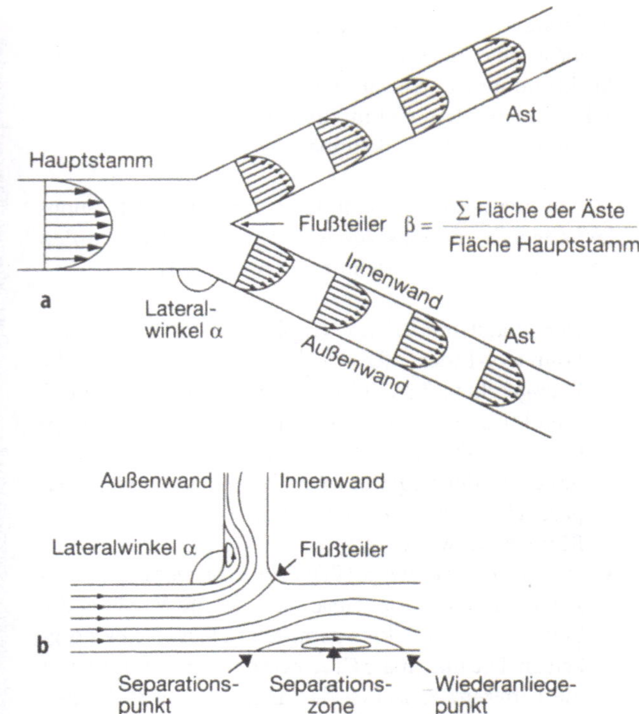

Abb. 2.8 a, b. Strömungsprofil in der Systole in Höhe einer Gefäßaufzweigung. Die Flussseparationszonen befinden sich gegenüber dem Flussteiler dort, wo die Scherspannung und der Schergrad am niedrigsten sind. **a** Aortenbifurkation (Y-Bifurkation), **b** Abgang der Nierenarterie (T-Bifurkation). (Aus Lanzer u. Yoganathan 1991)

nen am Abgang der A. iliaca communis und am Abgang der Nierenarterie entstehen.

ad 2. Wenn das Verhältnis zwischen der Summe der Querschnittsflächen der Tochterarterien zur Querschnittsfläche des Hauptstammes größer ist als 1, dann liegt eine ähnliche Situation vor wie bei einer Gefäßaufweitung, d. h. die mittlere Flussgeschwindigkeit wird reduziert. Ist das Verhältnis zwischen der Summe der Querschnittsflächen der Tochterarterien und der Querschnittsfläche des Hauptstammes kleiner als 1, entspricht diese Situation einer Gefäßverengung, und die mittlere Flussgeschwindigkeit nimmt zu. Folgerichtig kommt es bei der Gefäßaufweitung (Verhältnis > 1) zu einem destabilisierenden Effekt auf die Strömung mit Entstehung von Flussseparationen, wohingegen Gefäßverengungen eine stabilisierende Wirkung auf die Strömung ausüben.

2.2.2 Pathologische Situationen: Arterienstenose

Bei plötzlicher Reduzierung des Strömungsquerschnittes treten für die einzelnen Flüssigkeitsteilchen starke Beschleunigungskräfte auf, die in der Stenose zu einem flachen Strömungsprofil (sog. Kolbenprofil) führen. Um das gleiche Durchflussvolumen durch das Gefäß aufrechtzuerhalten, muss die mittlere Geschwindigkeit zunehmen. Dies führt zu einer Erhöhung der kinetischen Energie in der Stenose und zu einem Abfall des statischen (lateralen) Druckes. Gemäß dem Energieerhaltungssatz ist die Summe zwischen lateraler Druckenergie und kinetischer Energie (bei fehlender Höhendifferenz) an allen Stellen des Stromes gleich groß. Dieser Sachverhalt wird durch die Bernoulli-Gleichung ausgedrückt (Abb. 2.9 a):

$$(5) \quad P_1 + 1/2 \times \rho \times V_1^2 = P_2 + 1/2 \times \rho \times V_2^2$$

Hierbei entspricht P_1 dem lateralen Druck vor der Stenose, P_2 dem lateralen Druck in der Stenose, V_1 der Flussgeschwindigkeit vor der Stenose, V_2 der Flussgeschwindigkeit in der Stenose und ρ der Dichte der Flüssigkeit. Durch Umformulierung dieser Bernoulli-Gleichung kann die Umwandlung der lateralen Druckenergie in kinetische Energie in der Stenose ermittelt werden:

$$(6) \quad P_1 - P_2 = 1/2 \times \rho \times (V_2^2 - V_1^2)$$

Sobald das Blut aus der Engstelle (vena contracta) der Stenose austritt, entstehen in der Gefäßmitte ein Jet und in Wandrichtung aufgrund der Destabilisierung der Strömung eine zunehmende Zone von Abrissstrudeln, Sekundärströmungen und Flussseparationen. Der Jetdiameter nimmt immer weiter ab und geht schließlich in eine den ganzen Gefäßquerschnitt der Arterie einnehmende Turbulenz über. Weiter stromabwärts der Turbulenzen kommt es zu einer „Relaminarisierung" der Strömung unter Verlust von Druckenergie. Experimentelle Untersuchungen an Strömungsmodellen und dopplerechokardiographische Studien an Menschen haben gezeigt, dass die Höhe des Druckabfalls über Stenosen (insbesondere in den poststenotischen Turbulenzen) in der Regel der im Stenosejet vorhandenen kinetischen Druckenergie entspricht. Diese kinetische Energie geht in den poststenotischen Turbulenzen zum größten Teil irreversiblerweise verloren (Berguer u. Hwang 1974; Hatle u. Angelson 1985; Weber et al. 1992). Daraus kann gefolgert werden, dass durch Messung dieser im Stenosejet vorhandenen kinetischen Energie der Druckabfall über der Stenose bestimmt werden kann (Abb. 2.9 b). Durch Vernachlässigung der prästenotischen Flussgeschwindigkeit V_1 (V_1 ist wesentlich geringer als die Jetgeschwindigkeit V_2) bei gleichzeitiger Umrechnung in

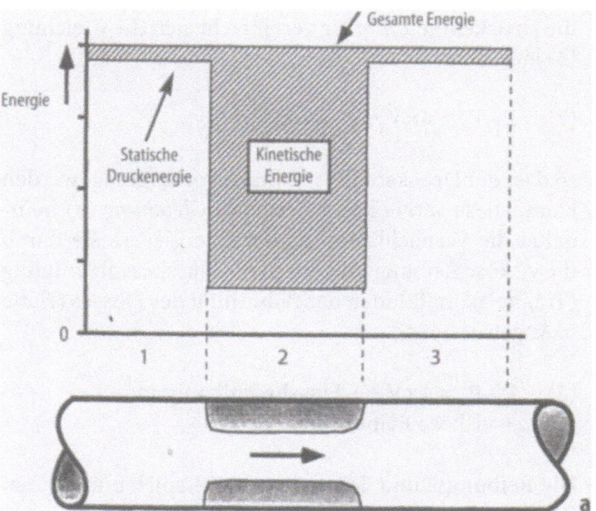

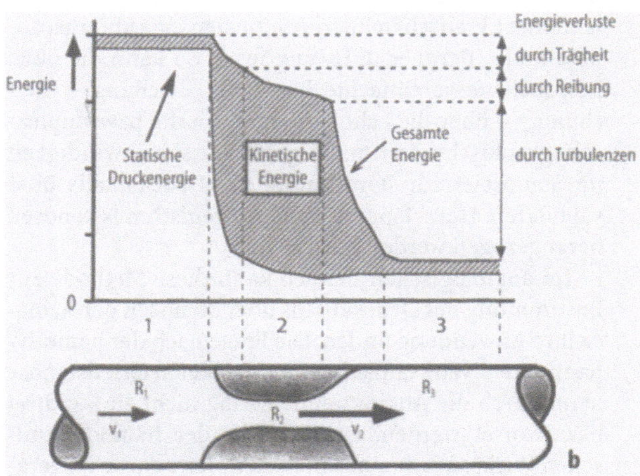

Abb. 2.9. a Nach dem Energieerhaltungssatz ist in einem hypothetischen Modell ohne Energieverluste und ohne Höhendifferenz die Summe zwischen der lateralen Druckenergie und kinetischer Energie an allen Stellen eines geschlossenen Rohrsystems gleich. In der Stenose nimmt die kinetische Energie auf Kosten der lateralen (statischen) Druckenergie zu, um hinter der Stenose wieder in statische Energie umgewandelt zu werden. **b** In einer Stenose mit Überschreitung der kritischen Reynolds-Zahl von 2000–2500 geht die kinetische Energie in den poststenotischen Turbulenzen irreversibel verloren. Die Energieverluste durch Reibung und Trägheit sind im Vergleich zum Verlust der kinetischen Energie gering. Der Druckabfall über der Stenose entspricht dem Verlust der kinetischen Energie, die man mit dem Doppler in der Stenose bestimmen kann

die Druckeinheit *mm Hg* vereinfacht sich die Gleichung (6) auf:

$$(7) \quad P_1 - P_2 = 4 \times V_2^2,$$

so dass der Druckabfall tatsächlich vorhergesagt werden kann. Diese *vereinfachte Bernoulli-Gleichung* (7) beinhaltet die Vernachlässigung der Energieverluste durch die visköse Reibung und durch die Flussbeschleunigung (Trägheit) im Rahmen der Pulsatilität des Flusses (Hatle u. Angelson 1985):

$$(8) \quad P_1 - P_2 = 4 \times V_2^2 + \text{Flussbeschleunigung} + \text{visköse Reibung}$$

Die Reibungs- und Trägheitsverluste spielen unter den Bedingungen von relativ kurzstreckigen Stenosen großkalibriger Arterien und von hohen Geschwindigkeiten mit Reynolds-Zahlen >500 gegenüber den viel bedeutenderen kinetischen Energieverlusten eine untergeordnete Rolle (Bergner u. Hwang 1974). So kann die oben besprochene vereinfachte Bernoulli-Gleichung – Gleichung 7 – über die echokardiographische bzw. duplexsonographische Bestimmung der Flussgeschwindigkeit im Stenosejet zur Berechnung des Druckabfalls über valvulären Herzklappen- und Aortenisthmusstenosen herangezogen werden (s. Abb. 2.9b).

Im angiologischen Bereich kann diese Methode zur Bestimmung des Druckabfalls über Stenosen der A. iliaca ihre Anwendung finden. Die Frage nach der hämodynamischen Wirksamkeit einer Beckenarterienstenose kann durch die Angiographie häufig nicht einwandfrei beantwortet werden. Die Klärung der hämodynamischen Wirksamkeit einer Iliakaarterienstenose ist gerade bei gefäßkranken Patienten mit nachgeschaltetem Verschluss der femoropoplitealen oder femorokruralen Strombahn wichtig, da eine selektive risikoarme Ballonangioplastie der Beckenarterienstenose unter Beibelassung des nachgeschalteten Verschlusses die Lebensqualität dieser Patienten entscheidend verbessern kann. Außerdem kann die Langzeitoffenheitsrate von femoropoplitealen Bypässen durch Beseitigung der vorgeschalteten hämodynamisch wirksamen iliakalen Stenosen verbessert werden.

Die hämodynamische Voraussetzung für diese duplexsonographische Diagnostik ist, dass die im Stenosejet vorhandene kinetische Energie in den poststenotischen Turbulenzen verlorengeht und dass die viskösen Reibungsverluste in einer solchen Stenose vernachlässigt werden können (s. Abb. 2.9b). Das nachfolgende Rechenbeispiel soll verdeutlichen, dass diese Voraussetzungen auch beim Patienten mit Beckenarterienstenosen vorliegen (Strauss et al. 1991a): Unter Zugrundelegung von häufig anzutreffenden Diametern der A. iliaca von 1 cm, einem Iliaka-Stenosendurchmesser (d) von 0,3 cm, einer maximalen systolischen Jetgeschwindig-

keit (V_{max} von 400 cm/s) sowie unter Berücksichtigung der üblichen Blutparameter (Viskosität = 0,04 poise; Dichte = 1,05 g/cm³), lassen sich nach der Gleichung (4) eine maximale systolische Reynolds-Zahl (Re) in der Iliakastenose von 3000 und direkt distal der Stenose eine maximale Reynolds-Zahl von 10.000 ausrechnen. Unter diesen hohen Reynolds-Zahlen ist der Fluss distal der Stenose definitiv turbulent, und die viskösen Reibungsverluste sind im Vergleich zur kinetischen Energiekomponente vernachlässigbar gering (Bergner u. Hwang 1974; Hatle u. Angelson 1985).

Die Bestimmung der Jetgeschwindigkeit in den Beckenarterienstenosen mit Hilfe der Farbduplexsonographie setzt selbstredend eine Korrektur des Winkels zwischen Dopplerstrahl und Fließachse des Blutes voraus. Diese Korrektur erfordert eine Darstellung des Gefäßes, des farbigen Stenosejetflusses und dessen Ausrichtung. Um Überschätzungen des Druckabfalls zu vermeiden, sollte der Winkel zwischen Dopplerstrahl und Fließachse weniger als 50° betragen.

Validierungsmessungen in vitro am pulsatilen peripheren Strömungsmodell mit unterschiedlichen Stenosen haben eine hohe Übereinstimmung zwischen den invasiv gemessenen und dopplersonographisch bestimmten Ergebnissen bei der Ermittlung des Druckabfalls über der peripher-arteriellen Stenose gezeigt (r = 0,98) (Strauss et al. 1990; Weber et al. 1992). Untersuchungen an gefäßkranken Patienten mit Beckenarterienstenosen haben gezeigt, dass mit Hilfe der Farbduplexsonographie eine in der Praxis akzeptable Abschätzung des transstenotischen Druckabfalls über Stenosen der A. iliaca möglich ist (Abb. 2.10) (Strauss et al. 1993b).

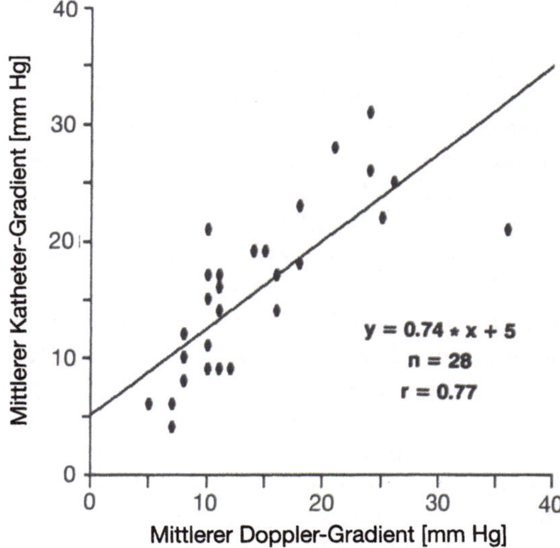

Abb. 2.10. Beziehung zwischen duplexsonographisch bestimmten und mit Katheter gemessenen mittleren Druckgradienten über Stenosen der A. iliaca. (Aus Strauss et al. 1993 b)

Extrakranielle hirnversorgende Arterien

Die farbkodierte Duplexsonographie ist in den letzten Jahren zur Methode der ersten Wahl bei der Erkennung und Einteilung von Gefäßveränderungen im Bereich der extrakraniellen hirnversorgenden Arterien geworden. Die Beurteilung der Wand- und Plaquemorphologie und die plausible Bewertung des Stenosegrades in der Karotisstrombahn innerhalb desselben Untersuchungsganges haben zur hohen Akzeptanz farbduplexsonographischer Befunde beigetragen. Die Duplexsonographie ist dabei, die am häufigsten durchgeführte diagnostische Untersuchung an der A. carotis zu werden.

3.1 Normale Gefäßanatomie und wichtige Varianten

Der Aortenbogen beginnt hinter dem sternalen Ansatz der 2. Rippe und verläuft in einem nach kranial konvexen Bogen nach links hinten. Der Aortenbogen hat eine Länge von 5–6 cm und einen Diameter von 2–3 cm. Der Aortenbogen gibt 3 große supraaortale Arterien ab, den Truncus brachiocephalicus, die A. carotis communis sinistra und die A. subclavia sinistra. Zu den wichtigsten anatomischen Varianten der Abgänge der supraaortalen Arterien zählen (Abb. 3.1): Der gemeinsame Abgang des Truncus brachiocephalicus mit der linken A. carotis communis aus dem Aortenbogen (Häufigkeit: 13–22%; s. Abb 3.1b, c); der rechte und linke Truncus brachiocephalicus (Häufigkeit: 1%).

Das proximale Segment des *Truncus brachiocephalicus* wird von der linken V. brachiocephalica überkreuzt. Der Truncus brachiocephalicus hat eine Länge von 4–5 cm und teilt sich hinter dem rechten Sternoklavikulargelenk in die rechte A. subclavia und rechte A. carotis communis auf. Die linke A. carotis communis entspringt zwischen dem Truncus brachiocephalicus und der linken A. subclavia in Höhe des 6. Brustwirbelkörpers aus dem Aortenbogen.

Beide *Aa. carotides communes* verlaufen parallel zur und medial der V. jugularis interna. Die Karotisbifurkation befindet sich in der Regel in Höhe des 4.–5. Halswirbelkörpers (Abb. 3.2). Eine höhergelegene Karotisbifurkation ist bei kurzen Hälsen häufiger als bei langen. Der Abgang der A. carotis interna zeigt fast regelmäßig eine deutliche Dilatation des Gefäßlumens, die gelegentlich kurz vor der Birfurkation beginnen kann und die als Karotisbulbus bezeichnet wird. Der Diameter der A. carotis communis beträgt im Durchschnitt 7 mm. Bei älteren Leuten mit Bluthochdruck kommen gelegentlich Elongationen der A. carotis communis vor.

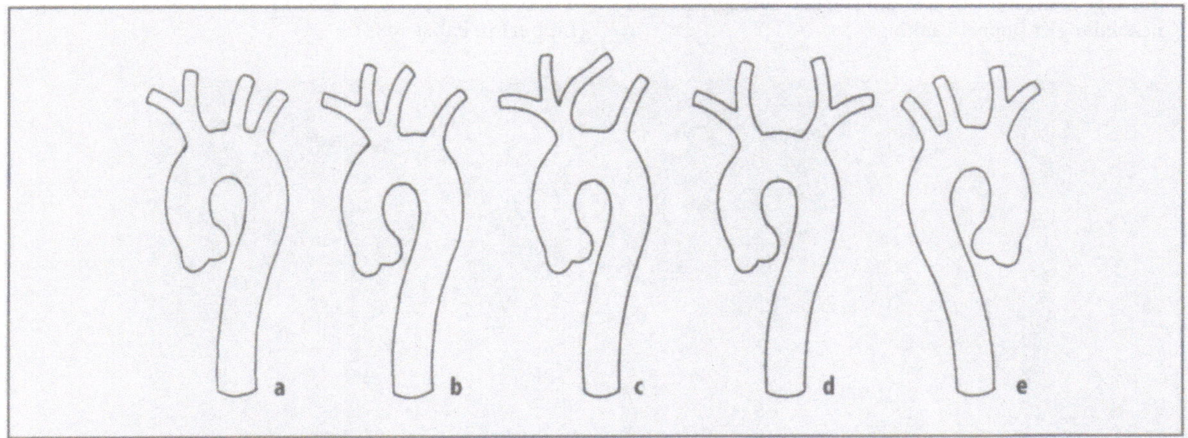

Abb 3.1 a–e. Die Abgänge der 3 supraaortalen Arterien und ihre anatomischen Varianten. **a** Normale anatomische Situation (Häufigkeit etwa 70%). **b** Gemeinsamer Abgang des Truncus brachiocephalicus und der linken A. carotis communis aus dem Aortenbogen (13%). **c** Abgang des Truncus communicans persistens, der sich anschließend in den Truncus brachiocephalicus und in die linke A. carotis communis aufteilt (9%). **d** Rechter und linker Truncus brachiocephalicus (1%). **e** umgekehrter Aortenbogen mit linksseitigem Truncus (selten)

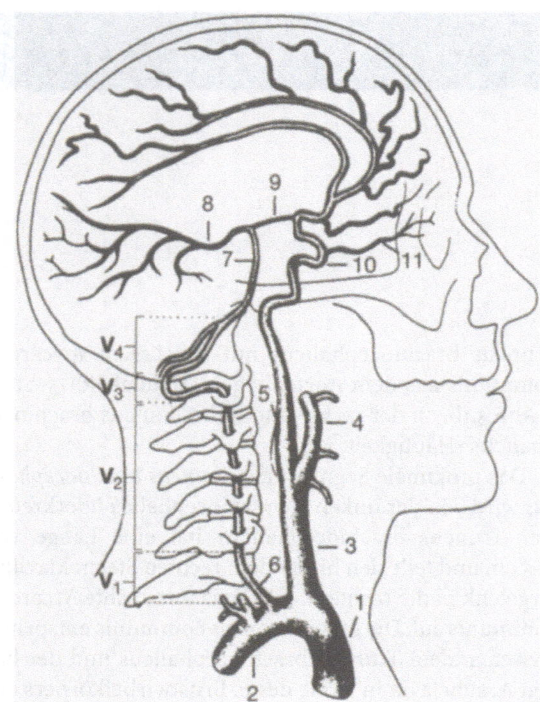

Abb. 3.2. Schematische Darstellung des Verlaufs der A. carotis und der A. vertebralis sowie ihrer größeren Äste auf der rechten Seite. Die A. vertebralis wird in 4 Segmente unterteilt: V_1-V_4 (s. auch Text). *1* Truncus brachiocephalicus, *2* A. subclavia, *3* A. carotis communis, *4* A. carotis externa, *5* A. carotis interna, *6* A. vertebralis, *7* A. basilaris, *8* A. cerebri posterior, *9* Ramus communicans cerebri posterior, *10* Karotissiphon, *11* A. ophtalmica. (Nach Lanzer u. Yoganathan 1991)

Abb. 3.3 a–f. Wichtige Formen der Elongation und Schleifenbildung der A. carotis interna. **a** große C-förmige Elongation, **b** S-förmige Elongation, **c** Coiling, **d** Doppel-Coiling, **e** Kinking (Knickbildung), **f** Doppel-Kinking   ▼

Die kaliberstärkere *A. carotis interna* zieht in der Regel lateral von der A. carotis externa geradlinig zur Schädelbasis, ohne dabei Äste abzugeben. Als Normvariante kann die Arterie eine C- oder S-förmige Elongation bilden (Abb. 3.3). Eine 360°-Schleife des Gefäßes nennt man Coiling. Seltener kann auch ein scharfer Winkel, Kinking genannt, im Verlauf der A. carotis interna auftreten. Man nimmt an, dass dieses Kinking durch Bluthochdruck begünstigt und im Laufe des Lebens erworben wird. Dieses Kinking kann mit und ohne hämodynamisch wirksamer Stenose auftreten. Die A. carotis externa entspringt medial und anterior der A. carotis interna und teilt sich kurz nach ihrem Abgang in mehrere Äste auf: A. thyreoidea superior, A. lingualis, A. facialis, A. pharyngea ascendens, A. occipitalis, A. auricularis posterior, A. temporalis superficialis und A. maxillaris.

Die *A. vertebralis* ist der 1. größere Ast der A. subclavia und entspringt aus dieser Arterie auf der rechten Seite ca. 1–2,5 cm und auf der linken Seite 4–7 cm distal des Subklaviaabgangs (s. Abb. 3.2). Für die duplexsonographische Untersuchung und Auswertung ist es nützlich, den Verlauf der A. vertebralis in 4 Segmente zu unterteilen: Das Vertebralis-1-(V_1-)Segment befindet sich zwischen Vertebralisabgang und dem Eintritt in das Foramen transversarium in Höhe des 6. Halswirbels (90 %), viel seltener des 5. Halswirbels (5 %). Das V_2-Segment entspricht dem interforaminären Abschnitt der A. vertebralis, d. h. dem Gefäßverlauf zwischen dem 2.–6. Halswirbelquerfortsatz. Das V_3-Segment wird vom bogenförmigen Verlauf der Vertebralarterie um die Massa lateralis des Atlas (Atlasschleife) gebildet. Das V_4-Segment entspricht schließlich dem intrakraniellen Verlauf der A. vertebralis. Varianten der A. vertebralis bzgl. Verlauf und Kaliberstärke sind häufig, in der Regel aber haben sie keine klinische Bedeutung. In 2/3 der Fälle ist die linke Vertebralarterie die Dominante. Die linke A. vertebralis kann gelegentlich (Häufigkeit 4–5 %) direkt aus dem Aortenbogen statt aus der A. subclavia entspringen (Lippert u. Pabst 1985).

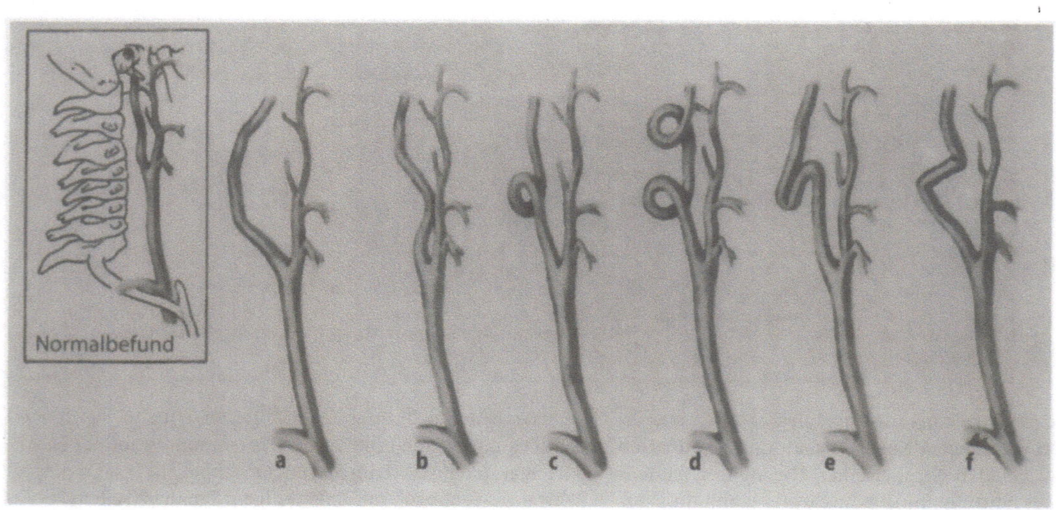

Wegen der oberflächlichen Lage der Halsgefäße wird ein Linearschallkopf mit hoher Emissionsfrequenz (7,5–10 MHz) verwendet. Lediglich für die Untersuchung der Abgangsregion der A. vertebralis kann ein Sektor- oder besser ein Curved-array-Schallkopf mit 5–7,5 MHz benutzt werden. Bei der Untersuchung der hirnversorgenden Arterien wird der Patient in Rückenlage mit leicht überstrecktem Kopf untersucht. Die Halsgefäße werden im Längsschnitt so abgebildet, dass die kranialen Gefäßanteile links vom Betrachter und entsprechend die kaudalen Gefäßanteile rechts vom Betrachter zur Darstellung kommen.

3.2.1 Untersuchungsablauf

Karotisstrombahn

Es sollte immer eine systematische laboreigene Reihenfolge der Untersuchung konsequent eingehalten werden, nicht zuletzt auch deshalb, um bei der Befundung Seitenverwechslungen zu vermeiden. Die Untersuchung beginnt mit der B-Bild-Darstellung des am meisten proximal am Hals zugänglichen Segmentes der A. carotis communis (ACC) und setzt sich unter kontinuierlichem Vorschub des Schallkopfs nach kranial über die Karotisbifurkation bis zum Unterkiefer fort. Diese Darstellung erfolgt *zunächst ohne Farbe* sowohl in der longitudinalen als auch in der transversalen Ebene, wobei ganz besondere Aufmerksamkeit der Beziehung zu den Nachbarorganen, dem Gefäßverlauf, dem Vorhandensein von Wandverdickungen, der Bestimmung von Plaqueausdehnung und der Plaquemorphologie gewidmet werden soll. Die Ausmessung der Intima-Media-Dicke und die Beurteilung von Plaques bzw. von Wandablagerungen und Stenosen sollte wegen der besseren Bildauflösung des reinen Schnittbildes bei geringeren Gefäßläsionen im reinen B-Bild erfolgen.

Anschließend wird der *Farbdoppler* dem B-Bild überlagert, und es wird die Hämodynamik in der Karotisstrombahn im allgemeinen und im Bereich von Läsionen im besonderen analysiert. Für jede Untersuchung ist die Geschwindigkeitsfarbskala so einzustellen, dass eine satte Farbkodierung in den Arterien ohne Aliasing (blaue Inseln innerhalb eines hellroten arteriellen Blutstromes) erzielt wird, d. h. die Einstellung erfolgt immer individuell. Besondere Aufmerksamkeit wird auf umschriebene Einengungen des farblichen Flussbildes, auf fokale Änderung der Farbsättigung und auf das Auftreten eines Farbmosaikbildes gerichtet.

Abschließend erfolgt die quantitative Messung der winkelkorrigierten Flussgeschwindigkeit durch Platzierung des Sample volumes nacheinander in der ACC, in den Aa. carotis interna (ACI) und externa (ACE). Die hierfür notwendige Winkelkorrektur findet nach der abgebildeten Flussausrichtung statt und sollte immer <60° betragen, da bei höheren Winkeln kleine Änderungen oder Unstimmigkeiten in der Korrektur große Messfehler zur Folge haben können. Ein Winkel von 40–55° zwischen Flussrichtung und Dopplerstrahl, der durch elektronische Kippung der gepulsten Dopplerlinie bei den meisten Geräten auch erzielt werden kann, ist zu empfehlen. Das gepulste Sample volume sollte in die Mitte des Gefäßes platziert werden. Im nichtpathologischen Fall werden die maximalen systolischen (V_{max}) und die enddiastolischen (V_{min}) Flussgeschwindigkeiten in der distalen ACC und in den ersten 2 cm der ACI gemessen.

A. vertebralis (AV)

Dank der Einführung der Farbduplexsonographie konnte sich die Untersuchung dieser Arterie in der Routinediagnostik etablieren (Trattnig et al. 1991; Bartels 1992; Bartels u. Flügel 1993). Nachdem die Untersuchung der Karotisstrombahn beendet ist, erfolgt die Darstellung der AV, die bevorzugt von vorne in der Parasagittalebene (d. h. in der a.-p.-Schallebene) durchgeführt wird, indem der im Längsschnitt aufgesetzte Schallkopf von der ACC leicht nach lateral verschoben wird, bis die Querfortsätze der Halswirbelkörper und im interforaminären Segment (V_2-Segment) die AV sichtbar werden. Da die mittleren Flussgeschwindigkeiten in der AV kleiner sind als die in der ACC, muss vor der Lateralverschiebung des Schallkopfes die Geschwindigkeitsskala der Farbdopplereinstellung reduziert werden: durch Zurücknehmen der Pulswiederholungsrate werden die örtliche Auflösung für langsamen Fluss verbessert und die Sensitivität für das Aufsuchen der AV erhöht. Zusätzliche Adjustierungen des Beschallungswinkels und des Farbfensters können für eine Flussdarstellung in der AV gelegentlich notwendig werden. Die AV stellt sich in der Regel in Begleitung von einer oder 2 Vertebralvenen dar. Wie bei der Karotisuntersuchung achtet man auch hier auf jede Änderung der Farbsättigung und auf das Auftreten eines Mosaikmusters. Außerdem achtet man darauf, dass die Flüsse in der AV und in der ACC die gleiche Richtung haben. Anschließend werden das Sample volume in das interforaminäre AV-Segment platziert und das Dopplerspektrum abgeleitet. Nach Winkelkorrektur, die auch im eingefrorenen Bild erfolgen kann, werden die V_{max}, V_{min} und der Resistance-Index gemessen.

Anschließend wird der Schallkopf entlang des Gefäßverlaufs nach proximal bis zur Supraklavikulargrube geführt und die Abgangsregion der AV dargestellt. Manchmal ist ein leichtes Kippen des Schallkopfes nach medial erforderlich. Dabei werden die A. subclavia im Quer-

bis Diagonalschnitt abgebildet und die AV im Längsschnitt. Nach Platzierung des Messvolumens des gepulsten Dopplers in den Anfangsteil der AV werden Dopplerfrequenzspektren abgeleitet und nach Winkelkorrektur ($< 60°$) V_{max} und V_{min} bestimmt. Um die Atlasschleife darzustellen, wird der Schallkopf unterhalb des Processus mastoideus positioniert und der Schallkopf auf das kontralaterale Auge ausgerichtet.

3.2.2 Schnittebenen

Karotisstrombahn

Die Darstellung der Karotis kann in vielen longitudinalen und einer transversalen Ebene erfolgen. Von den möglichen longitudinalen Schnittführungen seien hier die 3 wichtigsten genannt:

- die sagittale a.-p.-Ebene: von vorne zwischen Kehlkopf und M. sternocleidomastoideus,
- die strikt laterale Ebene: von der Seite durch den M. sternocleidomastoideus,
- die posterolaterale Ebene: Schallkopf hinter dem M. sternocleidomastoideus mit dem Kopf etwas mehr zur Gegenseite gedreht; die V. jugularis kommt in dieser Ebene vor der ACI, d.h. schallkopfnah zur Darstellung, was gelegentlich auch erwünscht sein kann.

Es sind natürlich auch Kombinationen zweier longitudinaler Ebenen möglich. Die Karotisarterien werden im Längsschnitt so abgebildet, dass die kranialen Gefäßanteile links vom Betrachter zur Darstellung kommen (Empfehlungen zur Qualitätssicherung 1999). Die Untersuchung sollte zumindest in einer longitudinalen und einer transversalen Ebene durchgeführt werden. Die posterolaterale Schnittführung hat den Vorteil, dass die ACI weiter nach kranial untersucht werden kann – auch hinter dem Kieferwinkel – als es in den anderen longitudinalen Ebenen möglich ist. Dies ist bei hoher Karotisbifurkation oder bei kurzen Hälsen hilfreich.

Wenn im Längsschnitt die *gleichzeitige Darstellung* der distalen ACC *und* der Abgänge der ACI und ACE *in einer Schnittebene* nicht möglich ist, sollte die ACC einmal zusammen mit der ACI und anschließend zusammen mit der ACE abgebildet werden. Ganz wichtig ist die Darstellung der Gefäßübergangsregion von der ACC zur ACI im Längsschnitt. Die optimale Gefäßeinstellung liegt in der longitudinalen Ebene dann vor, wenn sich die Arterienwände über die gesamte Breite des Monitors als Parallellinien abbilden lassen.

Die transversale Schnittführung erfolgt zunächst im B-Bild allein (ohne Farbe), und hilft in der Abbildung und Abgrenzung nichtstenosierender Plaques oder echoarmer Stenosen. In dieser transversalen Schnittführung sollte auch die Ausmessung der maximalen Plaquedicke erfolgen, um Über- oder Unterschätzungen, die im Längsschnitt auftreten können, zu vermeiden. Anschließend kann die Karotisstrombahn nach Einschalten der Farbe erneut im Querschnitt dargestellt werden, um atypische bogige Gefäßverläufe der ACC oder ACI besser zu erfassen. Die Farbdoppleruntersuchung in der Transversalebene erfordert eine leichte „dopplergerechte" Kippung des Schallkopfes (Winkel ungleich $90°$) und eine Verminderung der Pulsrepetitionsfrequenz, um eine satte Farbkodierung der Gefäße zu erreichen. Auch kann in dieser Transversalebene die orientierende prozentuale Bestimmung des Stenosegrades (Flächenreduktion) vorgenommen werden.

A. vertebralis (AV)

Die AV wird sowohl in der Abgangsregion als auch im V_2-Segment im Längsschnitt in der sagittalen (a.-p.-)Beschallungsebene von vorne dargestellt. Der Schallkopf wird im Longitudinalschnitt so gehalten, dass der distale, d.h. kraniale Gefäßabschnitt, vom Betrachter aus gesehen, links im Bild zur Darstellung kommt. In der longitudinalen Schnittführung werfen im V_2-Segment die Querfortsätze der Halswirbelkörper in regelmäßigen Abständen ihre Schallschatten auf die AV, die folgerichtig nur interforaminär eingesehen werden kann. In der Abgangsregion wird der Schallkopf so aufgesetzt, dass die A. subclavia im Querschnitt oder, bei leicht nach medial gekipptem Schallkopf, im Diagonalschnitt dargestellt wird. In dieser Einstellung erscheint die AV in der Abgangsregion ebenfalls im Längschnitt und erleichtert auf diese Weise die quantitative Bestimmung der Strömungsgeschwindigkeiten. Schließlich wird auch der kraniale Abschnitt der AV (die Atlasschleife) durch Aufsetzen des Schallkopfes unterhalb des Processus mastoideus in Richtung auf das kontralaterale Auge im Längschnitt dargestellt. Die transversale Schnittführung wird wenig, allenfalls zwecks Abgrenzung gegen die ipsilaterale ACC und ACI (Bestimmung des Abstands zwischen den Gefässen) oder zwecks Dokumentation unterschiedlicher Strömungsrichtungen in der A. carotis und AV bei Verschlussprozessen der A. subclavia verwendet.

3.2.3 Dokumentation

Normalbefund: Einzeldokumentation von Aa. carotides communes, internae und externae sowie von Aa. vertebrales (mindestens V2-Abschnitt) und ggf. Aa. subclaviae im Längsschnitt und mit winkelkorrigierten Geschwindigkeitsspektren.

Stenose/Verschluss: Zusätzliche Dokumentation aus dem gesunden und aus dem pathologischen Segment mit Strömungssignalen im Längsschnitt.

Farbkodierung: Dokumentation der Blutströmung in Farbe.

Befundung: Beschreibend oder anhand eines Gefäßschemas. Ausdehnung, Sonomorphologie von arteriosklerotischen Gefäßwandveränderungen, beinhaltend die Stenosegraduierung auf der Basis der mittels Doppleruntersuchung festgestellten systolischen und enddiastolischen Maximaldopplerfrequenzen bzw. der winkelkorrigierten Geschwindigkeiten und unter Berücksichtigung indirekter dopplersonographischer Kriterien (Empfehlungen zur Qualitätssicherung 1999, s. S. 177).

3.3 Messparameter und ihr diagnostischer Stellenwert

3.3.1 Karotisstrombahn

Die bei der Farbduplexsonographie angewendeten Kriterien zur Diagnostik morphologischer und hämodynamischer Veränderungen der A. carotis konnten zum großen Teil von der konventionellen Schwarz-weiß-Duplexsonographie übernommen werden. Viele Studien hatten in den 80er Jahren, bevor die Farbduplexgeräte verfügbar waren, die diagnostische Güte und Treffsicherheit der konventionellen Duplexsonographie bei der Erfassung pathologischer Gefäßveränderungen der Karotisstrombahn im Vergleich zur Angiographie oder zum Operationspräparat untersucht (Blackshear et al. 1980; Fell et al. 1981; Reilly et al. 1983; Jacobs et al. 1985; Bluth et al. 1988; Gray-Weale et al. 1988; Widder et al. 1990). Diese Arbeiten beinhalten die Anwendung und Validierung sowohl von B-Bild-sonographischen Kriterien zur strukturellen (morphologischen) Charakterisierung von Plaques (Reilly et al. 1983; Gray-Weale et al. 1988; Widder et al. 1990) als auch von hämodynamischen Parametern zur Messung von Flussgeschwindigkeiten bzw. von Verhältniszahlen der Geschwindigkeiten („velocity ratios") zur quantitativen Bestimmung der Diameterreduktion (Blackshear et al. 1980; Fell et al. 1981; Jacobs et al. 1985; Bluth et al. 1988). Die Farbduplexsonographie hat an diese Erkenntnisse angeknüpft, sie durch die ständig verbesserte Gerätetechnologie aktualisiert und vervollständigt.

Normalbefund

Der für die normale A. carotis interna (ACI) typische hohe diastolische Fluss kommt durch den niedrigen peripheren Strömungswiderstand im Gehirn zustande, der eine Perfusion auch bei niedrigem diastolischen Druck ermöglicht. Da im Gegensatz dazu die A. carotis externa (ACE) nur Muskel- und Hautgefäße, d.h. Gefäßgebiete mit hohem peripheren Strömungswiderstand versorgt, werden in dieser Arterie ein Blutstrom nur in der Systole und kein Fluss in der Diastole nachgewiesen. Ausnahmen bilden Hyperämiezustände der Gesichtshaut mit Schwitzen und Rötung: Fieber, hohe Außentemperaturen, Entzündungen im Gesichts- und äußeren Kopfbereich, oder pathologische arteriovenöse Anastomosen. Die Tabelle 3.1 fasst die Kriterien zur Differenzierung zwischen A. carotis interna und externa zusammen.

Das normale Dopplersignal der A. carotis communis (ACC) zeigt ein Mischbild aus ACI und ACE: Es hat eine etwas betonte systolische Spitze und einen im Vergleich zur ACI niedrigeren aber noch erhaltenen diastolischen Fluss. Für die Flussgeschwindigkeitsmessungen und die Berechnung abgeleiteter „ratios" (s. weiter unten) ist die Erkenntnis wichtig, dass die systolische Geschwindigkeit in der ACC mit zunehmender Entfernung von der Karotisbifurkation, d.h. nach proximal hin, normalerweise zunimmt. Diese Zunahme beträgt bei gesunden jungen Probanden etwa 9 cm/s/1 cm Entfernung von der Gabel, und ist bis zu einem Abstand von 5 cm von der Bifurkation zu registrieren (Meyer et al. 1997). Sie kann den Wert der abgeleiteten Parameter für die Stenosegradbestimmung (s. u.) der ACI beeinflussen (Lee et al. 2000).

Tabelle 3.1. Kriterien zur duplexsonographischen Differenzierung zwischen A. carotis interna und externa mit abnehmender Zuverlässigkeit: je mehr Kreuze, um so zuverlässiger das Kriterium in physiologischen und pathologischen Situationen

Kriterium	A. carotis interna	A. carotis externa
Oszillierende Temporalis-Kompression (+++)	Rückschlageffekt im Doppler: NEIN	Rückschlageffekt im Doppler: JA
Dopplerkurve (++)	Niedrigwiderstandsfluss	Hochwiderstandsfluss
Äste (+)	Nein	Ja
Lumenkaliber (+)	Gewöhnlich größer	Gewöhnlich kleiner
Räumliche Orientierung (+/–)	Posterolateral	Anteromedial

Intima-Media-Dicke

Die hochauflösende morphologische Untersuchung der A. carotis bezieht sich sowohl auf die Bestimmung der *Intima-Media-Dicke* als auch auf die Möglichkeit, die sonomorphologischen Kenngrößen einer Plaque zu erfassen. Sonographisch kann man an der A. carotis alle 3 Schichten einer normalen Gefäßwand darstellen. Intima und Adventitia rufen im Längsschnitt parallel verlaufende echoreiche Linien hervor, zwischen denen sich ein echoarmer Saum, der der Media zugeordnet wird, befindet (Abb. 3.4a). Daher spricht man von *Doppelkontur*. Es handelt sich dabei um physikalisch bedingte Grenzzonenreflexionen aufgrund unterschiedlicher Schallimpedanzen und nicht um histologische Bezeichnungen. Vom Arterienlumen aus kommend stellt die 1. echoreiche Linie die Lumen-Intima-Grenzschicht, die 2. echoreiche Linie die Media-Adventitia-Grenzschicht dar. Die Intima-Media-Dicke meint daher den Abstand zwischen den beiden echoreichen Linien (Doppelkontur) (s. Abb. 3.4). Normalerweise beträgt die Intima-Media-Dicke an der A. carotis communis des Menschen in Abhängigkeit vom Alter (Zunahme um 0,07 mm/Lebensdekade!) 0,5–0,6 mm. Am besten sollte sie an der schallkopffernen Wand gemessen werden. Da arteriosklerotische Wandverdickungen fokal umschrieben auftreten, sollte die Intima-Media-Dicke immer an der Stelle der *maximalen Verbreiterung* gemessen werden. Strukturelle Umbauvorgänge der Gefäßwand, wie sie insbesondere im Rahmen einer langjährigen Hypertonie und Dyslipoproteinämie auftreten, führen zu einer Zunahme der Intima-Media-Dicke und Verbreiterung der sonographischen Doppelkontur (Ludwig u. Stumpe 1994). Eine *Verbreiterung* auf *1 mm* gilt als *pathologisch*, bei einem Wert über 1,5 mm liegt definitionsgemäß eine Plaque vor (s. Abb 3.4b) (Li et al. 1996). Die Zunahme der Intima-Media-Dicke ist nach einer neuen Untersuchung signifikant mit dem Auftreten von Herzinfarkten und Schlaganfällen assoziiert (O'Leary et al.1999). Gegenüber einer normalen Intima-Media-Dicke <0,9 mm wurde in dieser Untersuchung für eine Intima-Media-Dicke der ACI über 1,8 mm *und* der ACC über 1,2 mm nach Berücksichtigung von Alter, Geschlecht und Risikofaktoren ein relatives Risiko für ein neues kardiovaskuläres Ereignis von 3,15 für eine Beobachtungszeit von 6 Jahren ermittelt (O'Leary et al.1999).

Plaques

Im vorliegenden Buch bezeichnet der Begriff „Plaque" die sonographische Beschaffenheit, d.h. das sonomorphologische Substrat einer Stenose oder einer nichtstenosierenden Gefäßauflagerung.

Seitdem es klinische Hinweise gibt, dass außer dem Stenosegrad (s. u.) auch die innere *Beschaffenheit der*

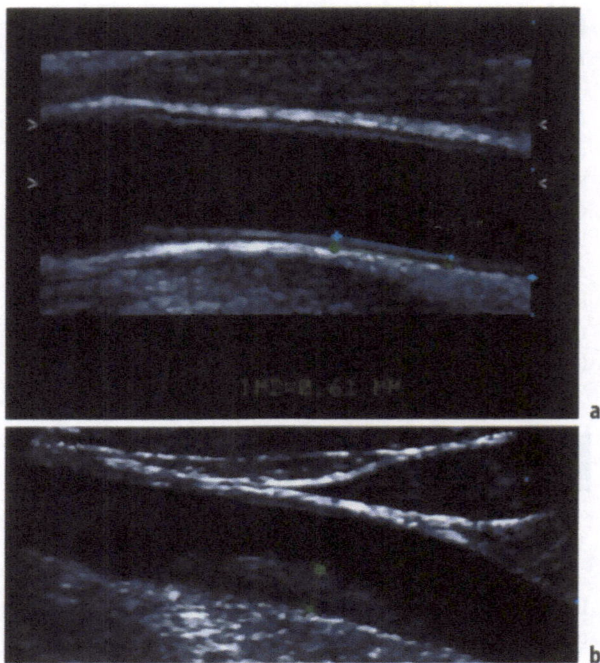

Abb. 3.4. Normale (**a**) und pathologische (**b**) Intima-Media-Dicke und ihre Messung in der A. carotis communis. Die Intima-Media-Dicke in **a** beträgt 0,61 mm, die Intima-Media-Dicke in **b** 2,4 mm

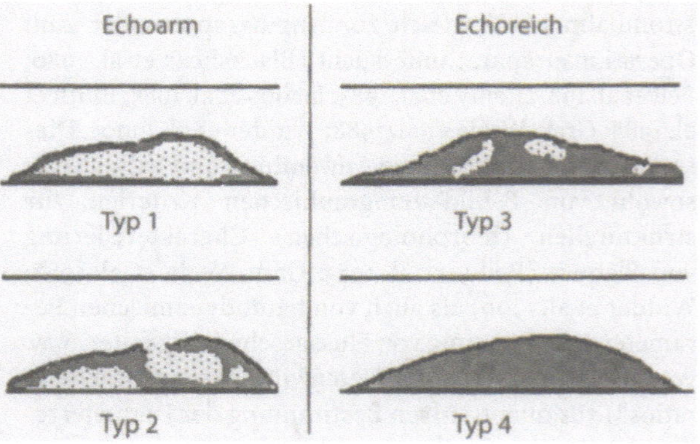

Abb. 3.5. Schematische Darstellung der Typ-1- bis Typ-4-Plaques. Typ-1- und Typ-2-Plaques gelten als eher echoarm, Typ-3- und Typ-4-Plaques als echoreich. (Nach Gray-Weale et al. 1988, s. auch Text)

Plaques mit dem Schlaganfallsrisiko korrelieren könnte, hat es an Versuchen nicht gefehlt, prognostisch ungünstige Plaqueformationen und -binnenstrukturen auch unabhängig vom Stenosegrad zu charakterisieren (Gray-Weale et al. 1988; Geroulakos et al. 1994). Am meisten verbreitet und akzeptiert ist die von Gray-Weale (1988) und Langsfeld (Langsfeld et al. 1989) benutzte sonographische Plaqueeinteilung nach der Echogenität des Plaqueinneren (Abb. 3.5):

Tabelle 3.2. Morphologische Beschreibung von Plaques. (Nach de Bray et al. 1997)

Parameter	Morphologische Beschreibung
Echogenität/Echodichte	Sehr echoarm – echogleich – echoreich
Binnenstruktur	Homogen – heterogen
Plaqueoberfläche	Glatt – unregelmäßig (0,4–2 mm tief) – Ulkus (>2 mm tief)

- Typ 1: echoarm und kaum sichtbar, vom Gefäßlumen durch eine eierschalenartige Kappe („egg shell cap") abgegrenzt. Die Sichtbarkeit wird durch Zuschalten der Farbe und Darstellung der durch die Plaque verursachenden Flussaussparung erleichtert;
- Typ 2: überwiegend echoarm mit weniger als 50 % echogenen (echoreichen) Anteilen;
- Typ 3: überwiegend echogen mit weniger als 50 % echoarmen Anteilen;
- Typ 4: uniform echoreich.

Prospektive Untersuchungen haben gezeigt, dass echoarme Plaques an der Karotisbifurkation signifikant höheres ipsilaterales Schlaganfalls- und TIA-Risiko aufweisen als die echoreichen Veränderungen (Langsfeld et al. 1989; Bock et al. 1993). Echoarme Plaques (Typ 1) entsprechen makro- und mikroskopisch Einblutungen und/oder Lipideinlagerungen, die für die Instabilität von Karotisplaques und die Entstehung symptomatischer arterioarterieller Embolien verantwortlich gemacht wurden (Langsfeld et al. 1989; Lusby 1993). Typ-4-Plaques gelten hingegen als stabil und führen – wenn überhaupt – nur sehr selten zu ipsilateralen Symptomen. Ein Teil der zu beurteilenden Karotisstenosen gehören den mittleren Plaquetypen (Typ 2 und 3) an, die prognostisch nicht eindeutig einschätzbar sind. Trotz dieser Einschränkung sollte bei der Farbduplexsonographie auf eine sonographische Plaquebeurteilung wegen des genannten Informationsgewinns nicht verzichtet werden. Darüber hinaus ist für die Langzeitbeobachtung die Erkenntnis sehr wichtig, dass abrupt auftretende Veränderungen der sonographischen Binnenstruktur in den Plaques mit ursprünglich benignem Aussehen zu heterogenen Plaques mit bedeutenden echoarmen Anteilen eine schlaganfallgefährdete Untergruppe von Patienten identifizieren hilft (Langsfeld et al. 1989; Bock et al. 1993).

Eine vor kurzem stattgefundene internationale Konsensuskonferenz über die Charakterisierung von Karotisplaques hat vorgeschlagen, getrennte Angaben zur Echodichte (*sehr echoarm* vs. *echogleich* = „isoechoic" vs. *echoreich*) und zur Binnentextur (*homogen* vs. *heterogen*) zu machen (de Bray et al. 1997). Bei der Angabe der Echodichte wurden auch die Ultraschallreferenzstrukturen definiert, mit denen die Plaqueechogenität vom Untersucher verglichen werden soll: das strömende Blut als Referenz für sehr echoarm, der M. sternocleidomastoideus als Referenz für die mittlere Echogenität (= echogleich) und der Knochen des Halswirbels als Referenzstruktur für sehr echoreiche Plaques (Tabelle 3.2).

Die Plaqueoberfläche soll in 3 Kategorien eingeteilt werden: glatt, unregelmäßig (0,4–2 mm tiefe Unebenheiten) und ulzeriert (>2 mm tiefer Krater mit farbduplexsonographisch abgebildetem obligatem Fluss im Ulkus) (de Bray et al. 1997). Der Nachweis eines Plaqueulkus (Exkavation >2 mm) im Zusammenhang mit einer Karotisstenose erhöht das Risiko einer ipsilateralen zerebrovaskulären Ischämie (Sitzer et al. 1995; de Bray et al. 1997). Dies sind erste Schritte zur Standardisierung von Angaben zur Plaquebeschaffenheit (s. Tabelle 3.2). Eine vor kurzem veröffentlichte Studie an fast 5000 asymptomatischen Individuen über 65 Jahren, die im Durchschnitt prospektiv 3,3 Jahre beobachtet wurden, fand 2 Prädiktoren für den ipsilateralen Schlaganfall: das Vorhandensein einer echoarmen Plaque (relatives Risiko 2,78) und eine Lumeneinengung über 50 % (relatives Risiko 3,08) (Polak et al. 1998).

Stenosen

Die Zuverlässigkeit der reinen strukturellen B-Bild-Diagnostik bei der Bestimmung der Diameterreduktion nimmt mit zunehmendem Stenosegrad ab. Ab mittelgradigen Stenosen (>60–70 % Diameterreduktion) sind echoreiche oder kalkhaltige Einlagerungen und Plaque-Einblutungen zunehmend häufig anzutreffen, was die Messung des Residuallumens im farbkodierten Schnittbild (ohne Doppler) erschwert. Wegen dieser Einschränkungen einer quantitativen Bestimmung der Diameterreduktion im reinen Schnittbild (B-Bild) wird die Graduierung von Karotisstenosen ab 50 %iger Lumeneinengung geschwindigkeitsabhängig vorgenommen, d. h. man schließt von der gemessenen winkelkorrigierten Flussgeschwindigkeit auf die morphologische Diameterreduktion der A. carotis interna (Abb. 3.6). Um zu verstehen, warum der hämodynamische Parameter der Flussgeschwindigkeit relativ zuverlässig zur Beurteilung des morphologischen Stenosegrades herangezogen werden kann, muss man sich der bedeutenden Autoregulation des Gehirns erinnern, die durch periphere

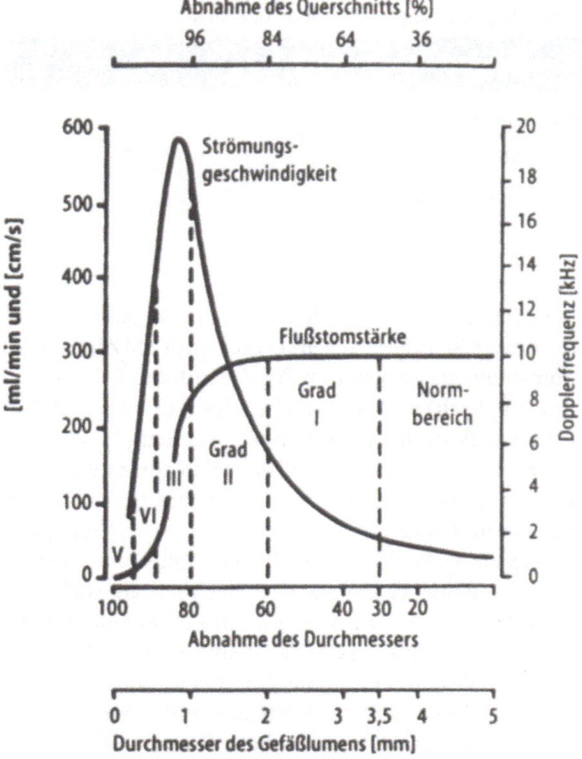

Abb. 3.6. Entwicklung der systolischen Strömungsgeschwindigkeit (als Dopplerfrequenz in KHz) und des Flusses (in ml/min) in Höhe der Stenose in der A. carotis in Abhängigkeit von der Diameter- bzw. Querschnittsreduktion in einem Strömungsmodell der A. carotis

Arteriolendilatation den Durchfluss (in ml/min) trotz systemischen oder lokalen Blutdruckabfalls (z. B. distal von hochgradigen Stenosen) über weite Grenzen konstant halten kann. Eine weniger als 50 %ige Diameterreduktion der ACI verursacht nach dieser Modelluntersuchung noch keine lokale Geschwindigkeitserhöhung (s. Abb. 3.6). Für diesen Stenosebereich (0–49 %) haben sich auch die diagnostischen Erwartungen, die man ursprünglich in die Spektralverbreiterung gesetzt hat, nicht erfüllt. Erst ab einer Durchmesserreduktion von etwa 50 % (bei konzentrischen Stenosen entsprechend einer ca. 75 %igen Flächenreduktion) kommt es infolge des konstanten Flusses (Geschwindigkeit mal Querschnitt) zu einer Zunahme der lokalen Flussgeschwindigkeit, die in der Regel bis zu filiformen Stenosen proportional zunimmt. Dabei steigt die systolische Flussgeschwindigkeit verhältnismäßig stärker an als die enddiastolische. Bei höchstgradigen Stenosen (>90 % Diameterreduktion) kann die systolische Strömungsgeschwindigkeit infolge zunehmenden Flusswiderstandes wieder abnehmen. Folgende duplexsonographische Messparameter werden in der Karotisstenosendiagnostik am häufigsten verwendet:

- *Maximale systolische Flusgeschwindigkeit (V_{max})*: Sie ist der sensitivste Parameter, der am zuverlässigsten mit dem Stenosegrad zunimmt und am häufigsten untersucht wurde. Es sollte immer die höchste ableitbare Flussgeschwindigkeit dokumentiert werden. Tut man es nicht, wird der Stenosegrad unterschätzt. Eine falsch zu hohe Messung kann bei normaler Winkelkorrektur nach der Flussrichtung (<60°) in der Regel nicht vorkommen.
- *Minimale enddiastolische Flussgeschwindigkeit (V_{min})*: Dieser Parameter reagiert am besten bei höhergradigen Stenosen.
- *Verhältniszahlen der Flussgeschwindigkeitswerte*: Absolute Flussgeschwindigkeitswerte sind von vielen physiologischen und pathologischen Faktoren abhängig und daher anfällig: Kollateralisation, linksventrikuläre Funktion, vorgeschaltete Stenosen (z. B. Aortenklappenstenose), Arteriencompliance, Bluthochdruck etc. Es hat sich daher eingebürgert, das systolische Geschwindigkeitsverhältnis, definiert als die V_{max} in der ACI-Stenose geteilt durch die in der ACC gemessene V_{max} (systolic velocity ratio: V_{maxACI}/V_{maxACC}), zu bestimmen. Andere Geschwindigkeitsverhältnisse wurden von einzelnen Arbeitsgruppen vorgeschlagen, ohne sich in anderen Studien durchzusetzen.

Stenosegradbestimmung

Alle Karotisendarterektomiestudien haben gezeigt, dass ein Schlaganfall mit dem Schweregrad der ipsilateralen Karotiseinengung gut korreliert (NASCET 1991; ACAS 1995; ECST 1996). Therapeutische Entscheidungen und gelegentlich weitere diagnostische Maßnahmen beruhen daher auf der Kenntnis des Stenosegrades. Bei der Abschätzung dieses wichtigen Parameters werden 2 unterschiedliche Messverfahren angewendet, die Eingang in die Karotisstudien gefunden haben (Abb. 3.7):

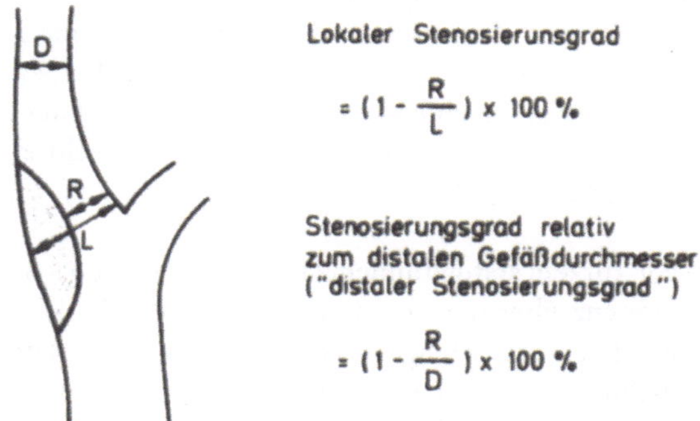

Abb. 3.7. Unterschied zwischen lokalem und distalem Stenosegrad. (Nach Widder et al. 1986, s. auch Text)

Tabelle 3.3. Duplexsonographische Kriterien zur Einteilung von Karotisstrombahnhindernissen. (Nach Moneta et al. 1993; Neale et al. 1994; Faught et al. 1994; Moneta et al. 1995). Die Umrechnung zwischen den ECST- und NASCET-Kriterien geschieht nach der Formel: ECST-Stenose (%) = 0,6 × NASCET-Stenose (%) + 40 % (ECST-Collaborative Group 1996). Um gemessene Dopplerfrequenzen (DF; in KHz) in Flussgeschwindigkeiten (m/s) umzurechnen, kann man unter Annahme eines 60°-Beschallungswinkels (α) die einfache Formel benutzen: Geschwindigkeit (m/s) = 1,56 DF(KHz)/TF(MHz), wobei TF die Transducerfrequenz (in MHz) ist. Umgekehrt kann man Geschwindigkeiten (m/s) in Dopplerfrequenzen (KHz) umrechnen: DF (KHz) = 1,28 TF (MHz) × Geschwindigkeit (m/s) cos α

ECST-Diameter-reduktion [%]	ECST-Querschnitts-reduktion [%][a]	NASCET-Diameter-reduktion [%]	Maximale systolische Fluss-geschwindigkeit [cm/s][b]	Minimale diastolische Fluss-geschwindigkeit [cm/s]	V_{max}ACI/ACC (systolisches Geschwindigkeits-verhältnis) („vel. -ratio")
0–49	0–74	0–15	<110	<40	<1,0
50–59	75–82	16–32	110–130	≈40	1–1,7
60–79	83–95	33–65	130–240	40–90	1,8–3,7
80–99	96–99	66–99	≥250	≥100	≥3,8
Verschluss			Kein Signal		

[a] Bei konzentrischen Stenosen; [b] winkelkorrigiert.

- Distaler Stenosegrad: bei diesem Verfahren wird der Residualdiameter in Höhe der maximalen Einengung in Bezug zum distalen Diameter des nicht befallenen Segmentes der ACI gesetzt. Dieser Stenosegrad wurde als Einschlusskriterium in der nordamerikanischem symptomatischen Karotisendarterektomiestudie, NASCET-Studie, benutzt (daher US- oder nordamerikanischer Stenosegrad).
- Lokaler Stenosegrad: bei diesem Verfahren wird der Residualdiameter in Höhe der maximalen Einengung auf den Gefäßdiameter des Bulbus in Höhe der Stenose bezogen. Dieser Stenosegrad wurde als Einschlusskriterium in der europäischen Endarterektomiestudie verwendet (daher ECST-Stenosegrad).

Bei einer lokalen Einengung im Bulbus von etwa 25–30 % besteht in der Regel noch kein stenosierender Effekt im Vergleich zum distal davon gelegenen Arterienabschnitt, sondern es liegt nur eine komplette Bulbusausfüllung mit Plaquematerial vor (NASCET-Stenosegrad von 0 %). Der Nachteil der NASCET-Methode ist daher, dass sie geringgradige Stenosen, von denen auch Embolien abgehen können, nicht gebührend berücksichtigt. Da der Arbeitskreis Gefäßdiagnostik der Deutschen Gesellschaft für Ultraschall in der Medizin (DEGUM) den lokalen Stenosegrad als Standard empfohlen hat (Widder et al. 1986), beziehen sich alle Angaben in diesem Buch, wenn nicht anders spezifiziert, auf den lokalen Stenosegrad (ECST-Standard). Die Umrechnung zwischen den ECST- und NASCET-Kriterien geschieht nach der Formel (ECST-Collaborative Group 1996):

ECST-Stenose (%) = 0,6 × NASCET-Stenose (%) + 40 %.

Eine lokal umschriebene Zunahme der systolischen Strömungsgeschwindigkeit in der Stenose auf über 110 cm/s gilt als pathologisch und spricht für eine Diametereinengung von >50 % (Tabelle 3.3). Dies gilt unter der Voraussetzung, dass die kontralaterale A. carotis interna nicht verschlossen oder flussreduzierend eingeengt ist. Große Akzeptanz hat in letzter Zeit das systolische Geschwindigkeitsverhältnis (V_{maxACI}/V_{maxACC}) gefunden, da es die physiologischen oder interindividuellen Variationen, wie Gefäßwandcompliance, Auswurfsleistung des Herzens oder Blutdruck, etwas ausgleicht (s. Tabelle 3.3). Treten zwischen den verwendeten Parametern (V_{max}, V_{min} und V_{maxACI}/V_{maxACC}) unterschiedliche Ergebnisse auf, dann gilt die Messung, welche die höhergradigere Stenose nahelegt (Zwiebel 1997).

Die Treffsicherheit der Farbduplexsonographie zum Nachweis eines pathologischen Befundes an der Karotisstrombahn ist unter Einsatz der oben aufgeführten morphologischen und hämodynamischen Parameter sehr groß. Die in der Tabelle 3.4 aufgeführten wissenschaftlichen Studien haben hämodynamische Duplexparameter gegen die Mehr-Ebenen-Angiographie verglichen. Der *angiographische Standard* in allen diesen Untersuchungen seit der NASCET-Studie ist, dass zur angiographischen Stenosegradberechnung *nur die eine Ebene mit der höchsten Lumeneinengung herangezogen wird*. Eine Mittelwertberechnung findet nicht statt (NASCET 1991; Moneta et al. 1993). Dabei darf man nicht vergessen, dass die Angiographie selbst kein unproblematischer „Goldstandard" ist, wie Vergleiche zwischen Angiographie und Pathologie oder zwischen den Befunden zweier unabhängiger Radiologen mit Treffsicherheiten zwischen 80–93 % zeigen (Tabelle 3.4). Daher ist

Tabelle 3.4. Treffsicherheit der Farbduplexsonographie (FDS) in der Diagnostik von hämodynamisch signifikanten Karotisstenosen im Vergleich zur arteriellen Angiographie (Angio). Gegenübergestellt sind zur Orientierung die Treffsicherheiten der MR-Angio vs. arterieller Angiographie, die Treffsicherheit der arteriellen Angiographie vs. pathologischem Befund sowie die Übereinstimmung zweier unabhängiger Beurteiler derselben angiographischen Bilder. In Klammern sind die verwendeten Schwellenwerte (cut-off-values) für die Angio und die FDS angegeben. *Vsys* systolische Flussgeschwindigkeit; *Vend* enddiastolische Geschwindigkeit; *Vsys*$_{ACI/ACC}$ Verhältnis der systolischen Geschwindigkeiten in der ACI und ACC

Autor/Jahr	Treffsicherheit der FDS vs. Angio [%]	Treffsicherheit der MR vs. Angio [%]
Polak et al. 1992	($>50\%$ Stenose; Vsys = 125 cm/s) 83	85
Moneta et al. 1993	($>70\%$ Stenose; Vsys$_{ACI/ACC}$ >4) 88	
Faught et al. 1994	($>70\%$ Stenose; Vend >130 cm/s) 93	
Neale et al. 1994	($>70\%$ Stenose; Vend >110 cm/s) 93	
Moneta et al. 1995	($>60\%$ Stenose; Vsys = 260 cm/s und Vend = 70 cm/s) 90	
Ranke et al. 1999	($>70\%$ Stenose; Vmean$_{ACISu/ACI}$ d>5) 97,5	
Grant et al. 2000	($=70\%$ Stenose; Vsys >225 cm/s) 90,6	
	Übereinstimmung zwischen 2 unabhängigen Radiologen [%]	**Treffsicherheit der Angio vs. Pathologie**
Croft et al. 1980	88	79
Moneta et al. 1993	93	

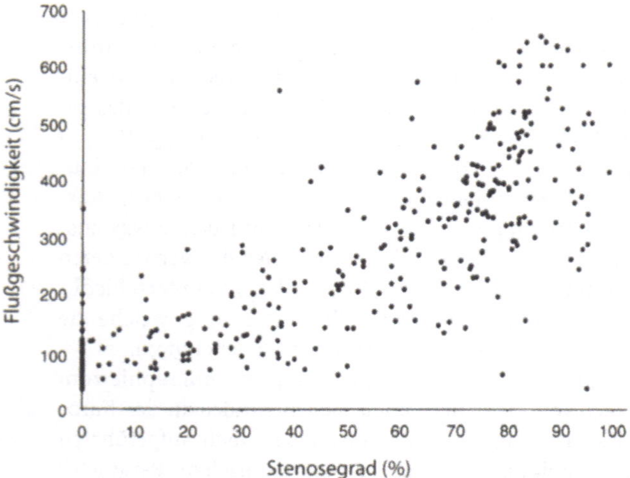

Abb. 3.8. Beziehung zwischen angiographischem Stenosegrad (X-Achse) und der in der Stenose gemessenen maximalen systolischen Flussgeschwindigkeit (Y-Achse) bei der Karotis-Interna-Stenose. Jedem Stenosegrad entspricht eine gewisse Bandbreite von systolischen Geschwindigkeiten, die bei den Patienten gemessen wurden. Ähnliche Streuung (hier nicht dargestellt) existierte auch für das Geschwindigkeitsverhältnis V$_{maxACI}$/V$_{maxACC}$ und die enddiastolische Flussgeschwindigkeit. (Aus Moneta et al. 1995)

die Feststellung wichtig, dass man bei keinem der o. g. hämodynamischen Parameter eine perfekte Übereinstimmung mit dem angiographischen Stenosegrad erwarten darf, wie ein theoretisches Modell der Abb. 3.6 uns nahelegen würde. Gegenüberstellungen der Farbduplexsonographie und der Angiographie aus dem klinischen Alltag haben vielmehr gezeigt, dass jedem angiographischen Stenosegrad eine Verteilung von Flussgeschwindigkeiten mit einer gewissen Bandbreite entspricht (Abb. 3.8). Diese Feststellung soll helfen, die Grenzen beider Methoden besser kennenzulernen.

Mit dieser Einschränkung im Bezug auf die „Referenzmethode" betrug die Sensitivität der Farbduplexsonographie bei der Erfassung von hämodynamisch wirksamen Karotisstenosen 90–96%, und es wurde über Korrelationen zwischen farbkodierter Duplexsonographie und intraarterieller Angiographie von r = 0,8–0,9 berichtet (Polak et al. 1989; Polak et al.1992; Sitzer et al. 1993, Neale et al. 1994; Moneta et al. 1995; Carpenter et al. 1995; Grant et al. 2000). Weitere Studien zeigten, dass auch mit Hilfe eines errechneten Geschwindigkeitsverhältnisses (V$_{maxACI}$/V$_{maxACC}$) von über 4 (Moneta et al. 1993) oder der Kombination der Parameter V$_{max}$ und V$_{min}$ (Faught et al. 1994) hohe Treffsicherheiten von 88 bzw. 93% in der Erfassung einer über 70%igen ACI-Stenose (NASCET-Kriterien) erzielt werden konnten (s. Tabelle 3.4). Wegen der Vielfalt der angiographischen und farbduplexsonographischen Variablen, die beim Vergleich beider Methoden mitspielen (Untersucherabhängigkeit, Geräteabhängigkeit, physiologische und pathologische Einflussgrößen etc.), sollte jedes Farbduplexlabor die in der Literatur mitgeteilten Ergebnisse vor Ort überprüfen, um gleichartige und validierte diagnostische Kriterien anzuwenden (Alexandrov et al. 1997).

Bei *Patienten mit kontralateralem Karotisverschluss* oder hochgradiger kontralateraler Stenose müssen für die farbduplexsonographische Diagnose und Einteilung der ipsilateralen Karotisstenose höhere Schwellenwerte (cut-off-values) für die Flussgeschwindigkeit angesetzt werden: von einer geringradigen ACI-Stenose kann man erst bei systolischen V_{max}-*Werten von über 140 cm/s* ausgehen (AbuRahma et al. 1995). Eine hochgradige Stenose besteht erst bei einer enddiastolischen Flussgeschwindigkeit von über 140 cm/s. Anderenfalls entstehen viele falsch-positive Ergebnisse, d. h. falsche Diagnosen einer nicht vorhandenen ipsilateralen Karotisstenose, wie eine vor kurzem veröffentlichte Untersuchung von möglichen irrtümlichen Farbduplexdiagnosen gezeigt hat (Horrow et al. 2000).

Verschlüsse

Bei Verschlüssen der ACI fehlt im farbkodierten B-Bild die farbige Flussdarstellung im Gefäß. In einem solchen Fall müssen die Grenzwerte der Farbdopplerskala für niedrige Geschwindigkeitswerte eingestellt und ein niedriges Wandfilter gewählt werden, um eine hohe Flusssensitivität für niedrige Flussgeschwindigkeiten zu erzielen, damit eine evtl. rinnsalartig durchströmte filiforme Stenose nicht mit einem Verschluss verwechselt werden kann. Die mit dieser Einstellung abgeleitete distale Farbfüllung der ACI über eine Länge von mindestens 1,5 cm („distal colour filling") direkt distal der Stenose ist das zuverlässigste Zeichen für eine höchstgradige subtotale Stenose und für die Abgrenzung gegen einen Verschluss (Görtler et al. 1994). Alternativ kann versucht werden, mit Hilfe des Messvolumens der gepulsten Dopplereinheit die in dieser Situation anzutreffenden niedrigen „pseudovenösen" Dopplersignale aus der Arterie abzuleiten. Gelingt es nicht, ein Dopplerflusssignal aus der ACI mit dem Spektraldoppler abzuleiten, handelt es sich um einen Verschluss. Der positive Vorhersagewert der Farbduplexsonographie in der Diagnose eines ACI-Verschlusses (und damit in der richtigen Abgrenzung gegen eine hochgradige ACI-Stenose) beträgt nach einer Studie 92,5–96,7 % (Kirsch et al. 1994).

3.3.2 A. vertebralis (AV)

Normalbefund

Im Vergleich zu Karotisstrombahn findet man wenigere Arbeiten über die duplexsonographische Diagnostik der AV. Gerade die Farbduplexsonographie aber erleichtert eindeutig das Auffinden und die Untersuchung dieser Arterie sowohl im Abgangsbereich als auch im mittleren Halsabschnitt. Im interforaminären V_2-Segment kann die AV in 95–100 % und am Abgang aus der A. subclavia in 71–88 % der Fälle gefunden werden, wobei die rechte AV am Abgang in der Darstellungshäufigkeit dominiert (Trattnig et al. 1991; Bartels u. Flügel 1993). Normalerweise weist die AV eine maximale systolische Geschwindigkeit von 19–88 cm/s (Mittelwert 56 cm/s), eine enddiastolische Geschwindigkeit von 6–30 cm/s (Mittelwert 17 cm/s) und einen Resistance Index (RI) von 0,62–0,75 (Mittel 0,69) auf (Trattnig et al. 1992). Der Durchmesser der normalen AV beträgt 3–5 mm. Die AV zeigt häufig eine Kaliberasymmetrie, wobei die linke AV in etwa 70 % der Fälle die Dominante ist (Lippert u. Pabst 1985).

Hypoplasie

Von einer hypoplastischen AV kann man sprechen, wenn im Seitenvergleich deutlich kleinere Durchmesser von < 2 mm in mehreren Segmenten der Arterie gemessen werden. Die erschwerte Darstellbarkeit der AV in der üblichen Farbdoppler-Empfindlichkeitseinstellung, die kontralaterale Hyperplasie (Lumendurchmesser mehr als 3,5–4 mm) und die deutlich reduzierte Flussgeschwindigkeit im Vergleich zur Gegenseite bestätigen die Diagnose der Hypoplasie. Bei einer Hypoplasie der AV ist der systolische Anstieg der Flussgeschwindigkeit in der AV normal (nicht verlangsamt!), auch wenn der systolische und diastolische Wert vermindert sind. Häufig ist die Hypoplasie der AV mit Verlaufsanomalien kombiniert. So kann die hypoplastische AV in der A. cerebelli posterior inferior enden ohne Anschluss an die A. basilaris (Delcker u. Diener 1992).

Stenosen

Wegen der erheblichen individuellen Schwankungen können absolute Geschwindigkeitsgrenzwerte zur Abgrenzung eines noch normalen Befundes von einer Vertebralisstenose nicht angegeben werden. Man kann aber sagen, dass – wenn proximal oder distal der vermeintlichen Stenose die systolische Geschwindigkeit auf weniger als 50 % abfällt – an der betreffenden Stelle eine Stenose vorliegt, die mit zunehmendem Schweregrad eine immer höhere Geschwindigkeit aufweist. Wenn in den vorgeschalteten Arteriensegmenten (A. subclavia und proximale AV) eine Stenose oder ein Verschluss vorliegen, ist der systolische Anstieg der Flussgeschwindigkeitskurve verlangsamt und die systolische Spitze abgerundet. Dies ist ein wichtiges Unterscheidungsmerkmal zwischen vorgeschaltetem oder nachgeschaltetem Strombahnhindernis, wo im letztgenannten Fall die Anstiegssteilheit der Kurve normal ist (s. auch unten).

Verschlüsse

Sieht man innerhalb der morphologisch eindeutig abgrenzbaren AV im interforaminären Segment keine Flussdarstellung und erscheint auch im Spektraldoppler mit dem sample volume in der AV keine pulsatile Dopplerkurve, dann muss man von einer verschlossenen AV ausgehen. Ein solcher Befund ist beweisend, wenn man darauf achtet, dass eine Farbduplexeinstellung mit hoher Flusssensitivität gewählt wird und die Wände der AV im farbkodierten Schnittbild abgrenzbar sind. Häufig stellt sich bei dieser Einstellung der kraniokaudal gerichtete, nichtpulsatile Fluss in der Vena vertebralis dar, ein Befund, der die Richtigkeit der Verschlusslokalisation und -diagnose der AV bestätigt. Beim intrakraniellen Verschluss der AV nach Abgang der A. cerebelli posterior inferior (posterior inferior cerebellar artery = PICA) leitet man eine niedrige enddiastolische Flussgeschwindigkeit <12 cm/s im Segment V2 ab. Ist die AV im Segment V4 (intrakranieller Teil der AV) vor Abgang der PICA verschlossen, dann hat sie keinen messbaren enddiastolischen Flussanteil und die Kurvenform ist die einer extremitätenversorgenden Arterie mit biphasischem Dopplersignal, d.h. hoher Pulsatilität (Kimura et al. 1994). Ist die hohe Pulsatilität mit diastolischem Rückfluss (oder sogar Pendelfluss) im V2-Segment *beider* Vertebralarterien anzutreffen, besteht der dringende Verdacht auf einen Verschluss der A. basilaris. Die weiterführende transnuchale (transkranielle) Duplexsonographie erbringt dann die Diagnose.

Vertebralis-Anzapfeffekt

Wichtig ist die Untersuchung der AV auch zum Auffinden eines Vertebralis-Anzapfeffektes („Subclavian-Steal-Effekt") bei Verschlussprozessen der proximalen A. subclavia. Vom Effekt spricht man, wenn ein duplex- (oder doppler-)sonographischer Befund unabhängig vom Vorhandensein einer klinischen Symptomatik vorliegt. Diese Verschlussprozesse kommen in der linken A. subclavia 4-mal häufiger vor (80 %) als rechts. In diesen Fällen kann der normalerweise schädelwärts gerichtete systolisch-diastolische Fluss in der AV in unterschiedlichem Maße beeinträchtigt sein (Abb. 3.9). Folgende Flussmuster können in der AV angetroffen werden:

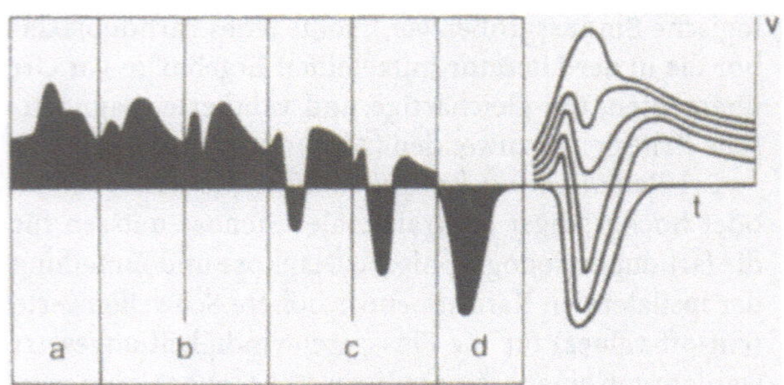

Abb. 3.9. Pulskurvenform der A. vertebralis bei zunehmendem hämodynamischem Einfluss einer vorgeschalteten Stenose oder eines Verschlusses der proximalen A. subclavia (weitere Erläuterungen im Text). (Nach Widder 1995)

- Systolische Entschleunigung: kurzes Zusammenbrechen der midsystolischen Geschwindigkeitskurve (systolic deceleration). Hier spricht man auch vom beginnenden Vertebralisanzapfeffekt.
- Pendelfluss: Während der Systole fließt das Blut von kranial nach kaudal, also umgekehrt als normal, während der Diastole aber normal von kaudal nach kranial. Diese Situation wird als inkompletter Vertebralis-Anzapfeffekt bezeichnet. Ist das in der Systole bzw. Diastole hin- und herpendelnde Flussvolumen mehr oder weniger gleich, imponiert eine solche AV auf dem Angiogramm als verschlossen.
- Kompletter Vertebralis-Anzapfeffekt: Das Blut fließt in der AV permanent von kranial nach kaudal in Richtung Arm, d.h. die Flussrichtung ist über den ganzen Herzzyklus retrograd (s. Abb. 3.9).

Die Durchführung eines Oberarmkompressionstests ist zur farbduplexsonographischen Diagnose eines Vertebralis-Anzapfeffektes nicht erforderlich, sondern nur um den Verdacht auf eine hiermit verbundene Symptomatik (Vertebralis-Anzapf*syndrom*) zu objektivieren. Bei allen Formen des Vertebralis-Anzapfeffektes ist die Farbduplexsonographie der Angiographie überlegen, da sie eine differenzierte Abklärung auch von Zwischenformen des inkompletten Steal-Effektes ermöglicht.

3.4 Indikationen

Die Farbduplexsonographie ist die Methode der Wahl, um die zahlreichen klinischen Fragestellungen an der Karotis- und Vertebralisstrombahn zu klären. Die Untersuchung ist nur dann vollständig, wenn die ACC, ACI, ACE, proximale A. subclavia und A. vertebralis auf beiden Seiten erfasst werden. Im Einzelnen handelt es sich um folgende Einsatzgebiete:

- Diagnose, genaue Lokalisation und Quantifizierung einer (symptomatischen oder asymptomatischen)

Karotisstenose und Abgrenzung gegen einen Karotisverschluss.

- Einschätzung der Indikation zur Karotisoperation. Hier müssen mehrere Faktoren berücksichtigt werden: klinische Symptomatik, allgemeine Morbidität, Schweregrad der Stenose, Morphologie der stenosierenden Plaque (Beschaffenheit, Oberfläche etc., s. o.). Zwei dieser Faktoren können durch die Farbduplexsonographie geklärt werden.
- Notfalldiagnostik bei der transitorisch-ischämischen Attacke und beim akuten Schlaganfall zwecks Erfassung der Lokalisation und Ausdehnung der Gefäßveränderungen aller hirnversorgenden Arterien.
- Beurteilung von Durchblutungsstörungen im vertebrobasilären System.
- Vor Durchführung der transkraniellen Duplexsonographie.
- Abklärung pulsierender Halstumoren.
- Abklärung vor Durchführung einer diagnostischen Karotiskompression: zwingend erforderlich.
- Abklärung von Vaskulitiden an den extrakraniellen Gefäßen (Takayasu; Arteriitis temporalis).
- Kontrolle nach Karotisdesobliteration. Die meisten Gefäßzentren empfehlen eine Untersuchung postoperativ vor Entlassung und dann noch 2-mal im 1. postoperativen Jahr.

3.5 Atlasteil

3.5.1 Befunde an den Karotiden

Abb. 3.10–3.24

3.5.2 Befunde an den Vertebralarterien

Abb. 3.25–3.31

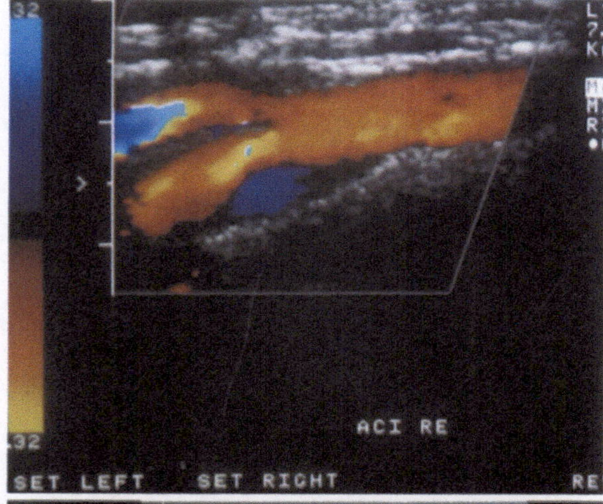
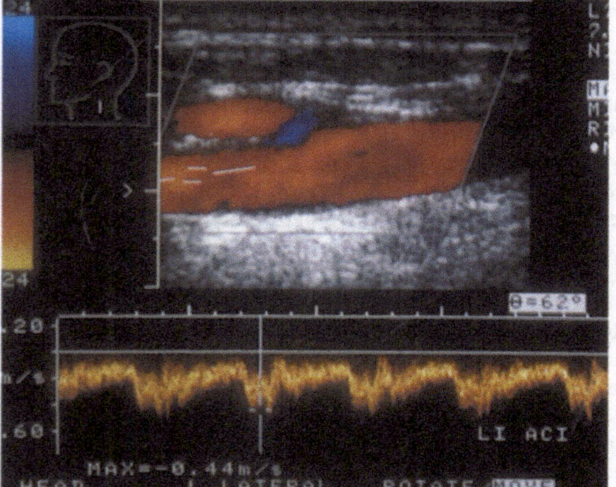
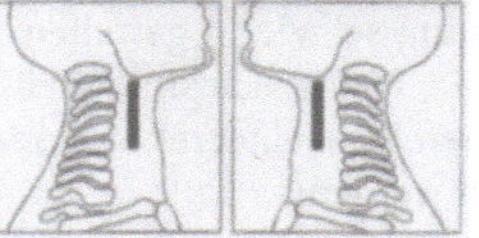

Abb. 3.10. a Longitudinalschnitt durch die A. carotis communis und die Karotisgabel mit Darstellung der A. carotis externa (schallkopfnah) und A. carotis interna, Normalbefund. Im Bulbus der A. carotis interna stellt sich eine Flussumkehrzone dar. Ein solches Flussphänomen (auch Flussseparation genannt) ist typisch für einen normalen Bulbus der A. carotis interna. Bei der Flussumkehrzone findet der Farbumschlag immer über dunkle bzw. schwarze Farbtöne statt. Im Gegensatz dazu findet der Farbumschlag in der A. carotis externa über weiß statt, d. h. hier liegt Aliasing vor. **b** Longitudinalschnitt durch die Karotisgabel eines anderen Patienten. Eine Flussumkehr liegt nicht vor. Ursache hierfür ist der fehlende Bulbus, der beginnt, mit atherosklerotischem Material aufgefüllt zu werden. Normale Dopplerkurve aus der A. carotis interna

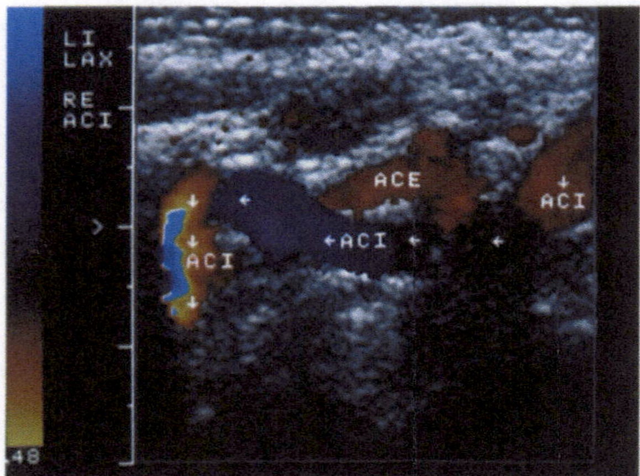

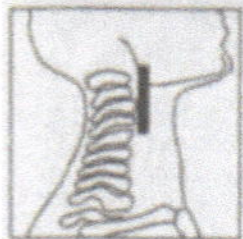

Abb. 3.11. Elongation der ACI mit Kinking im Längsschnitt. Wegen der wiederholten Änderung der Strömungsrichtung wechselt die farbige Flusssäule in der ACI die Farbe. Dieser Farbumschlag findet wie in den Flussumkehrzonen über dunkle Farbtöne bzw. über schwarz statt. Wenn die stark geschlängelte ACI darüber hinaus noch von der ACE überkreuzt wird, kann die Zuordnung schwierig werden. Sie gelingt nur durch Verfolgen der Gefäßkontinuität. Dies wird durch die farbkodierte Flussdarstellung überhaupt erst ermöglicht. Bedingt durch das Kinking der ACI kommt es zur Geschwindigkeitsumverteilung mit höheren Flussgeschwindigkeiten an der Außenseite als an der Innenseite der Krümmung. Dies ist daran zu sehen, dass das Aliasing nicht wie erwartet in der Gefäßmitte ist, sondern der Außenwand anliegt. Kommt gleichzeitig mit dem Kinking eine organische Stenose vor, kann sich die winkelkorrigierte Geschwindigkeitsmessung schwierig gestalten. Bei Verlaufsuntersuchungen muss die Flussgeschwindigkeit aus derselben Position mit der gleichen Winkelkorrektur wie in der Voruntersuchung aufgezeichnet werden

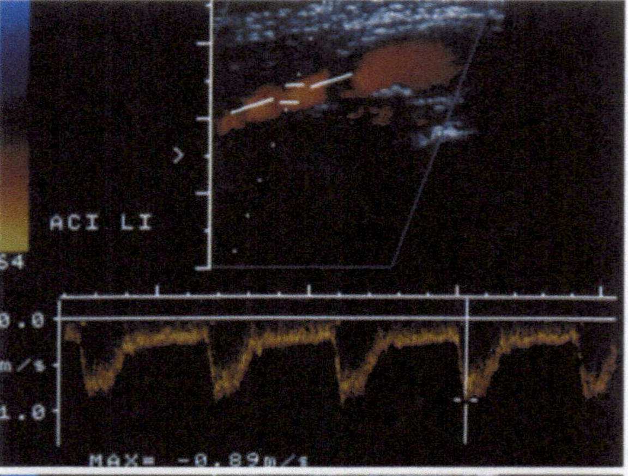

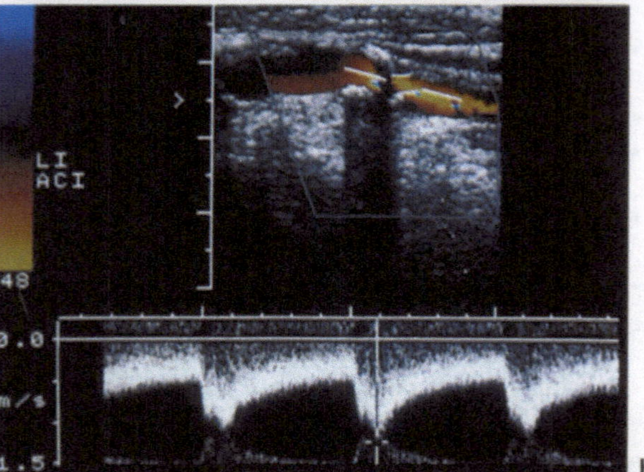

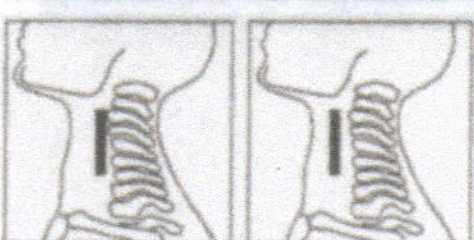

Abb. 3.12. a Distale ACC sowie ACI-Abgang im Längsschnitt. Es besteht eine Schallauslöschung infolge einer kalkhaltigen Plaqueablagerung an der ACI-Vorderwand am Abgang. Um sicher zu sein, dass gerade in Höhe des Schallschattens keine Stenose vorliegt, muss der direkt distal davon befindliche Fluss analysiert werden. Hier handelt es sich sowohl um eine normale farbkodierte Flussdarstellung als auch um ein normales Dopplerspektrum mit einer normalen Flussgeschwindigkeit. In einem solchen Fall kann eine Stenose in Höhe der kalkhaltigen Plaque ausgeschlossen werden. **b** ACI-Stenose im Längsschnitt (umgekehrte B-Bild-Darstellung: distaler Gefäßabschnitt rechts im Bild). Infolge kalkhaltigen Materials in der Stenose kommt es zur scharf abgegrenzten Auslöschung jeglicher Ultraschallinformation. Durch direkte Analyse der Strömung unmittelbar distal des Schallschattens kann man die Stenose nicht übersehen. Das farbkodierte Schnittbild täuscht durch den fehlenden farbigen Flusskontrast in der Stenose eine höhergradige Einengung vor. Die Stenose verursacht aufgrund der gemessenen Geschwindigkeitswerte (V_{max} = 124 cm/s) nur eine geringgradige Lumeneinengung

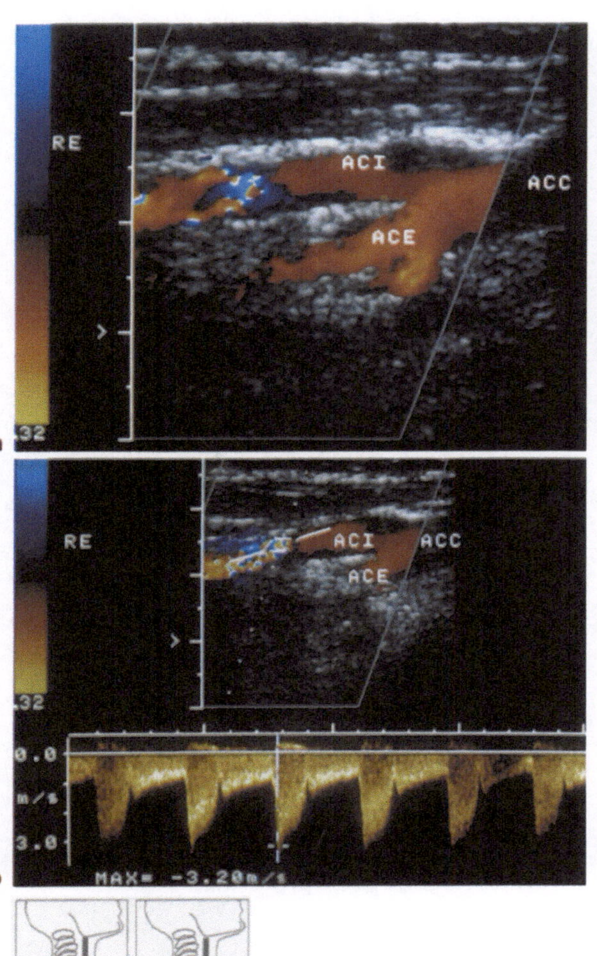

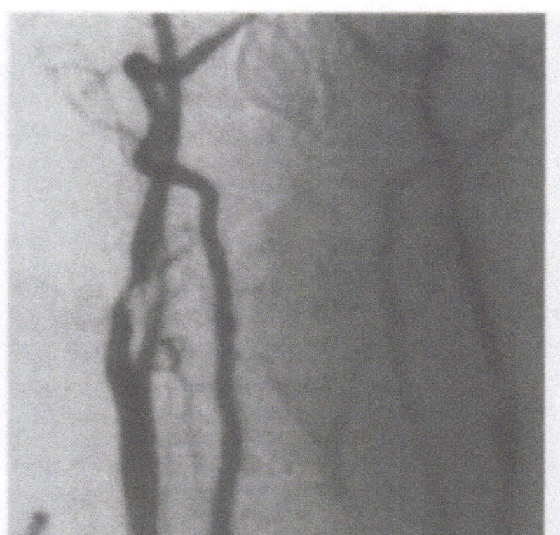

Abb. 3.13. a Longitudinalschnitt durch die rechte Karotisbifurkation mit Darstellung einer ACI-Stenose. Man sieht die Einengung der farbigen Flusssäule mit dem Aliasing-Sprung in der Stenose ca. 1,5 cm distal des ACI-Abgangs (oben). Die ACE (unten) mit ihrem ACE-Ast (A. thyreoidea superior) ist ebenfalls erkennbar. **b** Das in der Stenose plazierte Sample volume leitet ein deutlich pathologisches Dopplerfrequenzspektrum mit einer winkelkorrigierten maximalen systolischen Geschwindigkeit von $V_{max} = 320$ cm/s ab. Dies entspricht einer hochgradigen (80- bis 99%igen) Stenose. **c** Angiographisches Korrelat mit Darstellung der hochgradigen ACI-Stenose rechts 1,5 cm distal des ACI-Abgangs

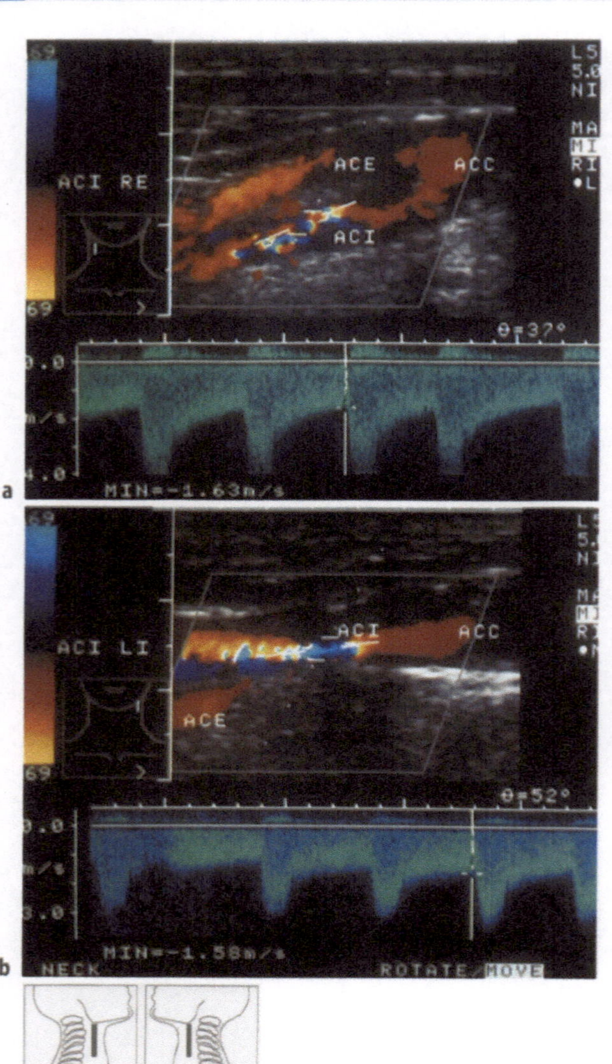

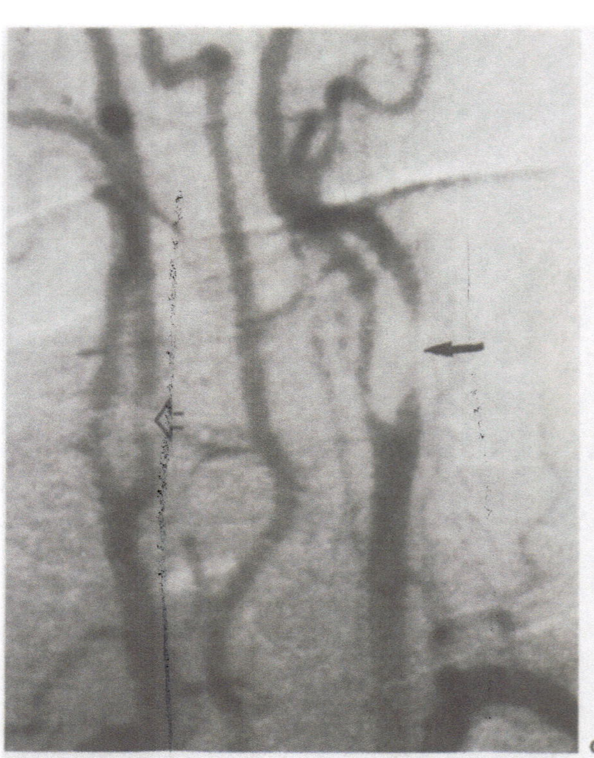

Abb. 3.14. a Longitudinalschnitt durch die rechte Karotisbifurkation mit Darstellung einer hochgradigen ACI-Stenose: Bereits die enddiastolische Geschwindigkeit beträgt 163 cm/s. In der Stenose besteht Aliasing. **b** Longitudinalschnitt durch die linke ACI bei demselben Patienten mit Abbildung einer ebenfalls hochgradigen ACI-Stenose (enddiastolische Geschwindigkeit von 158 cm/s). Beidseits sind also die geforderten Kriterien für hochgradige ACI-Stenosen bei kontralateraler Stenose (enddiastolische Geschwindigkeit >140 cm/s) erfüllt. **c** Aortenbogen-Angiogramm bei demselben Patienten mit Darstellung der rechten (*offener Pfeilkopf*) und linken (*Pfeil*) ACI-Stenose

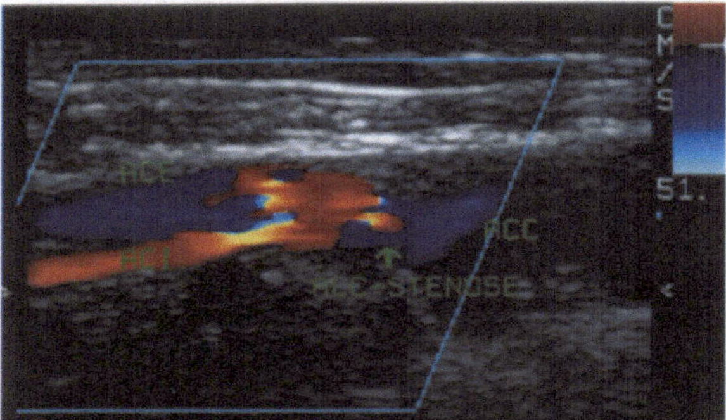

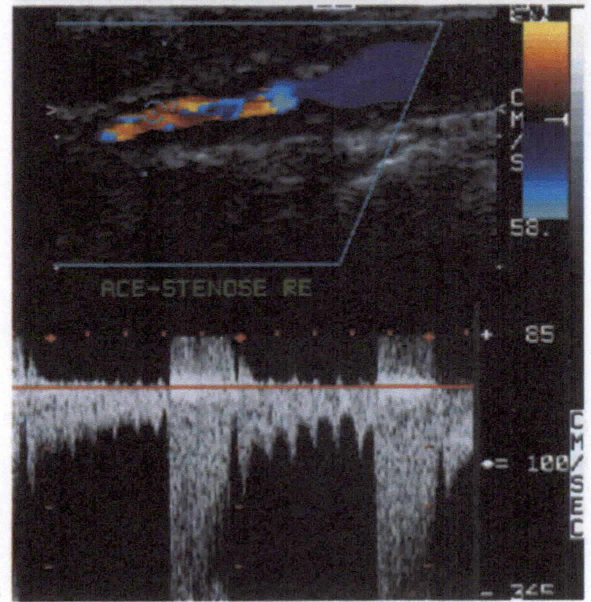

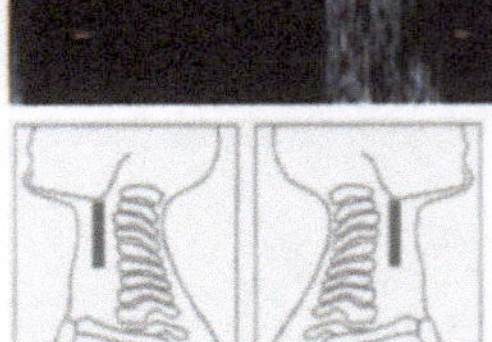

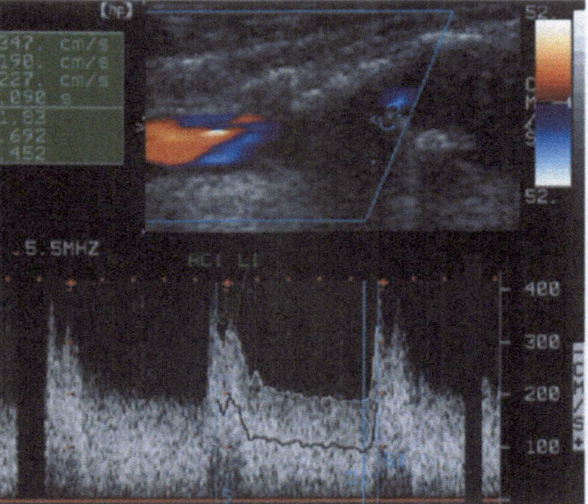

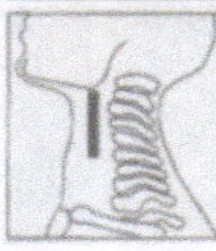

Abb. 3.16. Longitudinalschnitt durch eine höchstgradige Abgangsstenose der ACI. Durch Schallschatten und heterogene Plaquestrukturen bedingt sieht man den farbkodierten Fluss in der ACI streckenweise nicht. Es liegt aber eine eindeutige sog. distale Farbfüllung der ACI vor über die geforderte Strecke von mindestens 1,5 cm Länge („distal colour filling"), die beweist, dass es sich nicht um einen ACI-Verschluss handelt. Der Nachweis der Hochgradigkeit der Stenose wird durch die in der Stenose abgeleitete Dopplerkurve erbracht mit enddiastolischer Flussgeschwindigkeit von über 190 cm/s

Abb. 3.15. a Longitudinalschnitt durch eine Karotisbifurkation bei einer Karotisgabelstenose. Die eher kurzsteckige Stenose befindet sich in der distalen A. carotis communis (*Pfeil*), ist aber durch den farbigen Flusskontrast überlagert. Die Aliasing-Effekte werden sowohl in die A. carotis interna (*ACI*, schallkopffern) als auch in die A. carotis externa (*ACE*) fortgeleitet. Die genaue Stenoselokalisation kann in solchen Fällen entweder durch Abschalten der Farbe oder durch Abfahren der 3 Zonen (prästenotische, Stenose und poststenotische Zone) mit einem kleinen Sample volume erfasst werden. **b** Longitudinalschnitt durch die Abgangsregion einer hochgradig stenosierten A. carotis externa (*ACE*; V_{max} >340 cm/s) bei einem anderen Patienten. Um sicher zu sein, dass es sich um eine ACE-Stenose (und nicht ACI-Stenose) handelt, sollte man die oszillierende Kompression der ipsilateralen A. temporalis superficialis vornehmen. Mit dem Sample volume in der ACE-Stenose kann man – wie hier schön zu sehen – den „Rückschlageffekt" in der Dopplerkurve dokumentieren und im Lautsprecher hören

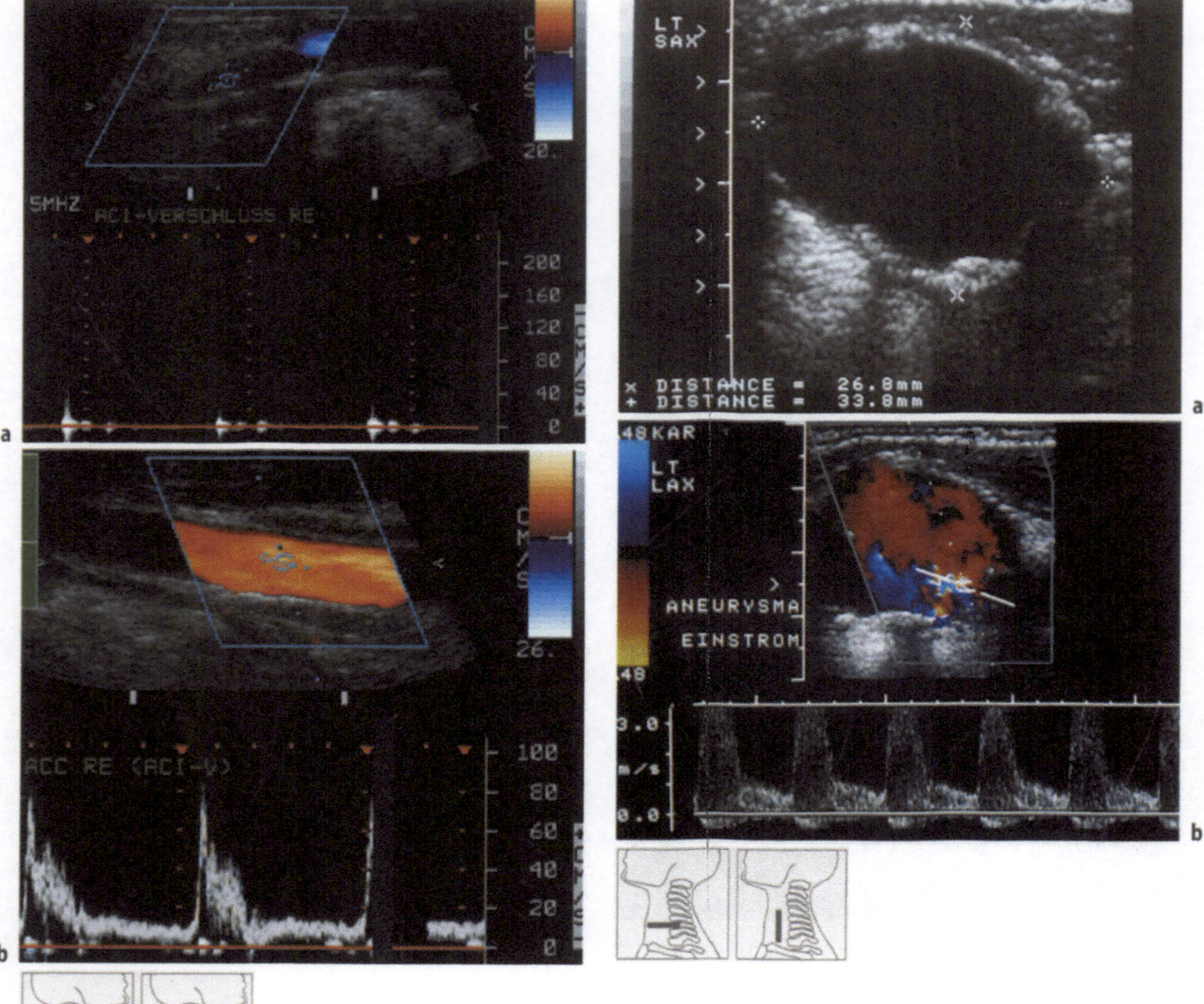

Abb. 3.17. a Longitudinalschnitt durch die Karotisgabel bei einem Patienten mit Abgangsverschluss der A. carotis interna (*ACI*). Aus dem Lumen der ACI ist weder im farbkodierten Schnittbild noch im Dopplerspektrum ein Flusssignal ableitbar. Die Blaukodierung im Anschnitt ist der aus der A. carotis communis in die externa abgeleitete Fluss. Für die ACI-Verschlussdiagnose wichtig sind eine hohe Flusssensitivität, niedriges Wandfilter und der Ausschluss einer distalen Farbfüllung der ACI. **b** Longitudinalschnitt durch die ipsilaterale A. carotis communis (*ACC*) bei demselben Patienten. Auffallend ist der relativ niedrige enddiastolische Flussgeschwindigkeitsanteil in der ACC (mit hohem RI = 0,84), der für sich allein schon auf ein Problem in der nachgeschalteten ACI hinweist. Man kann hier auch von einem externalisierten Fluss in der ACC sprechen, da das Blut aus der ACC nur in die ACE fließt

Abb. 3.18. a Aneurysma der ACC im Transversalschnitt. Dieses Aneurysma mit einer Ausdehnung von 2,7×3,4 cm ist als Komplikation nach 2-maliger Karotisoperation mit Desobliterationsversuch einer ACC-Stenose beim Takayasu-Syndrom aufgetreten. **b** Longitudinalschnitt durch dasselbe ACC-Aneurysma. Standardeinstellung, wobei der proximale ACC-Anteil rechtsseitig und der distale Anteil linksseitig vom Betrachter zur Darstellung kommen. An der Einmündung in das Aneurysma ist eine hochgradige ACC-Stenose: Das Sample volume leitet eine winkelkorrigierte maximale Flussgeschwindigkeit von über 3 m/s ab. Es handelt sich um ein poststenotisches Aneurysma der ACC. Im Aneurysma lassen sich die poststenotischen Verwirbelungen darstellen

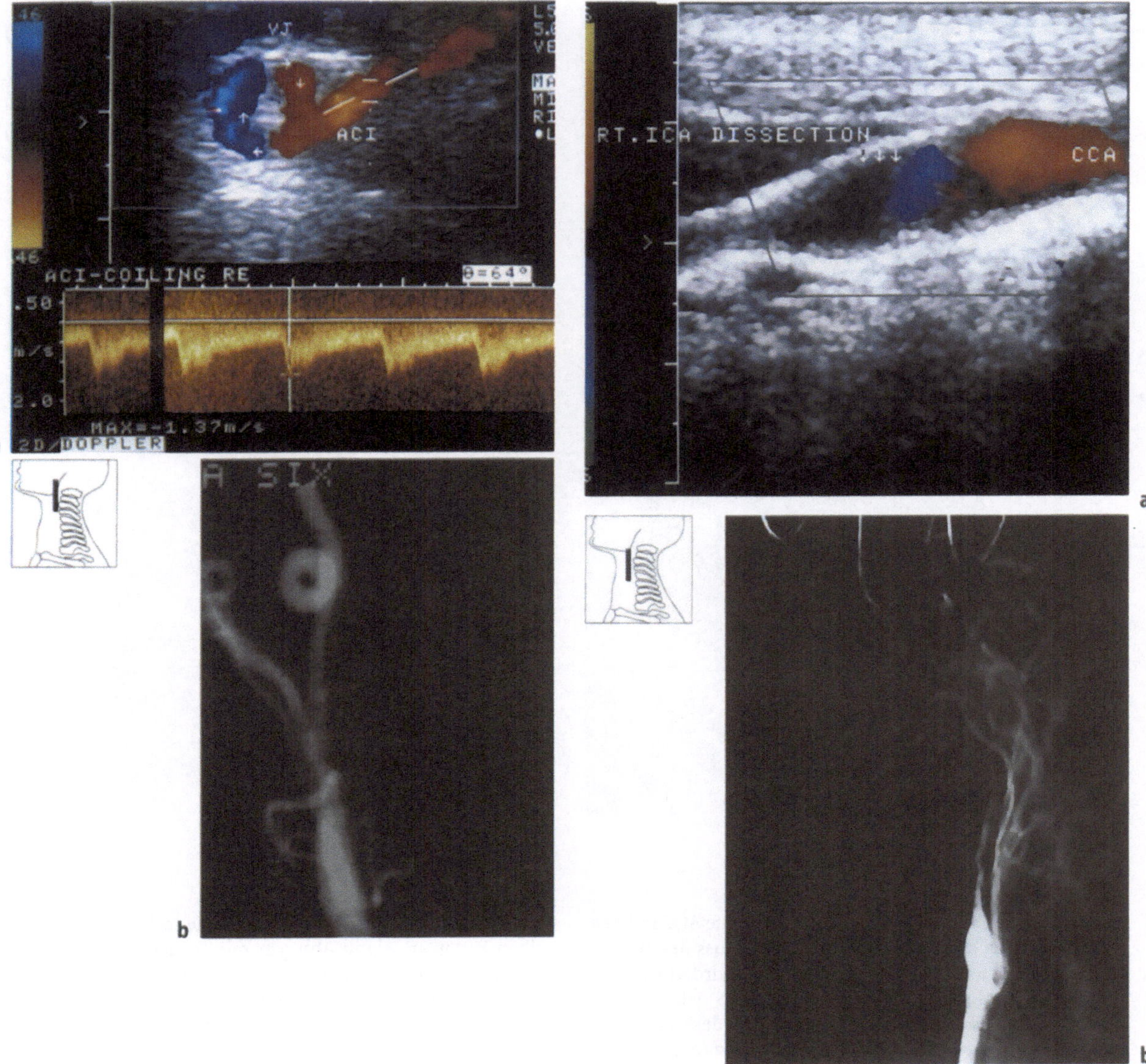

Abb. 3.19. a Longitudinalschnitt durch die A. carotis interna (*ACI*) bei einer Patientin mit fibromuskulärer Dysplasie der ACI. Dargestellt ist ein 360°-Coiling der ACI im mittleren Halsabschnitt der Arterie, etwa 7 cm nach dem Abgang. Dieses mittlere ACI-Segment ist so gut wie nie von der Arteriosklerose betroffen. Mit Pfeilen ist die Flussrichtung im Coiling eingezeichnet. Oberhalb (schallkopfnah) der ACI ist die V. jugularis (*VJ*) blaukodiert abgebildet. Es handelt sich um einen Zufallsbefund bei einer 32-jährigen Patientin. Wichtig ist daher die Mituntersuchung des weit distal gelegenen ACI-Segmentes vom retromandibulären Zugangsweg. **b** Selektive Angiographie mit Darstellung der Coiling-Figur im mittleren Halsabschnitt der ACI bei der selben Patientin. Ein Coiling kann eine Manifestationsform der fibromuskulären Dysplasie sein

Abb. 3.20. a Longitudinalschnitt durch die distale A. carotis communis (*CCA*) und die proximale A. carotis interna (*ICA*) bei Dissektion und Verschluss der ACI. Solche spitz zulaufenden Dissektionen mit Verschluss oder Stenose (meist längerstreckig) der ACI sind typisch für die A. carotis und häufiger anzutreffen als Doppellumina. Man sieht die zunehmende Verjüngung des Arterienlumens, das durch Intimariss und intramurale Einblutung zusammengedrückt wird und verschließt. **b** Angiographisches Korrelat bei demselben Patienten mit charakteristisch spitz zulaufendem Lumen und ACI-Verschluss

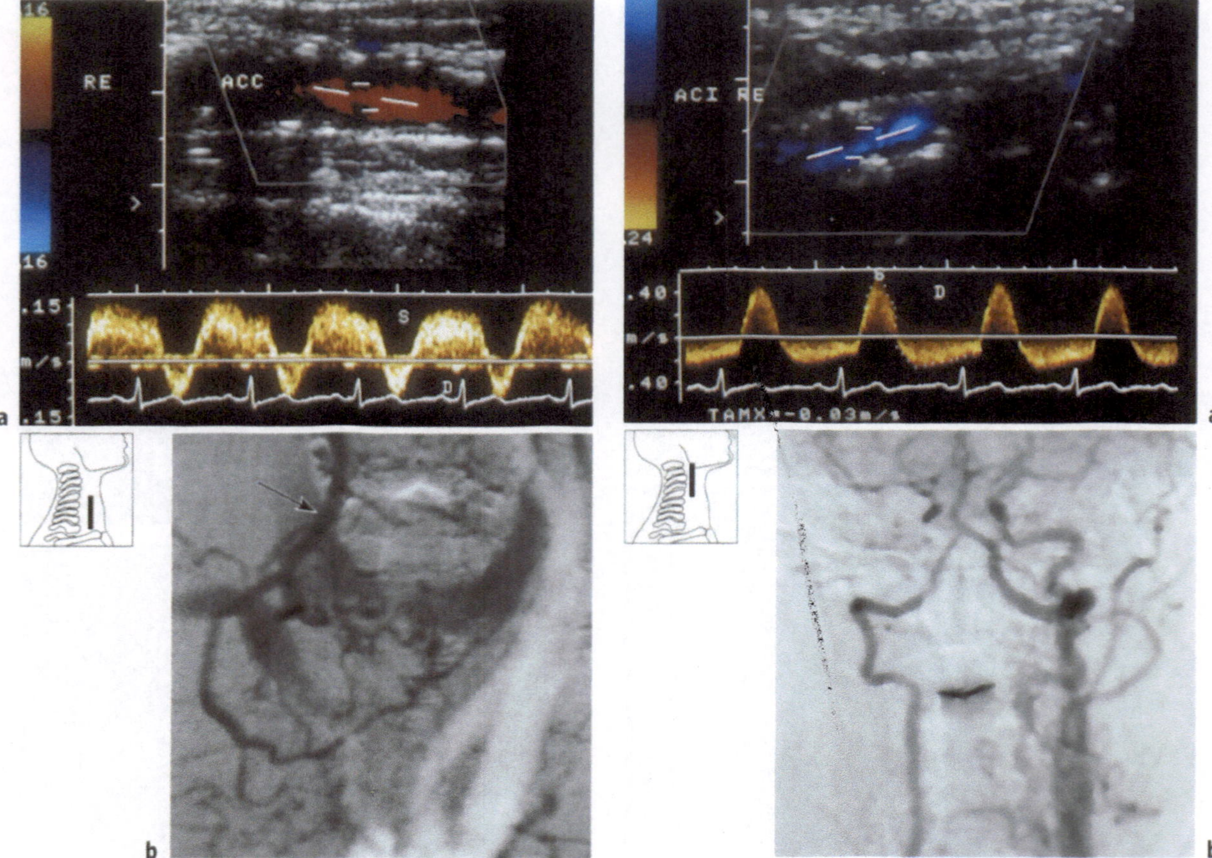

Abb. 3.21. a Longitudinalschnitt durch die rechte ACC mit Pendelströmung bei einem Patienten mit Verschluss des Truncus brachiocephalicus. Die zeitliche Zuordnung wird anhand des abgeleiteten EKG vereinfacht. In der Systole (*S*) wird die ACC retrograd, d. h. in kraniokaudaler Richtung, in der Diastole (*D*) orthograd, d. h. in kaudokranialer Richtung durchströmt: In der Systole fließt das Blut in Richtung Arm, in der Diastole in Richtung Gehirn. Diese herzphasenabhängige Strömungsform wird als *inkompletter Steal-Effekt* bezeichnet und kommt beim Vorliegen von Stenosen oder Verschlüssen des Truncus brachiocephalicus vor (selten). Das Auffinden der A. carotis kann wegen der niedrigen postokklusiven Geschwindigkeiten und wegen Verwechslungsmöglichkeiten mit einem Venensignal Probleme bereiten. Beim noch selteneren *kompletten Karotis-Steal-Effekt* wird die ACC während des ganzen Herzzyklus retrograd durchströmt. **b** Aortenbogen-DSA desselben Patienten mit Abgangsverschluss des Truncus brachiocephalicus. Die rechte ACC ist wegen der Pendelströmung nicht mit Kontrastmittel (*KM*) gefüllt. Dargestellt sind nur die linke Karotisstrombahn (weiß), die linke proximale A. subclavia (*weiß*) und die retrograd durchströmte rechte A. vertebralis (*Pfeil*), über die die rechte A. subclavia mit KM aufgefüllt wird. Durch Subtraktionstechnik stellt sich die frühe Füllungsphase weiß, die spätere schwarz dar. Die Schilddrüse kommt auch in der späten Parenchymphase flau zur Darstellung

Abb. 3.22. a Longitudinalschnitt durch die rechte ACI bei demselben Patienten wie in Abb. 3.21 mit Truncusverschluss. Die Pendelströmung ist hier noch ausgeprägter als in der ACC. Die effektive mittlere Flussgeschwindigkeit in Richtung Gehirn ist mit 3 cm/s/Herzzyklus sehr niedrig. Die etwas höhere orthograde, d. h. kaudokraniale Durchströmung der ipsilateralen ACC als die der nachgeschalteten ACI ist durch die orthograde Strömungsrichtung in der ACE während des gesamten Herzzyklus bedingt (hier nicht dargestellt). **b** Angiographisches Korrelat desselben Patienten. Die gesamte rechte ACI stellt sich aufgrund der minimalen orthograden Strömung in dieser Arterie und aufgrund der hierdurch bedingten fehlenden KM-Füllung bei Injektion im Aortenbogen nicht dar. Die rechte A. cerebri media und A. cerebri anterior werden von der linken ACI und von der rechten A. cerebri posterior über die entsprechenden Kommunikans-Äste aufgefüllt. Hier gibt die Farbduplexsonographie im Vergleich zur Angiographie eine wichtige Zusatzinformation

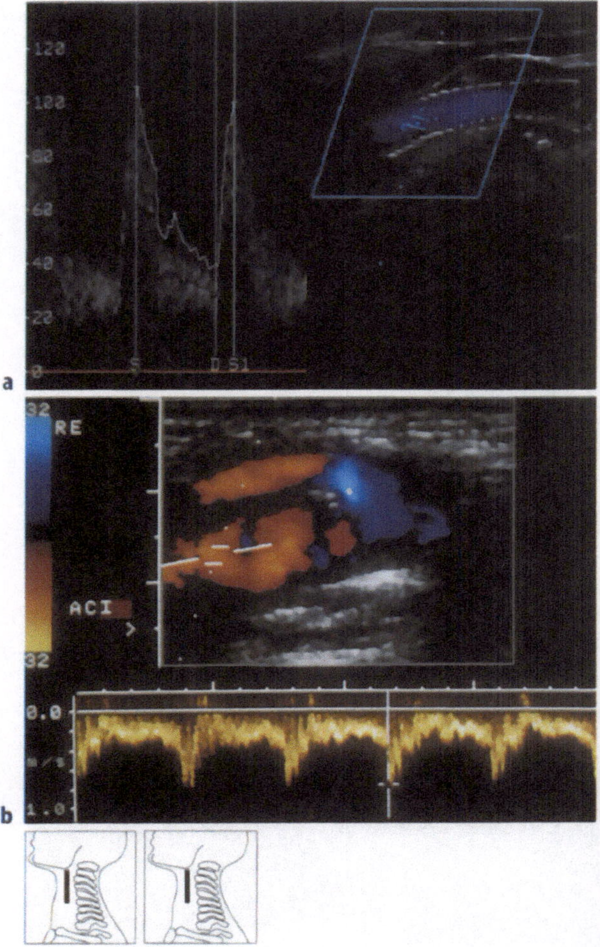

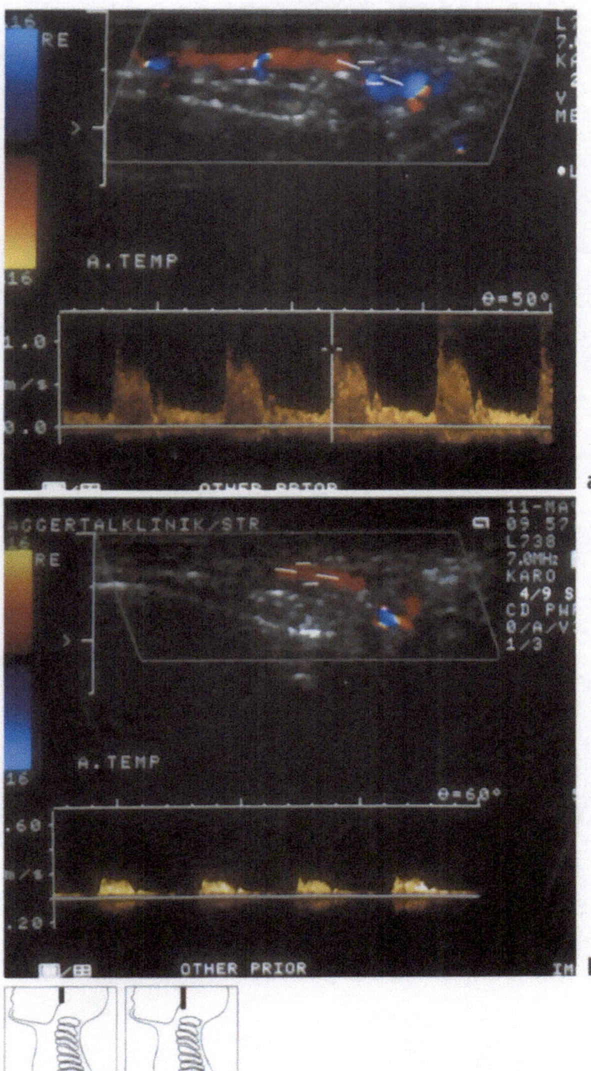

Abb. 3.23. a Longitudinalschnitt durch die proximale ACI (Blaukodierung) bei Zustand nach perkutaner Angioplastie und Stentimplantation. Das Sample volume befindet sich in der distalen Stenthälfte und leitet ein normales Dopplerspektrum ab (V_{max}=105 cm/s, V_{min}=39 cm/s). Zwischen Stent und schallkopfnaher Wand des ACI-Bulbus sieht man arteriosklerotisches Material. Die Farbduplexsonographie ist die Methode der Wahl für die Langzeitkontrolle der implantierten Karotisstents. **b** Longitudinalschnitt durch eine Karotisbifurkation nach Karotisendarteriektomie bei einem anderen Patienten. Bei postoperativen Kontrollen fällt in der Regel ein weiter Bulbus der A. carotis interna mit niedrigen Flussgeschwindigkeiten auf. Durch die niedrige Geschwindigkeit insbesondere in Wandnähe entstehen häufig Flussseparationszonen (Rezirkulationszonen). Die blaue Farbkodierung am Abgang der A. carotis externa ist nicht durch Rezirkulation sondern durch Fluss auf den Schallkopf bedingt

Abb. 3.24. a Longitudinalschnitt durch die proximale A. temporalis bei einer Patientin mit Arteriitis temporalis. Man sieht die hintereinandergeschalteten kurzstreckigen Stenosen (Aliasing!) mit dazwischen liegenden nichtstenosierten Abschnitten. Das Sample volume leitet ein stenotisches Dopplersignal aus einer proximalen Stenose der A. temporalis ab (V_{max}=90 cm/s). **b** Longitudinalschnitt durch die distale A. temporalis. Distal der letzten Stenose (rechts im Bild) ist das Dopplersignal deutlich poststenotisch verändert (V_{max}= 15 cm/s)

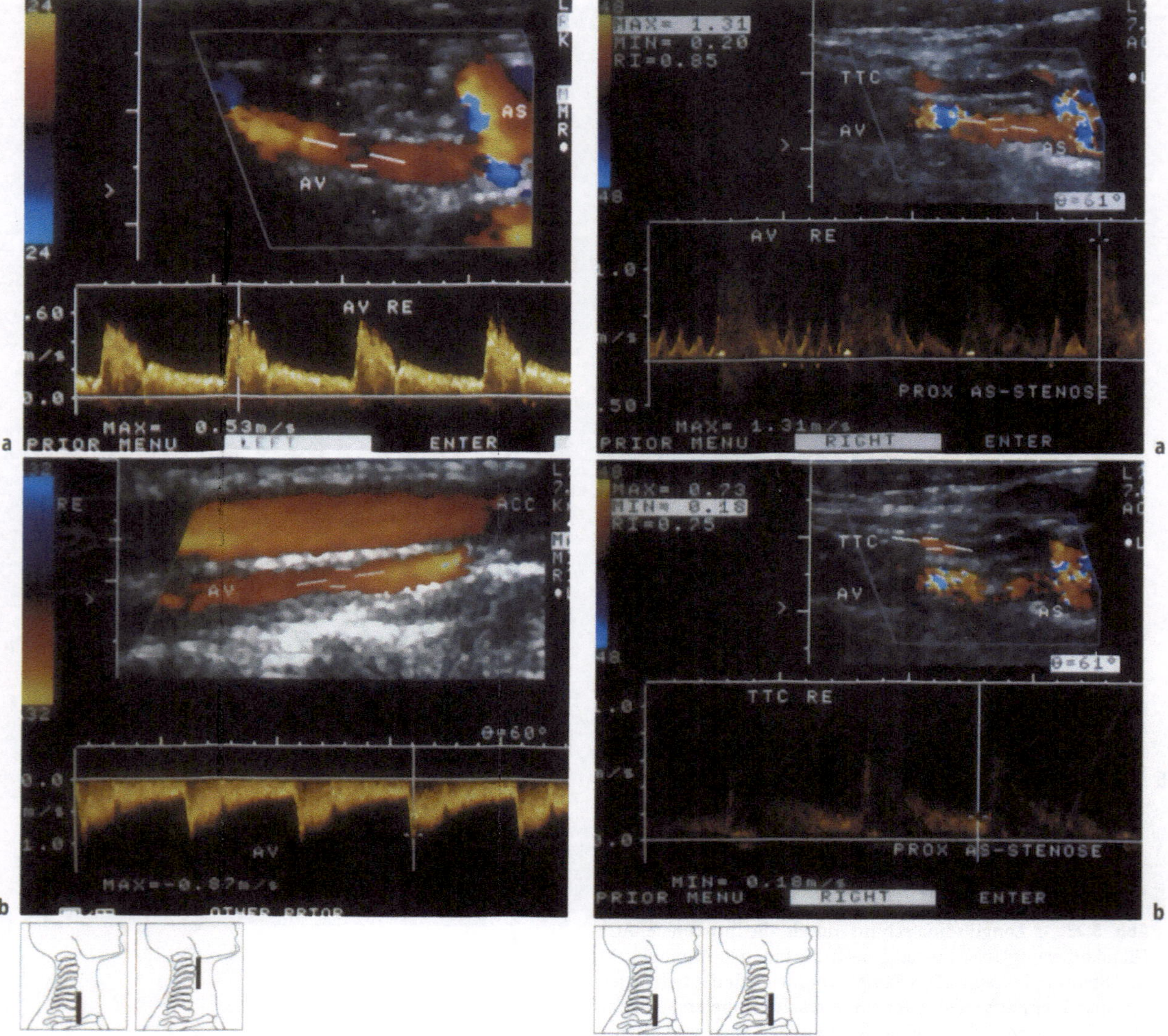

Abb. 3.25. a Longitudinalschnitt durch die Abgangsregion der rechten A. vertebralis (*AV*), Normalbefund. Am rechten Bildrand stellt sich die quer angeschnittene A. subclavia (*AS*) dar. **b** Longitudinalschnitt durch die AV im V1-Segment, vor Eintritt in das Foramen transversarium. Normalbefund. Man beachte die unmittelbare Nachbarschaft der AV mit der A. carotis communis (*ACC*) insbesondere bei Patienten mit dünnem Hals

Abb. 3.26. a Longitudinalschnitt durch die Abgangsregion der A. vertebralis (*AV*). Im Anschnitt rechts im Bild die A. subclavia (*AS*) mit Aliasingeffekten aufgrund einer proximalen AS-Stenose. Die poststenostischen Turbulenzen pflanzen sich in die AV fort. Man beachte die Nachbarschaft der AV mit dem Truncus thyreocervicalis (*TTC*). Um eine Verwechslung mit dieser Arterie zu vermeiden, sollte man die oszillierende Kompression der AV an der Atlasschlinge vornehmen. Mit dem Sample volume im V_1-Segment der AV kann man – wie hier zu sehen – den „Rückschlageffekt" in der Dopplerkurve der AV dokumentieren und im Lautsprecher hören. **b** Gleiche Einstellung wie in a bei demselben Patienten mit dem Sample volume diesmal im TTC: Ableitung einer permanenten systolisch diastolische Kurvenform wie in der AV aber ohne „Rückschlageffekt" während der AV-Kompression. So wird die Differenzierung zwischen AV und TTC bei pathologischen Befunden erleichtert (s. Abb. 3.28)

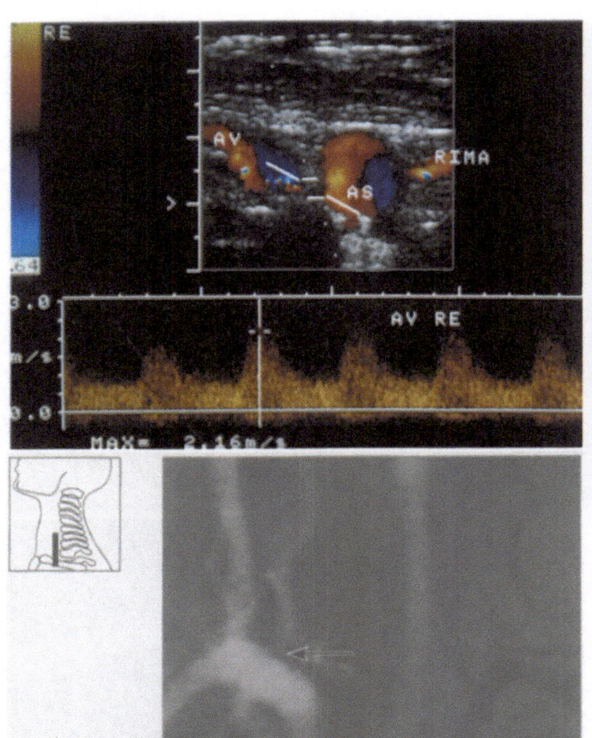

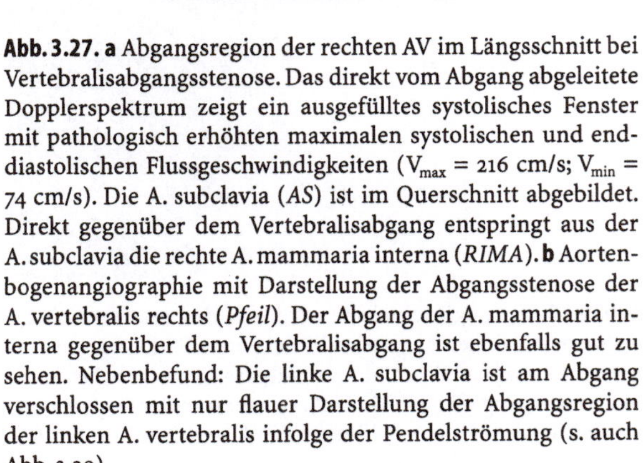

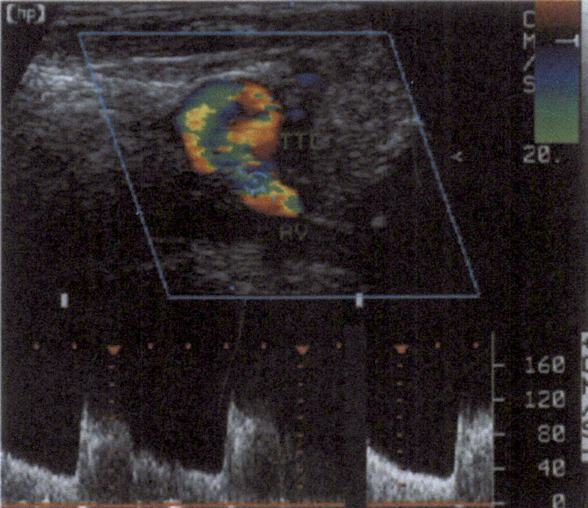

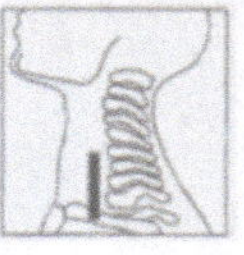

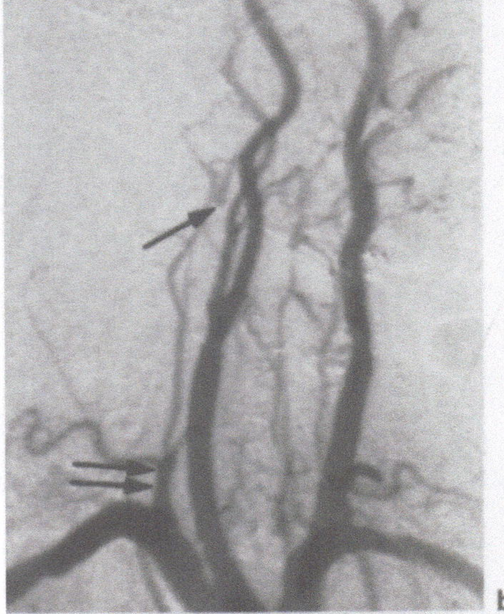

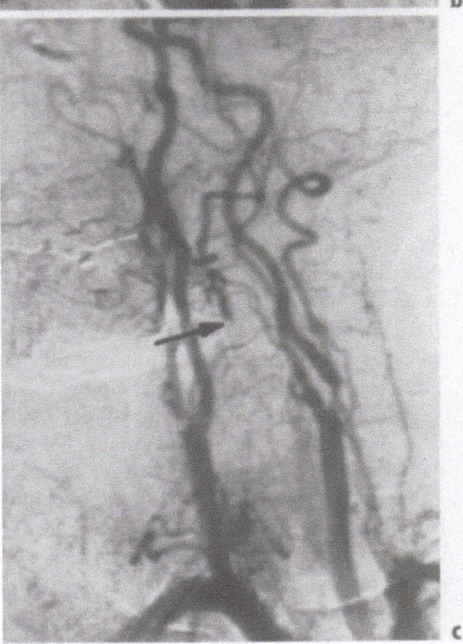

Abb. 3.27. a Abgangsregion der rechten AV im Längsschnitt bei Vertebralisabgangsstenose. Das direkt vom Abgang abgeleitete Dopplerspektrum zeigt ein ausgefülltes systolisches Fenster mit pathologisch erhöhten maximalen systolischen und enddiastolischen Flussgeschwindigkeiten (V_{max} = 216 cm/s; V_{min} = 74 cm/s). Die A. subclavia (*AS*) ist im Querschnitt abgebildet. Direkt gegenüber dem Vertebralisabgang entspringt aus der A. subclavia die rechte A. mammaria interna (*RIMA*). **b** Aortenbogenangiographie mit Darstellung der Abgangsstenose der A. vertebralis rechts (*Pfeil*). Der Abgang der A. mammaria interna gegenüber dem Vertebralisabgang ist ebenfalls gut zu sehen. Nebenbefund: Die linke A. subclavia ist am Abgang verschlossen mit nur flauer Darstellung der Abgangsregion der linken A. vertebralis infolge der Pendelströmung (s. auch Abb. 3.29)

Abb. 3.28. a Longitudinalschnitt durch das V_1-Segment der verschlossenen rechten A. vertebralis (*AV*) und durch den offenen Truncus thyreocervicalis (*TTC*), die in der Sagittalebene eine Schleife bildet. In der AV fehlt das Flusssignal trotz hoher Flusssensitivität in der Farbdopplereinstellung. Das Messvolumen befindet sich im TTC und leitet eine kompensatorisch erhöhte Flussgeschwindigkeit (V_{max} = 120 cm/s) ab. Ein „Rückschlageffekt" ist nicht auslösbar. Im V_3-Segment (hier nicht dargestellt) ist die AV wieder offen mit postokklusivem Signal. **b** Angiographisches Korrelat (AP-Ebene) mit Abgangsverschluss der AV. Der *Doppelpfeil* zeigt auf den Abgang des kräftigen TTC mit seinen Ästen. Distal füllt die AV in Höhe C2 wieder auf (*Pfeil*). **c** Angiogramm des selben Patienten in 60°LAO: Darstellung der Wiederauffüllung der AV direkt unterhalb des V_3-Segmentes (*Pfeil*) über Äste des TTC. Daher die hohe Flussgeschwindigkeit im TTC

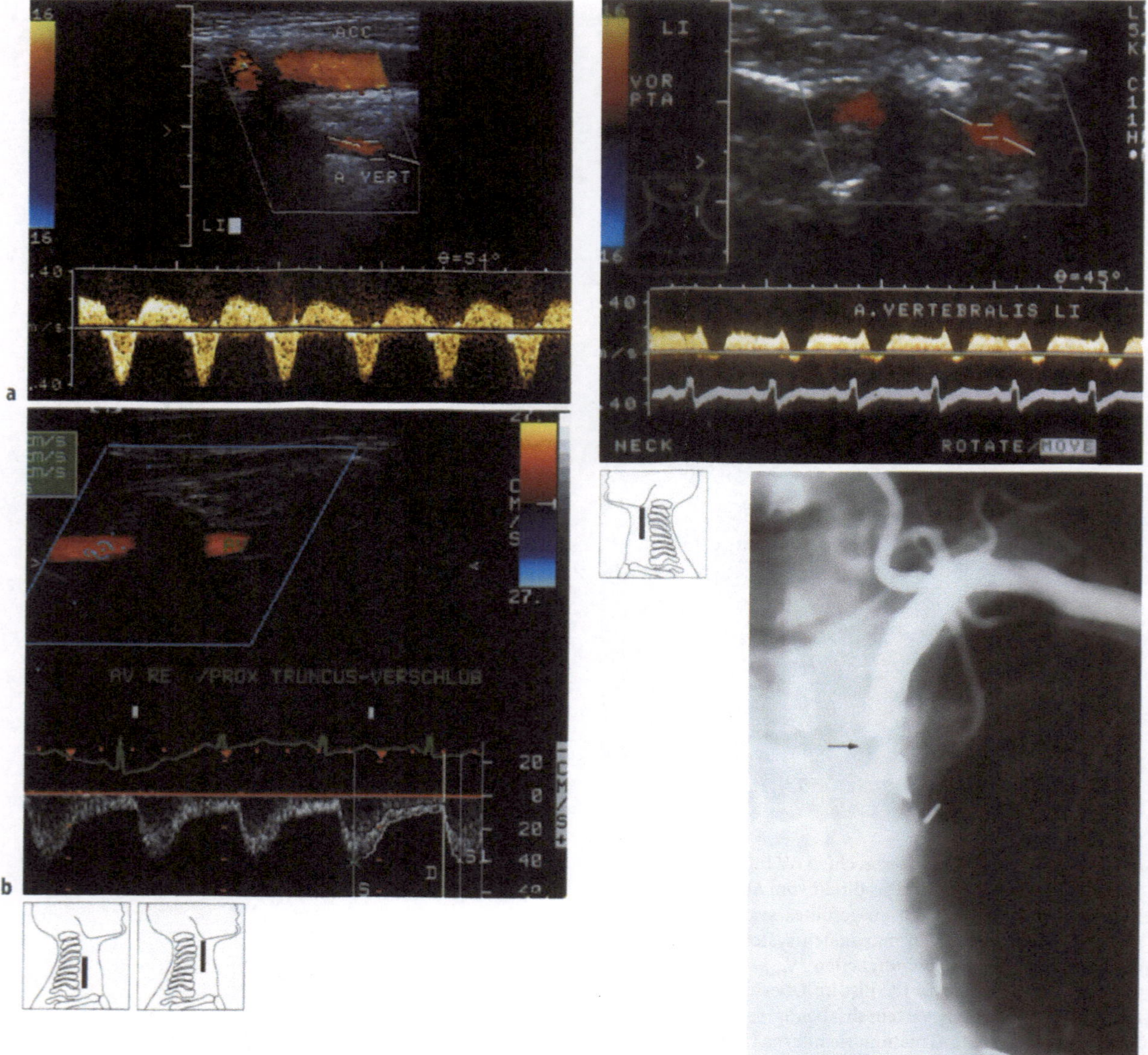

Abb. 3.29. a Longitudinalschnitt durch das V_2-Segment der linken AV beim *inkompletten Steal-Effekt* (proximaler Gefäßabschnitt rechts im Bild). In diesem Stadium ist in der AV eine herzphasenabhängige Änderung der Strömungsrichtung, d. h. eine *Pendelströmung*, zu finden. Während der Systole wird die AV retrograd (Fluss in Richtung Arm) und in der Diastole orthograd (Fluss in Richtung Gehirn) durchströmt, wie im vorliegenden Dopplerspektrum. Das farbkodierte Schnittbild wurde in der Diastole eingefroren, so dass sowohl die ACC als auch die AV in gleicher Richtung durchflossen sind. Ursache für diesen inkompletten Steal ist ein proximaler A.-subclavia-Verschluss links (DSA-Aufnahme in der Abb. 3.27 b). In dieser DSA-Aufnahme ist die linke AV nur schemenhaft am Abgang dargestellt: Wegen des Pendelflusses kann das im Aortenbogen injizierte Kontrastmittel kaum in die AV hineinströmen. Die Farbduplexsonographie gibt auf diese Weise eine wichtige Zusatzinformation: Die AV ist in ihrem ganzen Verlauf durchgängig. **b** Longitudinalschnitt durch das interforaminäre Segment der A. vertebralis (*AV*) beim vorgeschalteten Verschluss des Truncus brachiocephalicus bei einem anderen Patienten. Die AV wird permanent retrograd (d. h. in Richtung Arm) durchströmt (Fluss rotkodiert auf den Schallkopf zu). Es liegt ein kompletter Vertebralisanzapfeffekt vor

Abb. 3.30. a Longitudinalschnitt durch das interforaminäre Segment der linken A. vertebralis bei einem Patienten mit Vertebralis-Anzapfsyndrom unter Armbelastung und belastungsinduzierter Angina pectoris (*AP*). Wie man an der Dopplerkurve sieht, besteht ein Pendelfluss in der A. vertebralis mit Nettofluss Richtung Gehirn in Ruhe. **b** Angiographisches Korrelat vor Ballondilatation mit Darstellung der Stenose der proximalen A. subclavia (*Pfeil*) links. Es liegt ein Zustand nach koronarer Bypassoperation vor (Klipps und Cerclagen) mit Verwendung der linken A. mammaria als Bypassgefäß. Daher die AP-Beschwerden unter Armbelastung bei diesem Patienten

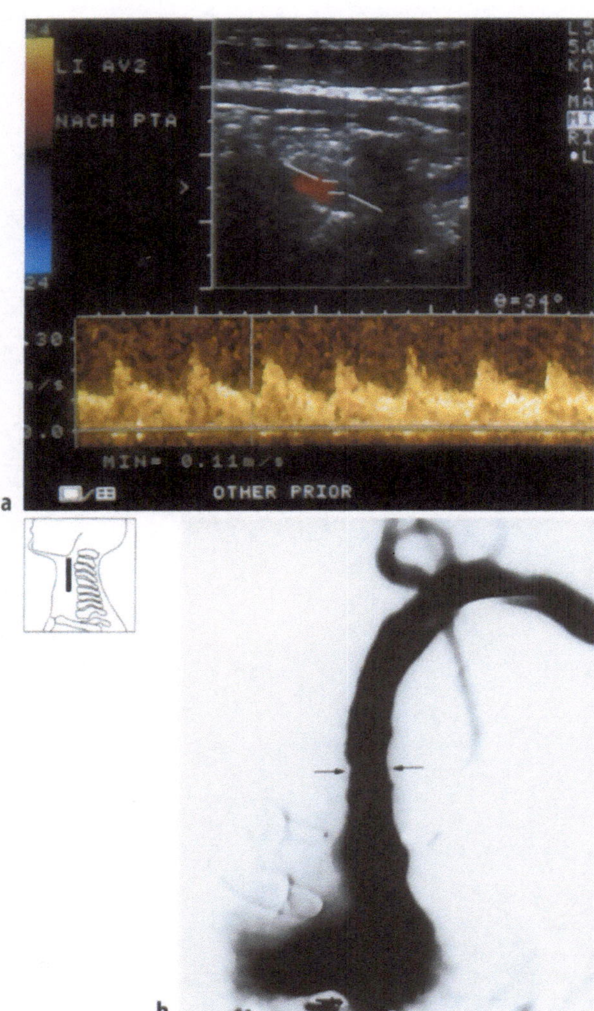

Abb. 3.31. a Longitudinalschnitt durch die A. vertebralis desselben Patienten wie in Abb. 3.30 nach Ballondilatation (PTA) der A.-subclavia-Stenose links. Normalisierung der Dopplerkurve mit orthogradem Fluss nach PTA. **b** Angiographisches Korrelat mit Beseitigung der Stenose der A. subclavia (*Pfeile*)

Arterien der oberen Extremität

4.1 Normale Gefäßanatomie und wichtige Varianten

Der Aortenbogen gibt 3 große supraaortale Arterien ab: den Truncus brachiocephalicus, die A. carotis communis sinistra und die A. subclavia sinistra. Die rechte A. subclavia entspringt hinter dem rechten Sternoklavikulargelenk aus dem Truncus brachiocephalicus. *Die linke A. subclavia* entspringt direkt aus dem Aortenbogen und ist aufgrund ihres längeren Verlaufs etwa *4-mal häufiger* von atherosklerotisch bedingten Stenosen und Verschlüssen *befallen als die rechte.* Die A. subclavia verläuft bogenförmig oberhalb der Lungenkuppe. Ihr Diameter beträgt 6–7 mm. Beim Vorhandensein einer *Halsrippe* verläuft diese regelmäßig unterhalb und hinter der A. subclavia (Abb. 4.1). So kann die Arterie von der Halsrippe angehoben und bei bewegungsbedingten Abscherungen durch sie verletzt werden. Der 1. große Ast der A. subclavia ist die nach kranial abgehende A. vertebralis (s. auch 3.1). Die 2. nach kranial abgehende Arterie ist der Truncus thyreocervicalis, der sich bald in seine Äste aufteilt. Gegenüber dem Truncus thyreocervicalis entspringt an der unteren Kante der A. subclavia die nach kaudal ziehende A. mammaria interna (A. thoracica interna). Sie verläuft zur Dorsalfläche der vorderen Brustwand, wo sie fingerbreit lateral vom Sternumrand abwärts zieht und parasternal im bildgebenden Ultraschall problemlos verfolgt werden kann. Die A. subclavia tritt durch die zwischen Scalenus anterior (vorne), medius (hinten) und 1. Rippe (unten) gebildete dreiecksförmige Skalenuslücke durch und geht am Unterrand der Klavikula (Kostoklavikulaenge) in die A. axillaris über. In der Regel kann die rechte A. subclavia farbduplexsonographisch in ihrem Verlauf besser verfolgt werden als die linke.

Die A. axillaris verläuft durch die Achselhöhle bis zum unteren Rand des M. pectoralis major, wo sie sich in die A. brachialis fortsetzt. Die A. brachialis zieht unter Abgabe von Muskelästen, von denen die A. profunda brachii den kaliberstärksten Ast darstellt, im medialen Bizepssulkus zur Ellenbeuge. Die A. brachialis teilt sich in Höhe des Ellenbogengelenks in die beiden Endäste, A. radialis und A. ulnaris, auf (Abb. 4.2). Als Variante kann die A. brachialis in 15–20 % der Fälle eine hohe Teilung in Höhe des Oberarms aufweisen oder die A. ra-

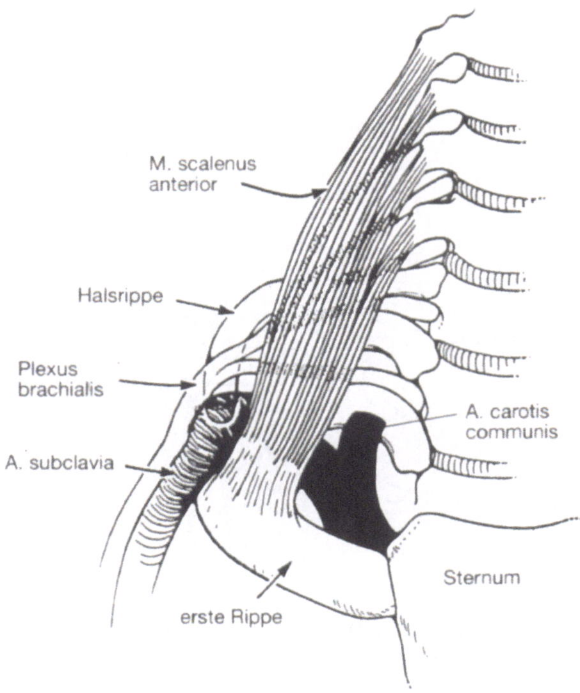

Abb. 4.1. Schematische Darstellung der rechten zervikoaxillären Region bei Halsrippe. Die Halsrippe unterkreuzt den unteren Anteil des Plexus brachialis und die A. subclavia, die gegen den M. scalenus anterior und die Klavikula (hier nicht dargestellt) gedrückt wird. Dadurch kann eine poststenotische Dilatation bis zum Aneurysma der A. subclavia entstehen

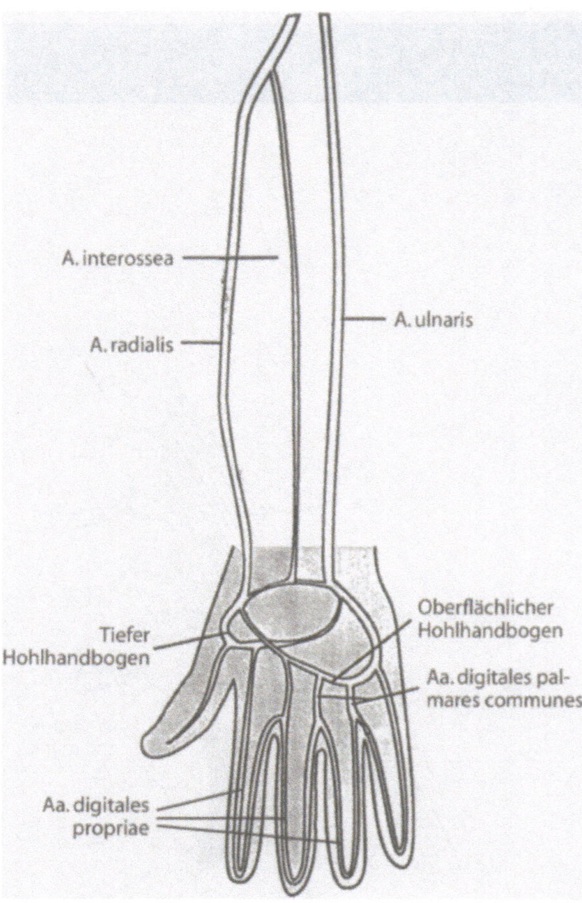

Abb. 4.2. Schematische Darstellung der arteriellen Unterarm- und Handversorgung

dialis kann bereits in Höhe der A. axillaris entspringen (1–3 %). Alternativ kann auch die A. ulnaris von der A. axillaris entspringen (1–3 %) (Lippert u. Pabst 1985). Die A. radialis speist den tiefen, die A. ulnaris den oberflächlichen Hohlhandbogen. Die A. ulnaris betritt die Hand in Höhe des Hakens des Os hamatum, wo sie leicht verletzt werden kann. Traumatische Aneurysmen der A. ulnaris, die als Komplikation zu Fingerarterienembolien führen können, sind häufig hier lokalisiert. Der oberfächliche Hohlhandbogen bildet über seine Hauptäste, die Aa. digitales palmares communes und deren Fortsetzung, die Aa. digitales propriae die Hauptgefäßversorgung der Finger (s. Abb. 4.2). Einen komplett geschlossenen oberflächlichen oder tiefen Hohlhandbogen trifft man in 80–95 % der Fälle an.

Die A. subclavia wird am besten mit einem Vektor- oder Curved-array-Schallkopf mit 3–5 MHz untersucht. Die A. axillaris und die weiter distal gelegenen Arm- und Unterarmarterien sollen wegen ihrer oberflächlichen Lage mit Linearschallköpfen mit höheren Emissionsfrequenzen (5–8 MHz) untersucht werden. Für die Beurteilung der A. subclavia empfiehlt sich, die Untersuchung, wie bei der Karotis, beim liegenden Patienten vorzunehmen. Die A. axillaris, die A. brachialis und die Unterarmarterien können im Liegen oder im Sitzen untersucht werden, wobei die Unterarme und die Hand in 60°-Abduktion und in Supinationsstellung gehalten und daher am besten abgestützt werden sollen, damit sie während der Untersuchung nicht ermüden.

4.2.1 Untersuchungsablauf

Auch hier gilt der Grundsatz, dass eine laboreigene Reihenfolge der Untersuchung konsequent eingehalten werden muss. Es wird empfohlen, die größeren Arterien der oberen Extremität von der oberen Thoraxapertur bis zur Handwurzel zu untersuchen. Abweichungen hiervon sind aufgrund einer eingehenden klinisch-angiologischen Untersuchung oder einer speziellen klinischen Fragestellung möglich. Die Untersuchung beginnt mit der Farbdopplerdarstellung der am meisten proximal zugänglichen Segmente der A. subclavia bzw. des distalen Trunkus vom supraklavikulären Zugangsweg. Die Abgänge und das proximale Segment des Truncus brachiocephalicus rechts bzw. der A. subclavia links können wegen Überlagerung durch Knochen und Lunge nicht direkt eingesehen werden. Nur durch Ableitung der Dopplerspektren in Höhe des Sternoklavikulargelenks kann eine indirekte hämodynamische Information über diese nicht einsehbaren Arteriensegmente erhalten werden.

Es empfiehlt sich, den Farbdoppler von Anfang an einzuschalten, um die Untersuchung zu erleichtern. Die Einstellung der Geschwindigkeitsfarbskala erfolgt individuell dergestalt, dass eine satte Farbkodierung in den Arterien erreicht werden soll. Man achtet ganz besonders auf umschriebene Einengungen (Stenosen) oder Ausbuchtungen (Aneurysmen) des farblichen Flussbildes und auf das fokale Auftreten eines Farbmosaikbildes. Die Untersuchung setzt sich unter kontinuierlichem Vorschub des Schallkopfes nach distal fort. Gelegentlich empfiehlt sich das kurze Ausschalten des Farbdopplers, um morphologische Strukturen in der höheren Auflösung des reinen B-Bildes besser zu erfassen. Anschließend ist das Dopplerspektrum abzuleiten, wobei jeder pathologische Befund zu dokumentieren ist. Bei Verdacht auf hämodynamische Veränderungen im Trunkusbereich bzw. in der proximalen A. subclavia müssen die Vertebralarterien auf das Vorhandensein eines Vertebralis-Anzapfphänomens ebenfalls untersucht werden.

4.2.2 Schnittebenen

Die Darstellung der Arterien der oberen Extremität im Farbdoppler erfolgt in der Regel im Längsschnitt. In dieser Ebene findet auch die Ableitung der Dopplerspektren mit Bestimmung der Flussgeschwindigkeiten statt. Die transversale Schnittführung sollte jedoch vom Anfänger häufiger verwendet werden, da sie die Lokalisierung der Arterie neben der begleitenden Vene im Farbdoppler erleichtert und die Untersuchungszeiten verkürzen kann. Pathologische Befunde wie Aneurysmen, Stenosen und Verschlüsse sowie Wiederauffüllungen sollen in 2 Ebenen untersucht und dokumentiert werden.

4.2.3 Dokumentation

Normalbefund

Einzeldokumentation von A. subclavia, A. axillaris, distaler A. brachialis, ggf. der Unterarmarterien oder der Digitalarterien im Längsschnitt mit winkelkorrigierten Geschwindigkeitsspektren.

Stenose/Verschluss

Zusätzliche Dokumentation aus dem vorgeschalteten gesunden und aus dem pathologischen Segment mit winkelkorrigierten Geschwindigkeitsspektren im Längsschnitt.

Aneurysma

Dokumentation in 2 Ebenen einschließlich Vermessung.

Farbkodierung

Dokumentation der Blutströmung in Farbe.

Befundung

Beschreibend oder graphisch anhand eines Gefäßschemas. Stenosegraduierung auf der Basis der mittels Doppleruntersuchung festgestellten winkelkorrigierten Geschwindigkeitsspektren einschließlich Berechnung

der Peak Velocity Ratio (PVR = Verhältnis der Spitzengeschwindigkeit intrastenotisch zu prästenotisch) (Empfehlungen zur Qualitätssicherung 1999, s. S. 177).

4.3.1 Befunde

Normalbefund

Die Interpretation der Duplexbefunde im Bereich der oberen Extremität ist gleich den im Bereich der unteren Extremität gewonnenen Erkenntnissen. Die normale Kurvenform ist triphasisch, einem Gebiet mit hohem peripheren Strömungswiderstand entsprechend. Unter Hand- und Armaufwärmung oder nach Muskelbelastung kann es zum Abfall des Gefäßwiderstandes mit zeitweiligem Auftreten einer monophasischen kontinuierlichen systolisch-diastolischen Kurvenform kommen. Umgekehrt kommt es zur Verstärkung der Triphasizität und zu Flussabnahme unter Kälte. Die winkelkorrigierte systolische Flussgeschwindigkeit beträgt in der A. subclavia 80–120 , in der A. brachialis 60–80 und in der A. radialis bzw. ulnaris 30–60 cm/s (unveröffentlichte eigene Messungen).

Stenose und Verschluss

Eine Stenose liegt vor, wenn die Flussgeschwindigkeit auf das 2-fache und mehr zunimmt im Vergleich zum vorgeschalteten Arteriensegment. Die Diagnose eines Verschlusses der Arm- oder Unterarmarterie ist dann erbracht, wenn im Lumen der Arterie trotz hoher Flusssensitivität und niedrigem Wandfilter eine Flussdarstellung im Farbdoppler fehlt. Zur Plausibilitätskontrolle sollte man sich immer angewöhnen, das wiederaufgefüllte Arteriensegment distal darzustellen: hier muss ein monophasisches träges postokklusives Arteriensignal ableitbar sein.

4.3.2 Indikationen

Die Arterien der oberen Extremität sind in nur 10 % aller Fälle von einer peripheren arteriellen Verschlusskrankheit befallen (90 % betreffen die untere Extremität). Dabei spielen neben der Arteriosklerose Thoracic-outlet-Syndrome (z. B. durch Halsrippen oder Kostoklavikularengen mit distaler Embolisierung), Sklerodermie, Thrombendangiitis obliterans (Winiwarter-Buerger), Takayasu-Krankheit oder iatrogene Ursachen (Herzkatheter, arterielle Blutgasbestimmungen oder akzidentelle intraarterielle Injektionen) die wichtigste Rolle. In all diesen Fällen ist erst nach der gründlichen klinisch-angiologischen Untersuchung und der Funktionsdiagnostik (Oszillogramm und Dopplerdruckmessung) der Einsatz der FDS der oberen Extremität sinnvoll. Die Indikation zur Untersuchung der A. subclavia, A. axillaris und A. brachialis ist bei jedem Verdacht auf ein Kompressionssyndrom gegeben, um die Ursache der Kompression zu eruieren. Hierbei kann nicht selten eine Halsrippe unterhalb der A. subclavia im Farbduplex nachgewiesen werden. Die Darstellung einer eindeutigen funktionellen Stenose in Provokationsstellung zusammen mit dem Vorhandensein eines poststenotischen Aneurysmas der A. subclavia ist beweisend für eine Thoracic-outlet-Obstruktion. Der alleinige Nachweis einer funktionellen Stenose in Provokationsstellung ist jedoch unspezifisch, da viele Gesunde auch ohne Beschwerden einen positiven Test mit Kompression der Arterie aufweisen können (ca. 50 % der gesunden Bevölkerung) ohne klinische Bedeutung (Beven 1991).

Bei proximalem Strombahnhindernis (Stenose oder Verschluss) der A. subclavia sollten immer die A. vertebralis in der Farduplexsonographie dargestellt und die Flussrichtung dokumentiert werden. Auch arteriovenöse Fisteln (dialysebedingt oder traumatisch) können mit dieser Methode gut dargestellt werden (s. dort).

4.4 Atlasteil

Abb. 4.3–4.12

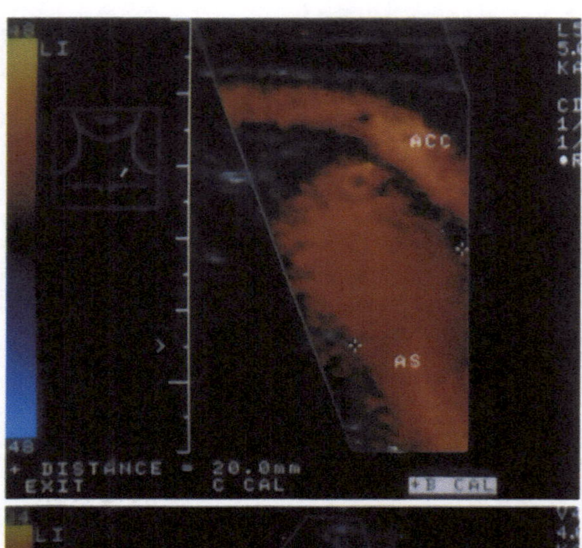

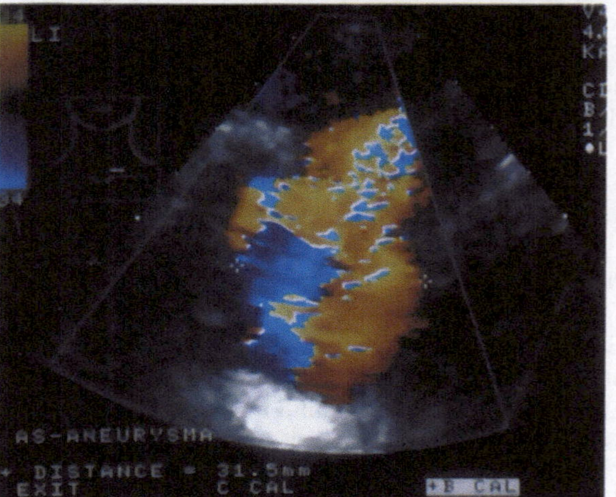

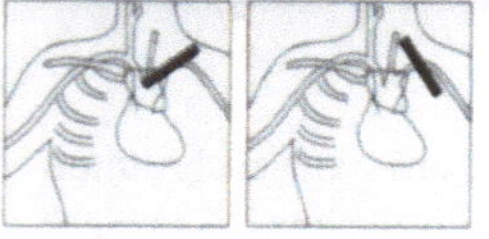

Abb. 4.3. a Longitudinalschnitt durch die proximale linke A. subclavia (*AS*) und linke A. carotis communis (*ACC*) bei Subklaviaarterienaneurysma. Proximal ist rechts im Bild. Schallkopfnah ist die normale ACC abgebildet. Die A. subclavia hat einen Durchmesser in sagittaler Richtung (AP-Durchmesser) von 20 mm. **b** Transversalschnitt durch die beiden Arterien beim selben Patienten. Schallkopfnah ist wieder die ACC, schallkopffern die A. subclavia abgebildet. Der tranversale Durchmesser der A.-subclavia-Aneurysmas beträgt 31 mm. Aliasing in den beiden Arterien aufgrund der Wahl einer relativ niedrigen Pulsrepetitionsfrequenz

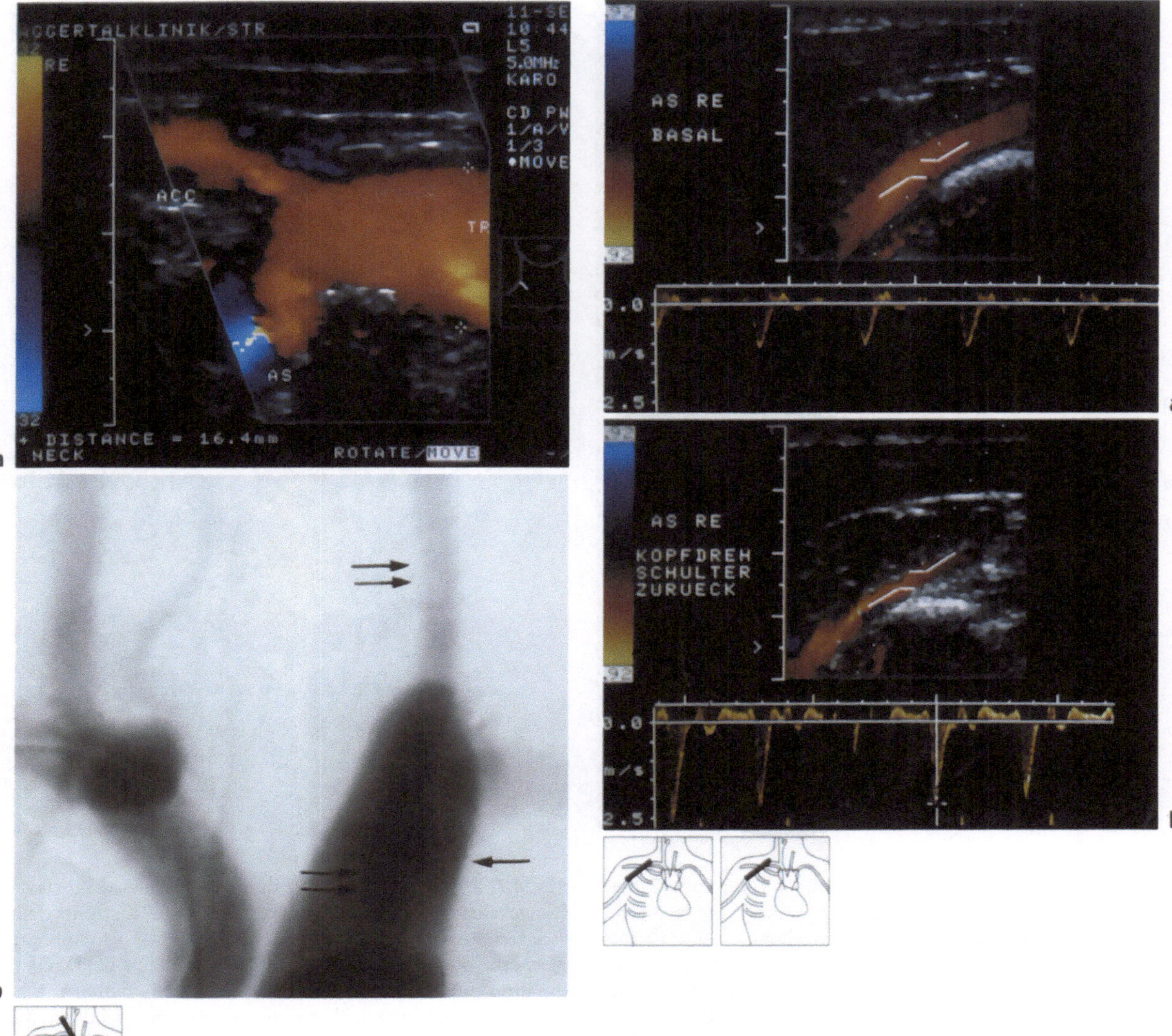

Abb. 4.4. a Longitudinalschnitt durch den Truncus brachiocephalicus (*TR*) und die rechte proximale A. carotis communis (*ACC*) bei dem selben Patienten wie in Abb. 4.3. Der Trunkus ist ebenfalls ektatisch mit einem sagittalen Durchmesser von 16 mm. Die rechte ACC hat einen normalen Durchmesser. Man sieht die normal imponierende rechte A. subclavia, die winkelbedingt einen Farbumschlag von rot nach blau aufweist. **b** Aortenbogenangiogramm desselben Patienten wie in 4.3 a, b und 4.4 a. Das Aneurysma der linken A. subclavia ist gut zu sehen (*einfacher Pfeil*). Auf das Aneurysma der A. subclavia projiziert sich die A. carotis communis (*Doppelpfeil*). Die Ektasie des Truncus brachiocephalicus ist gut zu sehen

Abb. 4.5. a Longitudinalschnitt durch die A. subclavia, Normalbefund (distaler Gefäßanteil stellt sich links im Bild dar). Man erkennt den Schallschatten, der durch die 1. Brustrippe verursacht wird (rechts im Bild). Das im distalen Arterienabschnitt platzierte Messvolumen leitet ein regelrechtes triphasisches Dopplerfrequenzspektrum mit normaler winkelkorrigierter Flussgeschwindigkeit (V_{max} = 1 m/s) in Ruhe ab. **b** Durch Zurücknehmen der Schultern und gleichzeitige Rotation des Kopfes zur Gegenseite kommt es zur Kompression der A. subclavia mit Entstehung einer funktionellen Stenose: Die Einengung des arteriellen Lumens und die Zunahme der systolischen Flussgeschwindigkeit auf V_{max} = 2,1 m/s in dieser Funktionshaltung sind leicht erkennbar. Diese funktionelle Kompression der A. subclavia bei Provokationsmanöver ist ein Normalbefund, der bei 50 % der gesunden Bevölkerung auftritt und sollte nicht mit einem Thoracic-outlet-Syndrom gleichgesetzt werden (Beven 1991)

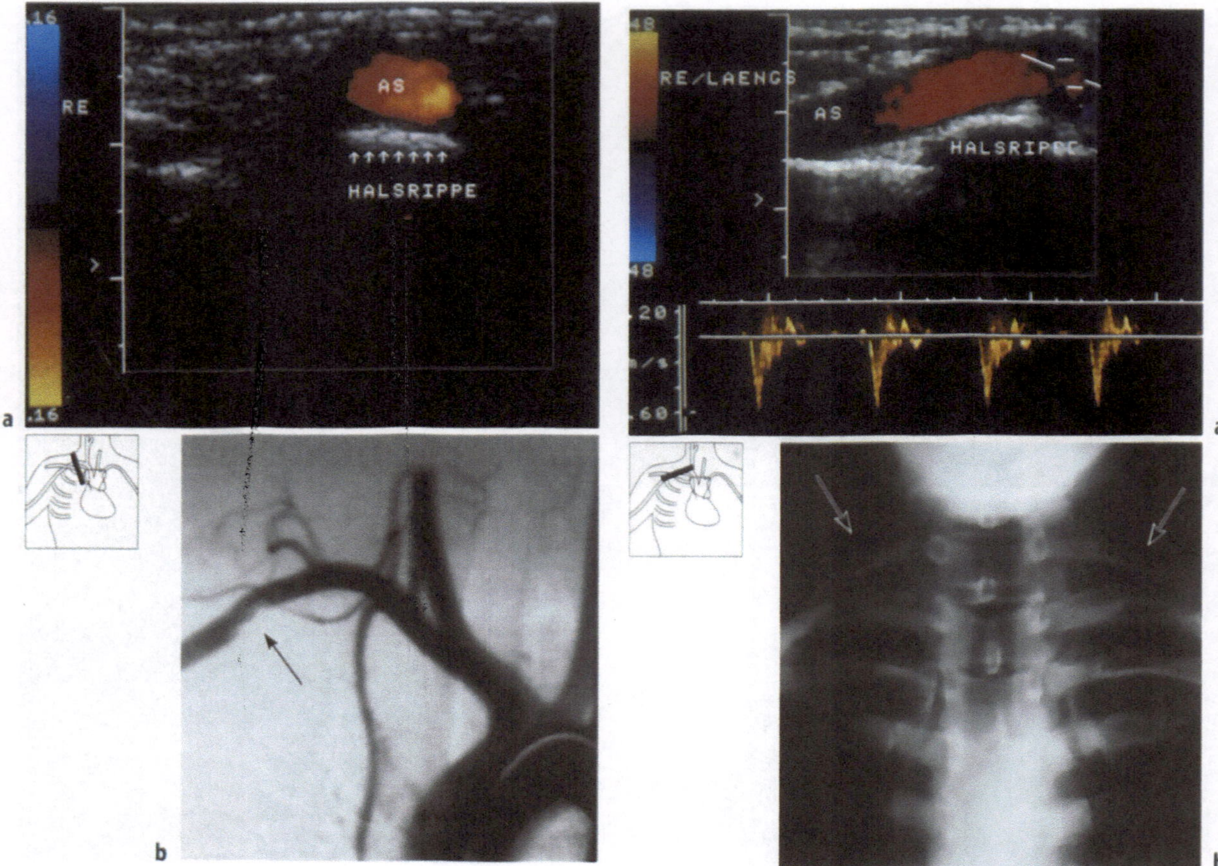

Abb. 4.6. a A. subclavia im Transversalschnitt bei einer Patientin mit Halsrippe rechts. Die rechte A. subclavia reitet auf der Halsrippe und wird von ihr leicht angehoben. Die Halsrippe verursacht den Schallschatten (*Pfeile*). **b** Aortenbogenangiographie derselben Patientin. An der unteren Kante der distalen A. subclavia erkennt man einen diskreten Eindruck (impressio; *Pfeil*), der durch die Halsrippe hervorgerufen wird. Eine höhergradige Arterienverengung ist nicht zu sehen. Man beachte die anatomische Nachbarschaft der Äste der A. subclavia: A. vertebralis, Truncus thyreocervicalis und A. mammaria interna

Abb. 4.7. a Longitudinalschnitt durch die rechte A. subclavia (umgekehrte B-Bild-Darstellung: distaler Gefäßabschnitt stellt sich rechts im Bild dar) bei derselben Patientin wie in Abb. 4.6. Man erkennt, dass die A. subclavia die Halsrippe überkreuzt, die direkt unterhalb der Arterie einen Schallschatten verursacht. Es ist leicht vorstellbar, dass die Arterienwand durch die knöcherne Rippenstruktur verletzt werden kann. Hier ist die Arterienwand weitgehend intakt. Das direkt distal von der Impression befindliche Sample volume leitet ein regelrechtes triphasisches arterielles Frequenzspektrum ohne Anhalt für Stenosierung ab. **b** Obere Thoraxapertur derselben Patientin. In dieser sog. Tunnel-Aufnahme erkennt man, dass bei der Patientin beidseits knöcherne Halsrippen vorliegen (*Pfeile*)

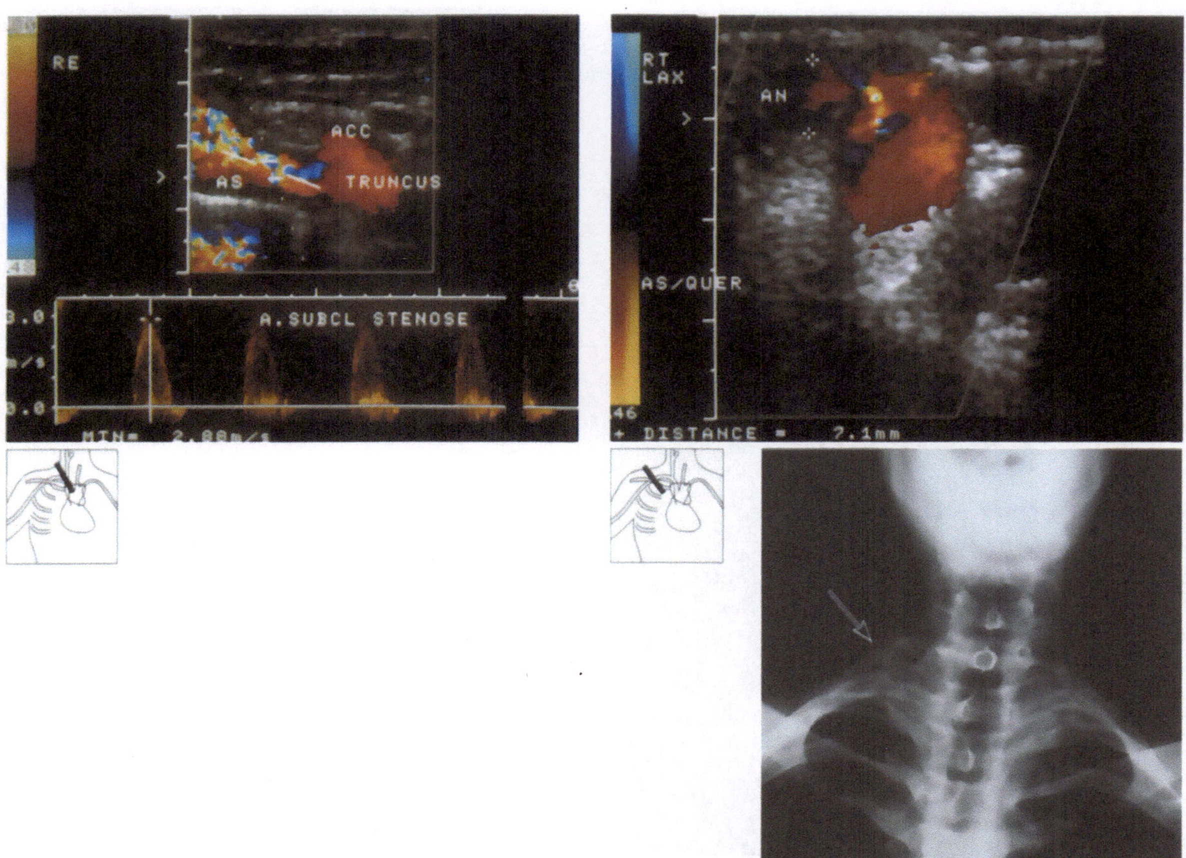

Abb. 4.8. Longitudinalschnitt durch die rechte A. subclavia (*AS*) in Höhe des Abgangs aus dem Truncus brachiocephalicus. Es liegt eine morphologische Abgangsstenose der A. subclavia mit sichtbarer Einengung der Arterie und poststenotischer Dilatation vor. Es kommt in der poststenotischen Dilatation durch Aliasing und Turbulenzen zur Ausbildung eines Mosaikphänomens. Das in der Stenose plazierte Sample volume leitet ein pathologisches Dopplerspektrum mit einer maximalen Flussgeschwindigkeit von 2,9 m/s ab. Der Abgang der A. carotis communis (*ACC*), die anschließend aus dieser Schnittebene austritt, ist ebenfalls erkennbar

Abb. 4.9. a Traumatisierte rechte A. subclavia im Querschnitt bei einem anderen Patienten mit Halsrippe. Es handelt sich um ein traumatisch entstandenes Aneurysma (*AN*) der A. subclavia bei Halsrippe. Die Halsrippe hat durch bewegungsbedingte Abscherungen zur Verletzung der Arterienwand und zur Bildung des falschen Aneurysmas mit einem Durchmesser von 7-mal 10 mm geführt. **b** Knöcherne komplette Halsrippe rechts (*Pfeil*) bei demselben Patienten wie in **a**

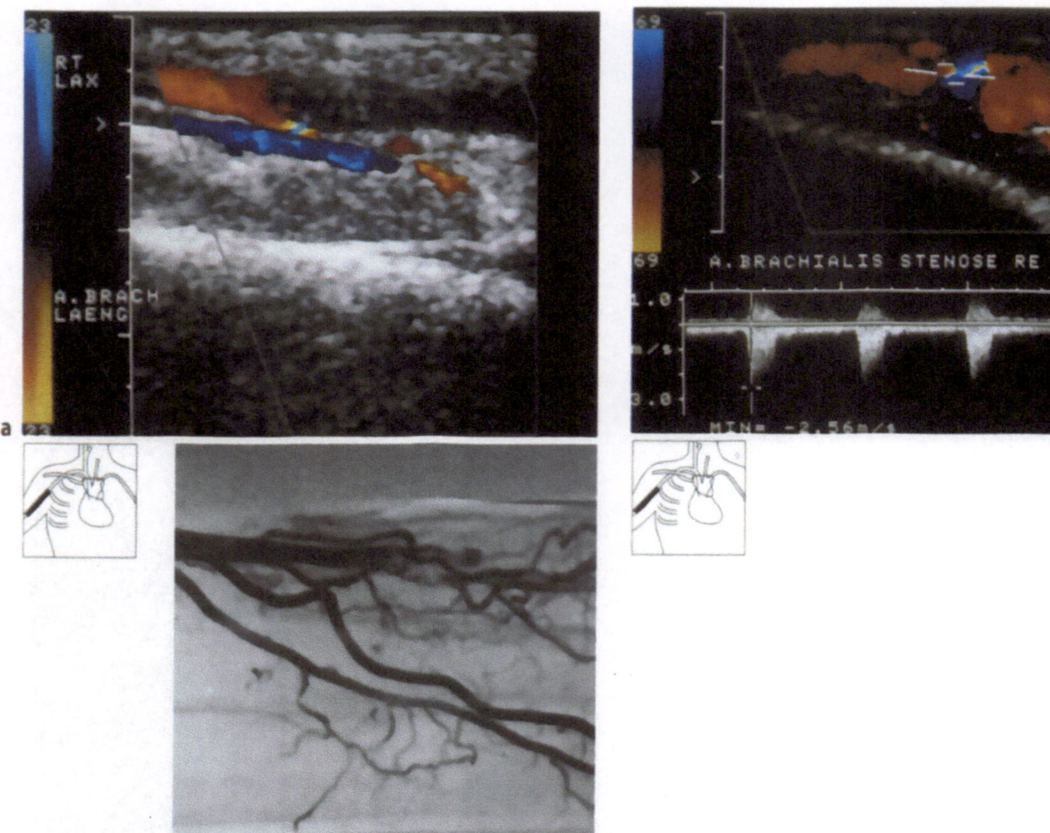

Abb. 4.10. a Longitudinalschnitt der rechten A. brachialis bei demselben Patienten wie in Abb. 4.9 (links im Bild ist proximal). Die A. brachialis verschließt abrupt. Man erkennt noch einen vor dem Verschluss abgehenden Kollateralast. Unterhalb der Arterie sieht man blaukodiert die V. brachialis. Die plötzlich auftretenden klinischen Beschwerden mit akuter Ischämie der rechten Hand zusammen mit diesen Farbduplexbildern sichern die Diagnose einer arterioarteriellen Embolie aus dem durch die Halsrippe entstandenen Pseudoaneurysma der A. subclavia. **b** Das dazugehörige DSA-Bild zeigt den Verschluss der A. brachialis in gleicher Höhe mit Darstellung der abgehenden Kollateralarterien

Abb. 4.11. Stenose der A. brachialis im Längsschnitt bei einem anderen Patienten (links im Bild ist proximal, rechts distal). Man erkennt die deutliche Lumeneinengung der A. brachialis mit der poststenotischen Dilatation. In der kurzstreckigen Stenose tritt Aliasing auf. Das in der Stenose platzierte Sample volume registriert eine maximale systolische intrastenotische Flussgeschwindigkeit von $V_{max} = 2{,}56$ m/s

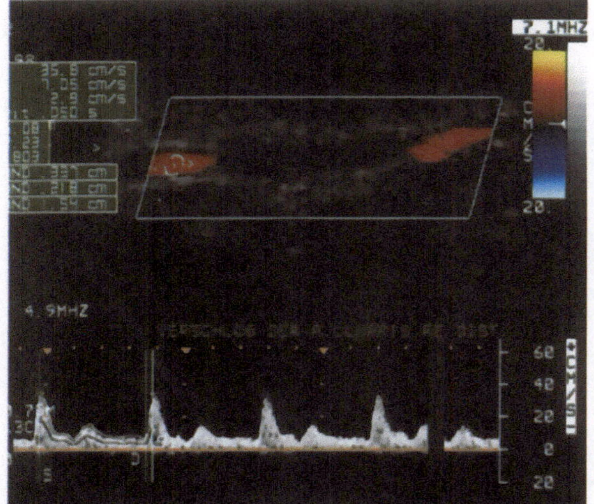

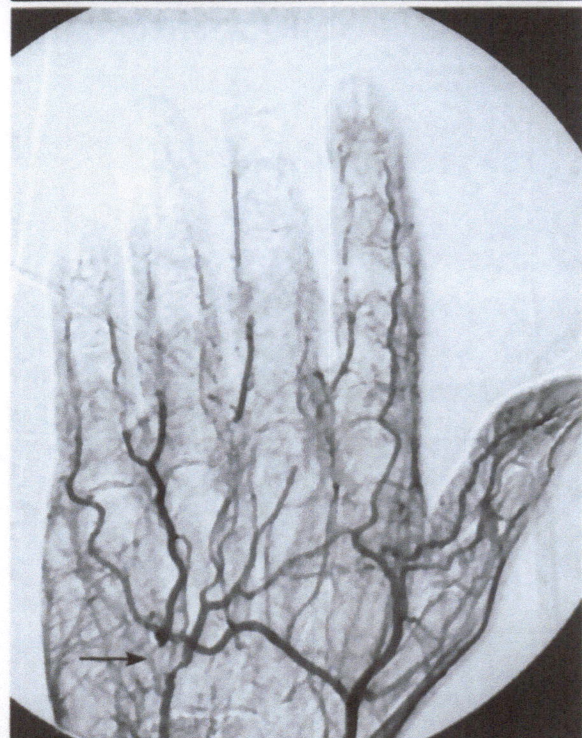

Abb. 4.12. a Longitudinalschnitt durch die distale A. ulnaris der rechten Hand bei kurzstreckigem Verschluss der Arterie (Verschlusslänge von 2 cm). Links im Bild ist proximal. Klinisch bestand bei dem jungen Patienten (Beruf: Teppichbodenleger) eine akute Ischämie der rechten Hand bei sog. Hypothenar-Hammer-Syndrom. Durch intermittierende Benutzung des rechten Kleinfingerballens als Hammerwerkzeug kam es zur Verletzung der A. ulnaris in Höhe des Os hamatum der Handwurzelknochen und zur Ausbildung eines traumatischen Aneurysmas der A. ulnaris mit konsekutiver peripherer Embolisierung und anschließendem thrombotischen Verschluss. Duplexsonographisch sieht man das verschlossene Lumen im Längsschnitt, und dass die A. ulnaris in Höhe des Verschlusses auf 3,5 mm erweitert ist (Referenzdurchmesser der A. ulnaris 2 mm). **b** Angiographie der rechten Hand desselben Patienten. Man erkennt den Verschluss der distalen A. ulnaris (*Pfeil*) und die embolischen Arterienverschlüsse der radialen Seite der Finger 3–5 und der ulnaren Seiten der Finger 2–5

Retroperitoneale Gefäße

5.1 Normale Gefäßanatomie und wichtige Varianten

Die *Bauchaorta* beginnt am Zwerchfellschlitz in Höhe des 12. Brustwirbelkörpers. Sie verläuft links ventrolateral von der Wirbelsäule. Die Bauchaorta hat im kranialen Anteil einen Durchmesser von 2,5 cm und im kaudalen Anteil (nach Abgang der Nierenarterien mit 25 % des Herzminutenvolumens) einen Durchmesser von 2 cm. Bei einer *mehr als 1,5-fachen Zunahme* des Bauchaortendurchmessers im Vergleich zum Referenzdiameter des proximalen, nichtbetroffenen Aortensegmentes wird von einem *Bauchaortenaneurysma* gesprochen (Crawford u. Hess 1989). Die Bauchaorta teilt sich in Höhe des Lendenwirbelkörpers (LWK) 4 in die beiden Aa. iliacae communes auf. Von außen gesehen befindet sich die Aortenbifurkation etwa in Nabelhöhe.

Der 1. bedeutende Ast der Bauchaorta ist der *Truncus coeliacus*. Er geht in Höhe des LWK 1 aus der Aorta nach ventral ab und teilt sich 1–3 cm nach Abgang in seine 3 Hauptäste, die A. hepatica communis, die A. lienalis und in die sonographisch nicht darstellbare A. gastrica sinistra auf. Ein an dieser Stelle durchgeführter Ultraschalltransversalschnitt stellt den Truncus coeliacus als typische Geweih-, Springbrunnen- oder Möwenschwingenfigur dar. Etwa 0,5–2 cm unterhalb des Truncus coeliacus entspringt die *A. mesenterica superior* aus der Aorta in Höhe des LWK 2 nach ventral. Die Aorta und die AMS bilden in der Sagittalebene im Abgangsbereich einen spitzen Winkel von 15–30° (Abb. 5.1). In diesem zwischen der Aorta abdominalis und der A. mesenterica superior entstehenden Winkel lässt sich im Längsschnitt die quergetroffene linke Nierenvene, die zwischen diesen beiden Arterien verläuft, darstellen (s. Abb. 5.1). Die A. mesenterica superior kann im Längsschnitt in der Regel über eine Strecke von 6–8 cm ventral von der Aorta farbduplexsonographisch dargestellt werden. Ihr Diameter beträgt ca. 0,6 cm. Die oben beschriebene klassische Gefäßanatomie im Trunkus- und Mesenterikabereich ist nur in etwa 70 % anzutreffen (s. u.: Varianten).

Die *Nierenarterien* entspringen rechtwinklig aus der Aorta etwa 0,5–2,0 cm unterhalb der A. mesenterica superior, die farbduplexsonographisch als Leitstruktur beim Aufsuchen der Nierenarterienabgänge herangezogen werden kann (Abb. 5.2a). Die farbduplexsonogra-

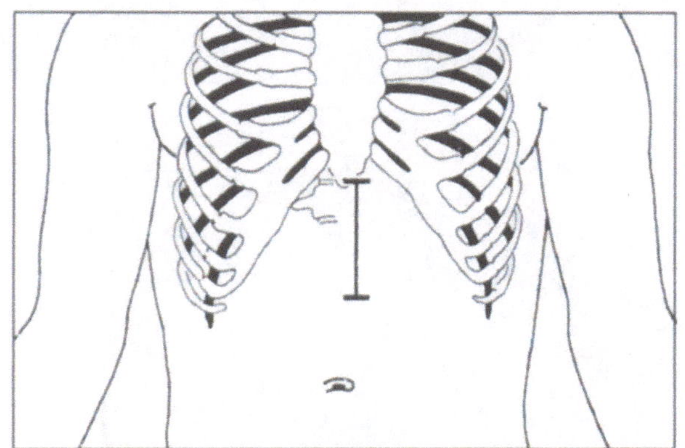

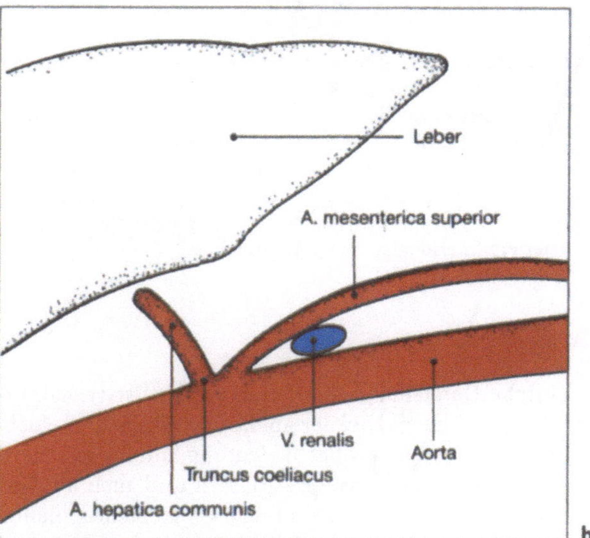

Abb. 5.1a, b. Schematische Darstellung der Bauchaorta im Längsschnitt. Die enge räumliche Beziehung zwischen Truncus coeliacus und A. mesenterica superior (*AMS*) ist erkennbar. Man beachte die linke V. renalis zwischen AMS und Aorta. (Aus Zoller et al. 1992)

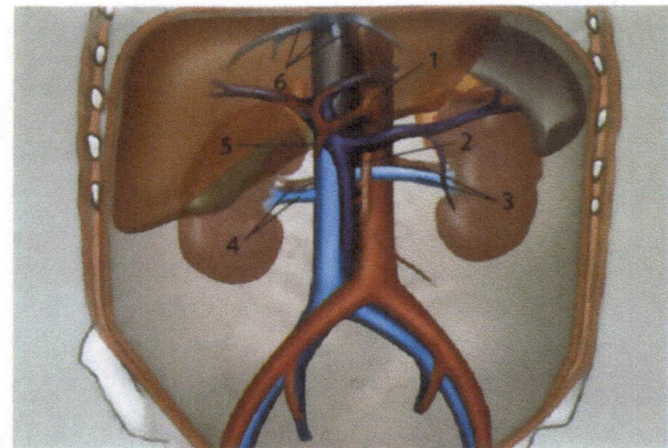

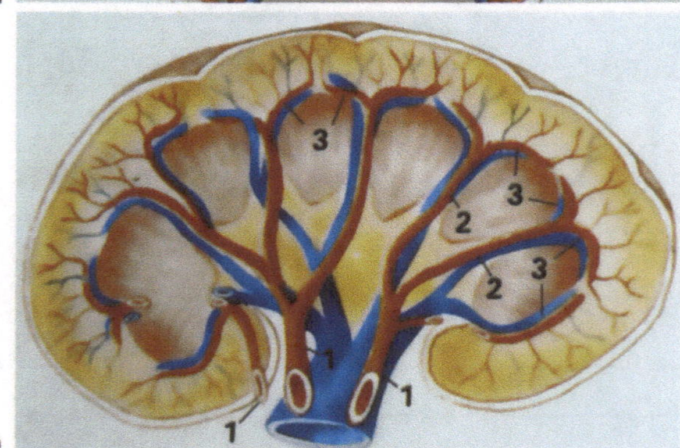

Abb. 5.2. a Gefäßanatomie des retroperitonealen Raumes mit Darstellung der Aorta, des Truncus coeliacus (*1*), der A. mesenterica superior (*2*), der linksseitigen (*3*) und rechtsseitigen (*4*) Nierengefäße, der V. portae (*5*), der Lebervenen (*6*) und der V. cava inferior. **b** Schematische Darstellung der Gefäßanatomie der Niere. Aus den Segmentarterien gehen die Interlobararterien ab, die ihrerseits die Aa. arcuatae abgeben. *1* Segmentarterie, *2* Interlobalarterie, *3* Aa. arcuatae

phische Darstellung der Nierenarterien ist verhältnismäßig einfach und bei der Abklärung sekundärer Hochdruckformen von großer Bedeutung, um Nierenarterienstenosen nichtinvasiv zu erfassen und auch um Verlaufskontrollen nach Ballondilatation, Stentimplantation oder gefäßchirurgischer Revaskularisation durchzuführen. Die *rechte Nierenarterie* verläuft *hinter der V. cava* zum rechten Nierenhilus und ist wegen der leicht links-paravertebralen Lage der Bauchaorta länger als die linke Nierenarterie (s. Abb. 5.2 a). Die Nierenhauptarterie gibt auf jeder Seite vor dem Nierenhilus Segmentarterien ab, die sich ihrerseits in die Interlobararterien aufteilen. Aus den letztgenannten Arterien gehen die Aa. arcuatae und aus ihnen schließlich die Aa. interlobulares hervor (Abb. 5.2 b). Die Segmentarterien anastomosieren innerhalb der Niere nicht miteinander, d. h. sie sind Endarterien, die die jeweiligen Nierensegmente versorgen. In 22 % aller Fälle besteht eine Doppelversorgung der Niere direkt aus der Aorta, wobei die 2. Arterie

meist eine kleinere, obere oder untere Polarterie ist (Lippert u. Pabst 1985).

In diesem Zusammenhang ist es wichtig, darauf hinzuweisen, dass der Ultraschalluntersucher eine genaue Kenntnis der Gefäßanatomie und ihrer *Normvarianten* besitzen sollte. Dazu gehört sowohl das Wissen um einen möglichen gemeinsamen Abgang des Truncus coeliacus mit der A. mesenterica superior (in bis zu 7 %) als auch um den möglichen Abgang der A. hepatica propria, der A. hepatica dextra oder einer A. hepatica dextra accessoria aus der A. mesenterica superior (17–20 %) oder Aorta (3 %) (Lippert u. Pabst 1985). Bei einem Abgang der A. hepatica communis oder ihrer Äste aus der A. mesenterica superior können bei Unkenntnis Verwechslungen mit einer nach ventral abgehenden rechten Nierenarterie entstehen.

Die *V. portae* entsteht aus dem Zusammenfluss der V. lienalis mit der V. mesenterica superior (s. Abb. 5.2a). Die V. mesenterica inferior mündet meistens wenige cm vor Beginn der V. portae in die V. lienalis. Die V. portae hat einen normalen Durchmesser bis zu 13 mm (gemessen nüchtern bei ruhiger Atmung). Der extrahepatische Anteil hat eine Länge von 8–10 cm. Sie zieht zwischen der A. hepatica propria und dem Ductus choledochus im Lig. hepatoduodenale schräg zur Leberpforte. Hier teilt sie sich in der Regel in 2, gelegentlich in 3 Äste, die zusammen mit den Ästen der A. hepatica und den Gallenwegen verlaufen und sich in der Leber aufteilen. Anatomische Normvarianten der Pfortader sind sehr selten.

Wichtige Voraussetzungen für eine erfolgreiche farbduplexsonographische Untersuchung der Bauchaorta und Viszeralarterien sind eine entsprechende Eindringtiefe, eine angemessene Weite des farbkodierten Gewebsfeldes, eine adäquate Bildaufbaurate (>17 Bilder/s) und eine hohe Flusssensitivität. Um bei einer Eindringtiefe von bis zu 20 cm gute morphologische und dopplersonographische Signale erhalten und dabei auch den zyklischen Flussänderungen Rechnung tragen zu können, bedarf es eines 2- bis 3,5-MHz-Sektor- oder Vektorschallkopfes sowie einer in der Größe veränderbaren Farbfensterfunktion.

5.2.1 Untersuchungsablauf

Die duplexsonographische Untersuchung der Aorta und der Viszeralgefäße findet grundsätzlich nach einer ausreichenden Ruhephase in Rückenlage statt, um falsche Bestimmungen aufgrund einer pathologischen Hyperämiereaktion zu vermeiden. Daher sollte auch die Untersuchung der Viszeralgefäße (Truncus coeliacus, A. mesenterica superior, V. portae, Nierenarterien) im nüchternen Zustand durchgeführt werden: Erstens sind die Schallbedingungen günstiger, und zweitens können bei der A. mesenterica oder der V. portae anschließend Belastungstests in Form einer standardisierten Mahlzeit angeschlossen werden. Bei der Untersuchung dieser Gefäße ist man auf die Mitarbeit des Patienten angewiesen: Die basalen Flussgeschwindigkeitswerte im Truncus coeliacus und in der A. mesenterica superior sollten in Atemmittellage gemessen werden, ohne dass der Patient versehentlich ein Valsalva-Manöver durchführt. Gelegentlich muss der Patient von Zeit zu Zeit die Luft in Inspirations- oder Exspirationsstellung anhalten, insbesondere um ein sog. Ligamentum-Arcuatum-Syndrom* auszuschließen. Die Durchführung und das Ausmaß der Untersuchung richten sich nach der klinischen Fragestellung und sollten 30 min nicht überschreiten.

Nachfolgend einige Empfehlungen zum Umfang der Untersuchung: Beim Nachweis eines Bauchaortenaneurysmas sollten nicht nur die maximalen Querdurchmesser (sagittal und frontal) im Transversalschnitt, sondern auch die Aneurysmaausdehnung im Längsschnitt ausgemessen, die Nierenarterien und die Beckenarterien dargestellt und ihre Beziehung zum Aneurysma erfasst werden. Umgekehrt gilt auch, dass beim Verdacht auf ein Strombahnhindernis proximal des Leistenbandes nicht nur die Beckenarterien, sondern auch die Bauchaorta untersucht und die winkelkorrigierte Flussgeschwindigkeit abgeleitet werden sollten. Beim Nachweis einer Stenose muss das Sample volume des gepulsten Dopplers immer so platziert werden, dass die *maximal registrierbare* winkelkorrigierte *Flussgeschwindigkeit im Stenosejet* zur Beurteilung der hämodynamischen Wirksamkeit *gemessen werden kann*. Dabei soll versucht werden, den Winkel zwischen Doppler und Fließachse <55° zu halten. Dies gilt für die Beurteilung der hämodynamischen Wirksamkeit aller Stenosen.

Beim Aortenverschluss ist der Abstand zwischen dem proximalen Verschlussbeginn und den proximal davon abgehenden großen Arterienstämmen zu beurteilen. Im Rahmen der Untersuchung der Nierenarterien sollten vom schrägen Flankenschnitt aus immer auch die Nieren in der Längs- und Querachse mitbeurteilt werden.

---

* Beim Ligamentum-arcuatum-mediale-Syndrom kommt es zu einer dynamischen Kompression am häufigsten des Abgangs des Truncus coeliacus, gelegentlich auch der A. mesenterica superior, während der Expiration. Entsprechend nimmt die dopplersonographisch gemessene Flussgeschwindigkeit in der tiefen Expiration zu und in der Inspiration ab. Gelegentlich kann man auch auskultatorisch in tiefer Expiration ein Strömungsgeräusch zwischen Epigastrium und Nabel hören, das in Inspiration verschwindet (s. a. Abb. 5.18).

5.2.2 Schnittebenen

Die Untersuchung der Bauchaorta und der Viszeralarterien erfolgt in der Longitudinal- und in der Transversalebene. Für jede Ebene wird der Grenzwert der Farbdopplerskala (Pulsrepetitionsfrequenz) jeweils so eingestellt, dass in einem normalen Gefäßabschnitt einerseits eine ausreichende Farbkodierung des Lumens erreicht wird, andererseits Aliasing nicht auftreten kann.

Bei der Untersuchung im Längsschnitt wird der Schallkopf so aufgesetzt, dass das dargestellte kraniale Arterien- oder Venenende vom Untersucher betrachtet immer links im Monitorbild und das kaudale Ende entsprechend am rechten Bildrand erscheint. Im Längsschnitt können nach Winkelkorrektur die Flussgeschwindigkeiten in der Bauchaorta, im Truncus coeliacus, in der A.- und V. mesenterica superior gemessen werden. Die Longitudinalebene ist auch zur Ausmessung der Längsausdehnung des Bauchaortenaneurysmas wichtig.

Im Querschnitt können der Gefäßdiameter der Aorta gemessen, der Abgang des Truncus coeliacus mit der von seinen Ästen gebildeten Möwenschwingenfigur (s. Abb. 5.14 a) und die Aortenbifurkation problemlos dargestellt werden. Die V. portae wird am besten in Querschnitt und Schrägschnitt untersucht. Die transversale Schnittebene ist schließlich die einzige Untersuchungsebene, in der die Nierenarterien im Abgangsbereich aus der Aorta aber auch im weiteren Verlauf dargestellt und die Flussgeschwindigkeiten nach Winkelkorrektur (<60°) bestimmt werden können. Hierbei kommt die rechte Nierenarterie linksseitig und die linke rechtsseitig vom Betrachter im Sektorbild zur Darstellung (Empfehlungen zur Qualitätssicherung 1999, s. S. 177).

5.2.3 Dokumentation und Befundung

Infradiaphragmale Arterien

Normalbefund. Einzeldokumentation im Längsschnitt mit winkelkorrigierten Geschwindigkeitsspektren der Aorta, ggf. nach Fragestellung der Abgangsbereiche der Aa. renales, der A. mesenterica superior bzw. des Truncus coeliacus.

Stenose/Verschluss. Zusätzliche Dokumentation aus dem vorgeschalteten gesunden und aus dem pathologischen Segment im Längsschnitt. mit winkelkorrigierten Geschwindigkeitsspektren.

Stenose A. renalis. Im Längsschnitt Dokumentation der Aorta abdominalis und der A. renalis im Abgangsbereich mit Darstellung der winkelkorrigierten Geschwindigkeitsspektren. Bestimmung der systolischen Maximalgeschwindigkeiten in Aorta und A. renalis mit Berechnung des renal-aortalen Quotienten. Eventuell auch Darstellung des intrarenalen Strömungssignals zur Ermittlung des Resistance Index (RI).

Aneurysma. Dokumentation in 2 Ebenen einschließlich Vermessung.

Farbkodierung. Dokumentation der Blutströmung in Farbe.

Befundung. Beschreibend oder graphisch anhand eines Gefäßschemas. Stenosegraduierung auf der Basis der mittels Doppleruntersuchung festgestellten Geschwindigkeitsspektren einschließlich der Berechnung der Peak Velocity Ratio (PVR = Verhältnis der Maximalgeschwindigkeit intrastenotisch zu prästenotisch). Für Nierenarterienstenose Graduierung anhand der intrastenotischen systolischen Maximalgeschwindigkeit und/oder aus dem renal/aortalen Quotienten und/oder aus dem intrarenalen Resistance Index (Empfehlungen zur Qualitätssicherung 1999, s. S. 177).

Venen des Körperstammes

Normalbefund. V. cava inferior mit Dopplersignal im Längsschnitt, ggf. Kompressibilität im Querschnitt dokumentieren. Bei gegebener Indikation Darstellung der Pfortader und V. lienalis einschließlich der Blutströmungsrichtung.

Pathologischer Befund. Dokumentation der fehlenden respiratorischen Lumenänderung der V. cava inferior, bei inkomplettem Verschluss des Dopplersignals in Verbindung mit Längsschnitt. Dokumenation der Pfortader und der V. lienalis, für die Pfortaderdarstellung inklusive des pathologischen Flusses in der Pfortader (pulsatil, fehlend oder retrograd). Bei farbkodierter Untersu-

chung Dokumentation der Flussaussparung im Längsschnitt und im Querschnitt.

Befundung. Beschreibend oder graphisch anhand eines Gefäßschemas. Respiratorische Lumenänderungen in V. cava inferior, Spontanfluss und ggf. Flussaussparung charakterisieren (Empfehlungen zur Qualitätssicherung 1999, s. S. 177)..

5.3.1 Aorta

Die Aorta abdominalis hat normalerweise einen Durchmesser von 2–2,5 cm. Bei über 50-jährigen Personen kann ein Durchmesser der Aorta von bis zu 3 cm aufgrund der altersbedingten Erweiterung der Gefäße noch als normal angesehen werden. Das in der normalen Aorta abgeleitete Dopplersignal ist bi- bis triphasisch.

Bei einer mehr als 1,5-fachen Zunahme des Bauchaortendurchmessers im Vergleich zum normalen Referenzdiameter des proximalen, nichtbetroffenen Aortensegmentes ist in jedem Fall von einem Bauchaortenaneurysma (BAA) auszugehen (Crawford u. Hess 1989). Die meisten Aneurysmen (95%) sind im infrarenalen Abschnitt der Bauchaorta (Abschnitt V) anzutreffen (Abb. 5.3). Ultraschallstudien ergaben, dass die Prävalenz des Bauchaortenaneurysmas mit 2,4–4,9% bei den über 50- bis 60-Jährigen in einer normalen Durchschnittsbevölkerung recht hoch ist (Übersicht bei Rieger et al. 1998). Das Risiko einer Aneurysmaruptur steigt mit dem Durchmesser. Das mittlere Wachstum eines BAA wird im Durchschnitt mit 0,2–0,3 cm/Jahr angegeben, wobei größere Aneurysmen >5 cm auch höhere Wachstumsraten aufweisen. Etwa 70–80 % der BAA werden zufällig durch eine Ultraschalluntersuchung aus einer anderen Fragestellung entdeckt (Allenberg et al. 1997). Wie eine kürzlich publizierte, große randomisier-

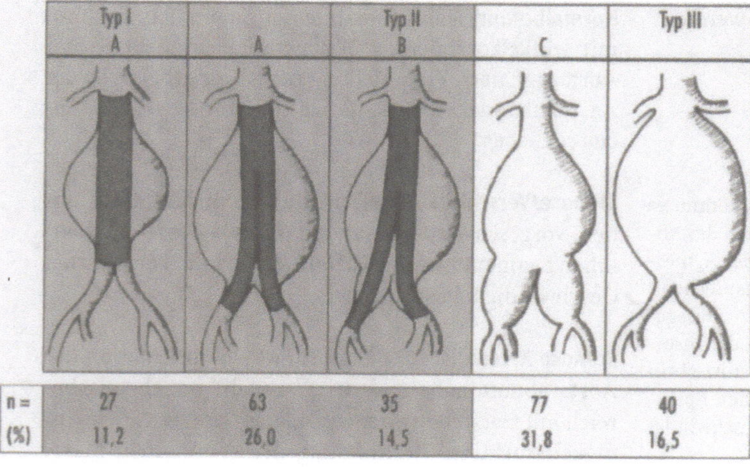

Abb. 5.3. Schematische Darstellung der Heidelberger morphologischen Klassifikation der BAA. (Aus Allenberg et al.1997)

te britische Untersuchung gezeigt hat, ist die Überwachung eines asymptomatischen BAA kleiner als 5,5 cm mit bildgebendem Ultraschall das Verfahren der Wahl gegenüber der frühzeitigen elektiven Operation, wenn folgende Kriterien beachtet werden (UK Small Aneurysm Trial 1998):

- das Aneurysma ist kleiner als 5,5 cm im Maximalquerdurchmesser,
- das Aneurysmawachstum im Ultraschall ist kleiner als 1 cm/Jahr,
- das Aneurysma ist asymptomatisch.

Ist eines dieser Kriterien nicht erfüllt, sollte das BAA elektiv operativ versorgt werden.

Eine weitere Erkrankung der Aorta, bei welcher die Farbduplexsonographie wertvolle Dienste leistet, ist die Aortendissektion. Eine Aortendissektion liegt duplexsonographisch vor, wenn:

- ein beweglicher Intimalappen der eingerissenen Wand nachweisbar ist (häufig einfacher in der reinen Schnittbildtechnik ohne Farbe) und wenn
- inhomogene Strömungsphänomene in den beiden Lumina des disseziierten Gefäßes im Farbdoppler darstellbar sind.

Die Dissektion der Bauchaorta kann lokal entstehen oder häufiger von thorakalen Aortendissektionen fortgeleitet werden. Zur Abklärung dieser Frage sollte beim Nachweis einer Dissektion der Bauchaorta in jedem Fall eine transösophageale Echokardiographie angeschlossen werden. Die Bauchaortendissektion setzt sich häufiger in die linke als in die rechte A. iliaca communis fort und schreitet meist bis zur linken Beckenarteriengabel fort, wo sie zum Stillstand kommt (größerer Gefäßabgang).

Im Bereich der Bauchaorta wird die Duplexsonographie auch zur Diagnostik von Aortenstenosen und Aortenverschlüssen eingesetzt. Dabei können sowohl der Verschlussbeginn lokalisiert als auch seine räumliche Beziehung zu den abgehenden Viszeralarterien (Truncus, A. mesenterica, A. renalis) dargestellt werden. Bei Stenosen der Bauchaorta kann ferner die hämodynamische Wirksamkeit erfasst werden, und zwar in Ruhe und nach einer standardisierten Belastung.

5.3.2 Truncus coeliacus und A. mesenterica superior

Normalbefund

Bereits im nüchternen Zustand weist der Truncus coeliacus einen hohen systolisch-diastolischen Fluss als Zeichen für einen niedrigen peripheren Gefäßwiderstand auf, formanalytisch einer parenchymversorgenden Arterie entsprechend. Gleiches ist zu sagen auch von

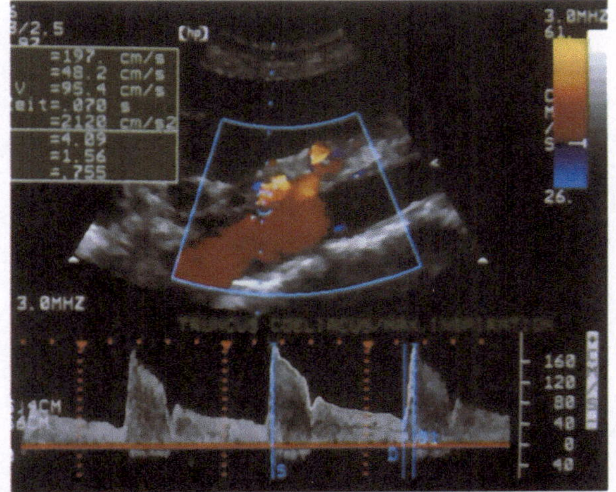

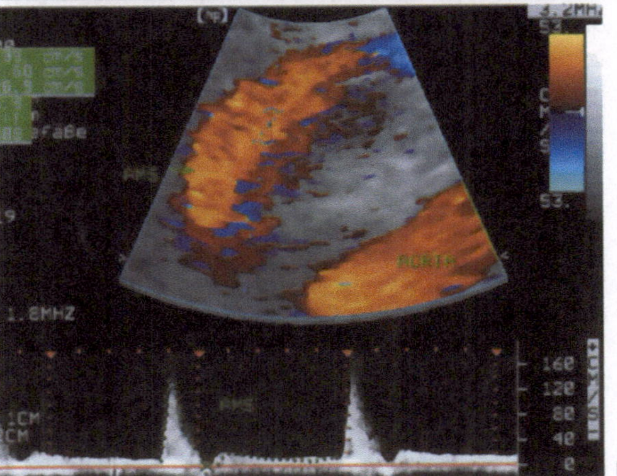

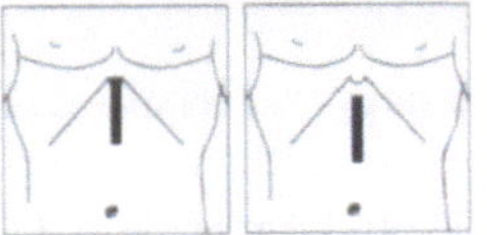

Abb. 5.4. a Normale Flussgeschwindigkeitskurve aus dem Abgang des Truncus coeliacus im Längsschnitt. Man beachte den permanenten systolisch-diastolischen Fluss im nüchternen Zustand. **b** Normale Flussgeschwindigkeitskurve aus der A. mesenterica superior (*AMS*) im Längsschnitt. Man beachte die triphasische Kurvenform im nüchternen Zustand. Schallkopffern ist die Aorta zu sehen

den Ästen des Truncus coeliacus, der A. hepatica und A. lienalis (Abb. 5.4a). Im Gegensatz dazu zeigt die A. mesenterica superior im nüchternen Zustand eine triphasische Kurvenform der Flussgeschwindigkeit mit schnellem systolischen Anstieg, frühdiastolischem Rückfluss und spätdiastolischem Vorwärtsfluss (Abb. 5.4b). Der Durchmesser des Truncus coeliacus beträgt 5 mm, der Durchmesser der A. mesenterica superior 6 mm im proximalen Anteil. Maximale systolische Flussgeschwindigkeiten sind im Trunkus bis 190 cm/s normal, während sie unter gleichen nüchternen Bedingungen in der A. mesenterica superior bis 250 cm/s noch normal sein können (Lilly et al. 1989).

Pathologische Befunde

Stenosen, Verschlüsse und selten vorkommende Aneurysmen der beiden Oberbaucharterien lassen sich in deren proximalem Gefäßabschnitt mit der Farbduplexsonographie mit sehr hoher Treffsicherheit erfassen. Als Schwellenwerte für die Diagnose einer >50%igen Stenose des Truncus coeliacus wurden eine systolische Geschwindigkeit im nüchternen Zustand von 200 cm/s und mehr und eine enddiastolische Geschwindigkeit von ≥55 cm/s ermittelt. Weitere Hinweise für eine hochgradige Obstruktion (Stenose oder Verschluss) des Truncus coeliacus waren eine retrograde Füllung der A. hepatica communis und ein fehlendes Flusssignal in der Arterie.

Für die >50%ige Stenose der A. mesenterica superior war eine enddiastolische Flussgeschwindigkeit von ≥350 cm/s der beste Schwellenwert. Mit diesen Parametern betrug die Treffsicherheit der Farbduplexsonographie bei der Erkennung von Strombahnhindernissen beider Arterien 91–95% (Zwolak et al. 1998; Perko et al. 1997). Die Basalmessungen im Truncus coeliacus und in der A. mesenterica superior sollten in Atemmittellage erfolgen, da es inspiratorisch zur Abnahme der Flussgeschwindigkeiten bis zu 30% kommen kann (Geelkerken et al. 1996).

5.3.3 Nierenarterien

Normalbefund

Die Nierenarterien entspringen knapp unterhalb des Abgangs der A. mesenterica superior seitlich aus der Aorta (s. Abb. 5.2). Sie haben einen Durchmesser von im Mittel 5 mm (4–6 mm) und weisen einen permanenten systolisch-diastolischen Fluss auf. Bis zu einem Wert von 180 cm/s kann die winkelkorrigierte systolische Flussgeschwindigkeit in der Nierenarterie als normal angesehen werden (Tabelle 5.1). Der intrarenal gemessene Resistance Index (RI oder auch Pourcelot-Index genannt) beträgt normalerweise bei jüngeren 0,52–0,70 und bei älteren Menschen 0,6–0,75, steigt also mit dem Alter an (eigene unveröffentlichte Messungen). Diabetes, Hypertonie und chronische renoparenchymatöse Erkrankungen führen zu einem Anstieg, eine vorgeschaltete Nierenarterienstenose oder ein -verschluss führen bei hämodynamischer Wirksamkeit zur Verringerung des intrarenal gemessenen RI.

Epidemiologie und pathologische Befunde

Eine renovaskulär bedingte arterielle Hypertonie hat in der allgemeinen hypertensiven Bevölkerung eine Prävalenz von im Durchschnitt nur etwa 3% (Sperschneider u. Stein 1996). Bemerkenswert hoch ist allerdings die Häufigkeit einer Nierenarterienstenose oder eines -verschlusses in einem Patientenkollektiv im Alter >50 Jahre mit Endstadium der Niereninsuffizienz: 22%. Unter den dialysepflichtigen weißen Patienten mit generalisierter Arteriosklerose betrug die Häufigkeit einer signifikanten Nierenarterienstenose bzw. eines -verschlusses, welche(r) bis zum Eintreten des Endstadiums der Niereninsuffizienz nicht bekannt war, sogar 40% (Appel et al. 1995). Gleichermaßen hoch ist die Prävalenz einer renovaskulären Erkrankung in einem primären Kollektiv mit arterieller Verschlusskrankheit ohne Niereninsuffizienz, nämlich 25–40% (Karasch et al. 1993b, Übersicht bei Scoble 1996).

Zwei Drittel der Nierenarterienstenosen sind durch Arteriosklerose und 1/3 durch fibromuskuläre Dysplasie bedingt. Bei arteriosklerotisch bedingten Stenosen befinden sich diese in der Regel innerhalb der ersten 2 cm nach Abgang, die fibromuskulären Stenosen dagegen meist im mittleren oder distalen Drittel der Nierenarterie (Wilkinson 1996). Hinweis auf eine Nierenarterienstenose erbringt im farbkodierten Schnittbild der Aliasingeffekt im Verlauf der Nierenarterie. An dieser Stelle muss dann die Flussgeschwindigkeitsbestimmung mit

Tabelle 5.1. Kriterien für den Nachweis einer Nierenarterienstenose. (Nach Karasch et al.1993b; Olin et al.1995; Ploenes u. Strauss 1999)

Befund	Farbduplexsonographie	Angiographie
Nomalbefund	$V_{max} < 180$ cm/s, $V_{end} \approx 40$ cm/s	Glatte Arterienwände, Wandveränderungen <40% Stenose
Geringgradige Stenose	V_{max} 180–260 cm/s	40–60% Stenose
Mittelgradige Stenose	$V_{max} > 260$ cm/s	60–80% Stenose
Hochgradige Stenose	$V_{max} > 260$ cm/s; $V_{end} > 110$ cm/s	80–99% Stenose
Verschluss	Kein Farbflusssignal	Kein Kontrastmittelfluss

dem Dopplermessvolumen erfolgen. Beim Verschluss der Nierenarterie fehlt das Farbdopplersignal innerhalb des sichtbaren Nierenarterienlumens. Außerdem ist beim Verschluss der Nierenarterie der intrarenal ermittelte Resistance-Index stark vermindert (s. u.). Das direkte farbduplexsonographische Kriterium für eine hämodynamisch wirksame (> 50 %ige) Stenose der Nierenarterie ist eine maximale systolische Flussgeschwindigkeit von mehr als 180 cm/s. Mit diesem diagnostischen Schwellenwert betrugen im eigenen Kollektiv (n=88 Nierenarterien) die Sensitivität und Spezifität von 92 bzw. 91 % mit einem positiven und negativen Vorhersagewert von 94 bzw. 89 % beim Vergleich mit der konventionellen Katheterangiographie (Karasch et al. 1993). Im selben Krankengut konnten von 247 angiographisch dargestellten Nierenarterien 85 % farbduplexsonographisch erfasst und beurteilt werden. Ähnliche Ergebnisse wurden unter Zugrundelegung derselben diagnostischen Kriterien auch von anderen Arbeitsgruppen erzielt (Olin et al. 1995; Übersicht bei Sperschneider u. Stein 1996).

Ein weiterer häufig verwendeter Parameter für eine Nierenarterienstenose ist das Verhältnis zwischen der maximalen systolischen Geschwindigkeit in der Nierenhauptarterie und der maximalen systolischen Geschwindigkeit in der Bauchaorta („renal aortic ratio" = RAR; Norm < 3,5). Ein RAR-Quotient über 3,5 weist mit einer Sensitivität von 83–100 % und einer Spezifität von 73–97 % auf eine hämodynamisch wirksame Nierenarterienstenose (60–99 %) hin (Übersicht bei Frauchiger et al. 1995).

Ein indirektes Kriterium für ein hämodynamisch wirksames Strombahnhindernis in der vorgeschalteten A. renalis ist die Abflachung der systolischen Anstiegssteilheit im intrarenalen Gefäßbett. Diese postststenotischen Flussveränderungen können durch die niedrigen Widerstansindizes in den Interlobärarterien erfasst werden. Der Verdacht auf ein vorgeschaltetes Strombahnhindernis besteht bei der Ermittlung eines intrarenalen RI von < 0,5, bzw. bei einer einseitigen Verminderung des RI im Vergleich zur Gegenseite (RI-Differenz oder sog. Δ RI) von > 0,05, was etwa 10 % und mehr des gemessenen RI-Wertes entspricht. Die Sensitivität und Spezifität dieses RI-Differenz- (Δ RI-)Schwellenwertes

von 0,05 in der Diagnose einer mehr als 50 %igen Nierenarterienstenose betragen 82 bzw. 92 % (Schwerk et al.1994). Ein Nachteil dieser indirekten Methode bei der Diagnose einer vorgeschalteten Nierenarterienobstruktion besteht darin, dass zwischen einer hämodynamisch wirksamen Nierenarterienstenose und einem -verschluss nicht unterschieden werden kann. Ein weiterer Nachteil ist, dass diese indirekte Messung weder bei beidseitigen Nierenarterienstenosen noch bei der Einzelniere anwendbar ist. Der intrarenale RI-Wert leistet nur bei bereits nachgewiesener oder bekannter Nierenarterienstenose wertvollen Dienst in der Vorselektion der Patienten zur Angioplastie (bzw. gefäßchirurgischen Revaskularisation). Ist bei einer Nierenarterienstenose der ipsilaterale intrarenale RI > 0,80–85, dann ist nach unserer Meinung diese Niere unabhängig von der Stenose so weit vorgeschädigt, dass eine Angioplastie keinen Benefit mehr erbringt.

Entscheidend für die Treffsicherheit der farbduplexsonographischen Untersuchung ist die allgemeine Prävalenz der Nierenarterienstenose im zu untersuchenden Kollektiv, die durch klinische Vorselektion über 10 % liegen sollte (Sperschneider u. Stein 1996). Den Einfluss der Prävalenz auf die diagnostische Güte der Farbduplexsonographie verdeutlicht die Tabelle 5.2. Unter Zugrundelegung unserer 1993 veröffentlichten Zahlen für die Sensitivität und Spezifität der Methode sowie für die Häufigkeit der Nierenarterienstenose (= Prävalenz) in unserem Krankengut mit primärer AVK von 40 % (Karasch et al. 1993), beträgt der positive und negative Vorhersagewert der Farbduplexsonographie 87 bzw. 94 %. Bei einer Prävalenz der Erkrankung von nur 4 % (allgemeines Krankengut), würde der positive Vorhersagewert nur 30 % betragen (s. Tabelle 5.2).

Die Grenzen der Ultraschalluntersuchung der Nierenarterien liegen dort, wo, durch ausgeprägte Adipositas und Darmgasüberlagerung bedingt, eine Darstellbarkeit der Bauchgefäße selbst bei entsprechender Vorbereitung nicht möglich ist. Durch die steigende Lernkurve der Untersucher und die Verbesserung der Qualität der Farbduplexgeräte können selbst fibromuskuläre Stenosen im mittleren Nierenarteriendrittel immer häufiger problemlos dargestellt werden.

Tabelle 5.2. Effektivität der Farbduplexsonographie beim Nachweis von Nierenarterienstenosen in Abhängigkeit von der Prävalenz der Erkrankung unter der Annahme unserer 1993 veröffentlichten Zahlen für Sensitivität und Spezifität dieser Methode

Parameter	Prävalenz 40 % Sensitivität 92 % Spezifität 91 %	Prävalenz 4 % Sensitivität 92 % Spezifität 91 %
Positiver Vorhersagewert	87 %	30 %
Negativer Vorhersagewert	94 %	99 %

Untersuchungen nach Nierentransplantation

Ein weiteres wichtiges Anwendungsgebiet der Farbduplexsonographie ist die Nierentransplantatüberwachung. Durch die relativ oberflächliche Lage in der Fossa iliaca ist die Transplantatniere der Ultraschalluntersuchung besonders leicht zugänglich. In der frühen postoperativen Phase kann mittels der farbkodierten Duplexsonographie die Diagnose eines thrombotischen Verschlusses der Transplantatnierenarterie oder -vene gestellt werden: Im Fall eines Transplantatarterienverschlusses fehlt das Dopplersignal in der Nierenarterie, im Fall eines Nierenvenenverschlusses nach Nierentransplantation weist das Flusssignal in der Nierenhaupt- oder Interlobärarterie aufgrund des erhöhten Abflusswiderstandes einen plateauartigen kontinuierlichen Rückfluss in der Diastole auf, der für eine akute Nierenvenenthrombose charakteristisch ist (Reuther et al. 1989). Mit der Farbduplexsonographie gelingt darüber hinaus elegant der Nachweis von Stenosen der Transplantatnierenarterie und von arteriovenösen Fisteln. Letztere entstehen fast ausschließlich nach durchgeführter Biopsie der Transplantatniere. Da bereits die konventionelle Sonographie eine Schlüsselrolle in der Diagnose einer Hydronephrose oder von postoperativen Flüssigkeitsansammlungen um das Nierentransplantat (Hämatom, Serom, Urinom, Lymphozele) hat, können diese Befunde im selben Untersuchungsgang auch mit der Farbduplexsonographie erfasst werden. Es ist wichtig, daraufhin zu weisen, dass ein pathologisches Flussmuster in der Transplantatniere mit reduziertem oder fehlendem diastolischem Fluss oder sogar frühdiastolischer Rückflusskomponente lediglich auf eine kompromittierte Transplantatniere hinweist, ohne dass die Farbduplexsonographie in der Lage wäre, eine Differenzierung zwischen den Ursachen einer Nierentransplantatdysfunktion (Abstoßung, akuter Tubulusnekrose, Zyklosporintoxizität oder extrarenaler Kompression) vorzunehmen. Hier kann die Biopsie keineswegs durch die farbkodierte Duplexsonographie ersetzt werden (Grant u. Perrella 1990).

5.3.4 Portalvenöses System und Lebervenen

Normalbefund

Die V. portae stellt sich im B-Bild als ein glatt begrenztes Gefäß mit ovalem Querschnitt und mit echoreichen Rändern im Quer- und Längsschnitt dar, das bei schlanken Personen zu komprimieren ist. Der Durchmesser beträgt nüchtern und bei ruhiger Atmung 8–13 mm und nimmt bei tiefer Inspiration zu. Diese respiratorische Kaliberschwankung ist bei der V. mesenterica und V. lienalis noch ausgeprägter. Nach Zuschaltung der Farbe ist sie homogen und komplett mit farbkodiertem Fluss aus

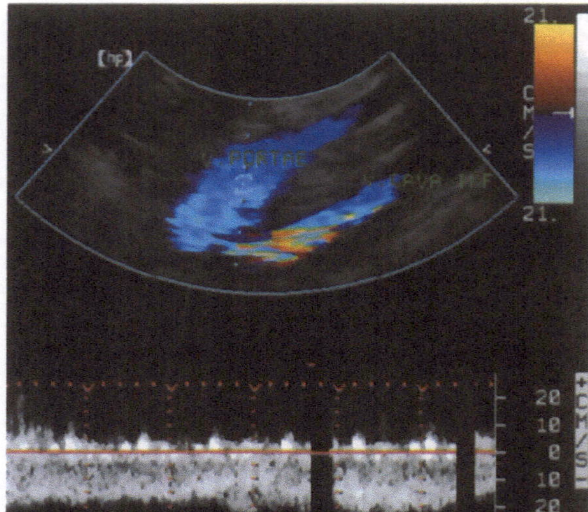

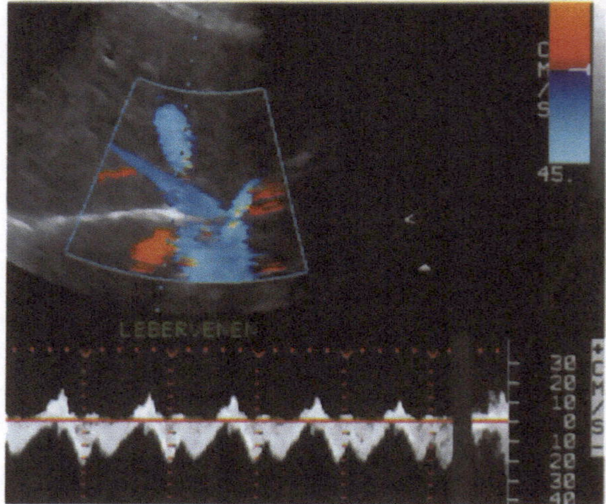

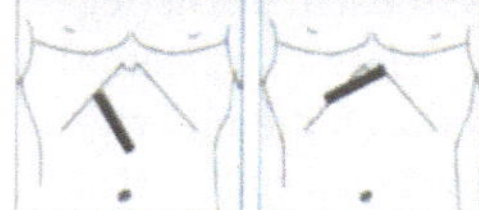

Abb. 5.5. a Longitudinalschnitt durch die V. portae mit normalem phasischem Fluss, Normalbefund. Die Flussgeschwindigkeit im Spektraldoppler beträgt 20 cm/s. Schallkopffern ist die V. cava inferior. **b** Transversalschnitt durch die Lebervenen mit pulsatilem Flusssignal und kurzem Rückfluss (hier oberhalb der Nulllinie dargestellt) während der atrialen Kontraktion, Normalbefund

gefüllt. Der Fluss ist normalerweise leberwärts gerichtet mit diskreten phasischen Variationen, die durch den kombinierten Einfluss der Atmung und des Herzzyklus bedingt sind (Abb. 5.5a). Die normalerweise gemessenen Flussgeschwindigkeitswerte in der Pfortader betragen 11–25 cm/s (Mittelwert 17 cm/s). Beide Zuflüsse der V. portae, die V. mesenterica superior und V. lienalis, sind in bis zu 90 % der Fälle gut beurteilbar (Patriquin et al. 1987).

Im subkostalen Querschnitt erkennt man die 3 großen zusammenfließenden Lebervenen am besten: die rechte, die mittlere und die linke Lebervene, wobei die beiden letztgenannten Venen in über 90 % der Fälle über einen kurzen gemeinsamen Stamm in die untere Hohlvene einmünden (Abb. 5.5b). ImSchnittbild sind sie echofrei und imponieren als Gefäße mit „nackten" Rändern. Der Fluss in der Lebervene ist hepatofugal und pulsatil mit kuzen Rückflüssen, die durch die rechtsatriale Kontraktion bedingt sind. Der Fluss in der rechten Lebervene ist aufgrund eines senkrechten Winkels zwischen Ultraschall und Gefäßverlauf nicht immer darstellbar.

Pathologische Befunde

Im Frühstadium stellt sich eine akute Thrombose der V. portae, V. lienalis oder V. mesenterica superior farbduplexsonographisch als echoarme wandständige Flussaussparung (inkomplette Thrombosierung) oder als komplett fehlender Fluss (komplette Thrombosierung) bei ausgeprägter Dilatation des befallenen Gefäßabschnittes dar. Außerdem ist das betroffene Venensegment nicht komprimierbar, und stromaufwärts sind die zufließenden Äste häufig dilatiert. Der akute komplette Verschluss der Pfortader kann lebensbedrohlich sein, bei langsamerer Verlegung bilden sich Kollateralen aus, durch die sich ein weniger dramatisches klinisches Bild mit unspezifischen Bauchschmerzen und Fieber entwickeln kann. Auslöser können Entzündungen (z. B. Pankreatitiden, Darminfektionen), eine Hyperkoagulopathie oder Strombahnhindernisse (z. B Leberzirrhose, Tumorkompression) sein. Die farbduplexsonographische Unterscheidung zwischen Thrombus und Tumor in der Pfortader ist problematisch. Im chronischen Zustand stellt sich eine Pfortaderthrombose echoreich und enggestellt aufgrund der Fibrose dar, gelegentlich mit möglicher partieller Rekanalisation und Ausbildung von venösen Kollateralen (Kubale 1993).

Bei portaler Hypertension aufgrund einer Leberzirrhose (sinusoidale Ursache der portalen Hypertension) sind die Pfortader und ihre zufließenden Venen je nach Kapazität der portokavalen Anastomosen erweitert und ihre respiratorischen Kaliberschwankungen reduziert oder aufgehoben. Dabei kann der Fluss in der Pfortader sowohl orthograd (leberwärts) oder retrograd sein oder ein Pendelmuster aufweisen. Die Flussrichtung in der Pfortader hängt hauptsächlich von der Lokalisation der primären Kollateralisation ab: Sind die splenorenalen Verbindungen das Hauptabflussgebiet, ist die Flussrichtung in der Pfortader retrograd (hepatofugal). Ist dagegen das Hauptabflussgebiet im paraumbilikalen System zu finden, so ist der Fluss in der V. lienalis und V. portae orthograd (hepatopetal). Tatsache ist, dass die Flussgeschwindigkeit in der Pfortader bei Zirrhotikern gegen-

über den Gesunden auf 7–15 cm/s (Mittelwert 10 cm/s) vermindert ist. Die Zunahme des Querschnittes und die Abnahme der Flussgeschwindigkeit der Pfortader bei portaler Hypertension haben zur Einführung eines sog. Stauungsindexes („Congestion Index", in cm × s) geführt, der das Verhältnis zwischen dem Pfortaderquerschnitt (in cm²) und der Flussgeschwindigkeit (in cm/s) darstellt. Dieser Index ist bei gesunden Personen kleiner als 0,07 cm × s, steigt proportional mit dem Druck in der Pfortader an und beträgt bei Leberzirrhotikern meist über 0,1 cm × s (Moriyasu et al.1985; Siringo et al.1994).

Die Treffsicherheit der Farbduplexsonographie in der Diagnose einer Pfortader -oder proximalen Mesenterialvenenthrombose ist hoch mit Sensitivitäten von 89–100 % und Spezifitäten von 95–100 % (Übersicht bei Zwiebel 2000). Falsch-positive Ergebnisse einer nicht vorhandenen Thrombose können bei sehr niedrigem oder Pendelfluss (fehlendes Farbsignal) infolge portaler Hypertension auftreten.

Die farbduplexsonographische Diagnostik des Lebervenenverschlusses ist ebenfalls etabliert. Er führt zum klinischen Komplex des Budd-Chiari-Syndroms (Hepatomegalie, Bauchschmerzen, Aszites und verschiedene Formen der Leberinsuffizienz bis zum Leberversagen). Hämodynamische Ursachen dieses Syndrom sind entweder der thrombotisch oder tumorös bedingte Verschluss der Lebervenen oder der Verschluss (die Kompression) der unteren Hohlvene proximal der Lebervenenmündung.

Die Farbduplexsonographie ist die Methode der Wahl zum Ausschluss oder Nachweis eines *BAA* bei Risikopatienten. Gut etabliert haben sich auch die farbduplexsonographischen Kontrolluntersuchungen von bereits diagnostizierten BAA, um den Operationszeitpunkt optimal zu planen. Nach neueren Langzeituntersuchungen bilden beim asymptomatischen BAA das Erreichen eines maximalen BAA-Durchmessers von 5,5 cm oder das jährliche Wachstum von 1 cm und mehr die Hauptindikationen zur Operation (UK Small Aneurysm Trial Participants 1998). Gleichermaßen werden die postoperativen Kontrollen primär mit der Farbduplexsonographie erfolgen. Weitere Indikationen zur duplexsonographischen Untersuchung der Aorta sind Diagnose und Lokalisation einer Aortenstenose bzw. eines -verschlusses und die Suche nach Ursachen einer peripheren Embolie, falls kardiale Ursachen ausgeschlossen wurden.

Die Untersuchung des *Truncus coeliacus* und der *A. mesenterica superior* ist bei chronischer Angina abdominalis sinnvoll. Bei der akuten Mesenterialischämie hingegen kann ein am häufigsten embolisch bedingter Verschluss nur im proximalen Abschnitt der A. mesenterica superior nachgewiesen werden. Bei einer Fragmentierung mit Embolisierung in die Peripherie der Arterie ist die Farbduplexsonographie bei akuter Mesenterialischämie wenig hilfreich. Anders ist die Situation bei der chronischen Mesenterialschämie. Wegen der ausgeprägten Kollateralverbindungen müssen in der Regel 2 von den 3 Viszeralarterien verschlossen oder hochgradig eingeengt sein, damit eine Angina abdominalis hervorgerufen wird. Hier liegt die Domäne der Farbduplexsonographie, die Verschlüsse und Stenosen der Mesenterialarterien mit hoher Zuverlässigkeit zu erfassen und zu lokalisieren.

Von großer klinischer Bedeutung ist die Beurteilung der *Nierenarterien* bei Patienten mit Verdacht auf sekundäre Hypertonie infolge Nierenarterienstenosen oder bei Verdacht auf ischämische Nephropathie, da die Duplexsonographie als einziges nichtinvasives Verfahren Stenosen der Nierenarterien direkt auffinden kann. Von praktischer Bedeutung ist auch die farbduplexsonographische Rezidivüberwachung erfolgreich dilatierter oder operativ versorgter Nierenarterienstenosen. Nach Abschluss der Behandlung (Dilatation oder Operation) sollte vor Entlassung in jedem Fall ein Ausgangsbefund dokumentiert werden zwecks Erleichterung der Langzeitüberwachung mit der Duplexsonographie.

Indikationen zur farbduplexsonographischen Untersuchung des *portalvenösen Systems* sind der Verdacht auf eine Mesenterial-, Milzvenen- und/oder Pfortaderthrombose und die Diagnose einer portalen Hypertension sowie auch deren Ursache. Gleichermaßen kann die Klärung der Ursache des Budd-Chiari-Syndroms und auch gleich die Lokalisation der Obstruktion zunächst farbduplexsonographisch geführt werden. Die Farbduplexsonographie bietet sich als die Methode der Wahl zur Verlaufskontrolle nach Einleitung thrombolytischer oder antikoagulatorischer Therapiemaßnahmen.

5.5 Atlasteil

5.5.1 Befunde an der Aorta

Abb. 5.6–5.13

5.5.2 Befunde an den Mesenterialarterien

Abb. 5.14–5.18

5.5.3 Befunde an den Nierenarterien

Abb. 5.19–5.26

5.5.4 Befunde am portalvenösen System

Abb. 5.27–5.28

Abb. 5.6. a Transversalschnitt durch die Aorta thoracica (*TEE*) mit Darstellung einer Flussaussparung 30 cm von der Zahnreihe entfernt. Es handelt sich um einen Aortenwandthrombus, dessen Teile in die Unterschenkelarterien beidseits embolisiert sind mit Entwicklung einer akuten unteren Extremitätenischämie. *TH* Thrombus. **b** Gleiche Einstellung wie in **a** ohne Farbdoppler. Man erkennt das Ausmaß des Thrombus besser als im Farbdoppler: 2 × 1,5 cm. **c** Kontrolluntersuchung nach Abschluss von 2 Zyklen mit ultrahoher Streptokinaselyse. Der *Pfeil* zeigt auf die Stelle, wo der Thrombus war

Abb. 5.7. a Teilthrombosiertes Bauchaortenaneurysma im Querschnitt (ohne Farbdoppler) mit sog. B-colour. Die äußere Ellipse stellt die therapeutisch entscheidende gesamte Ausdehnung des Aneurysmas einschließlich der parietalen Thrombose dar. Die innere Ellipse grenzt das vermeintlich durchflossene Lumen ein. **b** Transversalschnitt desselben Bauchaortenaneurysmas. Der eingeschaltete Farbdoppler erleichtert die genaue Größenbestimmung des noch durchströmten Lumens, das Ausmaß der Thrombosierung und die Beziehung des Aneurysmas zu den umgebenden Strukturen: Gesamtausdehnung im Querschnitt: 5,3 × 5,0 cm. **c** Dasselbe Aneurysma im Längsschnitt. Die Längsausdehnung muss immer mitgemessen werden

[hp]
Aortenthrombus
[hp]
[hp]
AO/QUER
D1= 23.2mm D2= 30.2mm C= 84.2mm A=
D1= 45.0mm D2= 50.7mm C=150.3mm A=
AO/QUER
D1= 27.8mm D2= 35.6mm C= 99.9mm A=
D1= 49.7mm D2= 53.3mm C=161.7mm A=
AO/LAENGS
DISTANCE = 46.0mm
DISTANCE = 77.0mm

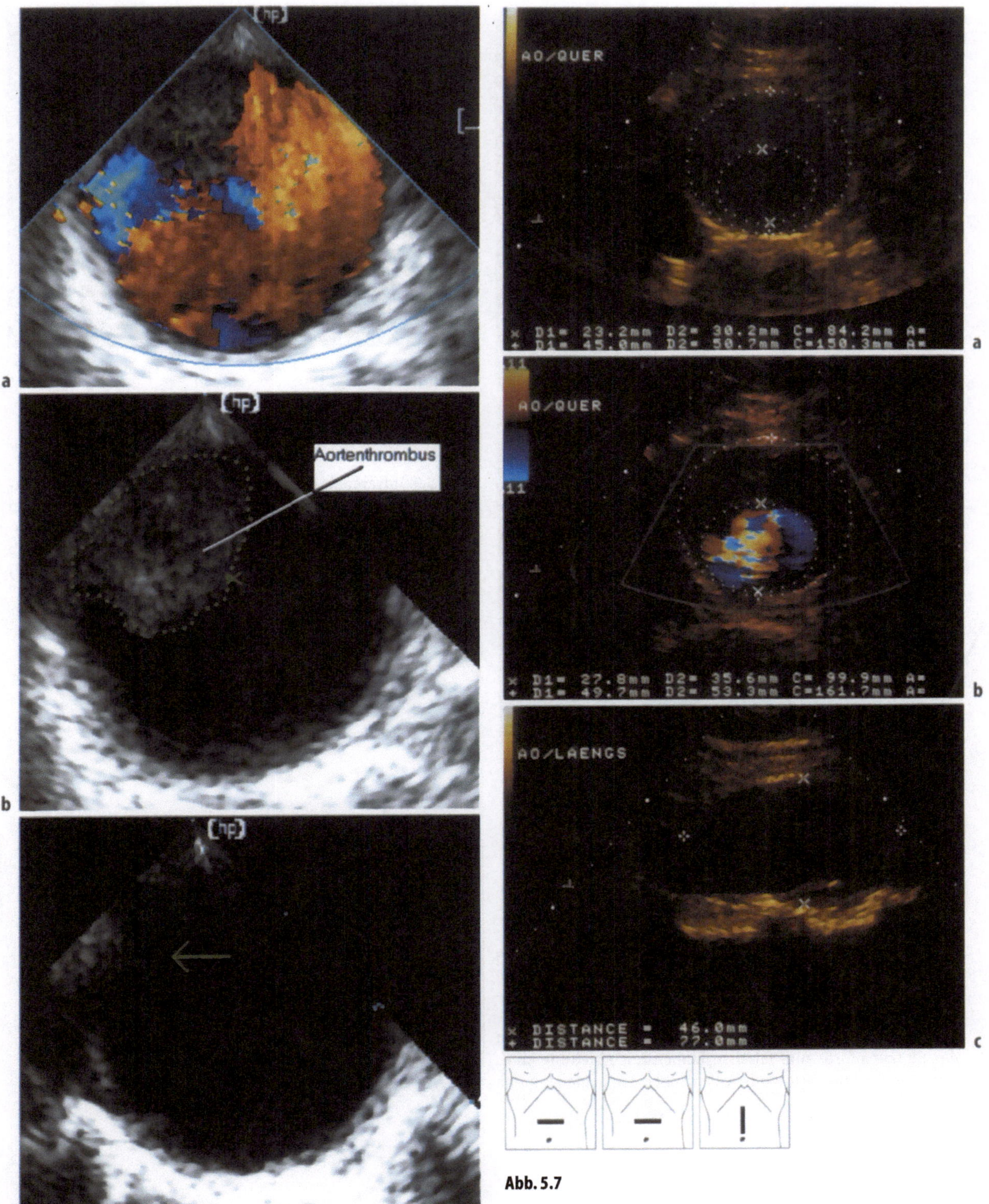

Abb. 5.6

Abb. 5.7

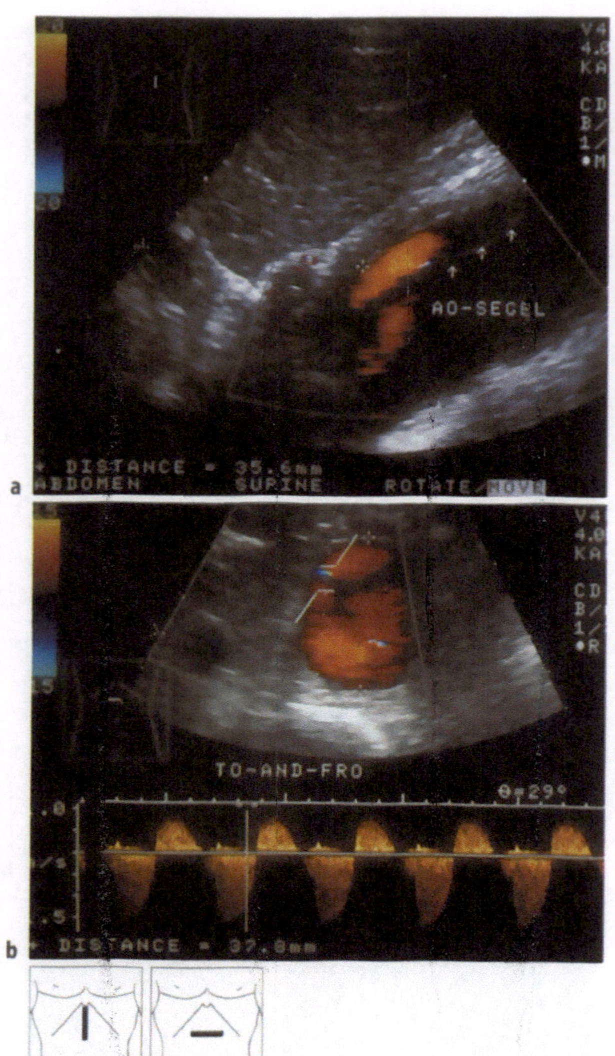

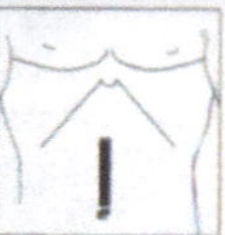

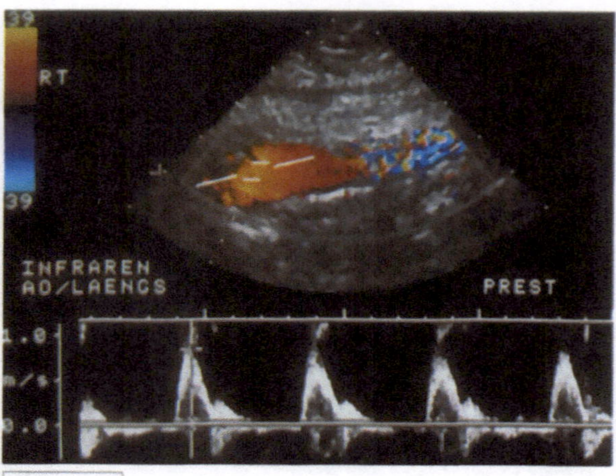

Abb. 5.9. Infrarenale Aortenstenose im Längsschnitt (proximaler Gefäßabschnitt links, distaler Gefäßabschnitt rechts im Bild). Das im prästenotischen Aortensegment platzierte Sample volume leitet ein reguläres Dopplerfrequenzspektrum ab (rot dargestellt; V_{max} = 0,83 m/s). Weiter distal (rechts im Bild) ist eine Lumenreduktion der Aorta mit „Farbmosaikbildung" infolge von Aliasing-Sprüngen und Turbulenzen sichtbar als Hinweis auf eine Lumeneinengung (s. a. Abb. 5.10)

Abb. 5.8. a Longitudinalschnitt bei Dissektion der Bauchaorta. Im bewegten Bild erkennt man die Flapbewegungen der eingerissenen Wand (Aortensegel) und die inhomogenen Strömungsphänomene im wahren und falschen Lumen. Beide Merkmale sind erforderlich, um definitive Aussagen bezüglich einer Aortendissektion machen zu können. **b** Transversalschnitt durch die Bauchaorta bei demselben Patienten. Man erkennt die 2 Lumina. Das Sample volume befindet sich gerade in der Eintrittspforte zum falschen Lumen mit Ableitung eines Hin- und Herflusses (to-and-fro) zwischen den beiden Lumina

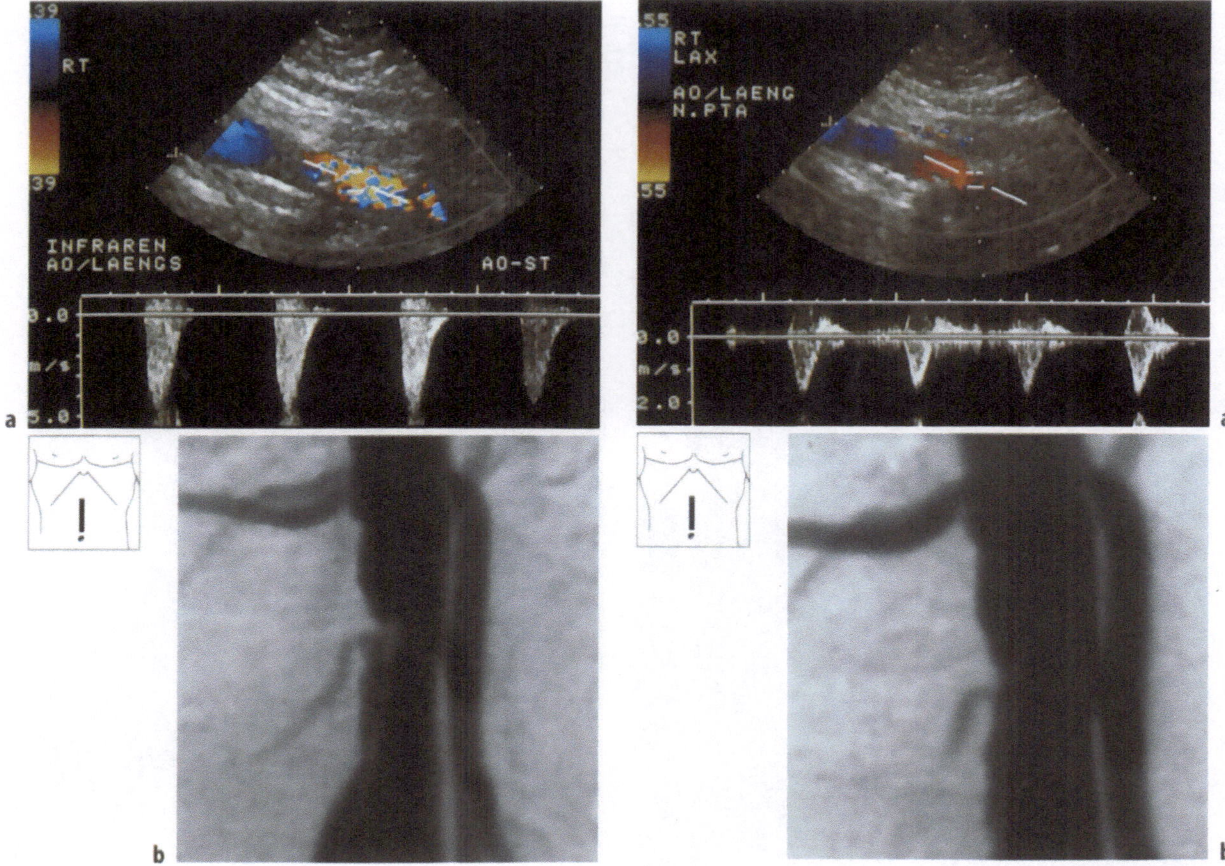

Abb. 5.10. a Längsschnitt durch dieselbe infrarenale Aortenstenose wie in Abb. 5.9. Das in der Stenose platzierte Sample volume leitet eine winkelkorrigierte maximale systolische Flussgeschwindigkeit von ca. 5 m/s ab. Die blaue Farbe (links im Bild) entsteht durch Fluss auf den Schallkopf zu, während die fehlende Farbkodierung (zwischen blau und Mosaik) durch die Senkrechte ($\cos 90° = 0$) bedingt ist. **b** Angiogramm derseleben Aortenstenose vor perkutaner Angioplastie

Abb 5.11. a Infrarenale Aorta nach Angioplastie bei demselben Patienten wie in den Abb. 5.9 und 5.10. Nach PTA ist eine weitgehende Normalisierung der Flussgeschwindigkeit ($V_{max} = 1{,}7$ m/s) eingetreten. **b** Dasselbe infrarenale Aortensegment im Angiogramm nach Angioplastie

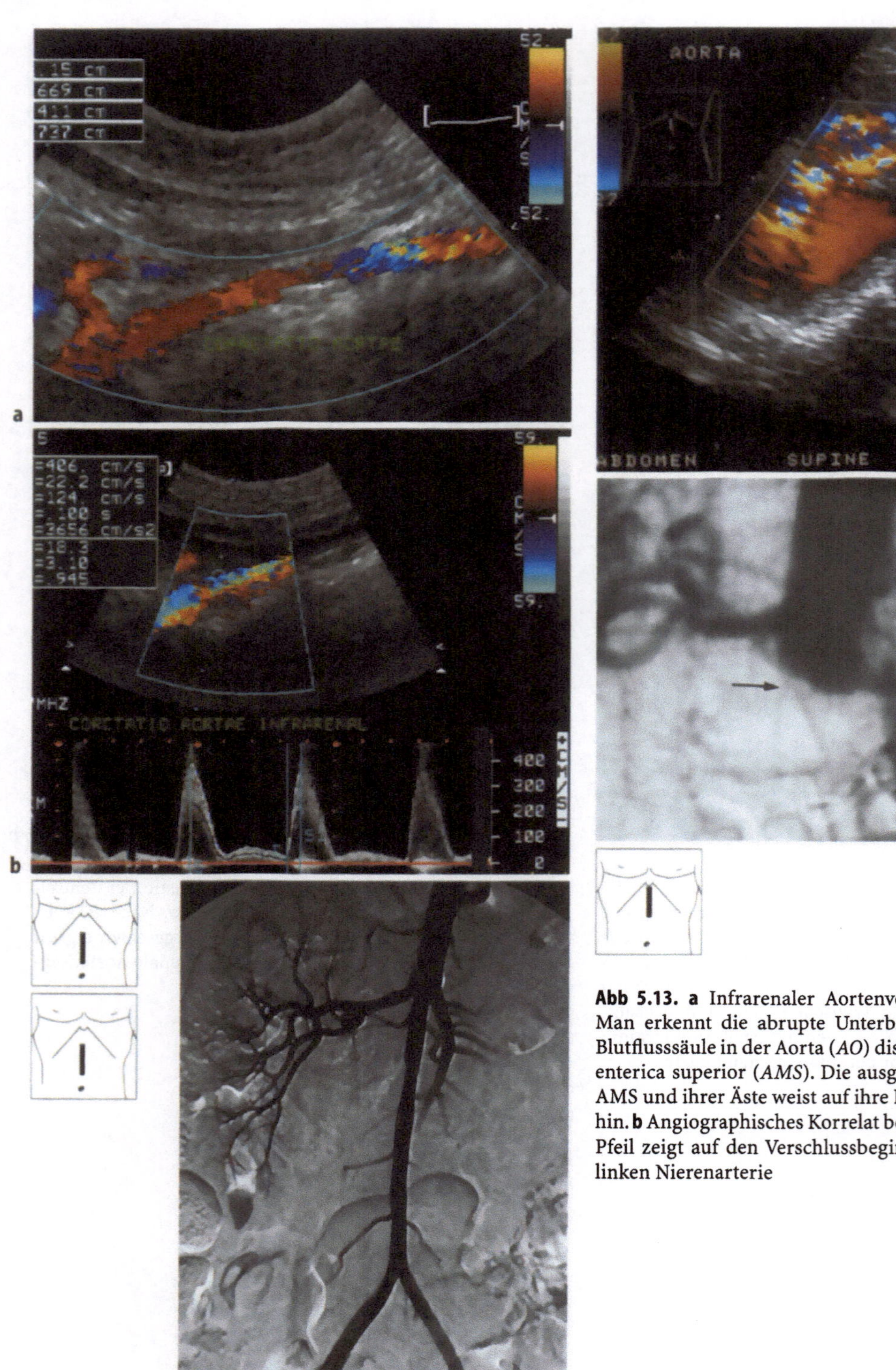

Abb. 5.13. a Infrarenaler Aortenverschluss im Längsschnitt. Man erkennt die abrupte Unterbrechung der farbkodierten Blutflusssäule in der Aorta (*AO*) distal des Abgangs der A. mesenterica superior (*AMS*). Die ausgeprägte Farbkodierung der AMS und ihrer Äste weist auf ihre Kollateralisierungsfunktion hin. **b** Angiographisches Korrelat bei demselben Patienten. Der Pfeil zeigt auf den Verschlussbeginn direkt nach Abgabe der linken Nierenarterie

Abb. 5.12. a Longitudinalschnitt durch die Bauchaorta bei angeborener Coarctatio aortae des infrarenalen Abschnitts bei einer 17-jährigen Patientin. Unterhalb des Abgangs der A. mesenterica superior (links im Bild, rotkodiert) verjüngt sich die Aorta auf einen Durchmesser von 0,5 cm mit Auftreten von Aliasingeffekten. **b** Das in der Aortenstenose platzierte Sample volume leitet ein stenotisches Dopplerspektrum ab. Man erkennt auch periaortale Vibrationsartefakte (V_{max} = 400 cm/s). **c** Angiographisches Korrelat mit Darstellung der längerstreckig enggestellten Aorta

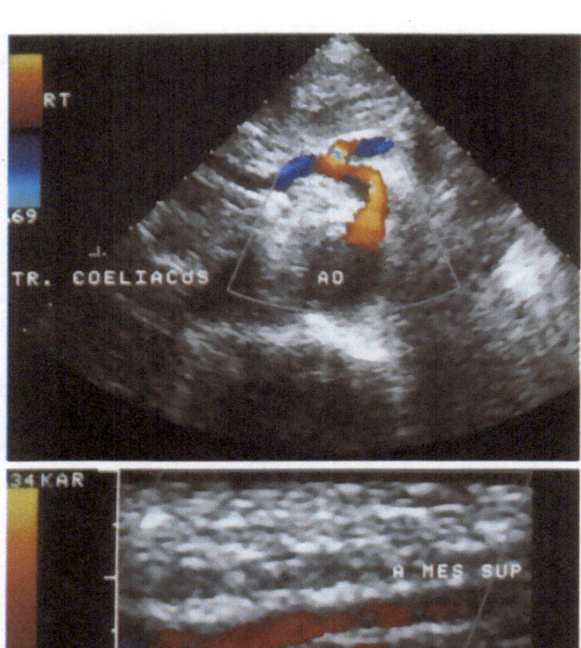

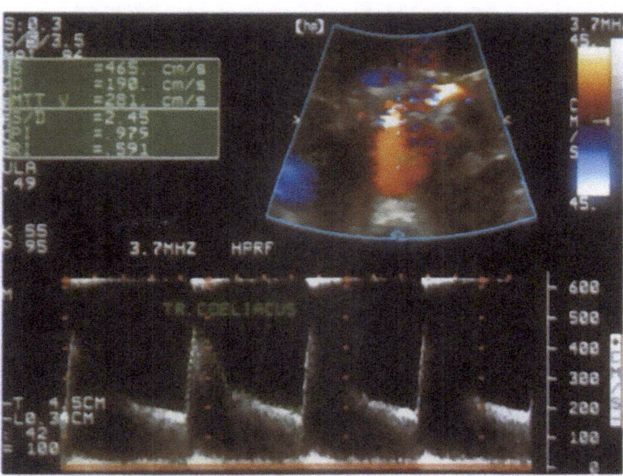

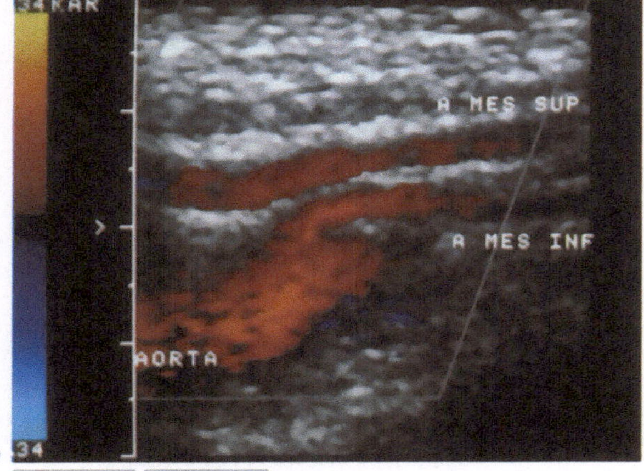

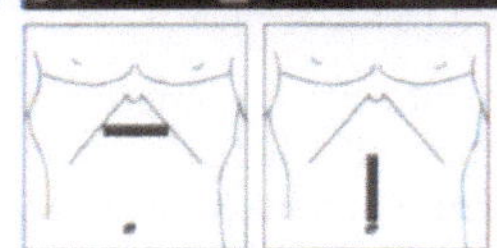

Abb. 5.14. a Normaler Truncus coeliacus im Querschnitt, Normalbefund. Der Truncus coeliacus stellt sich mit seinen beiden Hauptästen, der A. hepatica communis und der A. lienalis, als sog. Geweih-, Springbrunnen- oder Möwenschwingenfigur dar. Die A. hepatica communis kommt linksseitig und die A. lienalis rechtsseitig vom Betrachter zur Darstellung (*Ao* Aorta). **b** Längsschnitt durch die Aorta, die A. mesenterica superior und die Abgangsregion der A. mesenterica inferior bei einer anderen Patientin, Normalbefund. Man sieht die zur Bauchaorta parallel verlaufende A. mesenterica superior, die man über eine längere Strecke verfolgen kann. Da die Patientin sehr schlank ist, konnte ein 5-MHz-Linearschallkopf eingesetzt werden

Abb. 5.15. Stenose des Truncus coeliacus im Transversalschnitt. Links der Aorta (*AO*) ist die im Querschnitt getroffene V. cava inferior (*VCI*, blaukodiert). Es liegt eine hochgradige Stenose des Truncus coeliacus vor (V_{max} = 465 cm/s; V_{min} = 190 cm/s). Zwischen Schallkopf und der Trunkusstenose sieht man Vibrationsartefakte: aufgrund der hohen Flussgeschwindigkeiten in der Stenose entstehen perivaskuläre Gewebevibrationen („Farbnebel"). Es handelte sich um einen Zufallsbefund ohne Beschwerden. Entsprechend waren die beiden anderen Mesenterialarterien frei durchgängig

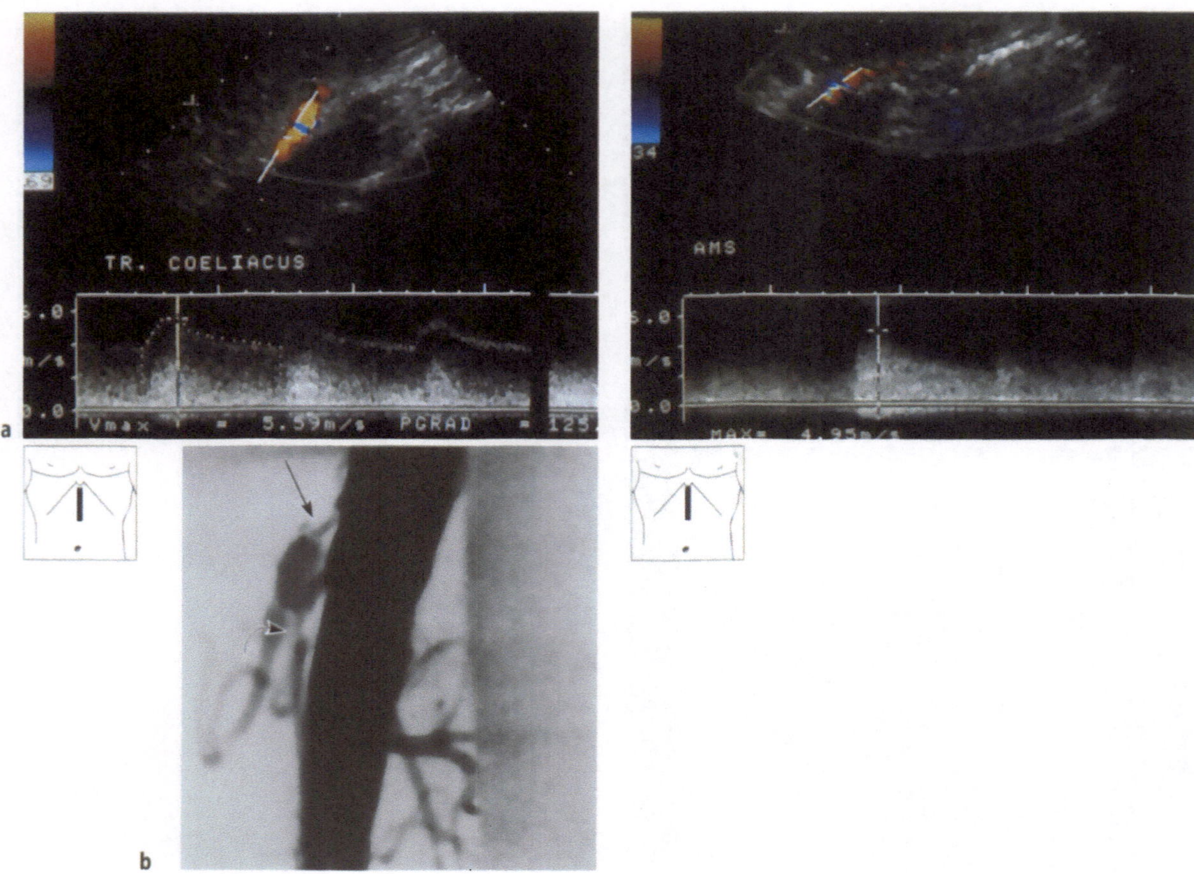

Abb. 5.16. a Längsschnitt durch eine hochgradige Abgangsstenose des Truncus coeliacus. Die Spektralanalyse der intrastenotischen Geschwindigkeitskurve zeigt eine winkelkorrigierte maximale systolische und enddiastolische Geschwindigkeit von 5,6 bzw. 3,8 m/s. **b** Angiographie in 90°-Seitenaufnahme bei derselben Patientin mit Darstellung der hochgradigen Abgangsstenose des Truncus coeliacus (*gerader Pfeil*) und der poststenotischen Dilatation. Es liegt bei der Patientin eine Takayasu-Arteriitis mit Befall der Wand der Bauchaorta und der Abgänge der großen Viszeralarterien vor. Auch die A. mesenterica superior (s. auch Abb. 5.17) ist hochgradig eingeengt (*gebogener Pfeil*)

Abb. 5.17. Hochgradige Stenose der A. mesenterica superior im Längsschnitt bei der Patientin der Abb. 5.16. Die Spektralanalyse zeigt eine maximale systolische und enddiastolische Flussgeschwindigkeit von 4,95 bzw. 2,39 m/s. Diese hohe Geschwindigkeit konnte in dieser Tiefe ohne Aliasing nur mit dem CW-Doppler abgeleitet werden. Die Seitenangiographie aus Abb. 5.16b zeigt diese Stenose der A. mesenterica superior ca. 1 cm nach Abgang aus der Aorta (*gebogener Pfeil*). Die A. mesenterica superior kann farbduplexsonographisch daran erkannt werden, dass sie mit der Aorta einen spitzen Winkel von 15–30° bildet und über eine längere Strecke von 5–7 cm ventral und parallel zur Aorta verläuft

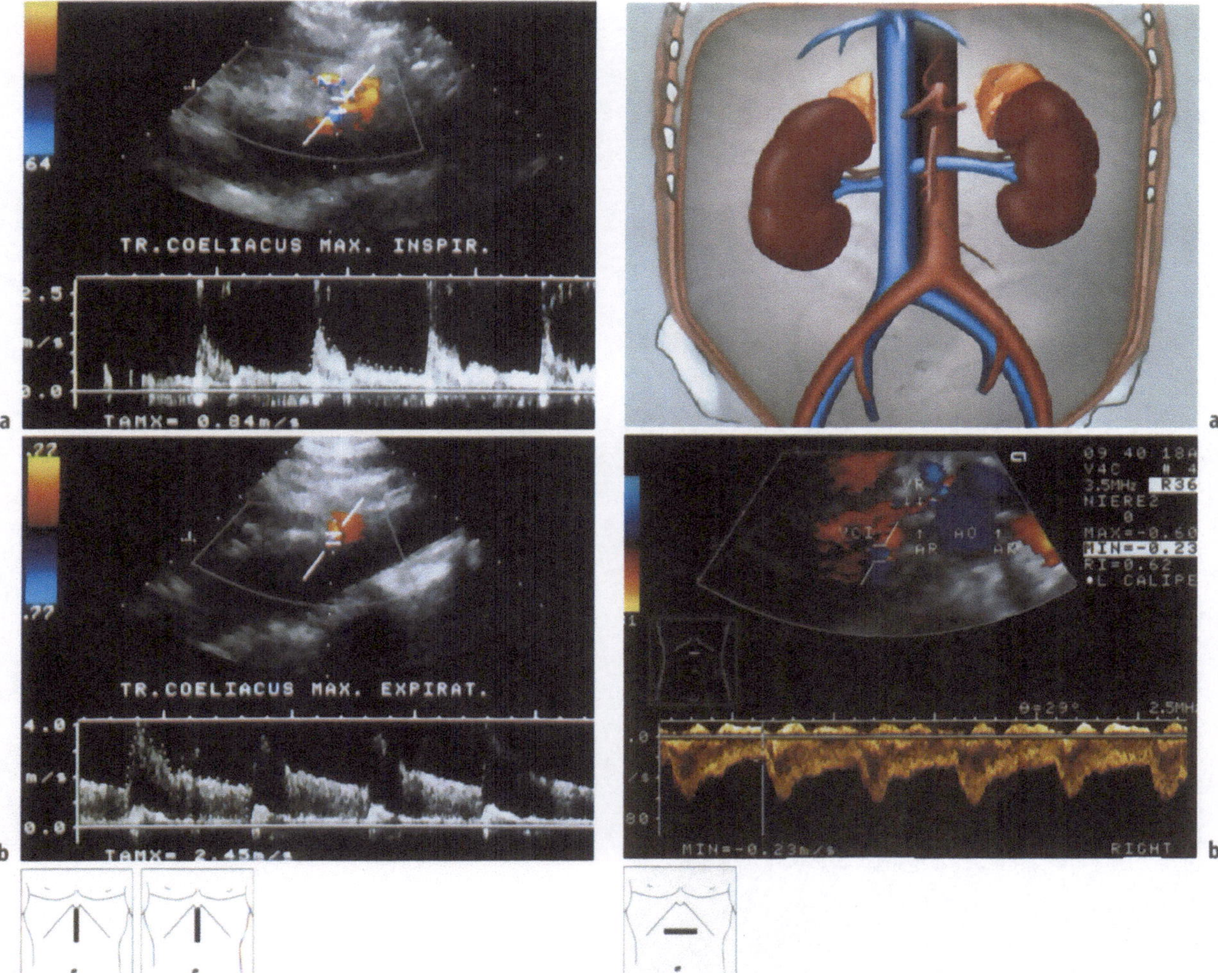

Abb. 5.18. a Abgang des Truncus coeliacus in maximaler Inspirations- und Exspirationsstellung beim Lig.-arcuatum-mediale-Syndrom. Bei diesem Krankheitsbild komprimiert das Lig. arcuatum mediale des Zwerchfells in Abhängigkeit von der Atmung den Truncus coeliacus. Es handelt sich um eine dynamische Kompression, die mit der Inspiration abnimmt (**a**) und mit der Exspiration zunimmt (**b**). Hier sieht man die für dieses Krankheitsbild pathognomonische Zunahme der stenosetypischen Dopplerflussgeschwindigkeit in der Exspiration und ihre Abnahme in der Inspiration. Obwohl diese atemmodulierte Änderung der Kompression des Truncus coeliacus nur ein Epiphänomen und kaum die eigentliche Ursache für die bei diesen Patienten vorhandene Angina abdominalis darstellt, kann sie mit Hilfe der Farbduplexsonographie zur Diagnosestellung herangezogen werden

Abb. 5.19. a Gefäßanatomie des retroperitonealen Raumes mit Darstellung der Nierenarterienabgänge und ihrer räumlichen Beziehung zur A. mesenterica superior, Truncus coeliacus und V. cava inferior. **b** Transversalschnitt durch die Bauchaorta (*AO*, blaukodiert) in Höhe der Abgänge der Nierenarterien (*AR*, *Einzelpfeile*), Normalbefund. Direkt oberhalb der rechten AR ist die im Längsschnitt getroffene linke V. renalis (*VR*, *Doppelpfeile*) abgebildet, die die Aorta von der linken Niere kommend überkreuzt und in die V. cava inferior (*VCI*) einmündet. Die Flussrichtung in der linken VR ist gleich wie in der rechten AR. Oberhalb der VR ist die quer getroffene A. mesenterica superior (blaukodiert). Die A. mesenterica superior kann als Leitgefäß beim Aufsuchen der Nierenarterienabgänge herangezogen werden. Unterhalb der V. cava inferior ist die rechte Nierenarterie zu sehen, aus der der gepulste Doppler eine normale Flussgeschwindigkeitskurve ableitet. Rechts im Bild (vom Betrachter aus gesehen) ist auch die linke Nierenarterie (*AR*, *Einzelpfeil*) rotkodiert abgebildet

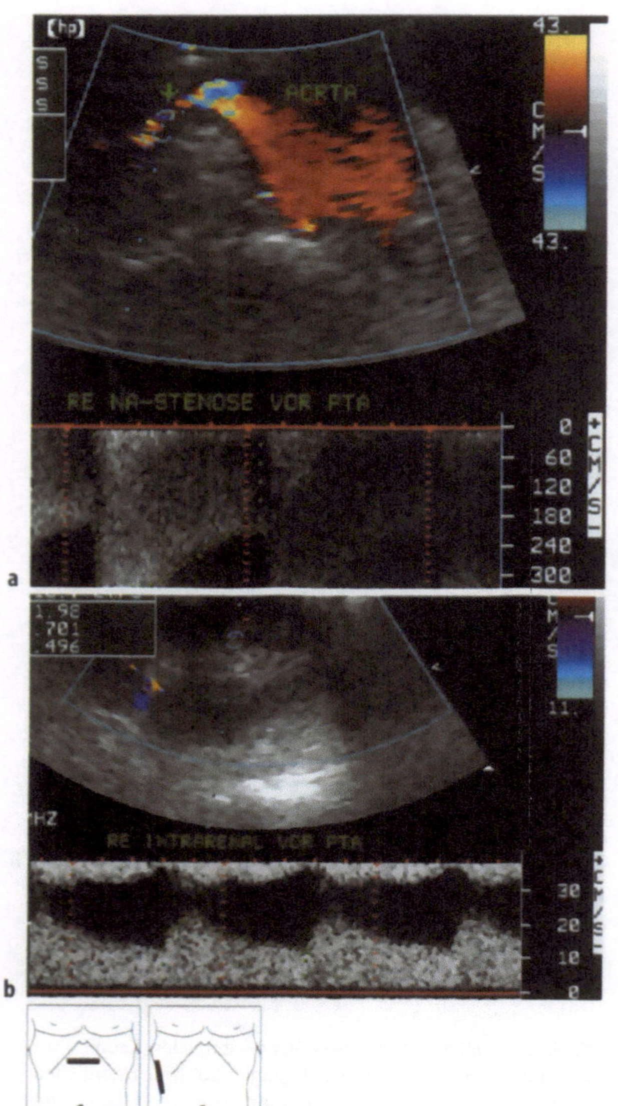

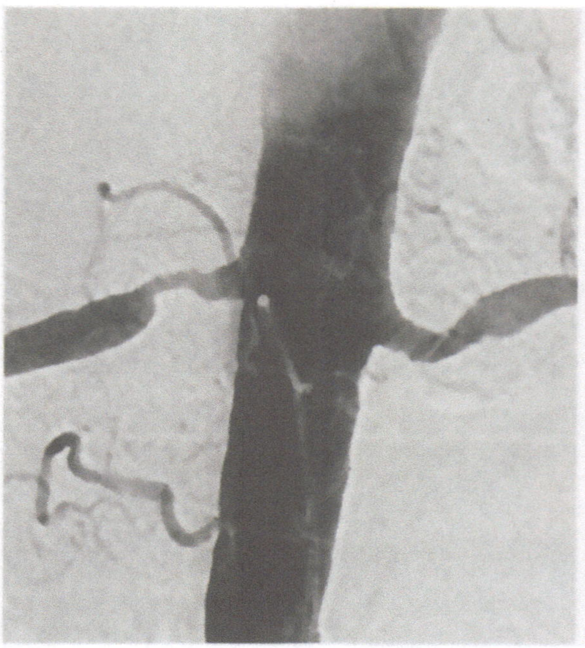

Abb. 5.20. a Tranversalschnitt durch die Aorta in Höhe des Abgangs der rechten Nierenarterie bei hochgradiger Stenose. Die rechte Nierenarterie (*NA*) geht bei 10 Uhr aus der quer getroffenen Aorta und weist duplexsonographisch 1 cm nach Abgang die Einengung auf (*Pfeil*). Das Sample volume des Dopplers ist in der Stenose platziert und leitet so hohe Flussgeschwindigkeiten ab, dass der systolische Wert wegen Aliasing nicht messbar ist. Die enddiastolische Geschwindigkeit allein beträgt $V_{min} = 206$ cm/s. **b** Flankenschnitt mit Ableitung des verminderten intrarenalen Widerstandsindexes vor Dilatation: RI = 0,49. **c** Angiographisches Korrelat vor PTA mit Darstellung der exzentrischen rechten Nierenarterienstenose, die von der Morphologie her dem intimalen Fibroplasietyp der fibromuskulären Dysplasie zuzuordnen wäre

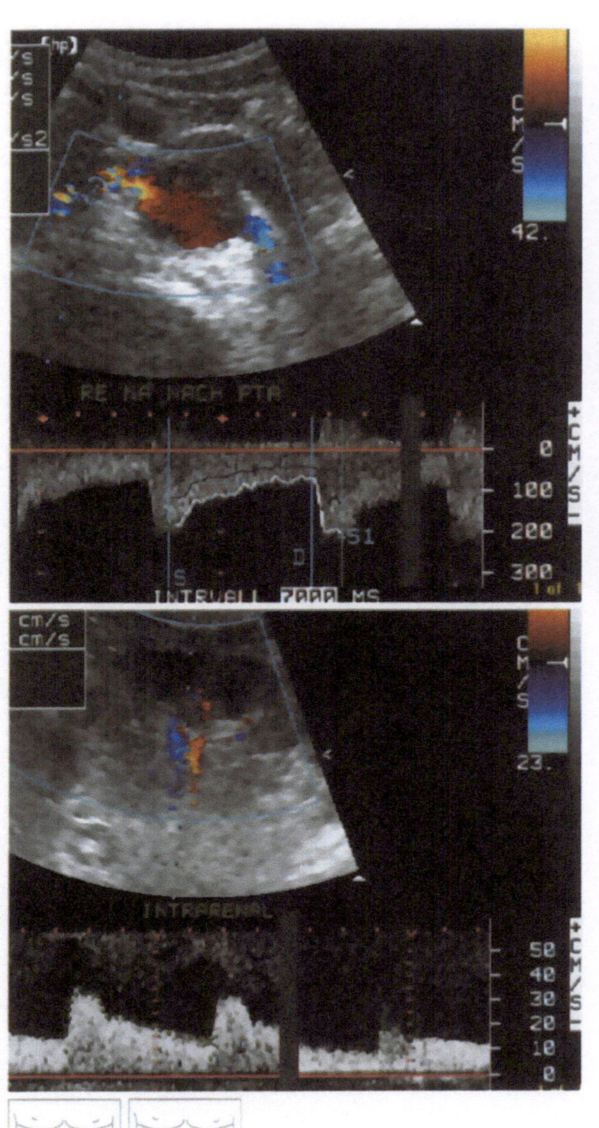
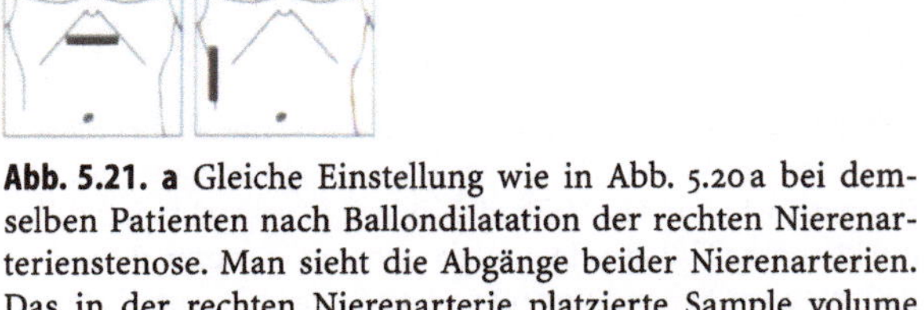
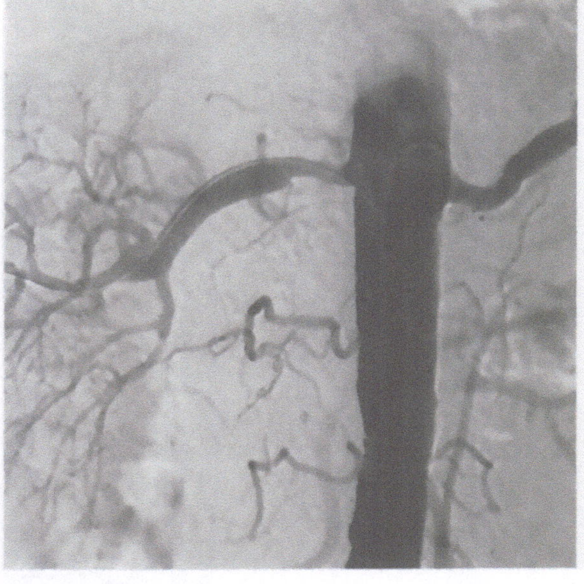

Abb. 5.21. a Gleiche Einstellung wie in Abb. 5.20a bei demselben Patienten nach Ballondilatation der rechten Nierenarterienstenose. Man sieht die Abgänge beider Nierenarterien. Das in der rechten Nierenarterie platzierte Sample volume leitet ein weitgehend normales Dopplerspektrum mit einer V_{max} = 187 cm/s ab. **b** Flankenschnitt mit Normalisierung des intrarenalen Widerstandsindexes nach Dillatation: RI = 0,62. **c** Angiogramm nach Ballondilatation desselben Patienten mit Verbleib nur einer geringradigen Lumeneinengung. Nach Dilatation Normalisierung der vorher hypertensiven Werte

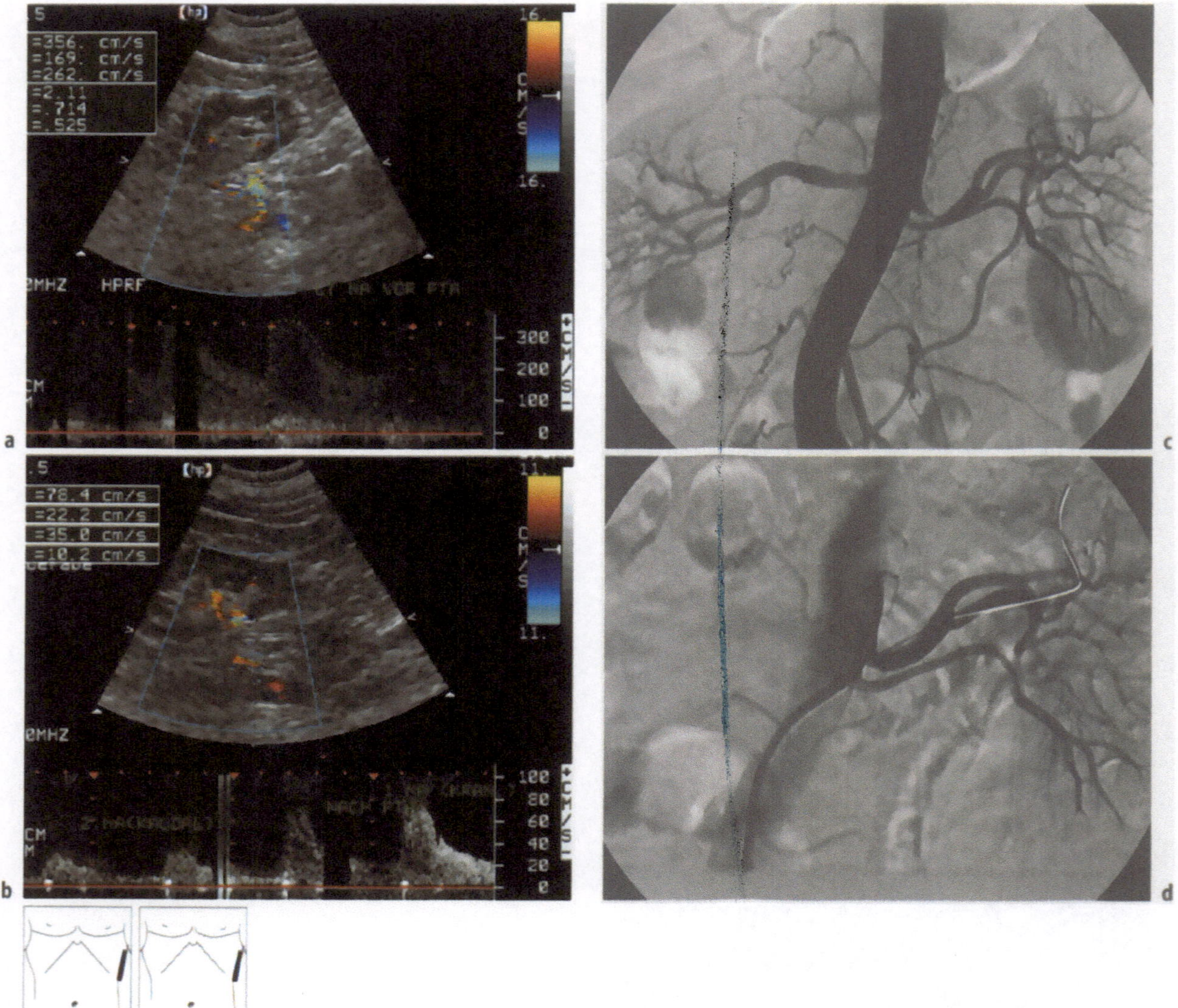

Abb. 5.22. a Darstellung der linken Nierenarterie von der Flanke, hochgradige Abgangsstenose vor Ballondilatation. Die enddiastolische Flussgeschwindigkeit beträgt in der Stenose V_{min} = 169 cm/s. **b** Gleiche Einstellung wie in a nach Ballondilatation (nach PTA). Das Sample volume ist im dilatierten Segment der linken Nierenarterie platziert und leitet eine vollständig normalisierte Dopplerkurve ab: V_{max} = 78 cm/s; V_{min} = 22 cm/s (1. NA kranial). Direkt unterhalb (kaudal) dieser behandelten Arterie befindet sich eine 2. kleinere Nierenarterie (im Schnittbild nicht dargestellt) mit einem ganz anderen Dopplerspektrum (2. NA kaudal, links im Spektraldopplerbild) mit kleineren Flussgeschwindigkeiten. Angiogramm desselben Patienten vor Behandlung (**c**) und direkt nach Ballondilatation (**d**). Man erkennt noch den Führungsdraht in der linken kranialen Nierenarterie und die 2. kleinere, kaudal gelegene Nierenarterie links

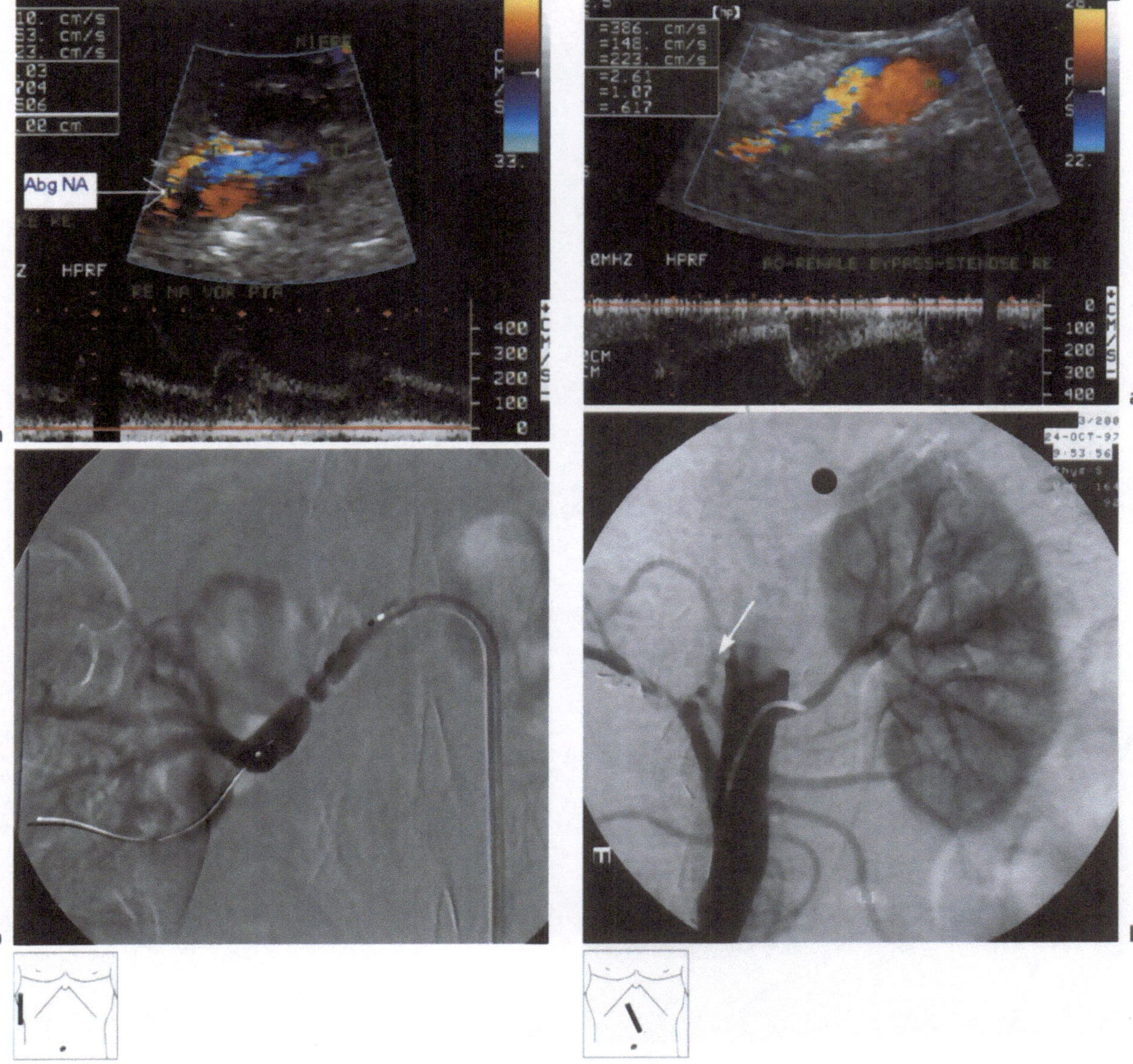

Abb. 5.23. a Flankenschnitt mit Darstellung der hochgradig stenosierten rechten Nierenarterie (*NA*) im mittleren Drittel bei klassischer fibromuskulärer Dysplasie bei einer 30-jährigen Patientin mit Hochdruck. In dieser Anlotung von der rechten Flanke erkennt man im Längsschnitt die leicht schräg verlaufenden großen Gefäßstämme: schallkopffern die Aorta (*AO*, rotkodiert), schallkopfnäher die V. cava inferior (*VCI*, blaukodiert) und ganz schallkopfnah die Strukturen der rechten Niere. Die rechte NA hat einen leicht bogigen Verlauf vom Abgang aus der Aorta (*Pfeil*: Abg. NA) Richtung Niere auf den Schallkopf zu (rotkodiert). Die systolischen und enddiastolischen Flussgeschwindigkeiten in der Stenose betragen: V_{sys} = 310 cm/s bzw. V_{min} = 153 cm/s. **b** Angiographisches Korrelat bei derselben Patientin mit Darstellung des typischen perlschnurartigen Bildes der fibromuskulären Dysplasie mit kurzstreckigen Einengungen und aneurysmatischen Aufweitungen nach Drahtpassage durch die Stenose und direkt vor Ballon-PTA. Rechts im Bild ist der im Abgang der Nierenarterie platzierte Führungskatheter zu sehen

Abb. 5.24. a Schräger Schnitt zur Darstellung eines aortorenalen Venenbypasses rechts bei Bypassrezidivstenose. Die Aorta (*AO*, rechts im Bild, rotkodiert) ist schräg angeschnitten. Nach einem zunächst unauffälligen Bypassverlauf von etwa 3 cm stellt sich farbduplexsonographisch eine hochgradige Stenose dar (V_{max} = 386 cm/s; V_{min} = 148 cm/s). **b** Angiographisches Korrelat bei derselben Patientin. Man erkennt die hochgradige Stenose des rechten aortorenalen Bypasses (*Pfeil*) dort, wo diese Stenosen in der Regel am häufigsten entstehen: am distalen Bypassansatz auf die native Nierenarterie. Man sieht noch die Gefäßklipps

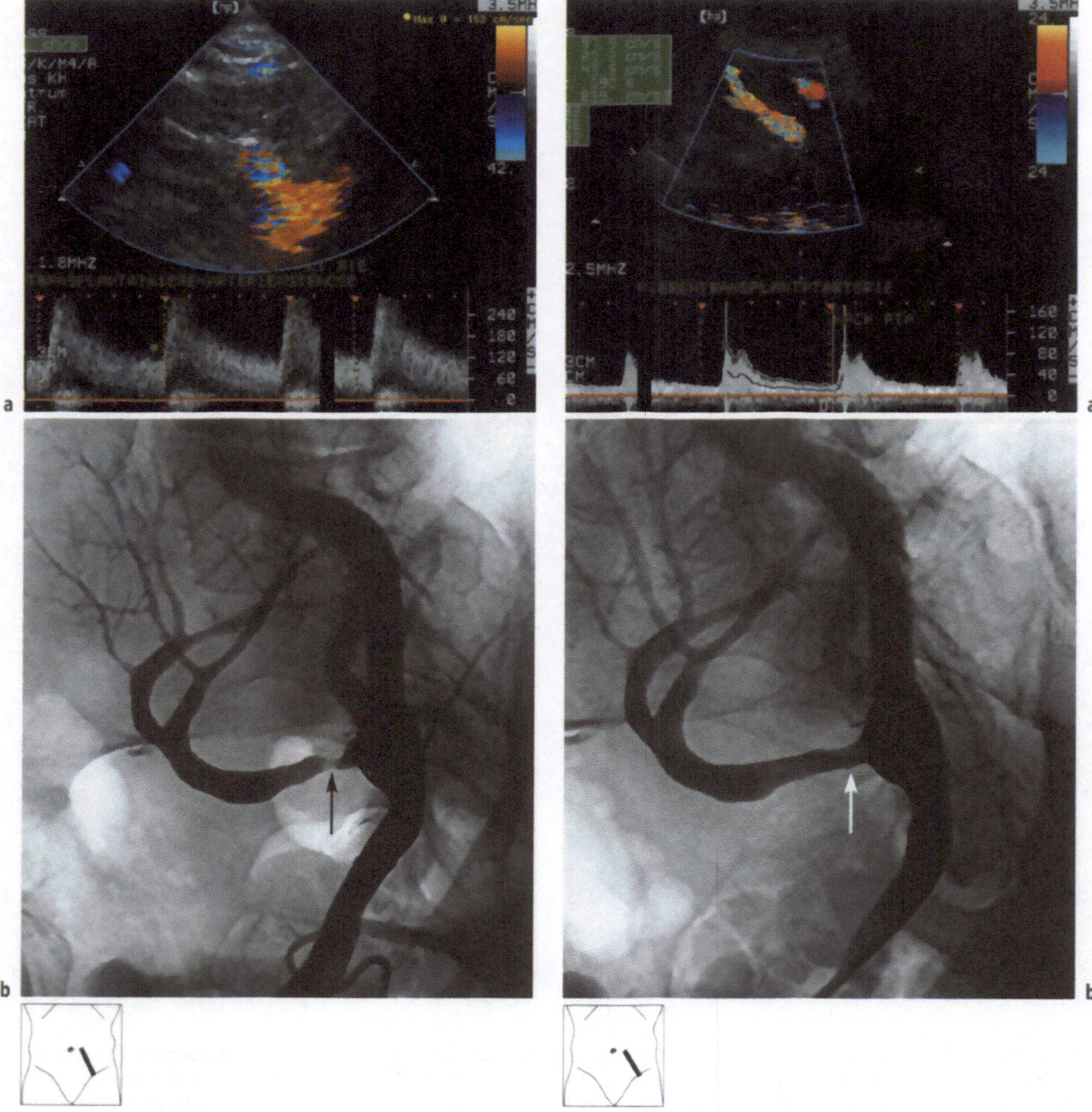

Abb. 5.25. a Longitudinalschnitt durch die linke A. iliaca (*AIE*) bei Abgangsstenose einer Transplantatnierenarterie. Die Transplantatnierenarterie (*NA*) verläuft von der AIE in Richtung Schallkopf. Wegen der oberflächlichen Lage in der Fossa iliaca können die Transplantatniere und ihre Arterie duplexsonographisch leicht dargestellt werden. Beurteilt nach der intrastenotischen enddiastolischen Flussgeschwindigkeit liegt eine hochgradige Stenose vor (V$_{min}$ 152 cm/s) mit Darstellung von Vibrationsartefakten im perivaskulären Gewebe. **b** Angiogramm derselben Patientin vor Ballondilatation mit Abgangsstenose der Transplantatnierenarterie (*Pfeil*)

Abb. 5.26. a Gleiche Einstellung wie in Abb 5.25 a: nach Ballondilatation Normalisierung der Flussgeschwindigkeiten. Die noch bestehenden Aliasingeffekte im farbkodierten Schnittbild sind durch die Wahl eines niedrigen Grenzwertes der Pulsrepetitionsfrequenz bedingt. **b** Angiographisches Korrelat nach Ballondilatation der Abgangsstenose der Transplantatnierenarterie (*Pfeil*)

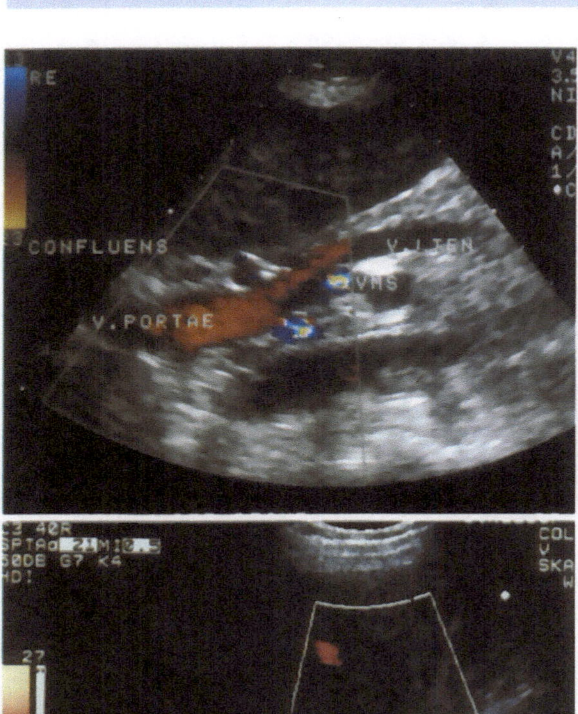

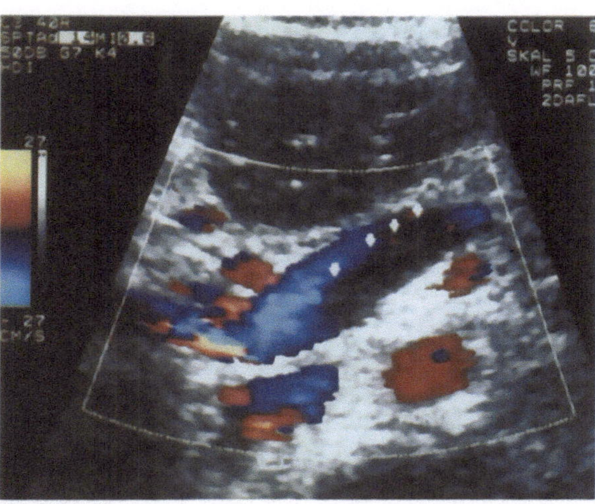

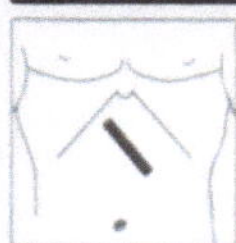

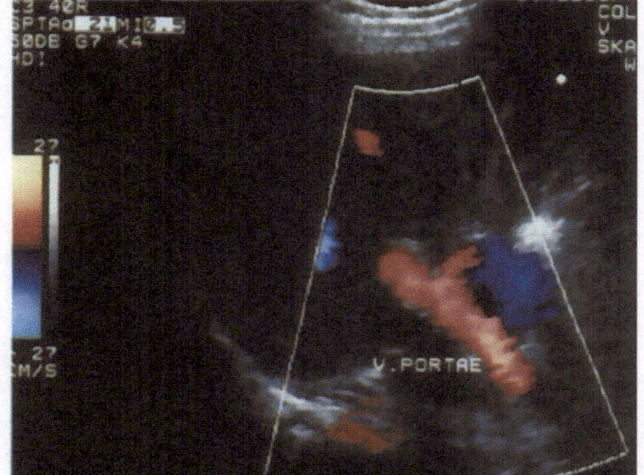

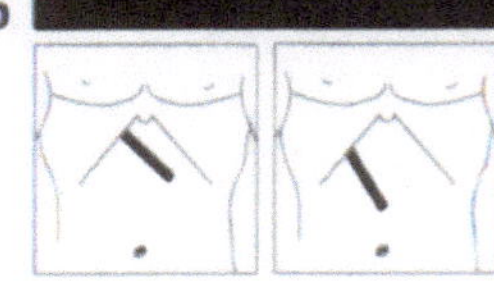

Abb. 5.27. a Längsschnitt durch den Zusammenfluss der V. lienalis (*V. lien*) mit der V. mesenterica superior (*VMS*) zu proximaler V. portae, Normalbefund. Homogene komplette Farbfüllung der Pfortader mit einem normalen Durchmesser von 9 mm (Norm bis 13 mm). Unterhalb der Pfortader ist die V. cava inferior im Schrägschnitt zu erkennen. **b** Darstellung der V. portae stromabwärts in Höhe des Eintritts in die Leber. Pfortaderaneurysma. Der normale Pfortaderfluss auf die Leber (und Schallkopf) zu ist rotkodiert. Im Aneurysma erkennt man deutliche Rückflussanteile (blaukodiert). Solche Aneurysmen des portalvenösen Systems entdeckt man häufiger seit dem Einsatz der Farbduplexsonographie als Zufallsbefund. Sie können angeboren sein oder auf dem Boden einer portalen Hypertension entstehen

Abb. 5.28. Darstellung der V. portae bei Pfortaderthrombose (freundlicherweise überlassen von Herrn Priv. Doz. Dr. Kubale, Saarbrücken). Man erkennt die Flussaussparung in der Pfortader und eine echoarme parietale Thrombose (*Pfeile*) als Zeichen eines frischen thrombotischen Geschehens. Die Flussaussparung war in mehreren Ebenen reproduzierbar. Die farbduplexsonographische Diagnose der Pfortaderthrombose und der Mesenterialvenenthrombose ist seit Jahren etabliert. Wichtig ist dabei die Verlaufskontrolle zur Überwachung der portalen Hämodynamik (z. B. Rekanalisation, Ausbildung von Kollateralen)

Beckenarterien

6.1 Normale Gefäßanatomie aus farbduplexsonographischer Sicht

Die Bauchaorta teilt sich zwischen LWK 4 und LWK 5 in die beiden Aa. iliacae communes auf. Von außen gesehen befindet sich die Aortenbifurkation etwa in Nabelhöhe. Die *A. iliaca* communis hat einen Durchmesser von 0,6–1,2 cm und kann in ihrer ganzen Länge farbduplexsonographisch problemlos untersucht werden. Die A. iliaca interna hingegen kann duplexsonographisch in der Regel nur im Abgangsbereich beurteilt werden. Die A. iliaca externa ist die größere der beiden Äste der A. iliaca communis und duplexsonographisch ebenfalls gut darstellbar. Ihr Diameter kann zwischen 0,5 und 1 cm schwanken. Der farbduplexsonographische Längsschnitt der gesamten A. iliaca communis und externa ist im Sektorscan mit einer leicht durchhängenden „Wäscheleine" vergleichbar: In Höhe der Aortenbifurkation taucht sie in die Tiefe ein und erreicht beim liegenden Patienten etwa in Höhe des Abganges der A. iliaca interna den tiefsten bzw. am meisten posterior gelegenen Punkt, um im Bereich der A. iliaca externa einen nach oben, d. h. ventral gerichteten Verlauf zu nehmen (Abb. 6.1). Ist der Abgang der A. iliaca interna farbduplexsonographisch nicht darzustellen, beispielsweise

beim Verschluss der A. iliaca interna oder bei ungünstigen Schallbedingungen, kann der Übergang der A. iliaca communis zur A. iliaca externa nicht genau angegeben werden. In diesen Fällen kann nur annäherungsweise angenommen werden, dass die Gegend des tiefsten Punktes dieses sonographischen „Beckenarterienbogens" der Iliakagabelregion entspricht. In der Regel entfallen etwa 1/3 der gesamten Beckenarterienlänge auf die A. iliaca communis und 2/3 auf die A. iliaca externa. Die A. iliaca externa geht in Höhe des Lig. inguinale (anatomische Grenze) bzw. in Höhe des Hüftgelenksspaltes (radiologische Grenze) in die A. femoralis communis über.

6.2 Untersuchungstechnik und Dokumentation

Um bei einer Eindringtiefe von bis zu 15–20 cm gute morphologische, farbkodierte und dopplersonographische Ultraschallsignale erhalten und dabei auch den zyklischen Flussänderungen Rechnung tragen zu können, bedarf es eines 2- bis 3,5-MHz-Sektor- oder Vektorschallkopfes sowie einer Farbfensterfunktion. Ein einstellbares Farbfenster zusammen mit einer höheren Pulsrepetitionsfrequenz (PRF) soll die in der klinischen Anwendung wünschenswerten Bildaufbauraten von über 17 Bildern/s ermöglichen.

6.2.1 Untersuchungsablauf

Die farbduplexsonographische Untersuchung der Beckenarterien findet grundsätzlich nach einer ausreichenden Ruhephase in Rückenlage statt. Diese notwendige Ruhephase hängt vom Ausmaß der arteriellen Verschlusskrankheit ab und kann bei ausgedehnten und schlecht kompensierten Obliterationen der Becken- und Beinarterien bis zu 45 min betragen. Gerade bei Untersuchungen mit quantitativen Flussgeschwindigkeitsmessungen empfiehlt es sich, den Patienten im Rollstuhl (oder im Bett) zum Duplexlabor zu fahren oder ihn vor der Untersuchung ausruhen zu lassen, um falsch-positive Bestimmungen aufgrund einer pathologischen Hyperämiereaktion zu vermeiden, da die Referenzwerte in der Regel Ruhewerte sind.

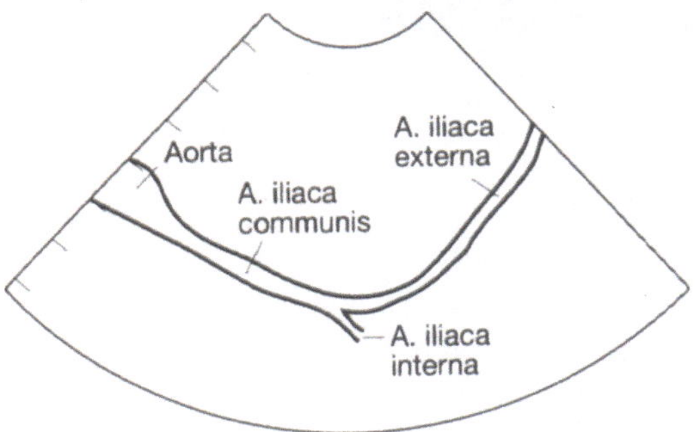

Abb. 6.1. Schematische Darstellung einer longitudinalen Schnittführung bei der farbduplexsonographischen Untersuchung der Beckenarterien. Die A. iliaca interna entspringt vom tiefsten Scheitelpunkt dieses von den Aa. iliaca communis und externa gebildeten Gefäßbogens. Ebenfalls in dieser Höhe ist der Zusammenfluss der Vv. iliaca externa und interna zu finden (näheres s. Text)

Es ist vorteilhaft, eine systematische laboreigene Reihenfolge der Untersuchung konsequent einzuhalten (z. B. von proximal nach distal, rechte Seite vor der linken Seite etc.), um Verwechslungen bei der anschließenden Befundung zu vermeiden. Beim Nachweis einer Stenose muss das Sample volume des gepulsten Dopplers so platziert werden, dass die *maximal registrierbare* winkelkorrigierte *Flussgeschwindigkeit im Stenosejet* zur Beurteilung der hämodynamischen Wirksamkeit der Beckenarterienstenose *gemessen werden kann*. Dabei soll versucht werden, den Winkel zwischen Dopplerstrahl und Fließachse < 55° zu halten; quantitative hämodynamische Messungen bei einem Winkel > 60° sind unbrauchbar. Bei Verdacht auf Verschluss der Beckenarterien muss die Pulsrepetitionsfrequenz (PRF) des Farbdopplers herabgesetzt, d. h. die Flusssensitivität des Farbdopplers erhöht werden, um niedrige Flussgeschwindigkeiten nicht zu übersehen.

6.2.2 Schnittebenen

Die Untersuchung der Beckenarterien erfolgt in der Longitudinal- und in der Transversalebene. Für jede dieser Ebenen wird die Farbdopplerskala (Pulsrepetitionsfrequenz) eigens so eingestellt, dass in einer normalen Arterie eine satte, homogene Farbkodierung des durchströmten Lumens erreicht wird, ohne dass Aliasingeffekte auftreten. Für den weniger Erfahrenen empfiehlt es sich, mit einer orientierenden Untersuchung in der Transversalebene zu beginnen und dabei besonders auf die Gefäßweite, eventuelle Wandthromben, den Verlauf der Arterien und Venen, den Abgang der A. iliaca interna und auf eventuelle Mosaikphänomene (Aliasingeffekte) achtzugeben. Anschließend kann die Untersuchung in der Longitudinalebene mit geeigneter Einstellung der Farbdopplerskala fortgesetzt werden. Im Längsschnitt erfolgen dann die hämodynamische Beurteilung der Stenose durch Messung der Flussgeschwindigkeit und die Verschlusslängenbestimmung. Die Arterien werden im Längsschnitt so eingestellt, dass die proximalen Abschnitte links im Sektorbild und die distalen rechts vom Betrachter aus gesehen abgebildet werden (Empfehlungen zur Qualitätssicherung 1999, s. S. 177).

6.2.3 Dokumentation und Befundung

Siehe Abschnitt 7.2.3.

6.3 Diagnosekriterien und ihr Stellenwert

Für die duplexsonographische Diagnose einer Iliakaarterienstenose wird als quantitatives hämodynamisches Kriterium die Erhöhung der winkelkorrigierten maximalen systolischen Flussgeschwindigkeit in der Stenose um 100 % gegenüber der prästenotischen Geschwindigkeit herangezogen (Jäger et al. 1985; Legemate et al. 1991; Moneta et al. 1993). Dieses Vorgehen setzt also die Bestimmung der winkelkorrigierten Geschwindigkeit sowohl im gesunden, prästenotischen Gefäßabschnitt als auch in der Stenose voraus. Dieses Verhältnis der Flussgeschwindigkeiten in der Stenose und vor der Stenose

Tabelle 6.1. Kriterien zur Einteilung farbduplexsonographischer Befunde an den peripheren Arterien. *Vel. ratio*: velocity ratio oder Verhältnis der systolischen Maximalgeschwindigkeit in der Stenose zur systolischen Flussgeschwindigkeit im proximalen Arterienabschnitt. (Nach Jäger et al. 1985; Cossman et al. 1989; Legemate et al. 1991; Strauss et al. 1993c

Befundkategorie	Farbduplexsonographie	Angiographie
Normalbefund	Vel. ratio < 1,5; glatte Wände	Glatte Arterienwände
Nichtstenosierende Plaques	Vel. ratio < 1,5; Wandveränderungen	1–29 % Diameterreduktion
Geringgradige Stenose	Vel. Ratio 1,5–1,9	30–49 % Diameterreduktion
Mittelgradige Stenose	Vel. ratio 2–4	50–75 % Diameterreduktion
Hochgradige Stenose	Vel. ratio > 4	76–99 % Diameterreduktion
Stenose ohne nähere Angabe	Vel. ratio > 2	> 50 % Diameterreduktion
Verschluss	Fehlendes Farbflusssignal	Kein Kontrastmittelfluss
Aneurysma	> 1,5-fache Diameterzunahme	> 1,5-fache Diameterzunahme

wird auch als systolisches Geschwindigkeitsverhältnis (Peak velocity ratio, PVR) bezeichnet. Übersteigt das Verhältnis der intra- und prästenotischen Flussgeschwindigkeiten den Faktor 4, kann man in aller Regel sogar von einer hochgradigen, über 75–80 %igen Diameterstenose ausgehen (Tabelle 6.1).

Bei Stenosen der A. iliaca kann ferner durch Applikation der vereinfachten Bernoulli-Gleichung ($P = 4 \times V_{max}^2$), die die Beziehung zwischen Druckdifferenz und Geschwindigkeit im Bereich von Stenosen beschreibt, der Druckabfall über der Stenose ermittelt werden (s. Ausführungen im Abschnitt 2.2.2). Für die Berechnung des *maximal-instantanen Druckabfalls* ist die Kenntnis der winkelkorrigierten ($<50°$) maximalen systolischen Flussgeschwindigkeit (V_{max}) im Stenosejet ausreichend. Für die Kalkulation der hämodynamisch wichtigeren mittleren Druckdifferenz hingegen ist das Umfahren der winkelkorrigierten Stenosejetgeschwindigkeit mit dem elektronischen Cursor über einen kompletten Zyklus erforderlich. Der für die Berechnung des mittleren Druckabfalls notwendige Algorithmus ist heute in allen kardiovaskulären Duplexgeräten implementiert. Im Vergleich mit der invasiven Kathetermessung hat sich die duplexsonographische Bestimmung des Druckabfalls als eine zuverlässige und elegante Methode erwiesen, die hämodynamische Wirksamkeit einer Beckenarterienstenose nichtinvasiv vorherzusagen. Bei der Gegenüberstellung gleicher Parameter betrugen die Korrelationen zwischen den invasiv und nichtinvasiv bestimmten Druckgradienten r = 0,77–0,80 (Strauss et al. 1993b). Voraussetzung für diese Berechnung ist eine Winkelkorrektur zwischen Dopplerstrahl und Fließachse des Blutes, die aber für diesen besonderen Zweck 50° nicht überschreiten soll (s. auch 2.2.2).

Das komplette Fehlen eines Farbdopplersignals in der Beckenarterie in den beiden Ebenen – bei hoher Flusssensitivität und gleichzeitiger Darstellbarkeit der begleitenden Beckenvene – ist für einen Verschluss der A. iliaca beweisend. Von einem Beckenarterienaneurys-ma kann man ausgehen, wenn der Querdurchmesser der A. iliaca 1,8 cm erreicht und überschreitet. Besser ist aber die Anwendung des für das Bauchaortenaneurysma Gesagten: Ein Beckenarterienaneurysma ist auch definiert als eine mehr als 50 %ige Erweiterung des Arterienlumens bezogen auf das nichtbefallene proximale Arteriensegment (Johnston et al. 1991). Dies ist besonders wahr für kleinkalibrige Beckenarterien. Beckenarterien treten meist zusammen mit Bauchaortenaneurysmen als deren distale Fortsetzung auf (s. Abb. 5.3). Isolierte Beckenarterienaneurysmen kommen selten vor und betreffen in 70–80 % der Fälle die A. iliaca communis und in 20–30 % die A. iliaca interna. Die A. iliaca externa bleibt meist ausgespart (Übersicht bei Cronenwett et al. 2000).

Untersuchungsschwierigkeiten, die zu falsch-positiven oder -negativen Ergebnissen führen können, sind in folgenden Situationen denkbar:

- Schallschatten, die durch Gefäßwandverkalkungen bedingt sind, können einen Gefäßverschluss vortäuschen; hier helfen der Vergleich der Arteriensignale distal und proximal und die Darstellung der gleichnamigen Begleivene weiter;
- hochgradige Stenosen können bei mäßiger Beschallbarkeit als Verschluss interpretiert werden. Hier empfiehlt sich, die Flusssensitivität zu erhöhen;
- ein Verschluss kann übersehen oder in seiner Länge unterschätzt werden, wenn eine großkalibrige Kollaterale parallel zum Hauptgefäß verläuft;
- bei niedrigen postokklusiven Flussgeschwindigkeiten kann die Verschlusslänge überschätzt werden. Auch hier sollte die Flusssensitivität erhöht werden.

Unter Berücksichtigung der o. g. Fallstricke hat die Farbduplexsonographie im Bereich der Beckenarterien eine diagnostische Treffsicherheit gegenüber der intraarteriellen Angiographie von 83–92 % (Moneta et al. 1992; Allard et al. 1994; Strauss et al. 1993c; de Smet et al. 1996; Elsman et al. 1997; Tabelle 6.2).

Tabelle 6.2. Sensitivität, Spezifität und Treffsicherheit der Duplexsonographie im Vergleich zur Angiographie bei der Erfassung von Beckenarterienstenosen und -verschlüssen

Autor	Duplexkriterium	Referenzmethode	Sensitivität (%)	Spezifität (%)	Treffsicherheit (%)
Cossman et al. 1989	PSV >200 cm/s	Konventionelle Angio	81	98	92
Legemate et al. 1991	PVR ≥ 2,5	i. a. DAS	89	92	91
Moneta et al. 1992	PVR >2	Konventionelle Angio oder i. a. DAS	89	99	Nicht angegeben
Allard et al. 1994	Nicht angegeben	Konventionelle Angio	83	96	92
Strauss et al. 1993c	PVR >2	Konventionelle Angio oder i. a. DSA	87	73	83
De Smet et al. 1996	PVR ≥2,8	Konventionelle Angio	86	84	85

6.4 Indikationen

Die Farbduplexsonographie ist keine Screeningmethode. Ihr Einsatz ist grundsätzlich nur nach vorhergehender Anamnese, entsprechender klinischer Untersuchung, Belastungsoszillogramm (oder CW-Dopplersonographie) und Dopplerknöcheldruckmessung indiziert. In Übereinstimmung mit anderen Autoren (Neuerburg-Heusler u. Hennerici 1995; Podhaisky et al. 1996) befürworten wir keine Farbduplexsonographie, wenn die genannten vorherigen Untersuchungen unauffällig sind, und plädieren außerdem für den gezielten Einsatz der Methode zur Beantwortung spezieller diagnostischer Fragestellungen. Unter Beachtung dieser Vorgaben kann sie sowohl zur Therapieplanung vor als auch zur Therapie- bzw. Verlaufskontrolle nach einem interventionellen oder gefäßchirurgischen Eingriff eingesetzt werden. Die Farbduplexsonographie ist die Methode der 1. Wahl zur genauen Lokalisierung und zur Erfassung der *Art des Beckenstrombahnhindernisses* (Stenose oder Verschluss). Sie kann zur direkten Bestimmung der *hämodynamischen Wirksamkeit einer Beckenarterienstenose* (Bestimmung des Druckabfalls) eingesetzt werden, und zwar gerade bei Patienten mit nachgeschalteten femoropoplitealen Obstruktionen, was eine bessere Therapieplanung (z. B. therapeutische Verbesserung der proximalen Strombahn vor der distalen Strombahn) ermöglicht. Außerdem ist die *Bestimmung der Verschlusslänge* eines Iliakaarterienverschlusses möglich. Beim Verdacht auf ein Strombahnhindernis proximal des Leistenbandes sollten die Beckenarterien zunächst farbduplexsonographisch untersucht und die winkelkorrigierte Flussgeschwindigkeit abgeleitet werden. Auch können Aneurysmen oder Dissektionen der Beckenstrombahn erfasst werden. Immer häufiger kommt es im klinischen Alltag vor, dass angiographisch zweideutige Befunde auf ihre funktionelle Bedeutung mit der Farbduplexsonographie überprüft werden.

Nach einem interventionellen Kathetereingriff wird die Duplexsonographie zur direkten Kontrolle des Therapieerfolges in der Beckenarterie und im Rahmen der *Rezidivüberwachung* – insbesondere bei nachgeschalteten femoropoplitealen Verschlüssen – eingesetzt. Die Kontrolle der Durchgängigkeit von anatomischen oder extraanatomischen Bypässen ist ein weiteres Anwendungsfeld der farbkodierten Duplexsonographie. Ferner können die proximalen und distalen Anastomosenverhältnisse eines aortoiliakalen oder -femoralen Bypasses hervorragend mit dieser Technik beurteilt werden.

6.5 Atlasteil

Abb. 6.2–6.16

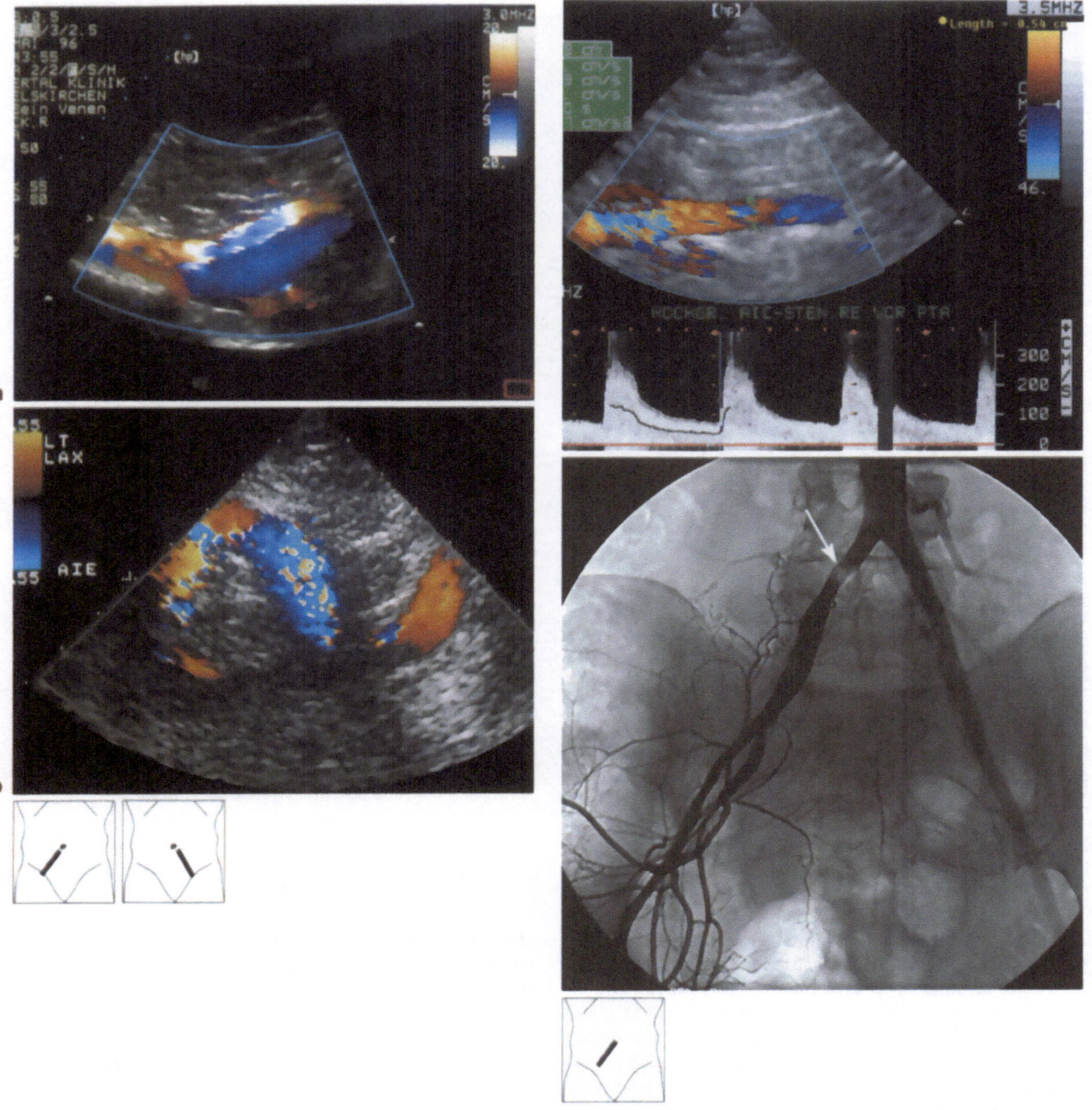

Abb. 6.2. a Longitudinalschnitt durch die A. iliaca communis (*AIC*), Iliakagabel, A. iliaca interna und A. iliaca externa (*AIE*), Normalbefund. Flussrichtung von links nach rechts in der Arterie und von rechts nach links in der Vene. Die A. iliaca interna entspringt vom tiefsten Scheitelpunkt dieses Gefäßbogens. Ebenfalls in dieser Höhe ist der Zusammenfluss der Vv. iliaca externa (*VIE*) und interna (*VII*) zur V. iliaca communis (*VIC*) zu finden. Auf diese Weise kann eine Lokalisierung von pathologischen Veränderungen erleichtert werden. **b** Aa. iliaca communis und externa im Längsschnitt (bei einem anderen Patienten). Ausgeprägte Arterienelongation. Farbkodierung und Flussrichtung wie in Abb. 6.2 a. Die Schlängelung der elongierten Arterienabschnitte lässt sich nicht immer in einer einzigen Schnittebene darstellen, sondern muss aus verschiedenen Schnittebenen zusammengesetzt werden. Wenn der Abgang der A. iliaca interna nicht zu sehen ist, kann der Übergang von der A. iliaca communis zur A. iliaca externa nicht genau angegeben werden

Abb. 6.3. a Longitudinalschnitt durch die distale A. iliaca communis bei einer Patienten mit Stenose der A. iliaca communis (*AIC*). Das in der Stenose platzierte Sample volume leitet ein Dopplerspektum ab, das einer hochgradigen Einengung entspricht (V_{max} = 300 cm/s; V_{min} = 77 cm/s). In der Stenose besteht ein mehrfaches Aliasing mit perivaskulären Gewebevibrationen im farbkodierten Schnittbild. Die zur Ballongrößenbestimmung zwecks PTA durchgeführte Durchmesserbestimmung der AIC ergibt einen Durchmesser von 5,4 mm. **b** Angiographisches Korrelat beim selben Patienten. Darstellung der Stenose der A. iliaca communis (*Pfeil*), deren Hochgradigkeit angiographisch (zumindest in dieser Ebene) nicht eindeutig abgeschätzt werden kann

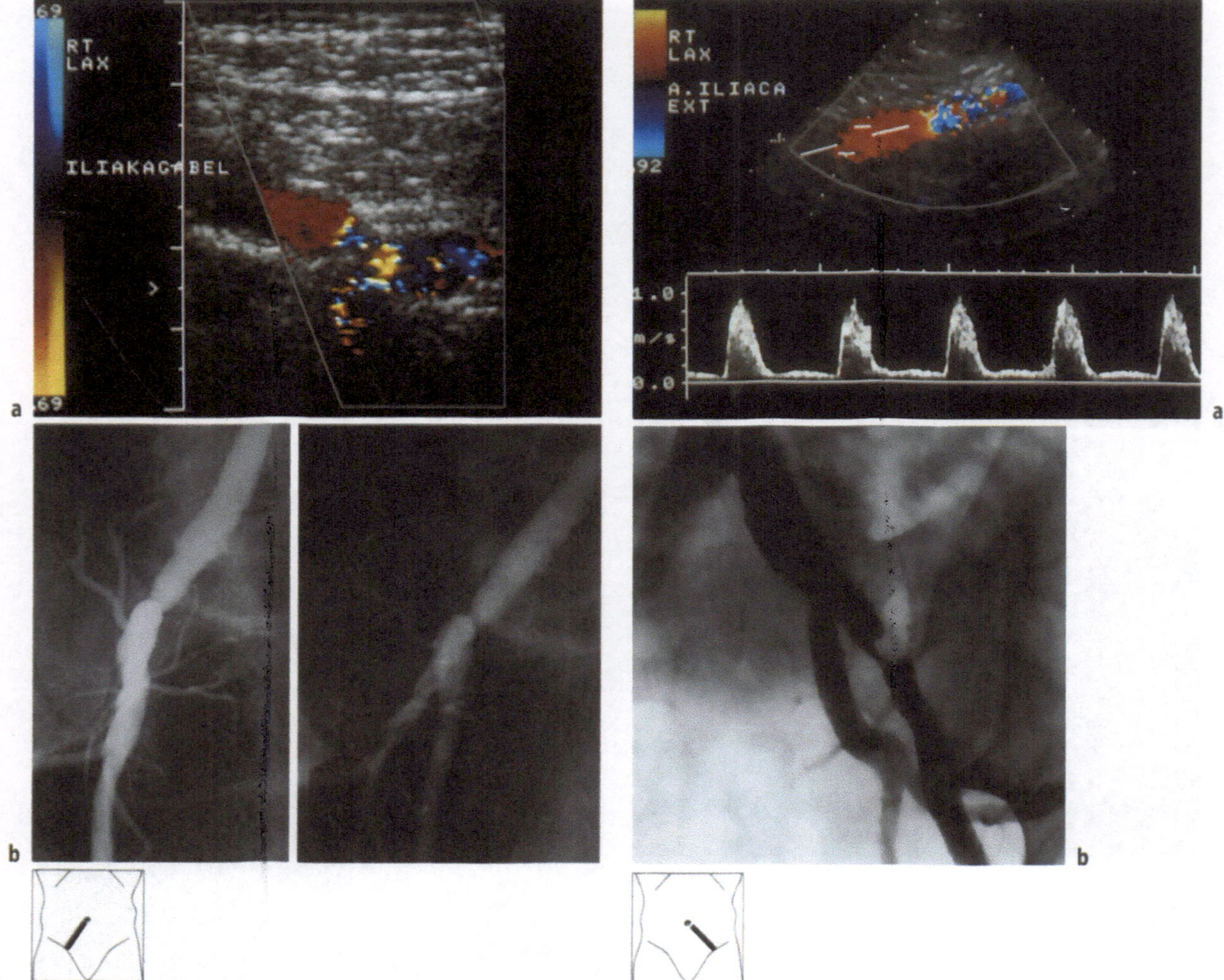

Abb. 6.4. a Longitudinalschnitt durch die rechte Iliakaarteriengabel bei hochgradiger Iliakagabelstenose. Man sieht die distale A. iliaca communis, die proximale A. iliaca interna und die A. iliaca externa. Unter den guten Schallbedingungen lässt sich die gesamte Stenosejetmorphologie erkennen: Einflusszone, V. contracta, poststenotische Turbulenzen, die sich in die Aa. iliaca externa und interna fortsetzen, sowie die poststenotische Dilatation in der A. iliaca externa. **b** Angiogramm derselben rechtsseitigen Iliakagabelstenose in der a.-p.-(anteroposterioren-) und LAO-(„left anterior oblique"-)Position. Die genaue Lokalisation und das Ausmaß der Stenose sind nur in dieser herausgedrehten LAO-Position (rechtes Bild) zu sehen. In der a.-p.-Aufnahme (linkes Bild) wird die A. iliaca interna von der A. iliaca externa überlagert

Abb. 6.5. a Darstellung der linken A. iliaca externa im Längsschnitt. Das farbkodierte morphologische Bild zeigt distal einer Zone laminären Flusses (gleichmäßig rotkodiert) eine Farbmosaikbildung mit mehrfachen Aliasing-Sprüngen und perivaskulären Gewebsvibrationen. Das Sample volume befindet sich im gesunden, prästenotischen Segment und leitet ein allenfalls geringgradig gestörtes Dopplerfrequenzspektrum mit normaler systolischer Flussgeschwindigkeit ab (s. auch Abb. 6.6 a). **b** Angiogramm desselben Patienten (wie bei **a**) mit Darstellung der hochgradigen exzentrischen Stenose der linksseitigen A. iliaca externa

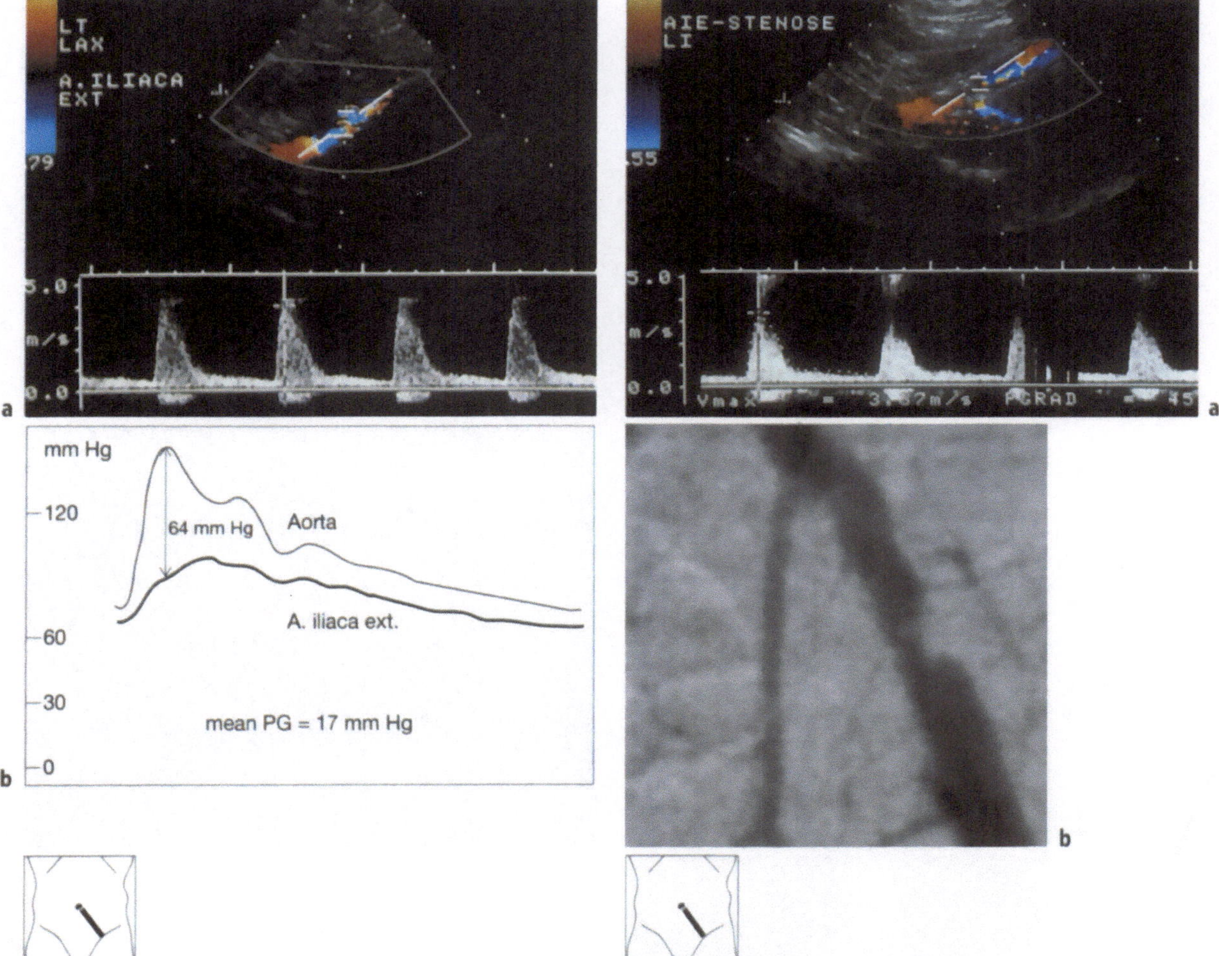

Abb. 6.6. a Längsschnitt durch dieselbe A.-iliaca externa-Stenose wie in Abb. 6.5. Das Sample volume ist jetzt direkt im Stenosejet platziert und zeichnet eine winkelkorrigierte maximale intrastenotische Jetgeschwindigkeit von V_{max} = 3,99 m/s auf. Über die Umrechnung der Geschwindigkeit nach der vereinfachten Bernoulli-Gleichung werden der maximale und der mittlere Druckabfall (PG) bestimmt (s. auch 2.2.2 und 6.3): In diesem Falle beträgt der dopplersonographisch errechnete maximale Druckabfall PG_{max} = 64 mmHg und der ebenso bestimmte mittlere („mean") Druckabfall (über einen Zyklus) PG_{mean} = 18 mmHg. Es ist wichtig, dass die maximal registrierbare Jetgeschwindigkeit über mindestens *einen vollständigen Herzzyklus* aufgezeichnet wird. **b** Prä- und poststenotische invasive Druckkurvenaufzeichnung mit Druckaufnehmern bei demselben Patienten. Der invasiv gemessene maximale Druckabfall beträgt PG_{max} = 64 mmHg und der mittlere Druckabfall als Differenz zwischen den arteriellen Mitteldrücken oberhalb und unterhalb der Stenose beträgt PG_{mean} = 17 mmHg

Abb. 6.7. a Abgangsstenose der linken A. iliaca externa im Longitudinalschnitt. Man sieht die Iliakagabelregion mit der A. iliaca communis, A. iliaca externa und dem Abgang der A. iliaca interna. Das Sample volume befindet sich am Abgang der A. iliaca externa und leitet in der Stenose eine winkelkorrigierte Flussgeschwindigkeit von V_{max} = 3,37 m/s ab. Über die vereinfachte Bernoulli-Gleichung können ein maximaler Druckabfall von 45 mmHg und ein mittlerer Druckabfall (über einen kompletten Herzzyklus) von 9 mmHg ermittelt werden. Der mit Druckaufnehmern tatsächlich gemessene mittlere Druckgradient betrug 10 mmHg. Die Aliasing-Sprünge mit dem mosaikartigen Muster lassen sich sowohl am Abgang der A. iliaca externa als auch in der A. iliaca interna eine Stenose erkennen. **b** Venöse DSA desselben Patienten mit Darstellung der Stenose der linken A. iliaca externa. Eine A. iliaca interna ist auf diesem DSA-Bild nicht zu sehen. *Fehldiagnose* durch die DSA: Verschluss der A. iliaca interna links (s. auch Abb. 6.8 a–c)

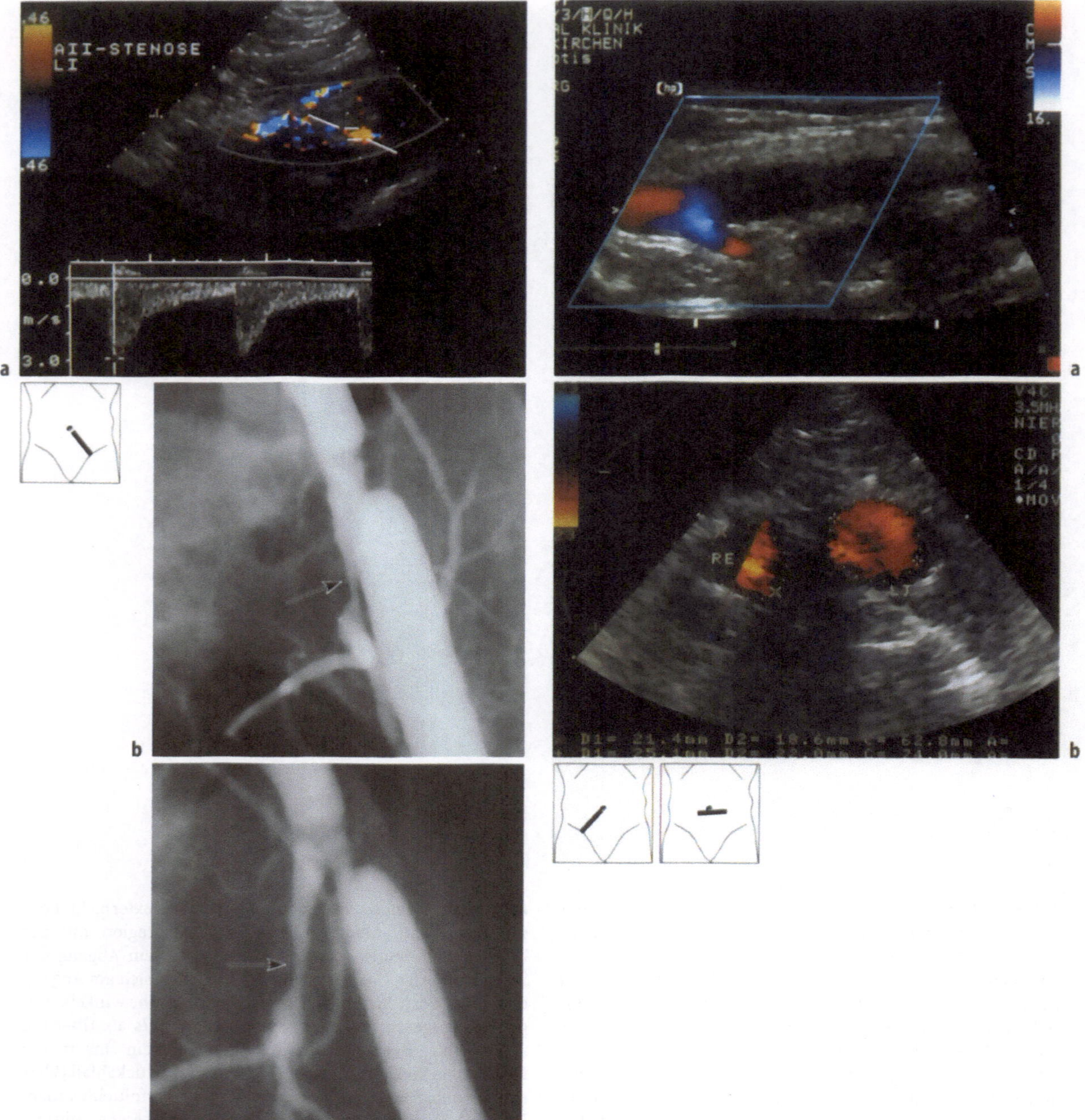

Abb. 6.8. a Stenose der linken A. iliaca interna im Längsschnitt. Gleicher Patient wie in Abb. 6.7. Das Sample volume ist in der A. iliaca interna 2 cm nach Abgang platziert und zeichnet eine intrastenotische Jetgeschwindigkeit von V_{max} = 2,9 m/s auf. Die Stenose der A. iliaca interna befindet sich nicht am Abgang, sondern etwa 2 cm distal davon. **b** Konventionelle Angiographie in der a.-p.-Position bei demselben Patienten. Es ist eindeutig zu erkennen, dass die linke A. iliaca interna (*Pfeil*) nicht verschlossen ist. **c** Konventionelle Angiographie in der herausgedrehten RAO-(„right anterior oblique"-)Position bei demselben Patienten. Die Stenose der linken A. iliaca interna 2 cm nach Abgang ist gut zu erkennen (*Pfeil*), ebenso wie die Abgangsstenose der A. iliaca externa

Abb. 6.9. a Longitudinalschnitt durch die Iliakagabel und die verschlossene A. iliaca externa. Links ist proximal. Das Blut fließt von der A. iliaca communis in die A. iliaca interna. Man erkennt gut die Gefäßstrukturen der A. iliaca externa, in der trotz hoher Flusssensitivität eine farbige Flusskodierung fehlt. **b** Transversalschnitt durch die A. iliaca communis beidseits bei einem anderen Patienten. Aneurysma verum der A. iliaca communis rechts und links. Der Querdurchmesser der Arterie beträgt rechts 21 × 19 mm und links 25 × 22 mm

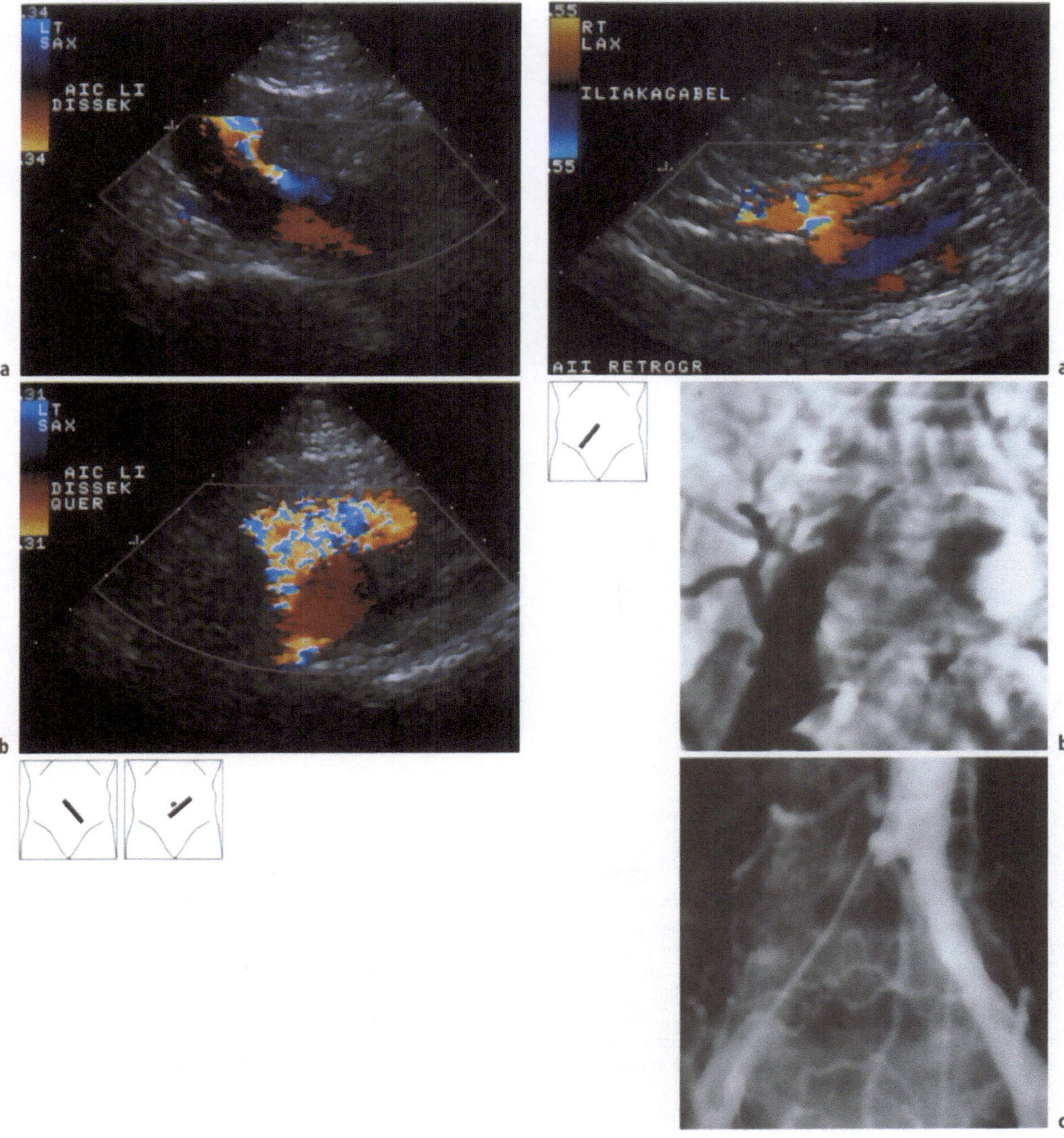

Abb. 6.10. a Dissektion der linken A. iliaca communis im Längsschnitt. Man sieht die inhomogenen Strömungsphänomene in den beiden Lumina (im echten und falschen Lumen) des disseziierten Gefäßes. Zwischen den beiden Lumina befindet sich die (hier kaum sichtbare) eingerissene Gefäßwand, deren wehende Bewegungen sich nur in den bewegten Bildern darstellen ließen. Im falschen Lumen sind Aliasing-Effekte mit Farbmosaikbildung erkennbar. Der positive Nachweis eines Intimalappens und von inhomogenen Strömungen in den beiden Lumina eines disseziierten Gefäßes sind beweisend für eine Dissektion der A. iliaca. **b** Dieselbe Dissektion der A. iliaca communis im Querschnitt. Auch hier sind die inhomogenen Strömungsphänomene in den beiden Lumina mit Farbmosaikbildung im falschen Lumen deutlich erkennbar. Solche Iliakadissektionen, die sich von der Aorta fortsetzen, sind linksseitg häufiger als rechts und kommen in Höhe der Iliakagabel zum Stillstand (größerer Gefäßabgang)

Abb. 6.11. a Darstellung der rechten Beckenarterie im Längsschnitt bei einer Patientin mit Abgangsverschluss der A. iliaca communis rechts und Wiederauffüllung der Iliakagabel. Die A. iliaca communis weist lediglich ein homogenes Verschlussmaterial mit fehlender Farbkodierung auf. Dafür wird die A. iliaca interna, über die die Iliakaarteriengabel wiederaufgefüllt wird, retrograd perfundiert (Fluss auf den Schallkopf zu, d.h. *rotkodiert*). Unterhalb der Arterie stellt sich in blauer Kodierung die V. iliaca dar. **b** Intraarterielle DSA bei derselben Patientin – retrograde Darstellung von der Leiste – vor der Katheterrekanalisation mit Verschluss der rechten A. iliaca communis und Wiederauffüllung der Iliakagabel. Man sieht den Kontrastmittelstopp in Höhe der Iliakaarteriengabel. Die A. iliaca communis wird nicht dargestellt (verschlossen). **c** Angiographie derselben Patientin nach der Passage durch den Verschluss der A. iliaca communis mit dem Katheter. Mit Hilfe des in der Aorta platzierten Katheters wurde dieses Übersichtsbild erstellt

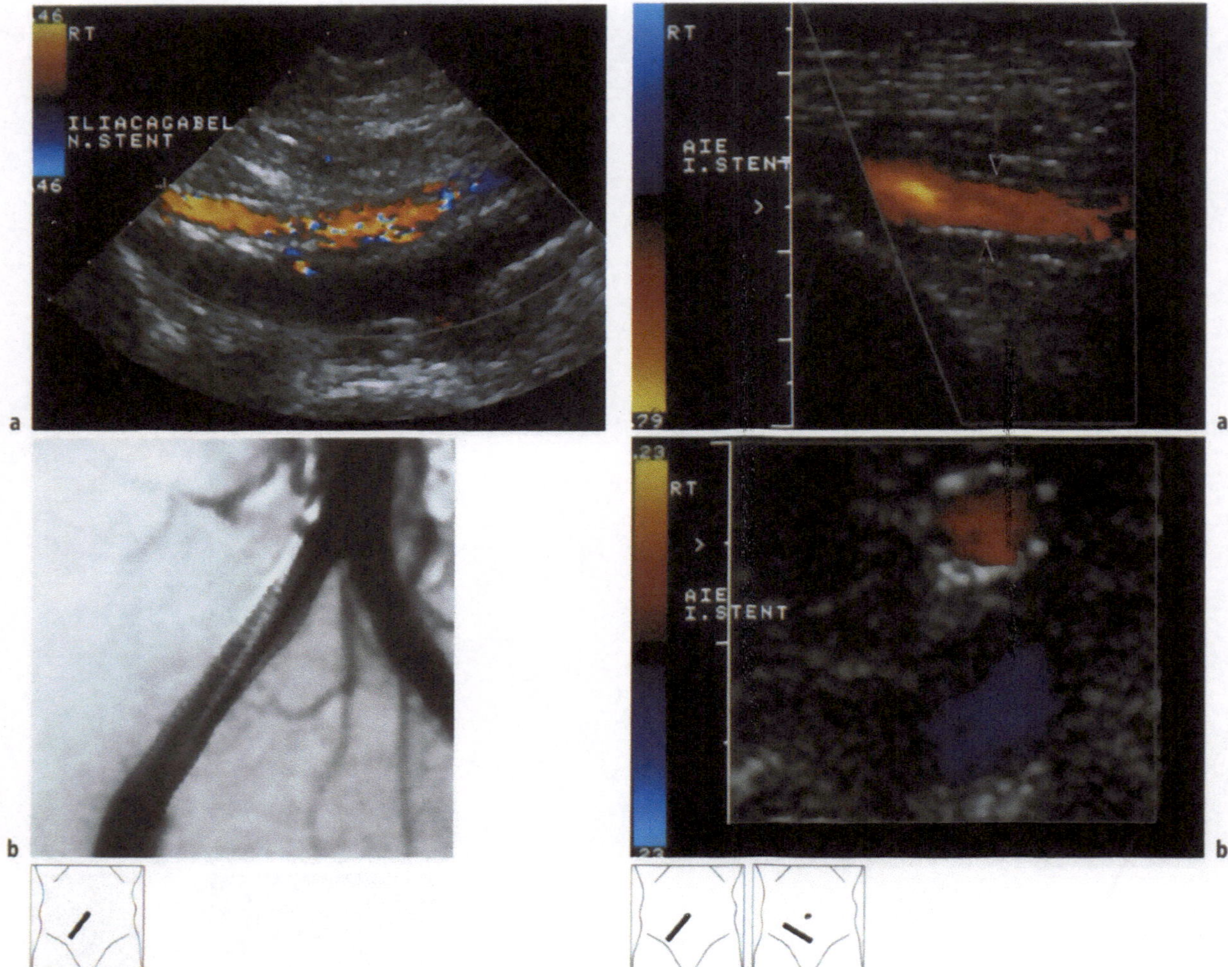

Abb. 6.12. a Gleiche Einstellung der Iliakagabelregion bei derselben Patientin wie in Abb. 6.11 a–c. Zustand nach Katheterrekanalisation, PTA und Stentimplantation. Die farbkodierte Flussdarstellung in der rekanalisierten A. iliaca communis und in der A. iliaca externa sowie im Abgang der A. iliaca interna ist gut erkennbar. An der Gefäßwand sieht man im Längsschnitt den implantierten Gefäßstent. **b** Angiographisches Korrelat der rekanalisierten rechten A. iliaca communis nach PTA und Stentimplantation bei derselben Patientin

Abb. 6.13. a Longitudinalschnitt durch einen frei durchgängigen Stent der A. iliaca externa mit normalem Fluss ohne stenotische Einengung. Man sieht an der Gefäßwand die etwas echoreiche Wandbegrenzung, die dem Stent entspricht (*Pfeile*). Die im Stent abgeleitete Flussgeschwindigkeit (hier nicht abgebildet) ist nicht verändert im Vergleich zum Segment vor dem Stent. **b** Querschnitt durch die gleiche A. iliaca externa (rotkodiert). Man sieht das Maschenwerk der Gefäßstütze, die dem Intima-Media-Komplex ohne genaue Abgrenzung eng anliegt. Unterhalb der Arterie befindet sich die V. iliaca externa (blaukodiert). Es liegt eine gute Stentpositionierung vor

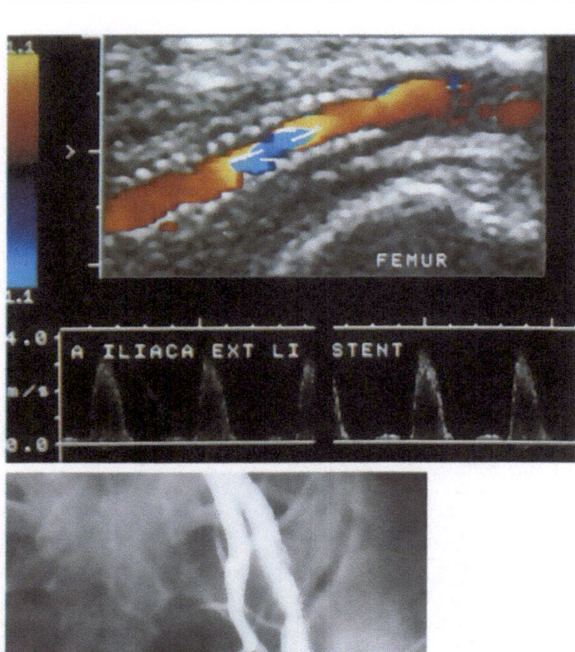

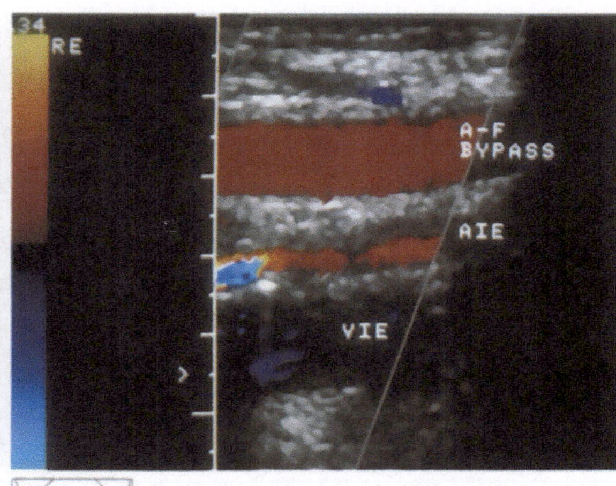

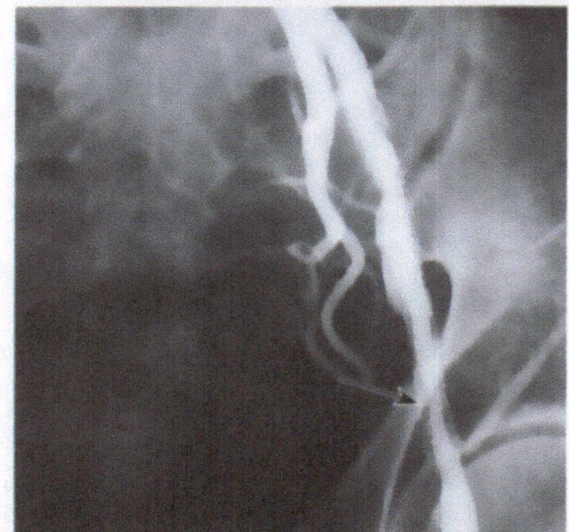

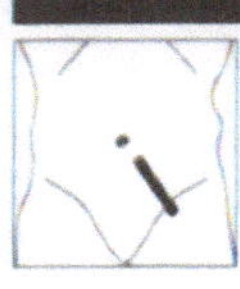

Abb. 6.14. a Distale A. iliaca externa im Längsschnitt bei Zustand nach Stentimplantation bei einem anderen Patienten. An der Gefäßwand sieht man das Maschenwerk des Stents, innerhalb dessen der farbkodierte Fluss Aliasingeffekte als Zeichen für eine erhöhte Flussgeschwindigkeit oberhalb des eingestellten Grenzwertes der Farbgeschwindigkeitsskala von 1,1 m/s aufweist. Das innerhalb des Stents platzierte Messvolumen registriert eine winkelkorrigierte maximale systolische Geschwindigkeit von $V_{max} = 3{,}1$ m/s. Es liegt eine symptomatische mittelgradige Stenose innerhalb des Iliakastents vor. **b** Angiographisches Korrelat mit Darstellung der mittelgradigen Stenose innerhalb des Stents in der distalen A. iliaca externa (*Pfeil*)

Abb. 6.15. Längsschnitt durch einen aortofemoralen Bypassschenkel, Normalbefund. Schallkopfnah befindet sich der frei durchgängige rechte aortofemorale Bypassschenkel, schallkopffern die native und orthograd durchströmte A. iliaca externa (*AIE*). Links im Bild tritt in der nativen A. iliaca externa stenosebedingt ein Aliasingphänomen auf. Unterhalb der Arterie ist die V. iliaca externa (*VIE*) zu sehen

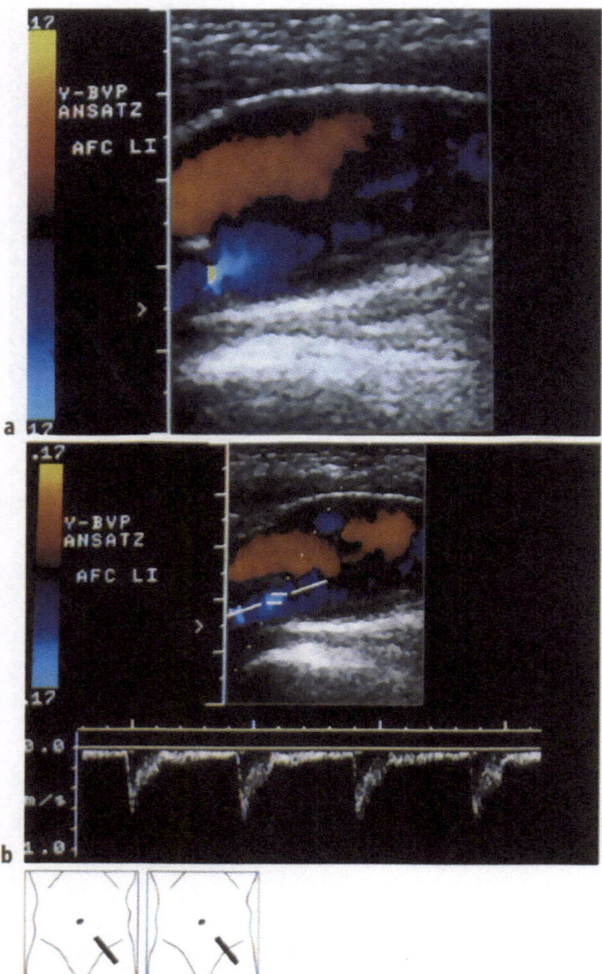

Abb. 6.16. a Längsschnitt durch den distalen Ansatz eines aortofemoralen Bypasses bei einem anderen Patienten, Normalbefund. Man sieht, dass die schallkopfnahe Prothesenwand (echoreiche Grenzfläche) weiter distal auf die Arterie angesetzt ist als die schallkopfferne Prothesenwand. Orthograder Fluss (rotkodiert) im Bypassschenkel und retrograder Fluss in der nativen A. femoralis communis in Richtung auf die A. iliaca externa (blaukodiert). **b** Das in der nativen A. femoralis communis platzierte Sample volume des gepulsten Dopplers beweist den retrograden Fluss in der nativen A. femoralis communis in Richtung A. iliaca externa. Je nach Druckverhältnissen im Bypassschenkel und in der Nativarterie distal der Obstruktion kann eine retrograde oder orthograde Perfusion in der letztgenannten Arterie angetroffen werden

Arterien der unteren Extremität unterhalb der Leiste

7.1 Normale Gefäßanatomie und häufige Varianten

Die *A. femoralis communis* ist die distale Fortsetzung der A. iliaca externa (Abb. 7.1). Anatomisch gesehen beginnt die A. femoralis communis direkt unterhalb des Lig. inguinale, aus angiographischer Sicht am Hüftgelenkspalt. Sie verläuft lateral von der gleichnamigen Vene und hat einen Durchmesser von 5–7 mm. Nach einer Strecke von 3–4 cm teilt sich die A. femoralis communis in ihre beiden Äste, die A. femoralis superficialis und die A. profunda femoris. Manche Angiologen betrachten die A. femoralis communis und A. femoralis superficialis als ein Gefäß, die A. femoralis, wobei die A. profunda femoris dann als einer ihrer Äste angesehen wird (Schoop 1988).

Die *A. profunda femoris* geht in der Regel nach posterolateral ab. In ca. 40 % der Fälle kann sie aber auch dorsal der A. femoralis superficialis und in 10 % der Fälle sogar medial von ihr aus der A. femoralis communis entspringen (Lippert u. Pabst 1985). Geht die A. profunda femoris dorsal der A. femoralis superficialis ab (40 %), wird ihre Abgangsregion in der anteroposterior aufgenommenen Standardangiographie von der A. femoralis superficialis überlagert. Für die angiographische Darstellung der Profundaabgangsregion benötigt man in allen diesen Fällen eine 2., herausgedrehte, etwa 40°-Aufnahme. Im Gegensatz dazu ist die duplexsonographische Darstellung des Abgangs der A. profunda femoris auf einfache Weise möglich. In der Regel gibt die A. profunda femoris die nach lateral abgehende A. circumflexa femoris lateralis und die nach medial abgehende A. circumflexa femoris medialis ab. Von den beiden letztgenannten Arterien ist die A. circumflexa femoris lateralis aufgrund ihrer Anastomosen mit den Rekurrensästen der A. poplitea bei Verschlüssen der A. femoralis superficialis die bedeutendere Arterie. Farbduplexsonographisch lässt sich die A. profunda femoris über den Abgang hinaus über eine Strecke von etwa 7–10 cm neben der gleichnamigen Vene verfolgen.

Die *A. femoralis superficialis* ist die distale Fortsetzung der A. femoralis communis. Sie verläuft geradeaus peripherwärts ohne Abgabe wichtiger Äste und geht anatomisch gesehen am Hiatus adductorius in die A. poplitea über. Die A. femoralis superficialis wird von der gleichnamigen Vene begleitet, wobei sich die Arterie

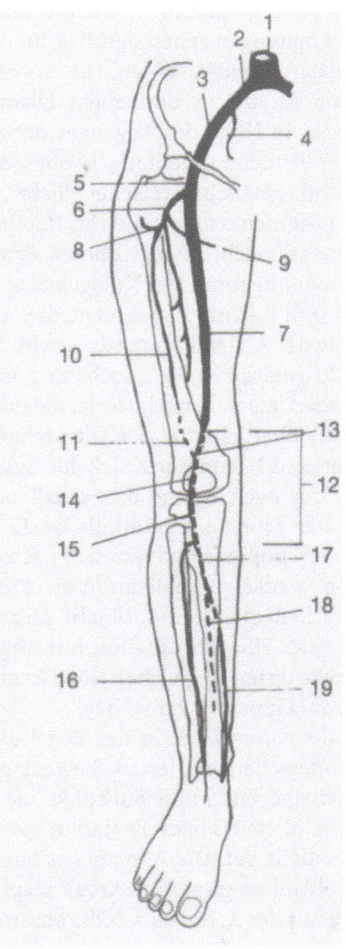

Abb. 7.1. Schematische Darstellung der Arterien der unteren Extremität. *1* Aorta, *2* A. iliaca communis, *3* A. iliaca externa, *4* A. iliaca interna, *5* A. femoralis communis, *6* A. profunda femoris, *7* A. femoralis superficialis, *8* A. circumflexa femoris lateralis, *9* A. circumflexa femoris medialis, *10* Ramus descendens, *11* Rekurrensast der A. poplitea, *12* A. poplitea, *13* P_1-Segment, *14* P_2-Segment, *15* P_3-Segment, *16* A. tibialis anterior, *17* Truncus tibiofibularis, *18* A. fibularis, *19* A. tibialis posterior

ventral (schallkopfnah bei der Untersuchung von vorne) von der Vene befindet. Sie hat einen Durchmesser von 4–7 mm. Im Rahmen der chronischen peripheren arteriellen Verschlusskrankheit ist die A. femoralis superficialis mit über 50 % die am häufigsten befallene Arterie des menschlichen Körpers.

Die *A. poplitea* beginnt anatomisch am Austritt der A. femoralis superficialis aus dem Adduktorenkanal und angiographisch beim Unterkreuzen des Femurknochens in der a.-p.-Angiographieaufnahme. Manche Radiologen und Angiologen sehen den Beginn der A. poplitea in Höhe der Femurkondylen. Die A. poplitea hat eine Länge von ca. 18 cm und einen Diameter von 4–6 mm. Sie geht in Höhe des Abganges der A. tibialis anterior in den Truncus tibiofibularis über. Aus interventioneller und gefäßchirurgischer Sicht wird die A. poplitea in 3 Segmente unterteilt: Das Poplitea-1-Segment (P_1-Segment) reicht bis zur oberen Patellakante, wo das P_2-Segment beginnt. Der Kniegelenkspalt bildet den Übergang vom P_2- zum P_3-Segment, das schließlich bis zum Abgang der A. tibialis anterior reicht.

Die *A. tibialis anterior* ist die 1. leicht nach lateral und vorne abgehende Unterschenkelarterie, die dann in die A. dorsalis pedis übergeht. Bei der Ultraschalluntersuchung von hinten, d.h. von der Kniekehle aus, geht die A. tibialis anterior nach ventral d.h. schallkopffern ab (s. Abb. 7.22). Der Truncus tibiofibulis ist die optische Fortsetzung der A. poplitea und teilt sich nach einer unterschiedlichen Strecke von 0–6 cm in die nach medial abgehende und bedeutendere A. tibialis posterior und die A. fibularis auf. Eine Trifurkation mit Abgang aller 3 Unterschenkelarterien in gleicher Höhe kommt in ca. 4 % der Fälle vor (Lippert u. Pabst 1985).

Die *A. tibialis posterior* ist in der Regel die bedeutendste aller Unterschenkelarterien. Sie gelangt aus der medialen Knöchelgegend in die Fußsohle und teilt sich in die kräftige A. plantaris lateralis und in die schwache A. plantaris medialis auf. Die A. plantaris lateralis gibt die tiefe Fußsohlenbogenarterie (Arcus plantaris profundus) ab, die mit der A. dorsalis pedis anastomosiert.

Wegen der oberflächlichen Lage der Arterien unterhalb der Leiste wird in der Regel ein Linearschallkopf mit mittlerer oder höherer Emissionsfrequenz (5–7,5 MHz) verwendet. Der Patient wird überwiegend in Rückenlage mit im Hüftgelenk leicht nach außen rotiertem Bein untersucht. Die A. poplitea kann in Rücken- oder Seitenlage oder in Bauchlage mit leicht angehobenem distalem Unterschenkel (Rolle unter dem Fuß) untersucht werden.

7.2.1 Untersuchungsablauf

Nativarterien

Das Ausmaß der Untersuchung hängt in erster Linie von der klinischen Fragestellung und von den vorhandenen angiologischen Befunden ab. Auch in diesem Rahmen sollte immer eine systematische laboreigene Reihenfolge der Untersuchung eingehalten werden (z.B. von proximal nach distal; rechte Seite vor der linken). Bei fehlender gezielter klinischer Fragestellung beginnt die Untersuchung mit der farbkodierten Darstellung der A. femoralis communis im Längsschnitt mit anschließender Ableitung einer winkelkorrigierten Flussgeschwindigkeit aus der proximalen A. femoralis communis. Auf diese indirekte Weise kann ein nennenswertes vorgeschaltetes Strombahnhindernis der Beckenarterien ausgeschlossen werden. Anschließend wird die Femoralisgabel dargestellt, wobei besondere Aufmerksamkeit den Plaqueablagerungen, den umschriebenen Einengungen des farblichen Flussbildes und den fokalen Änderungen der Farbsättigung geschenkt werden sollte. Die Farbdopplerskala (Pulsrepetitionsfrequenz) wird so eingestellt, dass eine komplette und satte Farbkodierung des arteriellen Flusses erfolgen kann. Anschließend werden mit dem gepulsten Doppler die Flussgeschwindigkeiten von den Abgängen der A. profunda femoris und der A. femoralis superficialis winkelkorrigiert gemessen. Um die Registrierung falsch-hoher Flussgeschwindigkeiten zu vermeiden, sollte die Winkelkorrektur zwischen Dopplerstrahl und der abgebildeten Flussrichtung weniger als 60° betragen. Anschließend wird die A. femoralis superficialis im farbkodierten B-Bild bis in den Adduktorenkanal hinein untersucht. Danach erfolgt die Untersuchung der A. poplitea (einfacher in Bauchlage) bis jenseits des Abgangs der A. tibialis anterior, d.h. der Truncus tibiofibularis wird in der Regel in die Untersuchung miteinbezogen. Zum Abschluss erfolgt die Ableitung der winkelkorrigierten Flussgeschwindigkeit aus der A. poplitea.

Bypassuntersuchung

Zur Langzeitüberwachung infrainguinaler Bypässe gehört zunächst der Ausschluss eines vorgeschalteten aortoiliakalen Strombahnhindernisses. Anschließend sollen im Schnittbild (ohne Farbe) der proximale und distale Bypassansatz untersucht und aneurysmatische Erweiterungen und Thrombenbildungen ausgeschlossen werden. Der Bypass wird dann farbduplexsonographisch im Querschnitt abgefahren, wobei besonders auf umschriebene Einengungen des farblichen Flussbildes und fokale Änderungen der Farbsättigung geachtet wird. Anschließend werden im Längsschnitt mit dem gepulsten Doppler die winkelkorrigierten Flussgeschwindigkeiten vom Anfangs- und Endteil des Bypasses abgeleitet sowie von allen pathologisch imponierenden Einengungen. Die Untersuchung schließt mit der Dokumentation des Abflusses in der Ausflussstrombahn (A. poplitea und 2 von 3 Unterschenkelarterien) ab.

7.2.2 Schnittebenen

Die femoropopliteale Strombahn wird in 2 Ebenen dargestellt. Nicht nur für den Anfänger empfiehlt es sich, die Untersuchung in der transversalen Schnittebene zu beginnen. Dabei ist die Farbgeschwindigkeitsskala so einzustellen, dass im Normalfall eine satte, homogene Farbkodierung der Arterien ohne Aliasing erreicht wird. Der Schallkopf wird in der transversalen Schnittführung leicht nach distal gekippt, um einen dopplergerechten Winkel (ungleich 90°) zu erzielen. Der Vorteil dieser Anlotung im Querschnitt ist, dass auch bei schneller Untersuchung die femoropoplitealen Gefäße über die lange Untersuchungsstrecke hinweg „im Visier" bleiben. Bei adäquater Farbkodierung können durch diese Schnittführung aneurysmatische Gefäßerweiterungen, Gefäßeinengungen mit Aliasingphänomenen, Arterienabbrüche und Wiederauffüllungen leicht erfasst werden. Anschließend werden die Arterien im Längsschnitt mit Ableitung der winkelkorrigierten Flussgeschwindigkeit von den als pathologisch aufgefallenen Stellen dargestellt. Bei der longitudinalen Schnittführung werden die Gefäße im B-Bild so eingestellt, dass das proximale Gefäßsegment linksseitig und das distale Segment entsprechend rechtsseitig vom Betrachter im Bild zur Darstellung kommen.

7.2.3 Dokumentation und Befundung

Normalbefund

Einzeldokumentation von Aa. femorales communes, superficiales und profundae sowie von A. poplitea und ggf. der Unterschenkelarterien und der Aa. iliacae communes und externae bds. mit winkelkorrigiertem Geschwindigkeitsspektrum im Längsschnitt.

Stenose/Verschluss

Zusätzliche Dokumentation aus dem vorgeschalteten gesunden und aus dem pathologischen Segment mit winkelkorrigierten Geschwindigkeitsprofilen im Längsschnitt.

Aneurysma

Dokumentation in 2 Ebenen einschließlich Vermessung.

Farbkodierung

Dokumentation der Blutströmung in Farbe.

Befundung

Beschreibend oder graphisch anhand eines Gefäßschemas. Stenosegraduierung auf der Basis der mittels Doppleruntersuchung festgestellten Geschwindigkeitsspektren einschließlich Berechnung der Peak Velocity Ratio (PVR = Verhältnis der Spitzengeschwindigkeit intrastenotisch zu prästenotisch) (Empfehlungen zur Qualitätssicherung 1999, s. S. 177).

7.3 Diagnosekriterien und ihr Stellenwert

7.3.1 Nativarterie

Diagnosestellung und Therapieplanung

Für die duplexsonographische Diagnose einer Arterienstenose im femoropoplitealen Bereich wird als quantitatives hämodynamisches Kriterium die Erhöhung der winkelkorrigierten maximalen systolischen Flussgeschwindigkeit in der Stenose um 100 % und mehr gegenüber der prästenotischen Geschwindigkeit, gemessen 4–6 cm proximal der Stenose, herangezogen (Jäger et al. 1985; Cossman 1989; Moneta et al. 1992) (s. Tabelle 6.1). Lediglich bei Abgangsstenosen der A. profunda femoris ist diese Methode nicht ohne weiteres anwendbar

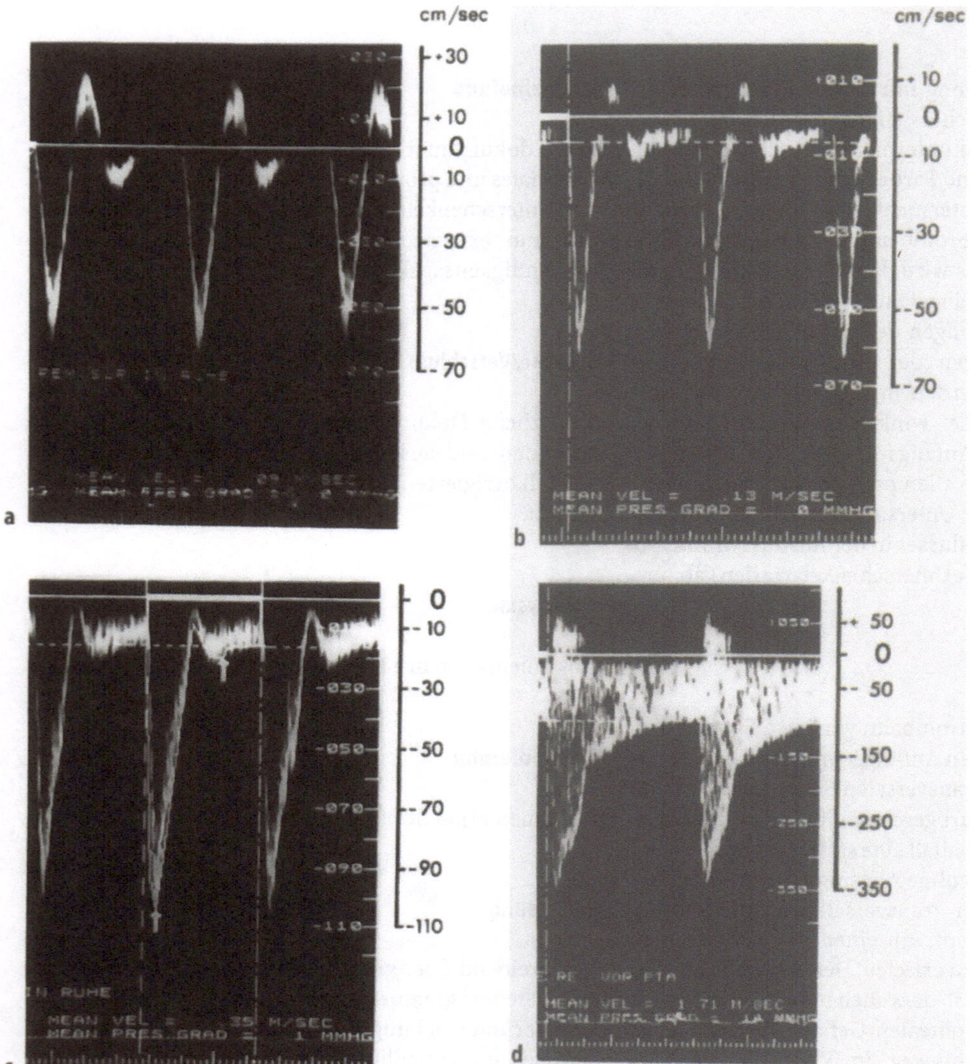

Abb. 7.2 a–d. Typische Flussgeschwindigkeitsspektren, abgeleitet in der A. femoralis superficialis und in der A. profunda femoris. **a** normale A. femoralis superficialis; **b** normale A. profunda femoris mit frei durchgängiger A. femoralis superficialis; **c** normale A. profunda femoris bei verschlossener A. femoralis superficialis; **d** Stenose der A. profunda femoris bei verschlossener A. femoralis superficialis. (Aus Strauss et al. 1991)

(Strauss et al. 1989): Erstens müsste die prästenotische Geschwindigkeit in der A. femoralis communis, einer Arterie von einem ganz anderen Kaliber, gemessen werden; Zweitens kommt es bereits beim Verschluss der A. femoralis superficialis zu einer mehr als 100%igen Zunahme der Geschwindigkeiten im Abgangsteil der A. profunda femoris ohne jegliche Stenosierung dieser Arterie (Abb. 7.2). Für die Diagnose einer Abgangsstenose der A. profunda femoris bieten sich folgende Messparameter an: eine maximale systolische Flussgeschwindigkeit von 180 cm/s und mehr (positiver und negativer Vorhersagewert von 86 bzw. 91%) *oder* eine maximale zyklusgemittelte Geschwindigkeit über einen ganzen Herzzyklus (Hüllenkurve) von 50 cm/s und mehr (positiver und negativer Vorhersagewert von 98 bzw. 96%) (Abb. 7.3).

Das Fehlen eines arteriellen Flusssignals innerhalb des Lumens der dargestellten Arterie bei Ausschluss einer Gefäßwandverkalkung (Schallschatten!) ist bewei-

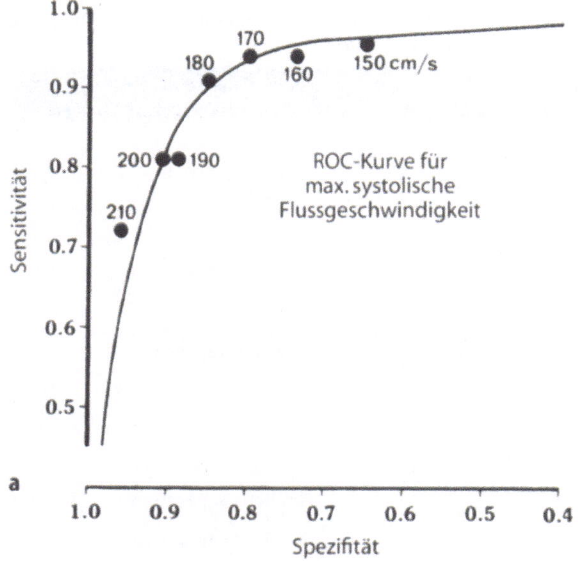

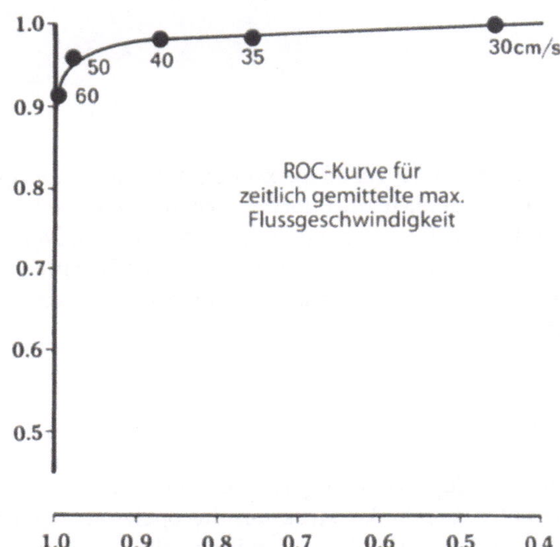

Abb. 7.3 a, b. Receiver-operating-characteristic- (ROC-)Kurve zur Ermittlung der optimalen Grenzwertgeschwindigkeit zwischen unauffäliger bzw. wandveränderter (30 % Diameterreduktion) und stenosierter (>30 %) A. profunda femoris für die maximale systolische (**a**) und mittlere (**b**) Flussgeschwindigkeit in der A. profunda femoris beim Verschluss der A. femoralis superficialis. (Aus Strauss et al. 1991)

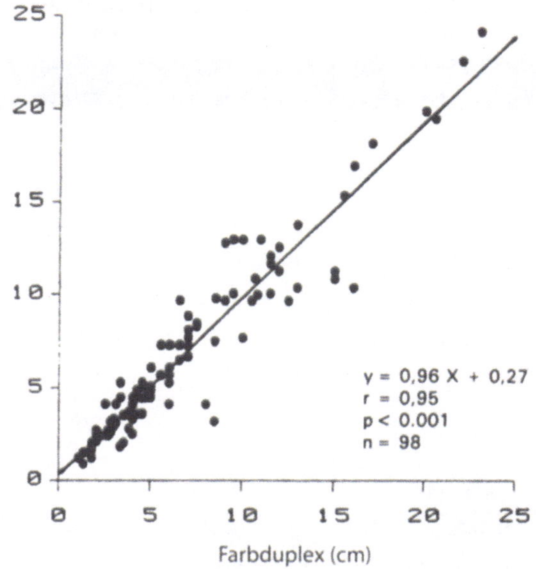

Abb. 7.4. Korrelation zwischen den farbduplexsonographisch und angiographisch gemessenen Verschlusslängen (in cm) der femoropoplitealen Arterienstrombahn in 98 Extremitäten. (Nach Karasch et al. 1991). Aufgrund der guten Übereinstimmung zwischen den beiden Methoden kann die präinterventionelle Therapieplanung duplexsonographisch erfolgen

send für einen Arterienverschluss. Eine Differenzierung zwischen Stenose und Verschluss ist im femoropoplitealen Bereich in 90–99 % der untersuchten Beinarterien möglich gewesen (Cossman et al. 1989; Moneta et al. 1992). Mit Hilfe der Farbduplexsonographie gelingt ferner eine genaue Bestimmung der Verschlusslängen und der Verschlusslokalisation, so dass die Möglichkeiten lumeneröffnender Therapieverfahren bei Patienten mit arterieller Verschlusskrankheit beurteilt und im Vorfeld der Intervention diskutiert werden können. Ein von uns durchgeführter Vergleich mit der Angiographie an 94 Patienten mit einem femoropoplitealen Arterienverschluss (n = 98 Extremitäten) zeigte eine hohe Korrelation zwischen den farbduplexsonographisch und angiographisch gemessenen Verschlusslängen (Abb. 7.4). Die sonographische Diagnose eines Gefäßverschlusses wurde in 98 % der Befunde angiographisch bestätigt (positiver Vorhersagewert 98 %). Auch die exakte Lokalisation des Arterienverschlusses im femoropoplitealen Bereich gelang farbduplexsonographisch in 95 % der Fälle (Karasch et al. 1993a). Bei Berücksichtigung aller normalen und pathologischen Befunde (Stenose, Verschluss, Aneurysma, Pseudoaneurysma, Dissektion) hat die Farbduplexsonographie im femoropoplitealen Bereich eine diagnostische Treffsicherheit gegenüber der Angiographie von 92 % (Tabelle 7.1).

Tabelle 7.1. Sensitivität, Spezifität und Treffsicherheit der Duplexsonographie im Vergleich zur Angiographie bei der Diagnose von Stenosen (>50% Lumeneinengung) und Verschlüssen der Arterien unterhalb der Leiste

Autor	Gefäßregion	Sensitivität (%)	Spezifität (%)	Treffsicherheit (%)
Cossman 1989	A. fem. com.	70	97	93
	A. fem. sup.	87	85	87
	A. prof. fem.	71	95	93
	A. poplitea	85	97	93
Mulligan 1991	Femoropopliteal	89	91	Nicht angegeben
Strauss 1991	A. prof. fem	96	98	97
Moneta 1992	A. fem. com.	76	99	Nicht angegeben
	A. fem. sup.	87	98	
	A. prof. fem.	83	97	
	A. poplitea	67	99	
	Unterschenkel	90	92/93	
Ranke 1992	Femoropopliteal	87	94	Nicht angegeben
Hatsukami 1992	Femoropopliteal	85	92	Nicht angegeben
Strauss 1993	A. fem. com.	75	91	86
	A. fem. sup.	94	72	88
	A. prof. fem.	79	96	86
	A. poplitea	94	92	93

Therapiekontrolle und Rezidivüberwachung

Die Farbduplexsonographie ermöglicht eine differenzierte Erfolgskontrolle und Befunderhebung nach PTA (perkutaner transluminaler Angioplastie) mit Erfassung der punktionsbedingten Komplikationen wie Hämatom, arteriovenöse (AV-)Fisteln oder Aneurysmata spuria (s. u.). Duplexsonographisch lassen sich voneinander differenzieren und anatomisch lokalisieren:

- verbliebene Residualstenosen nach PTA,
- Rezidivstenosen an der dilatierten Stelle und
- die normale Progression der Arterieosklerose in einem unbehandelten proximalen oder distalen Arteriensegment.

Bemerkenswert ist, dass klinisch und angiographisch okkulte Residualstenosen nach PTA, die einen negativen Einfluss auf die Langzeitoffenheitsrate haben, sich duplexsonographisch häufig zuverlässiger erfassen lassen als durch die Angiographie (Mewissen et al. 1992). Der für diesen Zweck verwendete Parameter ist der gleiche wie bei der Erstdiagnose: eine 100%ige Zunahme der systolischen Flussgeschwindigkeit gegenüber dem vorgeschalteten Referenz-Arteriensegment (Geschwindigkeitsverhältnis ≥2). Eine geringere als die 2-fache Flussgeschwindigkeitszunahme (<100%) im dilatierten Segment hatte eine einjährige Offenheitsrate von 83% gegenüber einer einjährigen Offenheitsrate von nur 15% bei Vorhandensein einer über 2-fachen (>100%igen) Flussgeschwindigkeiterhöhung (Mewissen et al. 1992).

Die Grenzen der Farbduplexsonographie im femoropliteaelen Bereich sind dort zu sehen, wo ausgedehnte kalkhaltige Plaqueablagerungen an der Gefäßvorderwand mit und ohne Stenosen einen Schallschatten mit Auslöschung aller Ultraschallinformationen verursachen.

7.3.2 Bypässe

Die Farbduplexsonographie kann im Vorfeld der geplannten Gefäßrekonstruktion die operative Strategie im infrainguinalen Bereich mit derselben Genauigkeit vorhersagen wie die Angiographie (Ligush et al. 1998; Wain et al. 1999). Eine weitere wichtige Domäne der Farbduplexsonographie ist die postoperative Langzeitüberwachung der Durchgängigkeit von Bypässen. Zur Erfassung eines drohenden Bypassverschlusses werden am häufigsten folgende 2 duplexsonographische Kriterien herangezogen:

- *Die lokal umschriebene Zunahme der Flussgeschwindigkeit*: überschreitet das Verhältnis der systolischen Geschwindigkeiten in der Stenose gegenüber dem Referenzsegment (peak systolic velocity ratio, PVR) im Bypass den Faktor 3 (Dougherty et al. 1998) oder Faktor 4 (Idu et al. 1998), liegt an dieser Stelle eine >70- bis 80%ige angiographische Stenose vor. Die meisten Autoren verwenden einen oberen Schwellenwert für die PVR von 3,5 und mehr als Entscheidungskriterium für eine Bypassrevision (Übers. bei

Zwolak 2000). Gelegentlich wird auch das lokale Überschreiten einer absoluten systolischen Flussgeschwindigkeit von 200 cm/s (Passman et al. 1995) oder von 300 cm/s (Westerband et al.1997) im Bypass als absoluter Parameter für Angiographie und Bypassrevision herangezogen.

- Die deutlich *reduzierte systolische Flussgeschwindigkeit im Bypass* kann auf eine Stenose im Bypasseingang bzw. -ausgang oder auf einen hohen Widerstand in der Ausstrombahn hinweisen (Bandyk et al. 1988). Allerdings ist die pauschale Angabe eines einzelnen unteren Schwellenwertes für die Flussgeschwindigkeit von z. B. 45 cm/s für *alle* Bypässe, unterhalb dessen ein Bypassverschluss droht, nach neueren Erkenntnissen *nicht haltbar* (Idu et al. 1998; Treiman et al. 1999). Die Strömungsgeschwindigkeit im Bypass ist abhängig vom Bypassdurchmesser und von der Höhe der distalen Bypassanastomose. Je weiter peripher der distale Bypassansatz angeschlossen und je kaliberstärker der Bypass ist, um so niedriger ist die normaleweise schon zu messende Flussgeschwindigkeit im Bypass (Treimann et al. 1999).

Sind die o. g. Kriterien in einem Bypass erfüllt, droht mit hoher Wahrscheinlichkeit ein Bypassverschluss, wenn der Bypass nicht anschließend operativ oder katheterinterventionell revidiert wird. Farbduplexuntersuchungen der Bypassachse sollen innerhalb eines Monats nach Operation und dann 3-monatlich im 1. postoperativen Jahr durchgeführt werden (Passman et al. 1995; Westerband et al. 1997). Dieses Vorgehen mit farbduplexsonographischer Langzeitüberwachung soll nach neuesten Untersuchungen ökonomisch günstiger sein, denn die Einjahres-Bypassoffenheitsrate mit Duplexüberwachung und evtl. Revision ist mit 93 % höher (ohne Überwachung nur 57 %) und die Amputationsrate mit Duplexkontrollen signifikant niedriger als das Abwarten eines Bypassverschlusses (Wixon et al. 2000).

7.3.3 Aneurysma spurium

Diagnose

Beim Aneurysma spurium (Pseudoaneurysma) handelt es sich um ein in der Nachbarschaft der punktierten Arterien sich befindliches nichtthrombosiertes Hämatom, das über den Einstichkanal (auch Aneurysmahals genannt) mit dem Arterienlumen in offener Verbindung steht. Als Risikofaktoren für die Entstehung dieser Komplikation gelten die Größe der Einführungsbestecke, der zunehmend häufige Gebrauch von Fibrinolytika und Antikoagulanzien, die zu weit distal vorgenommene Arterienpunktion (z. B. der A. profunda femoris) sowie Adipositas und Hypertonie. Eine rein klinische Diagnose eines falschen Aneurysmas ist nicht möglich, wenn

auch ein nach der Punktion auftretendes Strömungsgeräusch (am besten systolisch-diastolisch) einen Hinweis auf ein Pseudoaneurysma darstellt. Differenzialdiagnostisch müssen in erster Linie Hämatome, Gefäßstenosen, AV-Fisteln oder auch ein Nebeneinander mehrerer Punktionskomplikationen bedacht werden. Die Kriterien für den Nachweis eines Pseudoaneurysmas sind die im farbkodierten Schnittbild sichtbaren Fließbewegungen in der zystischen Höhle und der mit dem gepulsten Doppler abgeleitete Hin- und Herfluss („to-and-fro") im Aneurysmahals zwischen Arterie und dem duchbluteten Hohlraum. Zusätzlich muss bei der Duplexuntersuchung die Hämodynamik in der benachbarten Arterie und Vene beurteilt und ein AV-Shunt ausgeschlossen (oder diagnostiziert) werden. Anhand dieser Kriterien hat die Farbduplexsonographie eine 100 %ige Sensitivität und Spezifität für die Diagnose von Pseudoaneurysmen und für die Abgrenzung gegen Hämatome oder AV-Fisteln (Übers. bei Hust et al. 1993).

Kompressionstherapie und Kontraindikationen

Eine spontane Thrombosierung des Pseudoaneurysmas ist mehrfach beschrieben worden (Übers. bei Do et al. 1993). Symptome wie Schmerzen, mögliche Größenzunahme, die Infektions- und Rupturgefahr des Pseudoaneurysmas sind wichtige Argumente für ein gezieltes therapeutisches Vorgehen. Die chirurgische Revision ist sicher und effektiv, aber auch invasiv und kostenintensiv. Die ultraschallgesteuerte Kompression ist eine nichtinvasive Behandlungsmethode, die gleich an die Diagnostik angeschlossen werden kann (Abb. 7.5). Dabei werden zunächst die Lage der Leistengefäße, der Stichkanal und die Ausdehnung des Pseudoaneurysmas duplexsonographisch lokalisiert und eine AV-Fistel ausgeschlossen. Anschließend wird eine Probekompression mit dem Schallkopf über dem Aneurysmahals vorgenommen, bis der Zufluss in das Aneurysma sistiert. Dabei wird die Reaktion des Patienten und seine Schmerzhaftigkeit beobachtet. Bei Bedarf kann eine Schmerzmedikation verabreicht werden. Anschließend wird bei laufendem Farbduplexbild eine feste Dauerkompression mit dem Schallkopf über ca. 20 min so durchgeführt, dass in der Aneurysmahöhle kein Fluss nachweisbar ist, aber die Durchblutung in der Arterie weiterbesteht. Die Flussunterbrechung in der Begleitvene muss in der Regel in Kauf genommen werden. Die Kompressionsbehandlung kann als erfolgreich beendet werden, wenn im Aneurysmahals kein Hin- und Herfluss mehr und in der Aneurysmahöhle kein Flusssignal nachweisbar ist. Die Dauer der Kompression variiert in der Literatur zwischen 10 und 150 min, im Mittel 20–35 min. Bei laufender Antikoagulation muss in der Regel länger komprimiert werden. Die Erfolgsraten betragen 71–100 % (Hust et al. 1993; Krumme et al. 1995). Als Kontraindikationen gegen

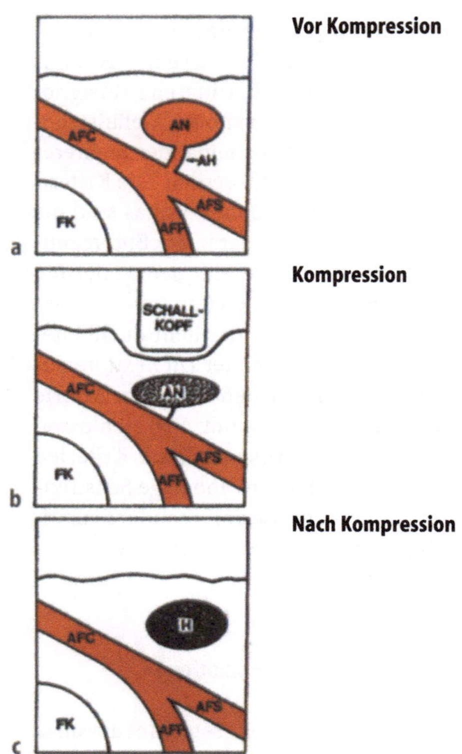

Abb. 7.5 a–c. Schema der Kompressionstherapie des Pseudoaneurysmas der Leiste (Aus Hust et al. 1993) **a** Vor Kompression der A. femoralis mit Darstellung der Verbindung zwischen Arterie und Aneurysma. **b** Während der Kompression ist kein Blutfluss im Aneurysma nachweisbar. **c** Kontrolle nach Kompression mit verbliebenem thrombosiertem Hämatom. (*AN* Pseudoaneurysma, *AFC* A. femoralis communis, *AFS* A. femoralis superficialis, *FK* Femurkopf, *H* Hämatom)

eine Kompressionstherapie von Pseudoaneurysmen sind anzusehen:

- die im Rahmen von Nahtinsuffizienzen am proximalen oder distalen Bypassansatz entstandenen Aneurysmata spuria, die gefäßchirurgisch versorgt werden müssen;
- gleichzeitig bestehende AV-Fisteln,
- Pseudoaneurysmen oberhalb des Leistenbandes wegen der Gefahr der schwer kontrollierbaren Ruptur ins Retroperitoneum,
- Pseudoaneurysmen, die mehrere Wochen alt sind,
- infizierte Aneurysmata spuria.

7.4 Indikationen

Der Einsatz der Farbduplexsonographie ist grundsätzlich nur nach vorhergehender Anamnese, klinischer Untersuchung, Dopplerknöcheldruckmessung, Ruhe- und Belastungsoszillogramm (oder CW-Dopplersonographie) indiziert. Wir empfehlen keine Farbduplexsonographie bei Patienten, bei denen die klinische Untersuchung und die nichtinvasiven funktionellen Methoden unauffällig sind.

Unter diesen Vorgaben lässt sich der Einsatz der Farbduplexsonographie in einen Indikationsbereich zur Diagnosestellung und Therapieplanung sowie in einen Indikationsbereich nach einem interventionellen oder operativen Eingriff einteilen. Im Rahmen der *Diagnostik* einer arteriellen Verschlusskrankheit *und* der *Therapieplanung* wird die Farbduplexsonographie zur Klärung folgender Fragestellungen eingesetzt:

- Lokalisation des Strombahnhindernisses,
- Erfassung der Art des Strombahnhindernisses (Stenose oder Verschluss),
- Bestimmung der Länge des Strombahnhindernisses (z. B. Verschlusslängenbestimmung),
- Erfassung des Zustandes der A. femoralis communis vor geplanten arteriellen Punktionen: Wahl des optimalen Punktionsortes,
- Erfassung der hämodynamischen Wirksamkeit einer Stenose. Dieser Indikation zur Therapieplanung begegnet man im angiologisch-gefäßchirurgischem Alltag auch bei vorhandener Angiographie immer häufiger: funktionell-hämodynamische Deutung angiographisch nachgewiesener Stenosen,
- Diagnose und hämodynamische Wirksamkeit einer vermuteten Abgangsstenose der A. profunda femoris, da man mit der Angiographie nicht selten eine 2. Ebene benötigt.
- Aneurysmadiagnostik

Im Rahmen der *Befundkontrolle* und *Langzeitüberwachung* nach einem katheterinterventionellen oder gefäßchirurgischen Eingriff empfiehlt sich der Einsatz der Farbduplexsonographie in folgenden Situationen:

- zur Therapiekontrolle,
- zur Erfassung von Punktionskomplikationen und Differenzierung: Aneurysma spurium, AV-Fisteln, Hämatom,
- zur Kompressionsbehandlung des Aneuryma spurium nach Katheterpunktion (einzige bisher bekannte Therapiemöglichkeit mit Farbduplexsonographie),
- zur Kontrolle der Durchgängigkeit endoluminaler Stents,
- zur Kontrolle der Durchgängigkeit von Bypässen mit Erfassung der proximalen und distalen Anastomosenverhältnisse.

7.5 Atlasteil

7.5.1 Befunde an den Aa. femoralis communis, profunda und superficialis

Abb. 7.6–7.17

7.5.2 Befunde an der A. poplitea und den Unterschenkelarterien

Abb. 7.18–7.23

7.5.3 Befundkontrolle nach PTA, Stent- und Bypassimplantation

Abb. 7.24–7.29

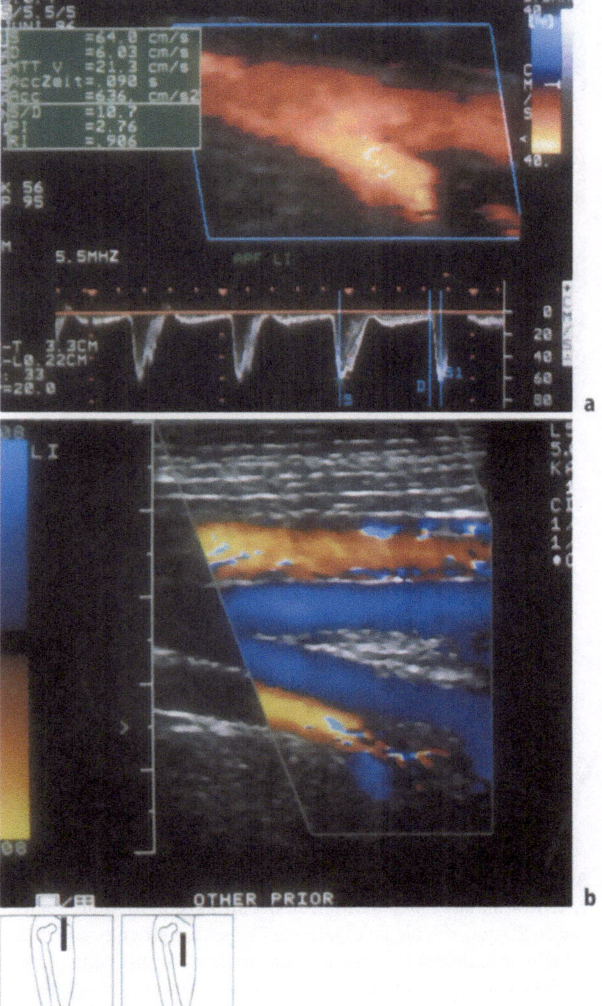

Abb. 7.6. a Longitudinalschnitt durch eine Femoralisgabel mit Darstellung der A. femoralis communis, des Abgangs der A. profunda femoris und der A. femoralis superficialis. Normalbefund. In 40 % der Fälle geht die A. profunda femoris (*APF*) hinter der A. femoralis superficialis aus der A. femoralis communis ab und ist in der Farbduplexsonographie durch die anteroposteriore (sagittale) Längsschnittführung sofort zu beurteilen. Im Gegensatz dazu muss in diesen Fällen für die einwandfreie Beurteilung des Profundaabganges im Angiogramm eine 2. herausgedrehte Aufnahme gemacht werden. Das Messvolumen befindet sich im Abgang der APF und leitet eine normale Geschwindigkeitskurve ab mit der profundaeigenen verminderten Pulsatilität. **b** Longitudinalschnitt durch die A. femoralis superficialis und A. profunda femoris weiter distal mit Darstellung auch der gleichnamigen Begleitvenen, Normalbefund

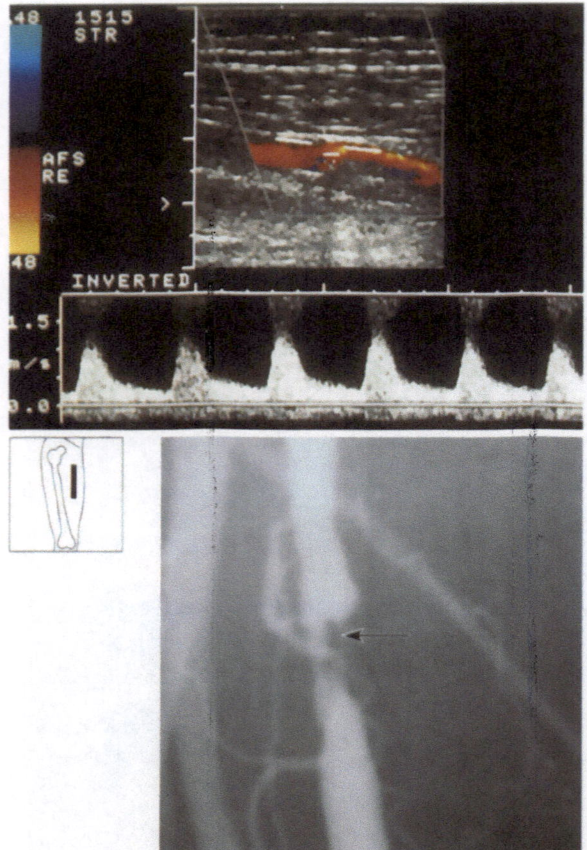

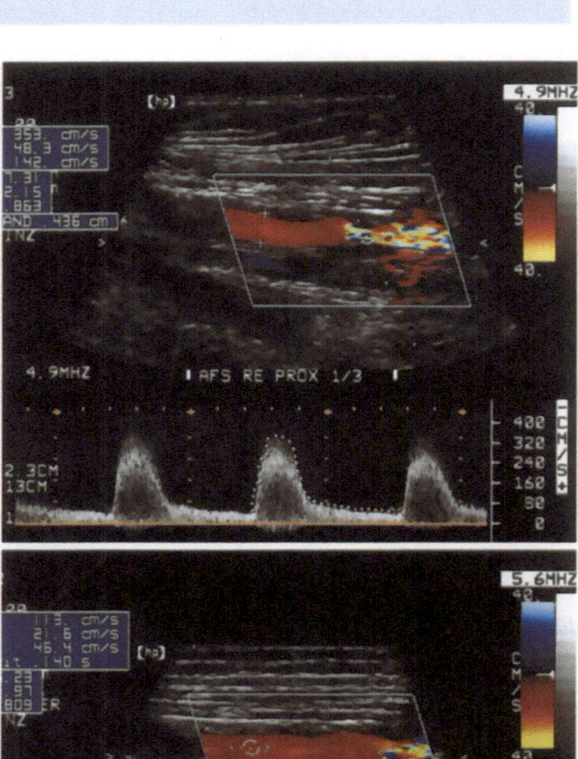

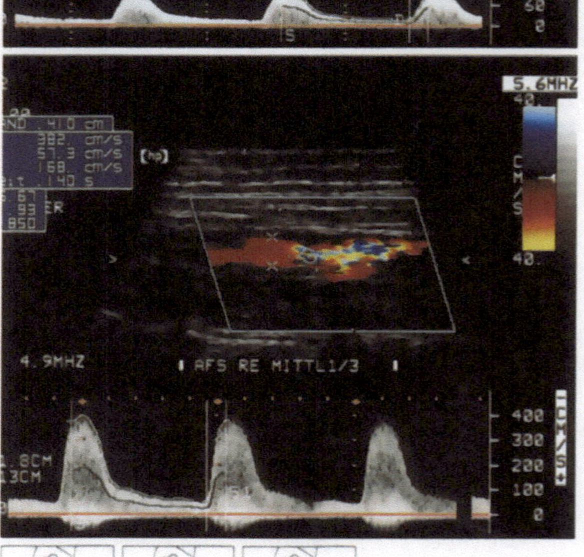

Abb. 7.7. a Longitudinalschnitt durch eine Stenose der rechten A. femoralis superficialis. Man sieht eine exzentrische stenosierende Plaque, die die farbkodierte Flusssäule einengt und eine Geschwindigkeitszunahme hervorruft. Das Sample volume befindet sich am Anfang der Stenose und leitet eine gestörte Flussgeschwindigkeitskurve mit einer kontinuierlichen systolisch-diastolischen Strömungskomponente ab. **b** Angiogramm desselben Patienten mit der exzentrischen Stenose der rechten A. femoralis superficialis (*Pfeil*). Man sieht außerdem die parallel verlaufende A. profunda femoris

Abb. 7.8. a Longitudinalschnitt durch die A. femoralis superficialis bei einem Patienten mit 2 hintereinander geschalteten Femoralisstenosen. Hier ist die proximale Stenose dargestellt. Im farbkodierten Schnittbild ist die Einengung mit Aliasingeffekt gut zu sehen. Das Sample volume des gepulsten Dopplers leitet eine Flussgeschwindigkeit ab, die mit einer mittel- bis hochgradigen Stenose vereinbar ist: Das Geschwindigkeitsverhältnis zum Referenzsegment (hier nicht dargestellt) beträgt 3,8. **b** Longitudinalschnitt durch das Femoralissegment zwischen den beiden Stenosen bei demselben Patienten. Rechts im Bild ist die distale Stenose abgebildet. Das Sample volume, im Arteriensegment zwischen den Stenosen platziert, leitet eine poststenotische monophasische Geschwindigkeitskurve ab. **c** Longitudinalschnitt durch die A. femoralis superficialis mit dem Sample volume in der distalen Stenose: Die Ableitung einer systolischen Flussgeschwindigkeit von 380 cm/s mit Bestimmung einer velocity ratio von 3,6 ordnet diese 2. Stenose ebenfalls als mittel- bis hochgradig ein

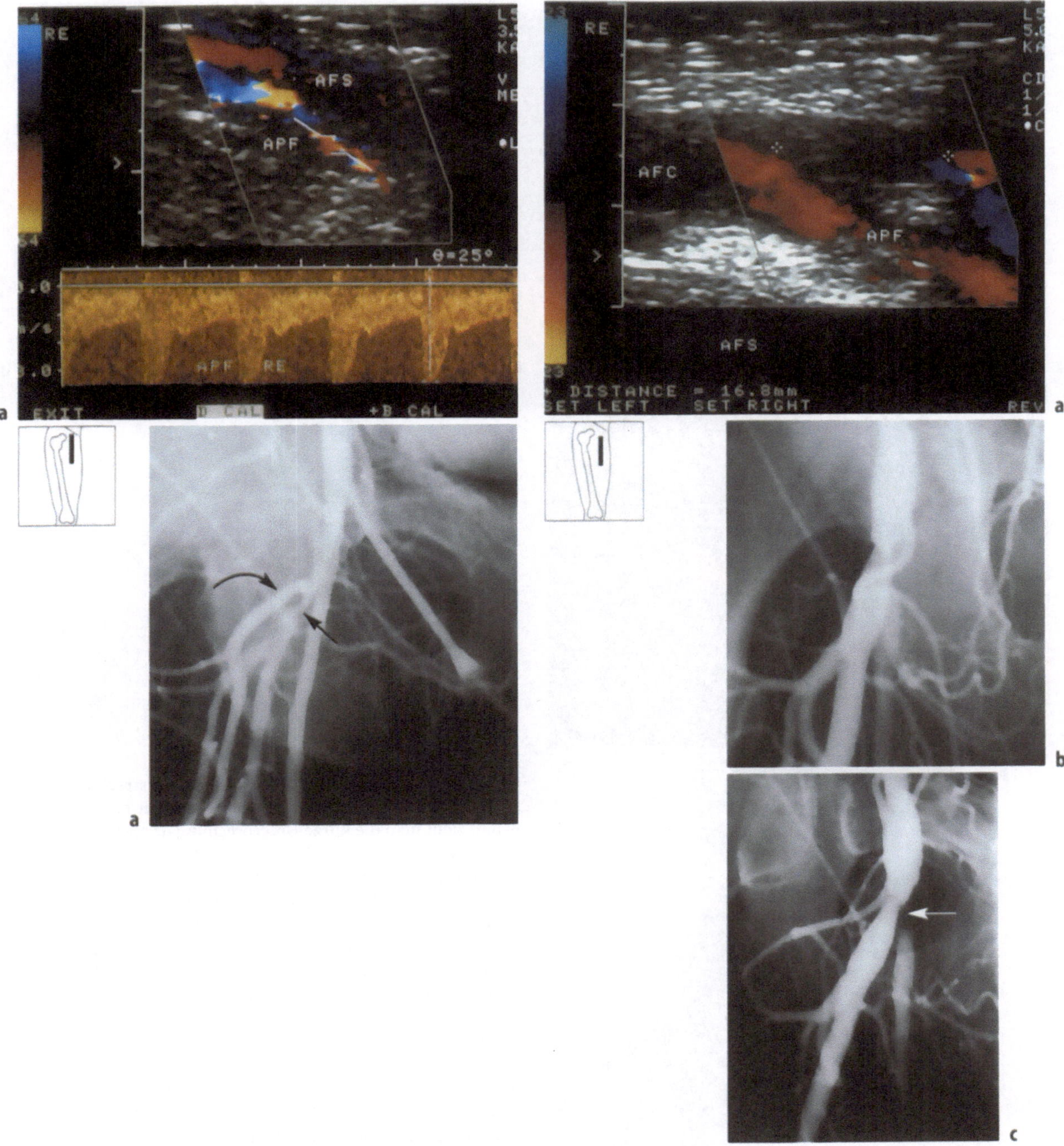

Abb. 7.9. a Longitudinalschnitt durch die Femoralisgabel bei einem Patienten mit geringgradiger Oberschenkel- und stärkerer Wadenklaudikatio bei abgangsnaher Stenose der A. profunda femoris (*APF*). Schallkopfnah ist der Abgang der A. femoralis superficialis (*AFS*) zu sehen, die im Adduktorenkanal (hier nicht dargestellt) verschließt. Aliasing im Profundaabgang. Das Sample volume ist in der APF und leitet eine für eine hochgradige Stenose typische Flussgeschwindigkeitskurve ab (V_{max} = 350 cm/s). **b** Angiogramm desselben Patienten mit Darstellung der Femoralisgabel: Direkt oberhalb der Profundastenose (*Pfeil*) geht die kompensatorisch kaliberstark gewordene A. circumflexa femoris lateralis (*gebogener Pfeil*) ab, die Versorgungsfuntionen des stenosierten Profundastammes übernommen hat. Daher hatte der Patient nur eine geringe Oberschenkelklaudikatio

Abb. 7.10. a Longitudinalschnitt durch die Femoralisgabel mit Darstellung eines kurzstreckigen Abgangsverschlusses der A. femoralis superficialis. Am rechten Bildrand ist bereits das wiederaufgefüllte Femoralissegment zu sehen. Die Gefäßstrukturen der verschlossenen A. femoralis superficialis sind gut zu sehen. Das Blut fließt von der A. femoralis communis in die A. profunda femoris. **b** Angiogramm desselben Patienten in der a.-p.-Ebene. Ein kurzstreckiger Abgangsverschluss der A. femoralis superficialis ist nicht zu sehen, da in dieser a.-p.-Ebene eine Überlagerung mit dem Abgang der A. profunda femoris vorliegt. **c** Angiogramm desselben Patienten in 30°-RAO (herausgedrehte Aufnahme): Klare Darstellung des farbduplexsonographisch bereits diagnostizierten kurzstreckigen Femoralisabgangsverschlusses (*Pfeil*)

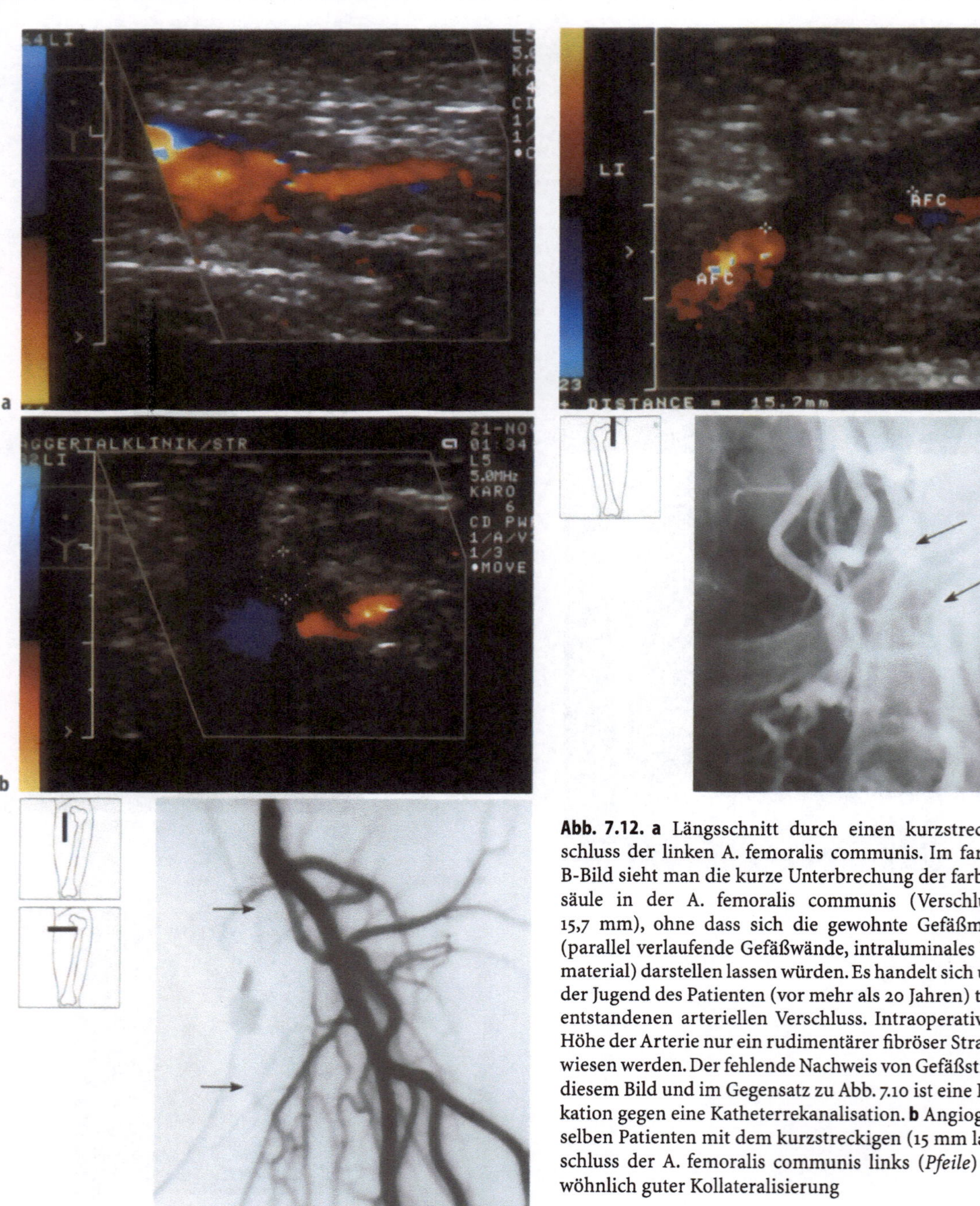

Abb. 7.12. a Längsschnitt durch einen kurzstreckigen Verschluss der linken A. femoralis communis. Im farbkodierten B-Bild sieht man die kurze Unterbrechung der farbigen Flusssäule in der A. femoralis communis (Verschlusslänge = 15,7 mm), ohne dass sich die gewohnte Gefäßmorphologie (parallel verlaufende Gefäßwände, intraluminales Verschlussmaterial) darstellen lassen würden. Es handelt sich um einen in der Jugend des Patienten (vor mehr als 20 Jahren) traumatisch entstandenen arteriellen Verschluss. Intraoperativ konnte in Höhe der Arterie nur ein rudimentärer fibröser Strang nachgewiesen werden. Der fehlende Nachweis von Gefäßstrukturen in diesem Bild und im Gegensatz zu Abb. 7.10 ist eine Kontraindikation gegen eine Katheterrekanalisation. **b** Angiogramm desselben Patienten mit dem kurzstreckigen (15 mm langen) Verschluss der A. femoralis communis links (*Pfeile*) und ungewöhnlich guter Kollateralisierung

Abb. 7.11. a Longitudinalschnitt durch die A. femoralis communis und die Abgangsregion der A. femoralis superficialis beim Abgangsverschluss der A. femoralis superficialis (*AFS*). Die abgehende Arterie, die fälschlicherweise für die AFS gehalten werden könnte, nimmt an Kaliber schnell ab und hat einen für eine normale AFS ungewöhnlich gebogenen Verlauf. **b** Die Darstellung im Querschnitt durch die rechte Bildhälfte der Abb. a zeigt den wahren Sachverhalt: Die AFS ist tatsächlich verschlossen (*umkreist*). Bei den rotkodierten Arterien im Querschnitt handelt es sich um Kollateralen des Profundasystems, die in Achse gestellt sind. Die Darstellung im Querschnitt gehört daher obligat zur farbduplexsonographischen Untersuchung. **c** Angiographie desselben Patienten mit Darstellung der Femoralisgabelregion und der Profundagefäße. Die A. femoralis superficialis ist verschlossen, die *Pfeile* zeigen auf den Verlauf der nicht dargestellten und verschlossenen A. femoralis superficialis

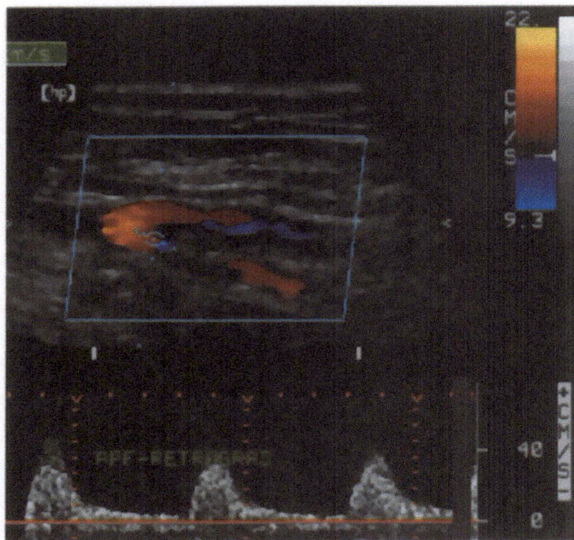

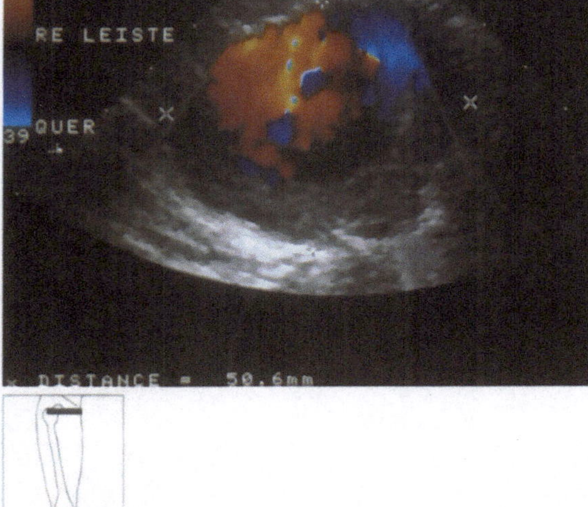

Abb. 7.14. Transversalschnitt durch ein teilthrombosiertes Aneurysma der A. femoralis communis. Eine zunehmend häufige Form des Femoralarterienaneurysmas in der Leiste ist das Anastomosenaneurysma nach aortofemoralem Bypass wie bei dieser Patientin. Wegen der Größe dieses Aneurysmas musste ein Vektorschallkopf verwendet werden, da mit dem Linearschallkopf die Darstellung auf einem Bild nicht möglich war: Ausdehnung 5 × 4,2 cm. Am Rande dieses Aneurymas sieht man zwischen 12.00 und 21.00 Uhr den Parietalthrombus. Die Farbkodierung füllt nicht das gesamte Lumen aus: Entweder fließt in den wandnahen schwarzen Zonen zu diesem Zeitpunkt kein Blut (keine Dopplerfrequenzverschiebung oder eine sehr langsame Strömungsgeschwindigkeit unterhalb der Wandfiltereinstellung von 100 Hz) oder es erfolgt ein Fluss genau 90° zum Ultraschallstrahl (cos 90° = 0)

Abb. 7.13. Longitudinalschnitt durch die Femoralisgabel beim Verschluss der A. femoralis communis. Die A. profunda femoris ist retrograd durchströmt (rotkodiert, auf den Schallkopf zu) und füllt die A. femoralis superficialis vom Anfang auf. In der A. profunda femoris (*APF*) wie auch in der wiederaufgefüllten A. femoralis superficialis besteht ein postokklusives monophasisches Dopplersignal mit niedriger Flussgeschwindigkeit (V_{max} = 41 cm/s). Bei Kenntnis der Farbeinstellung ist ein solcher Befund eine farbduplexsonographische Blickdiagnose

Abb. 7.15. Longitudinalschnitt durch die rechte Leiste beim Aneurysma spurium (*AS*) nach Katheterintervention. Man sieht die A. femoralis communis (*AFC*), den Aneurysmahals (Verbindungskanal zwischen der Nativarterie und Aneurysmahöhle) und das Pseudoaneurysma mit Flussverwirbelung im Aneurysmasack. Die Diagnose eines Aneurysma spurium ist mit der Farbduplexsonographie eine Blickdiagnose ▶

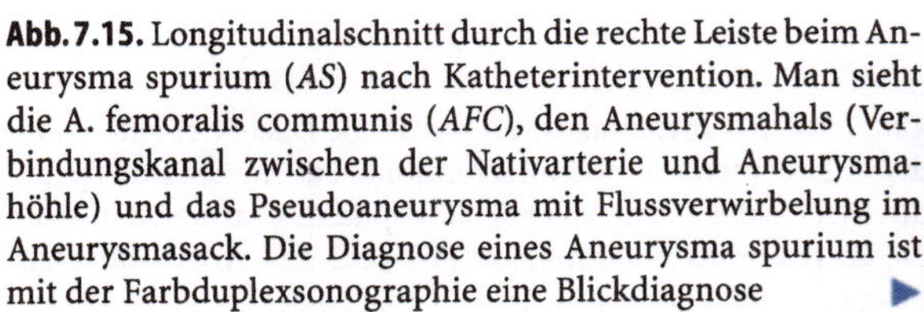

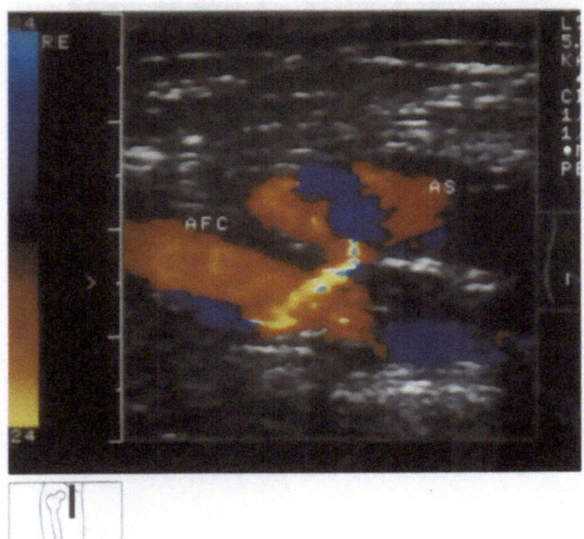

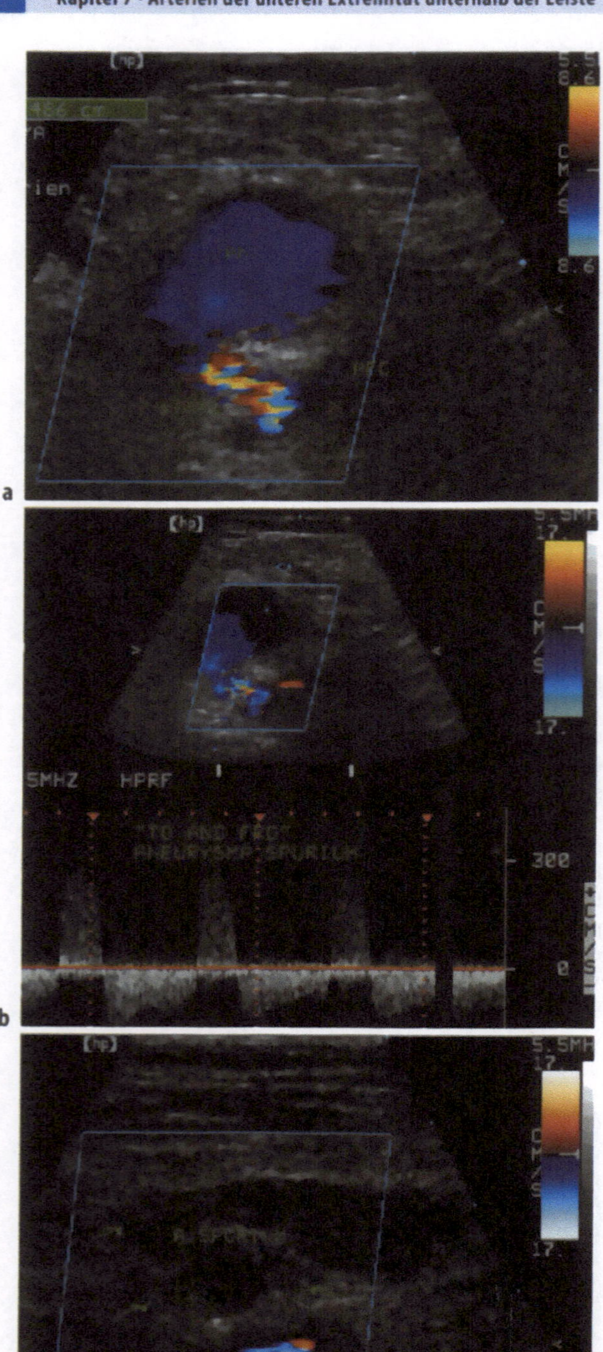

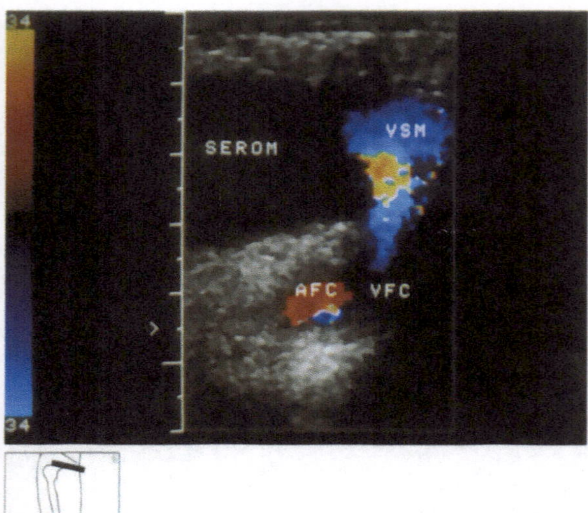

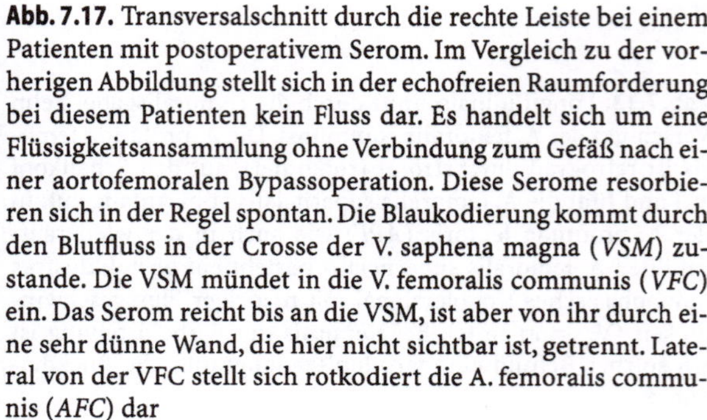

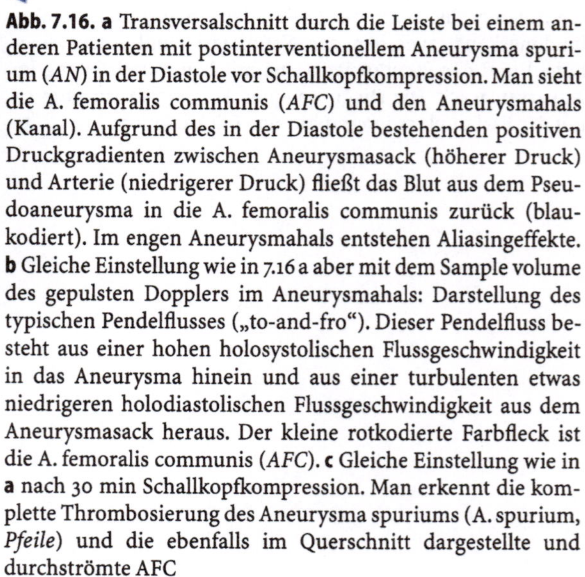

Abb. 7.17. Transversalschnitt durch die rechte Leiste bei einem Patienten mit postoperativem Serom. Im Vergleich zu der vorherigen Abbildung stellt sich in der echofreien Raumforderung bei diesem Patienten kein Fluss dar. Es handelt sich um eine Flüssigkeitsansammlung ohne Verbindung zum Gefäß nach einer aortofemoralen Bypassoperation. Diese Serome resorbieren sich in der Regel spontan. Die Blaukodierung kommt durch den Blutfluss in der Crosse der V. saphena magna (*VSM*) zustande. Die VSM mündet in die V. femoralis communis (*VFC*) ein. Das Serom reicht bis an die VSM, ist aber von ihr durch eine sehr dünne Wand, die hier nicht sichtbar ist, getrennt. Lateral von der VFC stellt sich rotkodiert die A. femoralis communis (*AFC*) dar

◄

Abb. 7.16. a Transversalschnitt durch die Leiste bei einem anderen Patienten mit postinterventionellem Aneurysma spurium (*AN*) in der Diastole vor Schallkopfkompression. Man sieht die A. femoralis communis (*AFC*) und den Aneurysmahals (Kanal). Aufgrund des in der Diastole bestehenden positiven Druckgradienten zwischen Aneurysmasack (höherer Druck) und Arterie (niedrigerer Druck) fließt das Blut aus dem Pseudoaneurysma in die A. femoralis communis zurück (blaukodiert). Im engen Aneurysmahals entstehen Aliasingeffekte. **b** Gleiche Einstellung wie in 7.16 a aber mit dem Sample volume des gepulsten Dopplers im Aneurysmahals: Darstellung des typischen Pendelflusses („to-and-fro"). Dieser Pendelfluss besteht aus einer hohen holosystolischen Flussgeschwindigkeit in das Aneurysma hinein und aus einer turbulenten etwas niedrigeren holodiastolischen Flussgeschwindigkeit aus dem Aneurysmasack heraus. Der kleine rotkodierte Farbfleck ist die A. femoralis communis (*AFC*). **c** Gleiche Einstellung wie in **a** nach 30 min Schallkopfkompression. Man erkennt die komplette Thrombosierung des Aneurysma spuriums (A. spurium, *Pfeile*) und die ebenfalls im Querschnitt dargestellte und durchströmte AFC

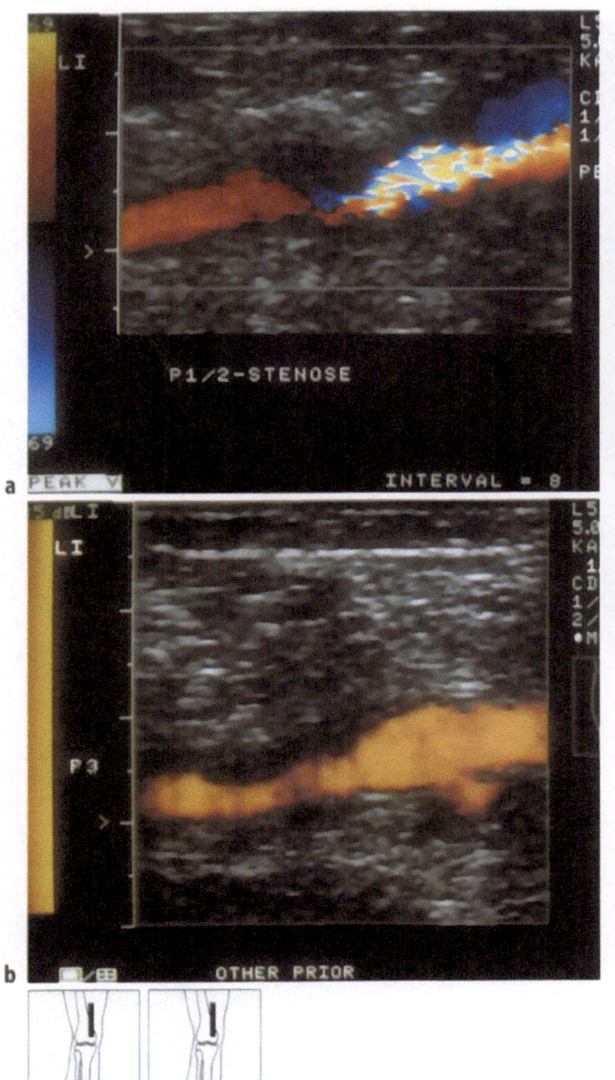

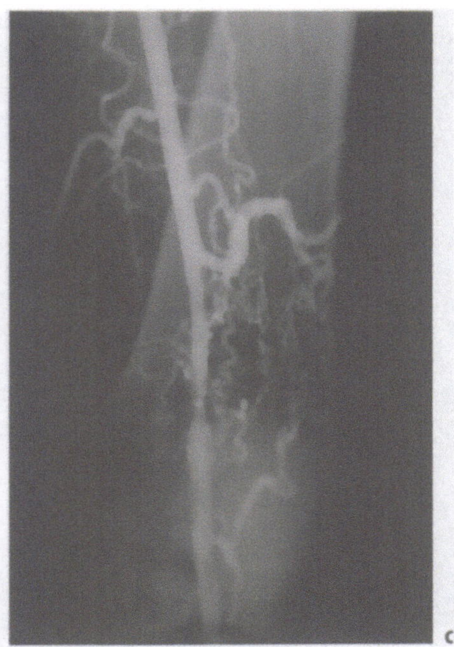

Abb. 7.18. a Longitudinalschnitt durch die linke A. poplitea im P$_{1/2}$-Segment bei hochgradiger Poplitealarterienstenose. Man erkennt die kurzstreckige Verschmälerung der farbkodierten Flusssäule mit anschließendem Aliasingeffekt. Das Geschwindigkeitsverhältnis (hier nicht dargestellt) bezogen auf das Referenzsegment war 5,8 (V$_{max}$ in der Stenose = 440 cm/s). **b** Longitudinalschnitt durch dieselbe Stelle wie in *a* aber mit dem sog. Angio-Mode (Power-Doppler-Mode). Wichtige Informationen wie Länge und Schweregrad der Stenose kommen in diesem Angio-Mode nicht zur Darstellung. **c** Angiogramm desselben Patienten vor Intervention mit Darstellung der hochgradigen Stenose der A. poplitea

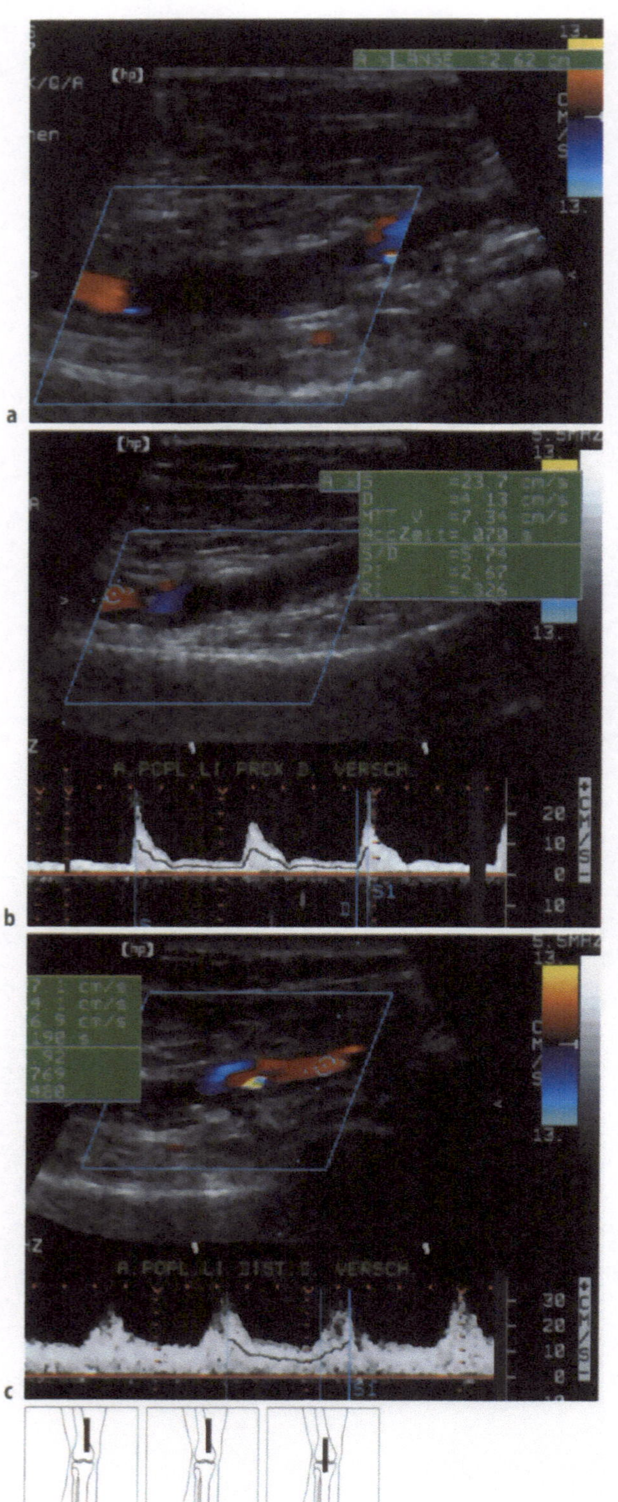

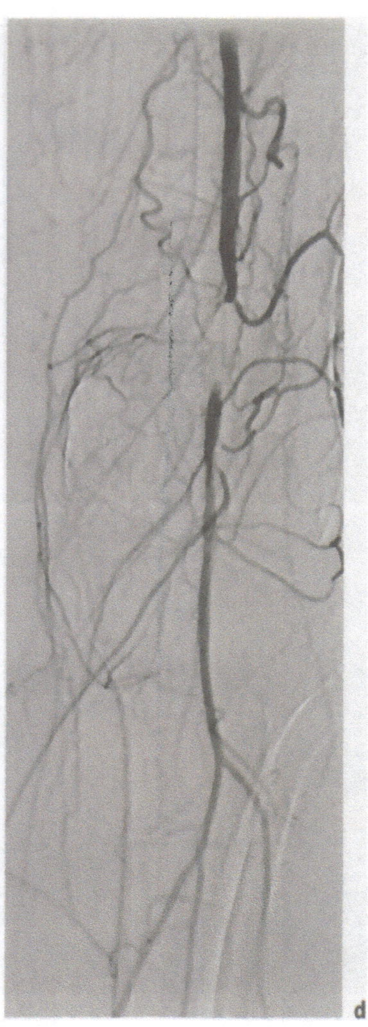

Abb. 7.19. a Longitudinalschnitt durch einen kurzstreckigen Verschluss der A. poplitea links. Man erkennt im Anschnitt links im Bild die proximal noch offene A. poplitea und den Verschlussbeginn. Die Gefäßwandstrukturen sind im verschlossenen Arteriensegment gut zu sehen. Rechts im Bild ist die Wiederauffüllung abgebildet. Die Verschlusslänge beträgt 2,6 cm. **b** Longitudinalschnitt durch denselben Poplitealarterienverschluss mit Ableitung der Flussgeschwindigkeit direkt proximal des Verschlusses: es besteht ein angedeutet biphasisches Signal mit regelrechter systolischer Anstiegssteilheit der Dopplerkurve. Die maximale Flussgeschwindigkeit ist wegen des sich unmittelbar anschließenden Verschlusses unterhalb der Messstelle niedrig (V_{max} = 23 cm/s). **c** Ableitung des Dopplersignals direkt distal des Poplitealarterienverschlusses bei derselben Patientin: typisches postokklusives Dopplersignal mit Abflachung des systolischen Anstiegs und Darstellung eines monophasischen systolisch-diastolischen Flusssignals. **d** Angiographische Darstellung des kurzstreckigen Poplitelarterienverschlusses unmittelbar vor der erfolgreichen Rekanalisation und Ballonangioplastie

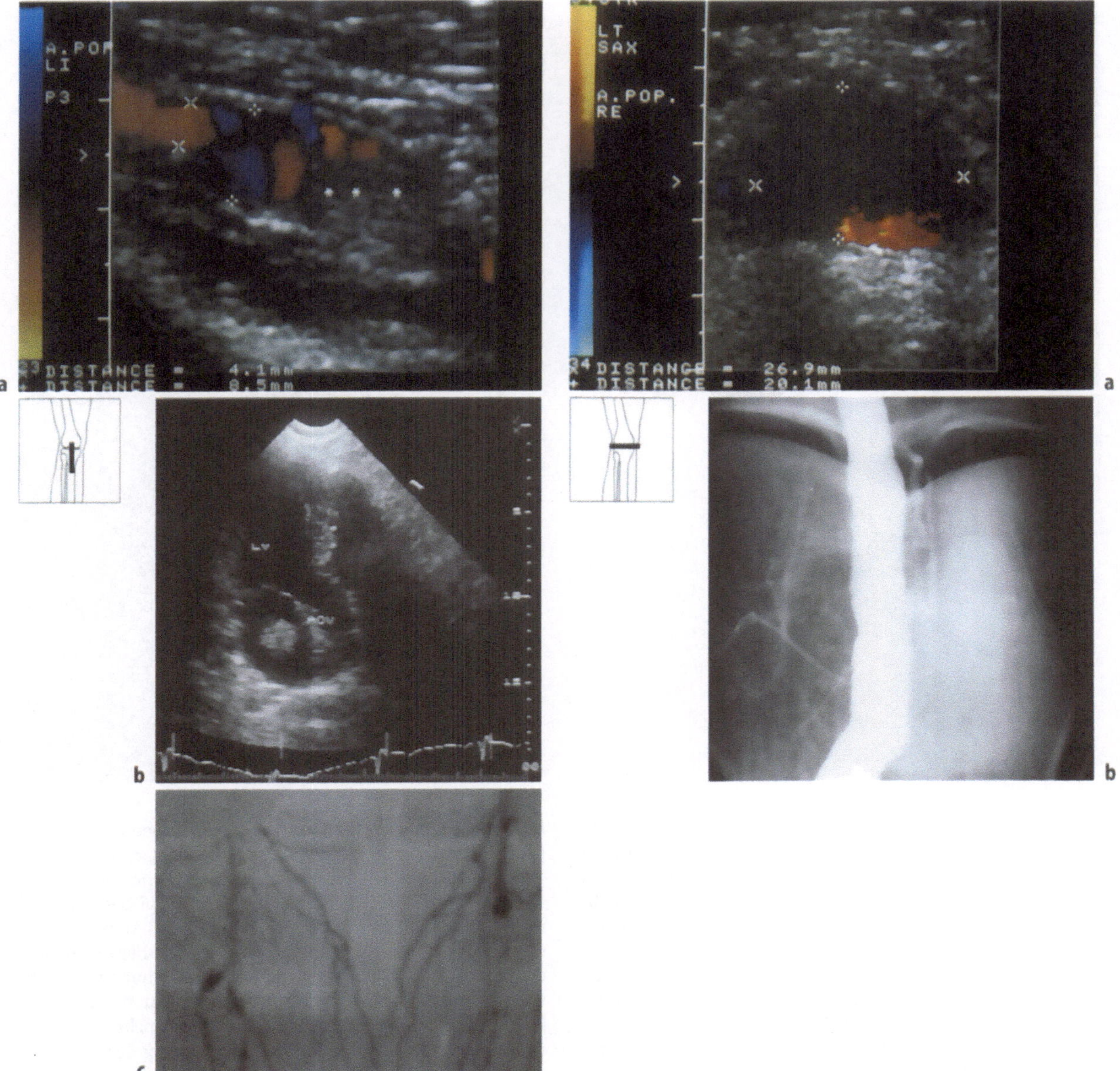

Abb. 7.20. a Longitudinalschnitt durch einen embolisch bedingten Verschluss der linken A. poplitea. Die A. poplitea ist aneurysmatisch (8,5 mm) erweitert. Das präaneurysmatische Arteriensegment hat einen normalen Diameter von 4,1 mm. Direkt weiter distal kann man das embolische Verschlussmaterial (***) in der A. poplitea mit Kontinuitätsunterbrechung der farbigen Flusssäule erkennen. Ganz rechts im Bild ist das wiederaufgefüllte Arteriensegment sichtbar. Es handelt sich hier um embolisierte Fragmente eines linksatrialen Myxoms, dessen Zellen am Ort des embolischen Verschlusses vital geblieben sind und durch Zerstörung der Lamina elastica interna und der Media zu einer aneurysmatischen Erweiterung der A. poplitea geführt haben. **b** Echokardiographie mit apikaler Anlotung im Dreikammerblick mit Darstellung des linksatrialen Tumors. Die histologische Aufarbeitung ergab ein Vorhofmyxom. **c** Angiogramm desselben Patienten mit Darstellung des Poplitealaneurysmas und des embolisch bedingten Poplitealarterienverschlusses. (Nach Strauss et al. 1993a)

Abb. 7.21. a Transversalschnitt durch ein teilthrombosiertes Aneurysma der rechten A. poplitea mit einer maximalen Ausdehnung von 2,7 × 2 cm (frontale und sagittale Ebene). Das offene Lumen (rotkodierter Fluss) ist mit einer Größe von 1,2 × 0,4 cm (frontal und sagittal) immer noch pathologisch deutlich erweitert im Vergleich zu einem normalen Durchmesser der A. poplitea von 0,4–0,6 cm. **b** Das Angiogramm der rechten A. poplitea desselben Patienten stellt lediglich das offene kontrastmittelgefüllte Arterienlumen in der frontalen Ebene (1,2 cm) dar und führt fälschlicherweise zur Unterschätzung des wahren Ausmaßes dieses Aneurysmas der A. poplitea

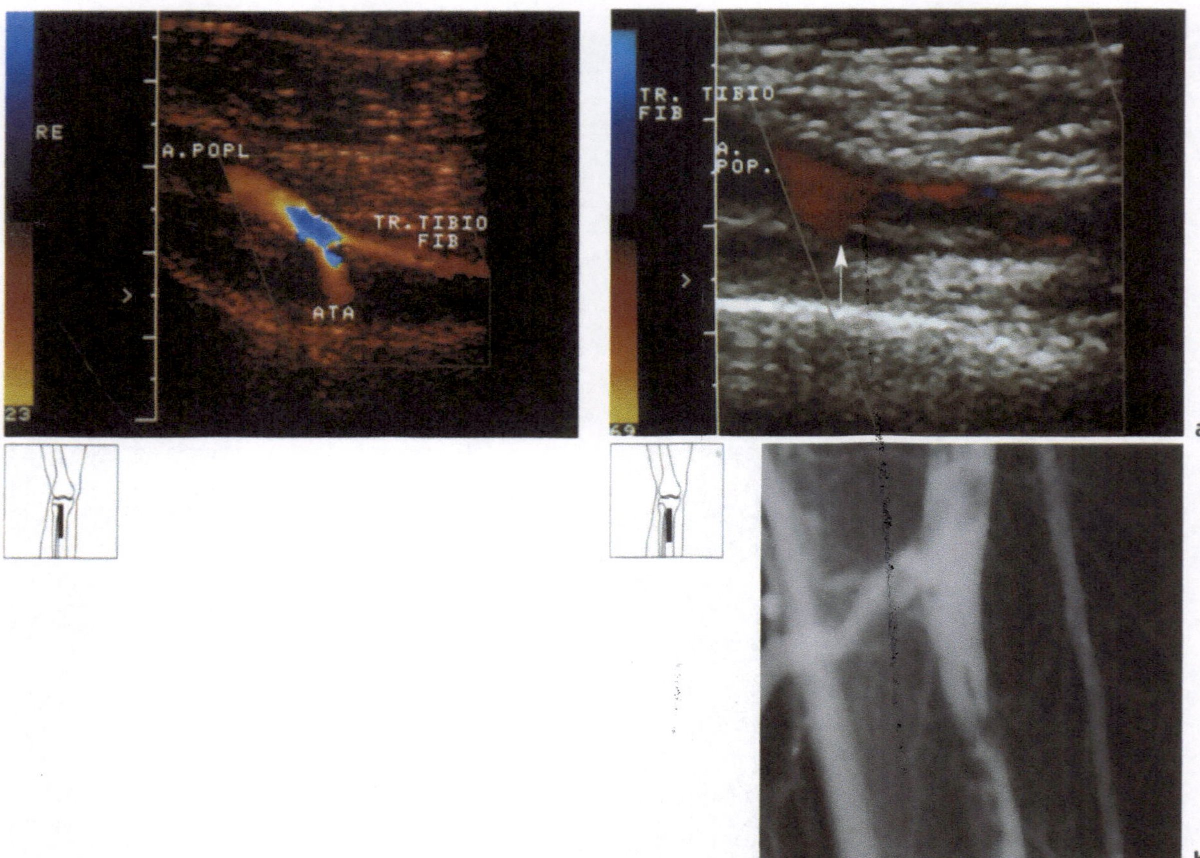

Abb. 7.22. Longitudinalschnitt durch die distale A. poplitea (*A. popl.*) mit Darstellung der Aufgabelung in den Truncus tibiofibularis und in die A. tibialis anterior (*ATA*), Normalbefund. Die ATA geht bei der Untersuchung von der Kniekehle zur Unterschenkelvorderseite, d.h. schallkopffern ab. Der Aliasingeffekt in Höhe der Popliteabifurkation ist durch die Überschreitung des niedrig eingestellten Grenzwertes der Farbgeschwindigkeitsskala (0,23 m/s) bedingt. Die maximale systolische Geschwindigkeit in Höhe der Bifurkation beträgt V_{max} = 50 cm/s (nicht auf diesem Bild dargestellt). In der untersuchten Region besteht keinerlei Einengung der farbkodierten Flusssäule

Abb. 7.23. a Längsschnitt durch die distale A. poplitea und den proximalen Truncus tibiofibularis. Man sieht eine deutliche Verschmälerung der arteriellen Flusssäule im proximalen Abschnitt des Truncus tibiofibularis. Im Gefäß befindet sich unscharf begrenztes echoarmes Material, das vom Blutfluss umspült wird. Aliasingphänome werden nicht hervorgerufen, da der Druckabfall überwiegend über die Reibung und nicht über die konvektive Geschwindigkeitszunahme zustande kommt. Dieser farbduplexsonographische Aspekt ist für frische umspülte Thromben typisch. Der Abgang der A. tibialis anterior ist angedeutet erkennbar (*Pfeil*). **b** Angiographisches Korrelat derselben Gefäßregion mit Darstellung der umspülten Thromben im Truncus tibiofibularis (umspülte Kontrastmittelaussparungen)

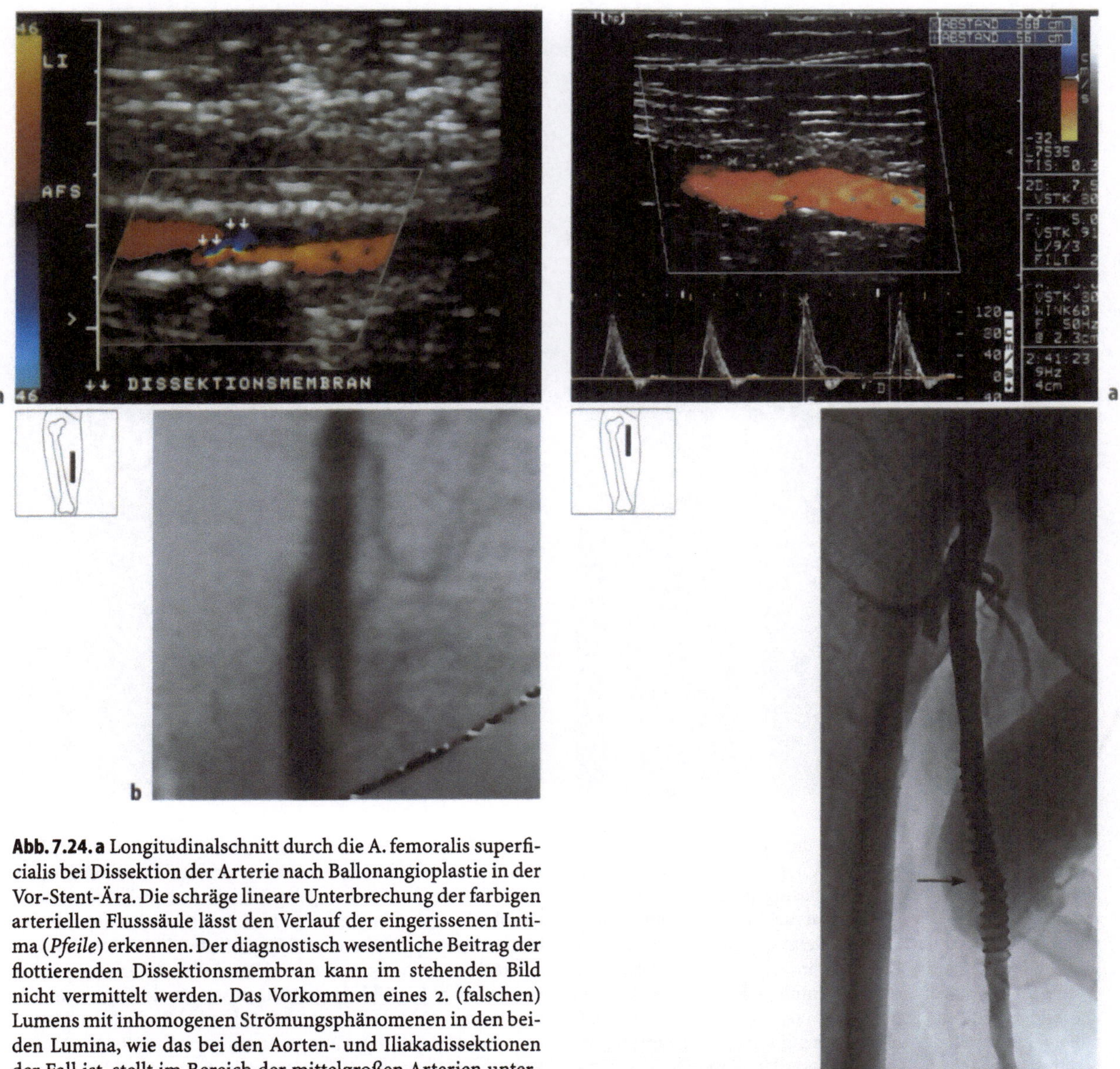

Abb. 7.24. a Longitudinalschnitt durch die A. femoralis superficialis bei Dissektion der Arterie nach Ballonangioplastie in der Vor-Stent-Ära. Die schräge lineare Unterbrechung der farbigen arteriellen Flusssäule lässt den Verlauf der eingerissenen Intima (*Pfeile*) erkennen. Der diagnostisch wesentliche Beitrag der flottierenden Dissektionsmembran kann im stehenden Bild nicht vermittelt werden. Das Vorkommen eines 2. (falschen) Lumens mit inhomogenen Strömungsphänomenen in den beiden Lumina, wie das bei den Aorten- und Iliakadissektionen der Fall ist, stellt im Bereich der mittelgroßen Arterien unterhalb der Leiste eher die Ausnahme dar. **b** Angiographisches Korrelat der Dissektion der A. femoralis superficialis nach PTA. Die eingerissene Arterienwand stellt sich als eine lineare Kontrastmittelunterbrechung dar

Abb. 7.25. a Longitudinalschnitt durch die A. femoralis superficialis wenige Tage nach PTA und Stentimplantation. Man erkennt die gute Wandapposition des Stents und den Stentdurchmesser von 5,5 mm (Cursor) im entfalteten Zustand mit ungehindertem Fluss. Der farbkodierte Blutfluss reicht bis an das Maschenwerk des Stents. Das im Stent platzierte Messvolumen leitet eine regelrechte biphasische Flussgeschwindigkeit ab ohne Rest- oder Frührezidivstenose. **b** Angiogramm desselben Arteriensegmentes nach PTA und Stentimplantation (*Pfeil*) mit guter Stentpositionierung ohne Reststenose

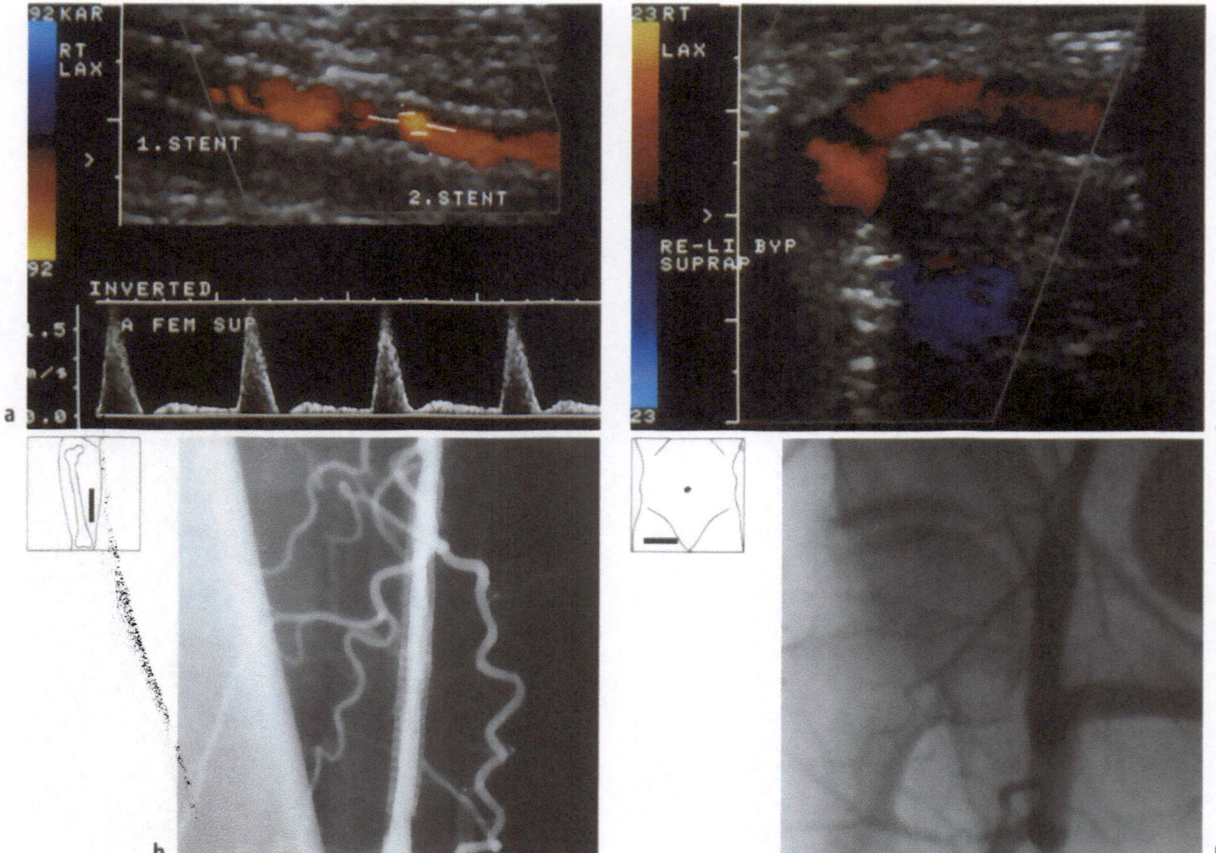

Abb. 7.26. a Longitudinalschnitt durch 2 hintereinander geschaltete Strecker-Stents in der A. femoralis superficialis. Die farbkodierte Flusssäule ohne Aliasingsprung lässt auf eine freie Durchgängigkeit beider Stents schließen. Es handelt sich um einen Zustand nach Ballondilatation einer Rezidivstenose innerhalb des Stents. Lediglich im distalen Gefäßabschnitt (rechts im Bild) sieht man einen minimalen Abstand zwischen der farbigen Flusssäule und dem Maschenwerk der schallkopfnahen Stentwand, der als Hinweis auf eine geringe Intimaverdickung gedeutet werden kann. Das platzierte Sample volume in Höhe des Übergangs vom 1. zum 2. Stent leitet eine allenfalls grenzwertig erhöhte Geschwindigkeit mit erhaltener Dopplerkurvenform ab. **b** Angiogramm desselben Patienten mit den beiden ineinander übergehenden Stents. Zwischen Kontrastmittelsäule und Stentwand stellt sich auch im Angiogramm eine minimale Aussparung als Hinweis auf eine geringe Intimaproliferation dar

Abb. 7.27. a Transversalschnitt durch die rechte Leiste mit Darstellung sowohl der A. femoralis communis (rotkodiert) als auch der medial davon gelegenen V. femoralis communis (blaukodiert) im Querschnitt. Im Längsschnitt stellt sich der femorofemorale Cross-over-Bypass (rotkodiert) dar, der von der rechten Leiste kommend auf der linken A. femoralis communis (nicht im Bild dargestellt) anastomosiert ist. **b** Angiographisches Korrelat der rechten Leiste bei demselben Patienten mit Darstellung eines femorofemoralen Rechts-Links-Cross-over-Bypasses. Außerdem sieht man einen Abgangsverschluss der A. femoralis superficialis rechts mit Kontrastmittelabstrom in die rechte A. profunda femoris

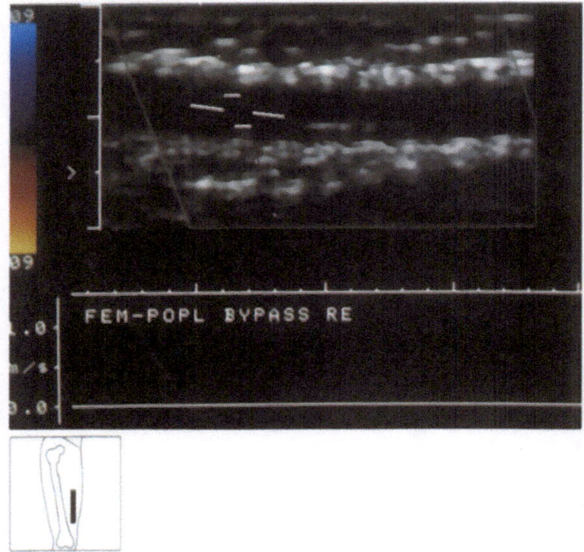

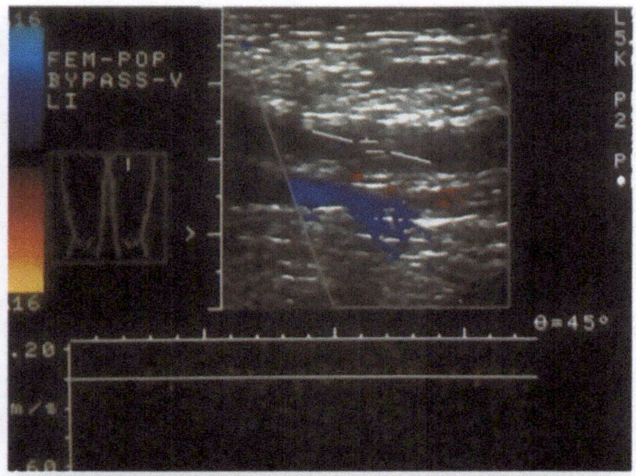

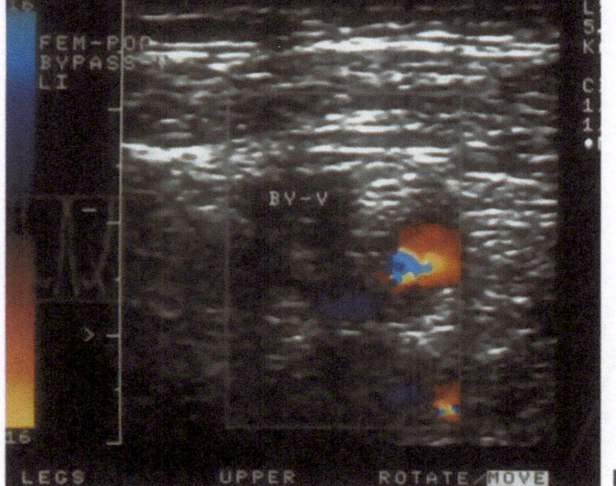

Abb. 7.28. Längsschnitt durch einen verschlossenen femoropoplitealen Bypass. Selbst bei dieser empfindlichen Farbgeschwindigkeitseinstellung (s. Farbskala) fehlt im Bypass eine farbige Flusskodierung. Das im Bypasslumen plazierte Messvolumen des gepulsten Dopplers kann nur eine Nullinie ableiten. Das Verschlussmaterial im Bypasslumen kann, wie es in dieser Abbildung der Fall ist, so echoarm sein, dass es keinen zuverlässigen Verschlussnachweis darstellt. Beweisend für einen Verschluss sind nur das Fehlen der farbigen Flusssäule und das Fehlen des Dopplersignals im Bypasssegment. Es versteht sich von selbst, dass eine Schallauslöschung, z. B. durch Kalkeinlagerung in der Gefäßvorderwand, ausgeschlossen sein muss. In diesem Fall müsste eine Schallauslöschung über die gesamte Bildtiefe sein, liegt aber hier nicht vor

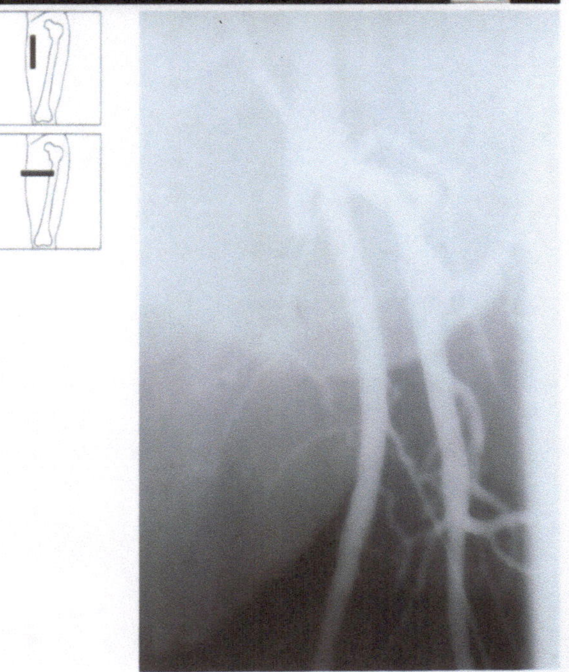

Abb. 7.29. a Longitudinalschnitt durch einen verschlossenen femoropoplitelen Bypass links. Trotz Einstellung einer hohen Flusssensitivität stellt sich im Bypass kein Fluss dar. Unterhalb des Bypasses (schallkopffern) ist die V. femoralis superficialis (blaukodiert) zu sehen. Das im Bypasslumen befindliche Sample volume kann kein Dopplerflusssignal ableiten (Nulllinie). **b** Transversalschnitt durch den Oberschenkel bei demselben Patienten. In dieser Ebene sieht man die räumliche Beziehung der Gefäße zueinander: Der femoropopliteale Bypass ist verschlossen (*BY-V*). Unterhalb und etwas seitlich vom Bypass stellen sich 2 arterielle Lumina (rotkodiert) dar: bypassnah befindet sich die A. femoralis superficialis, während weiter weg die A. profunda femoris im Querschnitt abgebildet ist. **c** Angiogramm desselben Patienten mit im proximalen Abschnitt offener A. femoralis superficialis und A. profunda femoris. Vom verschlossenen femoropoplitealen Bypass ist nur ein Abgangsbürzel zu sehen. Die A. femoralis superficialis war im Adduktorenkanal nach Abgabe einer wichtigen Kollaterale unter Einbeziehung des P_1/P_2-Segmentes der A. poplitea verschlossen (hier nicht dargestellt)

Venen

Die Einsatzmöglichkeiten der bildgebenden Ultraschallsonographie in der Diagnostik der tiefen Venenthrombose wurden erstmalig 1982 von Talbot beschrieben (Talbot 1982). In den darauffolgenden 10 Jahren hat sich die Kompressions- (B-Bild-)Sonographie als ein sicheres diagnostisches Verfahren in der *Venenthrombosediagnostik* etabliert. Seit einigen Jahren wird die farbkodierte Duplexsonographie immer zuverlässiger auch in der Diagnostik der *Klappeninsuffizienz des* tiefen und oberflächlichen *Venensystems* eingesetzt.

8.1 Normale Anatomie und wichtige Varianten

Die Venen sind in Abhängigkeit vom Transmuraldruck deformierbare und komprimierbare Gefäße. Im Gegensatz zu Arterien kommunizieren sie vielfach miteinander und bilden außerdem viele Normvarianten. Bedingt durch die Schwerkraft kommen Venenerkrankungen am häufigsten in der unteren Extremität vor. Das Venensystem kann in ein tiefes und in ein oberflächliches eingeteilt werden. Das tiefe Venensystem befindet sich subfaszial und begleitet definitionsgemäß die gleichnamigen Arterien, während sich das oberflächliche Venensystem in der Regel epifaszial befindet (Ausnahme: proximales Drittel der V. saphena parva) und keine arterielle Begleitung besitzt. Diese beiden Venensysteme sind über die Perforansvenen miteinander verbunden.

Das *oberflächliche Venensystem* besteht aus der V. saphena magna, der V. saphena parva und ihren Ästen. Die *V. saphena magna* beginnt an der medialen Seite des Fußes und verläuft vor dem Malleolus medialis. Sie befindet sich bis zu ihrer Einmündung in die V. femoralis communis, etwa 2–3 cm unterhalb des Lig. inguinale, an der medialen Seite des Unter- und Oberschenkels. Im Bereich des Unterschenkels besteht die V. saphena magna genaugenommen aus 3 Venenästen (Abb. 8.1a):

- aus der anatomisch wichtigen hinteren Bogenvene (V. arcuata cruris posterior), in deren Verlauf sich die wichtigsten Perforansvenen (Cocket I, Cocket II, Cocket III und Sherman), die sog. „Schlüsselperforantes", befinden,
- aus der vorderen Bogenvene (V. arcuata cruris anterior) und

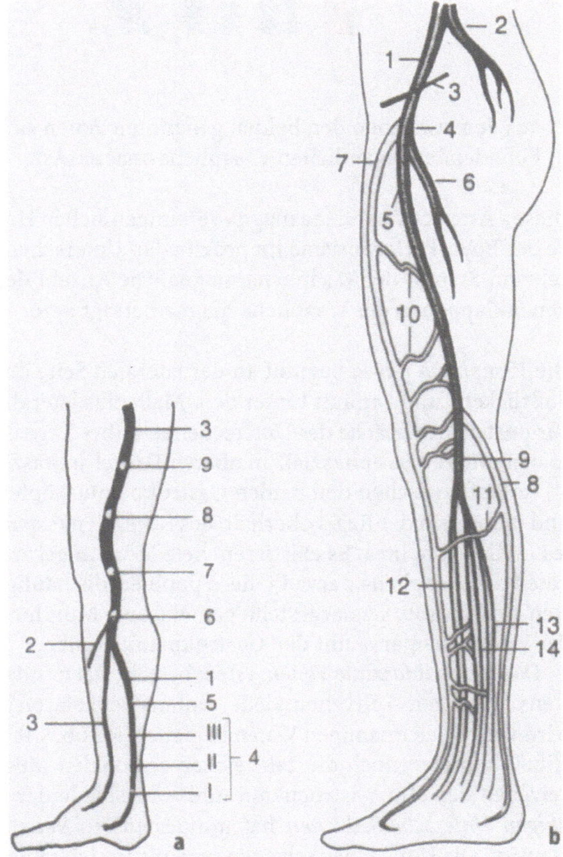

Abb. 8.1. a Schematische Darstellung des Verlaufs der V. saphena magna im Unter- und Oberschenkelbereich und der klinisch wichtigen Perforansvenen („Schlüsselperforantes") in ihrem Verlauf. *1* hintere Bogenvene, *2* vordere Bogenvene, *3* V. saphena magna, *4* Cockett-Gruppe (I, II, und III), *5* Sherman (24 cm Perforans), *6* Boyd, *7* Kniekehlenperforans, *8* Hunter, *9* Dodd-Gruppe. **b** Schemazeichnung des tiefen und oberflächlichen Venensystems der unteren Extremität: *1* V. iliaca externa, *2* V. iliaca interna, *3* Lig. inguinale, *4* V. femoralis communis, *5* V. femoralis superficialis, *6* V. profunda femoris, *7* V. saphena magna, *8* V. saphena parva, *9* V. poplitea, *10* Perforansvenen, *11* V. communicans superficialis, *12* V. tibialis anterior, *13* V. tibialis posterior, *14* V. fibularis

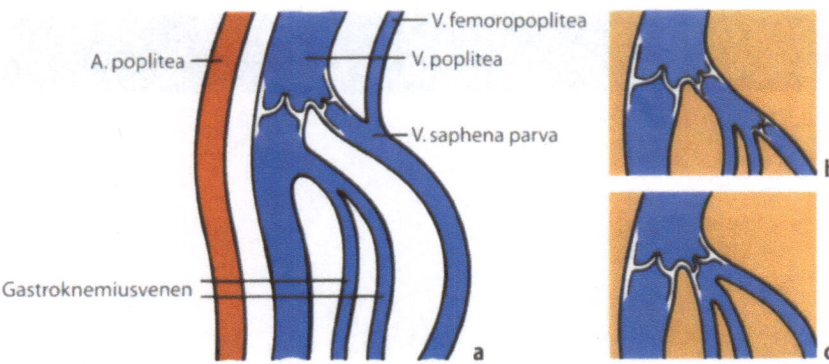

- aus dem zwischen den beiden genannten Venen sich befindenden eigentlichen V.-saphena-magna-Ast.

Diese 3 Äste der V. saphena magna vereinigen sich in Höhe der Boyd-Perforansvene im proximalen Unterschenkel zum Stamm der V. saphena magna. Die Anzahl der Venenklappen in der V. saphena magna beträgt 8–10.

Die *V. saphena parva* beginnt an der lateralen Seite des Fußrückens und verläuft hinter dem Malleolus lateralis zur posterioren Fläche des Unterschenkels. Ihre Lage ist in den unteren ⅔ epifaszial, im oberen Drittel subfaszial, verläuft zwischen den beiden Gastroknemiusköpfen und mündet in der Regel oberhalb des Kniegelenksspaltes in die V. poplitea. Es existieren viele Mündungsvarianten der V. saphena parva in die V. poplitea, die häufigsten sind in Abb. 8.2 dargestellt: gemeinsame Mündung der V. saphena parva mit den Gastroknemiusvenen.

Das *tiefe subfasziale Venensystem* besteht aus mindestens 6 langen Leitvenen: jede Unterschenkelarterie wird von 2 gleichnamigen Venen begleitet (s. Abb. 8.1b). Hinzu kommen noch die zahlreichen regionalen Muskelvenen der Mm. gastrocnemii und soleus. Jede der *6 langen Unterschenkelvenen* hat mindestens 10 Venenklappen. Die Unterschenkelvenen vereinigen sich in unterschiedlichen Variationen zur *V. poplitea*. Diese verläuft dorsal von der gleichnamigen Arterie, d.h. bei einer Ultraschalluntersuchung von der Fossa poplitea ist die V. poplitea oberhalb der Arterie (schallkopfnah) anzutreffen. Nach dem Eintritt in den Adduktorenkanal wird sie zur *V. femoralis superficialis*. Sie befindet sich auch im Oberschenkel dorsal von der gleichnamigen Arterie, d.h. sie ist bei der Ultraschalluntersuchung von anteromedial hinter der A. femoralis superficialis anzutreffen. Die V. poplitea und die V. femoralis superficialis können streckenweise oder über den ganzen Verlauf auch doppelt angelegt sein. In 62 % der Fälle ist nur eine einzige V. femoralis superficialis angelegt, die sich in der Regel hinter der gleichnamigen Arterie (auf die Ultraschalluntersuchung von anteromedial bezogen) befindet. In 21 % der Fälle ist die V. femoralis superficialis doppelt, in weiteren 14 % streckenweise 3- oder mehr-

Abb. 8.2 a–c. Mündungsvarianten der V. saphena parva; **a** normale Mündung der V. saphena parva direkt in die V. poplitea; **b** und **c** 2 häufige Mündungsvarianten: V. saphena parva drainiert gemeinsam mit den Gastroknemiusvenen über eine unterschiedlich lange gemeinsame Mündungsstrecke in die V. poplitea

fach angelegt (Weber u. May 1990). Bei doppelter oder mehrfacher Anlage ist das Kaliber dieser mehrfach angelegten Venen unterschiedlich. Wenn sich in der Ultraschalluntersuchung im Transversalschnitt die V. femoralis superficialis vor oder seitlich der begleitenden gleichnamigen Arterie befindet, sollte man bis zum Beweis des Gegenteils (aufmerksame Untersuchung erforderlich!) eine doppelte oder mehrfache Anlage der V. femoralis superficialis annehmen. Dies ist gerade bei der Thromboseausschlussdiagnostik mit der Farbduplex- oder Kompressionssonographie von großer Bedeutung. Die V. femoralis superficialis weist 3–5 Venenklappen auf (Weber u. May 1990). Die Konfluenz der V. femoralis superficialis mit der V. profunda femoris befindet sich 1–4 cm distal der Femoralisarteriengabel. Die *V. femoralis communis* befindet sich immer medial der gleichnamigen Arterie. Ihre Fortsetzung nach kranial ist die *V. iliaca externa*, die zunächst medial und anschließend posterior der gleichnamigen Arterie verläuft. Nach der Einmündung der V. iliaca interna verläuft die V. iliaca communis posteromedial der gleichnamigen Arterie. Kurz vor der Einmündung der *linken V. iliaca communis* in die V. cava kann eine als *Beckenvenensporn* bezeichnete Verengung dieser Vene entstehen (Abb. 8.3). Der Beckenvenensporn kann aus einer pfeilerförmigen Septierung oder aus einer ring- bis membranförmigen Lumeneinengung bestehen, in deren Folge im linken Bein eine höhere Thromboseinzidenz vorgefunden wird als im rechten (links etwa 67, rechts 33 %). Die Ursache für diese reaktive Intimaproliferation der Venenwand ist eine Kompression *der linken* V. iliaca communis, die zwischen der pulsierenden, sie überkreuzenden *rechten* A. iliaca communis und dem Promontorium des 5. Lendenwirbelkörpers „in die Zange genommen" wird. Die

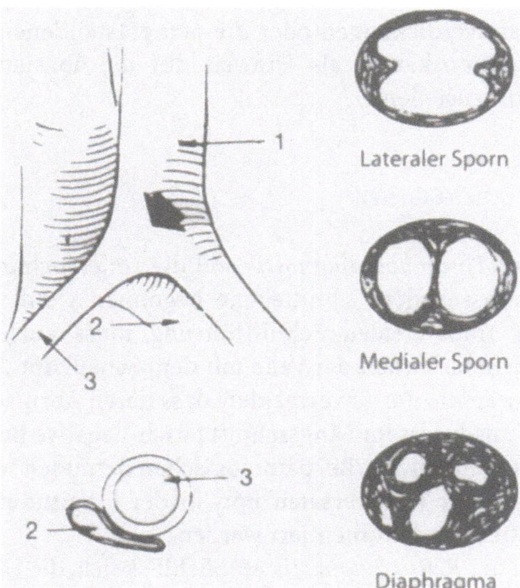

Abb. 8.3. Varianten des Beckenvenensporns in der proximalen linken V. iliaca communis. *1* Aorta, *2* linke V. iliaca communis, *3* rechte A. iliaca communis. *Pfeilspitze* Abgang der rechten A. iliaca communis

Vv. iliaca externa und communis haben in der Regel keine Venenklappen.

Die *Vv. perforantes* sind die transfaszialen Verbindungen zwischen dem oberflächlichen und dem tiefen venösen System. Von den ca. 150 Perforansvenen sind nur einige wenige, sog. Schlüsselperforantes, von großer hämodynamischer und klinischer Bedeutung (s. Abb. 8.1a). Für den Unterschenkelbereich sind es die Vv. perforantes der Cockett-Gruppen I–III, die Sherman- und die Boyd-Perforansvenen. Für den Oberschenkelbereich ist die Dodd-Perforansgruppe von Bedeutung. Bei Insuffizienz der Venenklappen dieser Perforansvenen kann ein normalerweise nur unidirektionaler, von außen nach innen gerichteter Blutfluss nicht mehr stattfinden, und es entsteht mit jeder Muskelkontraktion ein Pendelfluss (Fluss in beiden Richtungen) mit Auswirkungen auf die distalen Oberflächenvenen und auf die Haut.

8.2 Untersuchungstechnik und Dokumentation

Das oberflächliche Venensystem wird mit einem Linearschallkopf von 7,5–10 MHz untersucht. Für das tiefe Venensystem der unteren Extremität wird je nach Beinumfang ein Linearschallkopf mit 3,5–7,5 MHz verwendet, meistens ein 5-MHz-Linearschallkopf. Die Beckenvenen und die tiefen Beinvenen bei ganz dicken Oberschenkeln müssen sogar mit einem 3,5-MHz-Sektorschallkopf untersucht werden. Bei der Farbduplexsonographie des Venensystems muss man zu folgenden Fragen Stellung nehmen:

- Durchgängigkeit der untersuchten Venen,
- Lokalisation einer Thrombose,
- Ausdehnung der Thrombose: proximales (Thrombuskopf) und distales Ende,
- spezielle Thrombuslokalisation: z. B. in der V. profunda femoris, V. saphena magna oder parva, V. jugularis,
- postthrombotische Venenmorphologie: Wandverdickungen, bindegewebige Septen (häufig echoreich) im Venenlumen, Teilrekanalisation und inkomplette Venenkomprimierbarkeit,
- Insuffizienz der Venenklappen der tiefen und oberflächlichen Venen: Refluxdauer.

8.2.1 Untersuchungsablauf

Bei der *Thrombosediagnostik* beginnt die Untersuchung der Venen der unteren Extremität mit der Darstellung der Übergangsregion der distalen V. iliaca externa zur V. femoralis communis im Querschnitt neben der Begleitarterie, und sie wird bis in den distalen Unterschenkel kontinuierlich fortgesetzt. Die Venenkompression mit dem Schallkopf wird in Abständen von 1 cm durchgeführt. Die Oberschenkelvenen einschließlich der distalen V. femoralis superficialis im Adduktorenkanal werden im Liegen in Rückenlage mit im Hüftgelenk leicht nach außen rotiertem Bein untersucht. Es empfiehlt sich, die Komprimierbarkeit der distalen V. femoralis superficialis im Adduktorenkanal durch Ausübung eines Gegendruckes von dorsal her zu testen, da in dieser Region ein knöchernes Widerlager fehlt (Abb. 8.4). Die V. poplitea kann in Seiten- oder Bauchlage (mit Rolle unter dem Fuß, um Überstreckung und hierdurch bedingte Venenkompression zu vermeiden) oder im Sitzen untersucht werden. Die Unterschenkelvenen sollen immer im Sitzen mit herunterhängenden Unterschenkeln

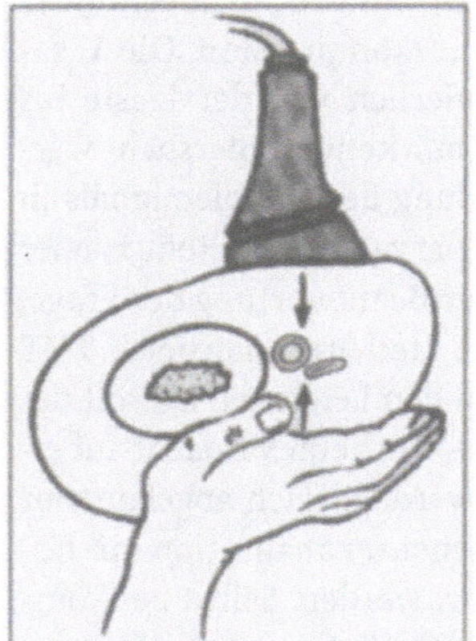

Abb. 8.4. Untersuchung der distalen V. femoralis superficialis im Adduktorenkanal: Durch manuellen Gegendruck von dorsal kann die Vene trotz fehlendem natürlichem Widerlager komprimiert werden. (Nach Fobbe 1993)

untersucht werden, um durch eine größere Vordehnung bei erhöhtem hydrostatischen Druck besser sichtbar zu sein. Zur Untersuchung der Unterschenkelvenen gehört immer die Überprüfung der Komprimierbarkeit der Vv. fibulares und Vv. tibiales posteriores in ihrer ganzen Länge mit dem Schallkopf im Querschnitt. Zum Auffinden der Unterschenkelvenen kann die Farbe als Pfadfinder (road map) zugeschaltet werden. Sobald die Venen gefunden wurden, wird die Farbe abgeschaltet, um Farbartefarktbildung bei der Kompression zu vermeiden. Bei der Kompressionssonographie des Unterschenkels achtet man obligat auch auf die Gastroknemius- und Soleusmuskelvenen, von denen in bis zu 50 % der Fälle Lungenembolien ausgehen können (Hollerweger et al. 2000).

Durch das fehlende Widerlager im Beckenbereich kann eine Kompression der Beckenvene mit dem Schallkopf nur selten zuverlässig durchgeführt werden. In dieser Region ist daher die Thromboseausschlussdiagnostik häufig allein auf den sicheren Nachweis eines spontanen oder durch distale manuelle Kompression induzierten lumenfüllenden Blutflusses in der Beckenvene im Quer- und Längsschnitt angewiesen. Bei der Anwendung dieser Farbduplexkriterien in der Thrombosediagnostik muss darauf geachtet werden, dass am Gerät eine Farbgeschwindigkeitsskala für niedrige venöse Flussgeschwindigkeiten eingestellt ist, d. h. dass die Pulsrepetitionsfrequenz des farbkodierten Dopplersignals klein ist, um die Empfindlichkeit für langsame venöse Flüsse zu erhöhen (s. auch Kap. 1).

Bei der *Refluxdiagnostik* werden die V. femoralis communis, die V. poplitea, die V. saphena magna und V. saphena parva im Stehen oder Sitzen untersucht. Besondere Aufmerksamkeit wird der Mündungsregion der V. saphena magna in die V. femoralis communis und der Mündungsregion der V. saphena parva in die V. poplitea gewidmet. Dabei achtet man auf das Auftreten eines Farbumschlages während des Valsalva-Manövers oder während der distalen Muskel*de*kompression. Die V. saphena magna sollte kontinuierlich von der Leiste bis zum distalen Unterschenkel auf Reflux untersucht werden. Durch selektive Einspielung des Dopplersignals in die V. saphena magna oder parva soll die Refluxdauer auch quantifiziert werden. Zur Beantwortung der Frage, ob eine alte abgelaufene und (teil-)rekanalisierte TVT die Ursache für den Reflux in den Leitvenen ist, soll der Patient in liegender Position – wie beim Verdacht auf eine akute TVT – untersucht werden. Nach abgelaufener TVT kann der Zustand der Venenrekanalisation mit hoher Genauigkeit dokumentiert werden. Selbst bei kompletter Rekanalisation sind recht häufig noch Intimaverdickungen als Residuen einer stattgehabten TVT sichtbar. Durch den farbigen Flusskontrast in den Venen ist die farbkodierte Duplexsonographie besser als die klassische Kompressionssonographie in der Lage, diese Venenwandverdickungen oder die neu entstandenen Rekanalisationskanäle als Hinweis auf die abgelaufene TVT darzustellen.

8.2.2 Schnittebenen

Bei der *Thrombosediagnostik* soll die Untersuchung in der transversalen Schnittebene begonnen werden. In dieser transversalen Schnittführung muss auch die Komprimierbarkeit der Vene mit dem Schallkopf überprüft werden, um zu vermeiden, dass durch Abrutschen des Transducers im Längsschnitt falsch-negative Befunde erhoben werden. Bei pathologischen Befunden sollen diese in der transversalen und in der longitudinalen Schnittebene dokumentiert werden.

Bei der *Refluxdiagnostik* empfiehlt es sich, die Untersuchung zunächst in einer transversalen Schnittführung mit entsprechend dopplergerecht gekipptem Schallkopf (Winkel zwischen Schallkopf und Gefäßachse ungleich 90°) durchzuführen, wobei die Farbgeschwindigkeitsskala so einzustellen ist, dass eine satte Farbkodierung des Venenlumens (hohe Flussempfindlichkeit infolge niedriger Pulsrepetitionsfrequenz) erreicht wird, allerdings ohne störende Farbübersteuerung. Die Mündungsregionen der V. saphena magna und parva sollen im Längsschnitt zusammen mit der V. femoralis communis bzw. der V. poplitea untersucht und dokumentiert werden. In dieser longitudinalen Schnittebene soll die Ableitung des Dopplersignals erfolgen.

8.2.3 Dokumentation und Befundung

Der Untersuchungsablauf und die Dokumentationsart sind für die beiden Indikationen tiefe Beinvenenthrombose bzw. primäre oder sekundäre Klappeninsuffizienz (Varizendiagnostik) unterschiedlich (Empfehlungen zur Qualitätssicherung 1999, s. S. 177).

Indikation tiefe Beinvenenthrombose

Dokumentation des Normalbefundes. V. femoralis und V. poplitea im Querschnitt ohne und mit Kompression. Mündungsstellen V. saphena magna/V. femoralis und V. saphena parva/V. poplitea im Längsschnitt dokumentieren. Gegebenenfalls Vv. iliacae dokumentieren, ggf. Unterschenkelvenen im Querschnitt mit und ohne Kompression dokumentieren.

Dokumentation des pathologischen Befundes. Inkompressibilität dokumentieren. Bei inkomplettem Verschluss Dopplersignal in Verbindung mit Längsschnitt dokumentieren, bei farbkodierter Untersuchung Flussaussparung im Längs- und Querschnitt dokumentieren.

Farbkodierung. Dokumentation der Blutströmung in Farbe. Bei pathologischem Befund Dokumentation der Flussaussparung im Längsschnitt und im Querschnitt.

Befundung. Beschreibend oder graphisch an Hand eines Gefäßschemas. Kompressibilität, Spontanfluss und ggf. Flussaussparung charakterisieren.

Indikation primäre und sekundäre Klappeninsuffizienz (Varizendiagnostik)

Dokumentation des Normalbefundes. Während der Provokation durch Valsalva- oder Muskelkompressionsmanöver Dokumentation im Längsschnitt plus zugehörigem Dopplersignal von V. femoralis, V. saphena magna, V. poplitea und V. saphena parva, ggf. Unterschenkelvenen.

Dokumentation des pathologischen Befundes. Dokumentation jedes einzelnen Refluxes mittels Dopplersignal, wobei jeder Reflux mindestens über einen Zeitraum von 2 s hinweg registriert sein muss.

Farbkodierung. Dokumentation der Blutströmung in Farbe.

Befundung. Beschreibend oder graphisch anhand eines Gefäßschemas. Venen nach Lage, Weite, Struktur und Varianten des Verlaufes beschreiben. Spontanfluss und Reaktion auf Valsalva- (oder anderes Provokationsmanöver) aus dem Dopplersignal beschreiben (Empfehlungen zur Qualitätssicherung 1999, s. S. 177).

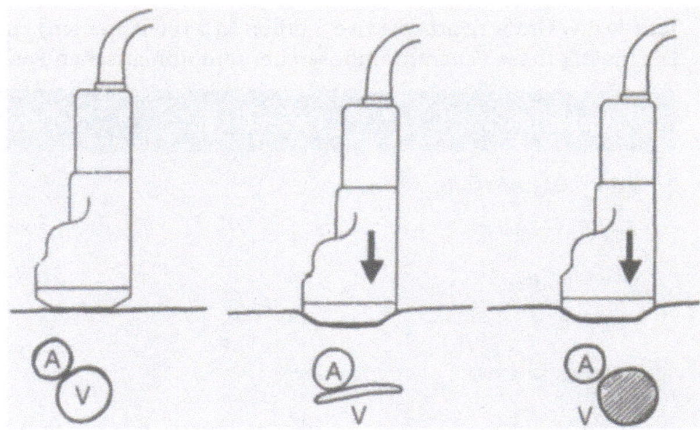

Abb. 8.5. Schematische Darstellung einer normalen und einer pathologischen Kompressionsantwort im Transversalschnitt im Rahmen der Kompressionssonographie. *Links:* die Arterie und Vene vor der Kompression; *Mitte:* durch Ausübung eines Kompressionsdruckes mit dem Schallkopf kollabiert die komprimierbare Vene, Normalbefund; *Rechts:* fehlende Komprimierbarkeit der thrombosierten Vene, pathologischer Befund

8.3 Diagnosekriterien und ihre Wertigkeit

8.3.1 Thrombosediagnostik

Eine frische tiefe Venenthrombose (TVT) verursacht eine expansive intraluminale Venenfüllung, die eine Venenkompression unmöglich macht (Abb. 8.5). Die *fehlende Komprimierbarkeit* der im Querschnitt dargestellten tiefen Beinvenen mit dem Schallkopf gilt als *beweisend für die* Diagnose einer *Phlebothrombose* (Dauzat et al. 1986; Lensing et al. 1989; Habscheid et al. 1990; Krings et al. 1990). Neben diesem Hauptkriterium der Kompressionssonographie existieren weitere farbduplexsonographische Hinweise auf eine TVT, die den Stellenwert eines Zusatzkriteriums haben:

- fehlende Darstellung eines venösen Blutflusses im farbkodierten Bild spontan oder induziert durch distale manuelle Kompression,
- eindeutig sichtbare und in 2 Ebenen reproduzierbare Blutflussaussparung im Venenlumen.

Für die TVT-Diagnose in den Venen unterhalb des Leistenbandes und der oberen Extremität ist die fehlende Kompressibilität ein notwendiges und gleichzeitig hinreichendes diagnostisches Kriterium. Es wurde gezeigt, dass das zusätzliche Hinzuziehen farbduplexsonographischer Kriterien die Treffsicherheit des bildgebenden Ultraschalls für die TVT-Diagnostik unterhalb der Leiste nicht verbessert (Lensing et al. 1997; Schindler et al. 1990). Anders ist die Situation im Bereich der Beckenvenen: Aufgrund des hier fehlenden Widerlagers versagt die Kompressionssonographie häufig, so dass die o. g. farbduplexsonographischen Zusatzkriterien die einzige sichere Möglichkeit bieten, Beckenvenenthrombosen zu diagnostizieren. Die indirekte hämodynamische Strömungsanalyse in der Leiste durch den eingespielten gepulsten Doppler versagt ebenfalls bei inkompletten Beckenvenenthrombosen, wie dies bereits bei der CW-Dopplersonographie gezeigt werden konnte (Übersicht bei Strauss 1998a).

Der Einsatz der Farbduplexsonographie in der Thrombosediagnostik umfasst 3 unterschiedliche klinische Situationen:

- die Untersuchung von symptomatischen Patienten mit Verdacht auf eine erste TVT mit oder ohne Lungenembolie;
- die Untersuchung symptomatischer Patienten mit Verdacht auf eine Rezidiv-TVT in einer postthrombotisch veränderten Vene, und
- die Untersuchung asymptomatischer Hochrisikopatienten.

In diesen 3 verschiedenen klinischen Situationen hat die Farbduplexsonographie eine unterschiedliche diagnostische Wertigkeit.

Tabelle 8.1. Größere prospektive Studien (n > 100 Patienten) zur Validität der Kompressions- und Farbduplexsonographie in der Diagnostik tiefer Venenthrombosen bei symptomatischen Patienten. (*n. a.* nicht angegeben)

Autoren/Jahr	Patienten (n)	Thrombosen (n)	Sensitivität (%)	Spezifität (%)
Kompressionssonographie				
Appelmann 1987	112	52	96	97
Dauzat 1986	145	100	94	100
Elias 1987	430	303	98	95
Habscheid 1990	178	113	95	99
Krings 1990	182	n. a.	95	97
Lensing 1989	220	66	99	100
Pederson 1991	215	113	89	97
Farbkodierte Duplexsonographie				
Schindler 1990	94	n. a.	98	100
Grosser 1990	180	154	94	99
Van Ramshorst 1991	117	64	91	95
Schönhofer 1992	100	63	97	98
Miller 1996	216	98	99	100

Erste symptomatische TVT-Episode

Die Farbduplexsonographie gilt heute als die Methode der 1. Wahl bei der Diagnose einer TVT bei symptomatischen Patienten. Die großen prospektiven Studien über die Treffsicherheit der Kompressionssonographie in der Thrombosediagnostik mit über 100 Patienten zeigen Sensitivitäten zwischen 90 und 100 % und Spezifitäten von 95–100 %, verglichen mit der aszendierenden Bein-Becken-Phlebographie (Tabelle 8.1). Die etwas höhere Spezifität ergibt sich daher, dass falsch-positive Befunde praktisch nicht erhoben werden können: Unter lege artis durchgeführtem Kompressionsmanöver kann nur intraluminales Material eine Inkompressibilität der Vene verursachen. Die hohe Spezifität bedingt einen hohen positiven prädiktiven Wert, d. h. dass ein pathologischer (positiver) Befund einen beweisenden Charakter hat. Diese in der Tabelle 8.1 angegebenen Zahlen beziehen sich hauptsächlich auf die Thrombosen, die das femoropopliteale Venensegment (Vv. femoralis communis, superficialis und poplitea) isoliert oder kombiniert mit Unterschenkel- oder Beckenvenenthrombosen involvieren. Die sehr hohe Treffsicherheit der Kompressionssonographie in diesen Venensegmenten kann durch die rein farbduplexsonographischen Zusatzkriterien kaum noch übertroffen werden. Ein Vorteil der farbkodierten Duplexsonographie gegenüber der alleinigen Kompressionssonographie für die Bein- und Armvenen ist lediglich darin zu sehen, dass der spontane farbige Flusskontrast ein schnelles Aufsuchen der Gefäße auch bei Adipositas oder ausgeprägten subkutanen Ödemen ermöglicht (Pfadfinderfunktion). Dies spielt gerade beim Aufsuchen der Unterschenkelvenen eine Rolle, da hier die Sensitivität des bildgebenden Ultraschalls für die Diagnose von *isolierten Unterschenkelvenenthrombosen* im Mittel mit nur 73 % angegeben wird, wie eine Metaanalyse gezeigt hat (Kearon et al. 1998). Es ist zu erwarten, dass durch die zunehmende Erfahrung der Untersucher und durch die immer besser werdende Gerätequalität die in der neueren Literatur mitgeteilte Treffsicherheit des bildgebenden Ultraschalls in der Erfassung isolierter symptomatischer Unterschenkelvenenthrombosen von 93–97 % (Atri et al. 1996) auch von weiteren Untersuchern geteilt wird. Auf die klinische Bedeutung der sonographischen Diagnose von Unterschenkelvenenthrombosen wurde vor kurzem erneut hingewiesen (Hollerweger et al. 2000): in einem Patientengut mit symptomatischer TVT hatten 47 % der Patienten eine isolierte Unterschenkel-TVT und 25 % sogar nur eine isolierte Thrombose der Soleus- und/oder Gastroknemiusvene. Die Lungenembolierate bei isolierten Muskelvenenthrombosen betrug 50 %, wenngleich es sich vorwiegend um kleinere Embolien handelte (Hollerweger et al. 2000).

Für die *TVT-Diagnose* im Bereich *der oberen Extremität* ist die Treffsicherheit des bildgebenden Ultraschalls gleich gut wie für die femoropoplitealen Phlebothrombosen, auch wenn größere Studien fehlen. In einer 58 Patienten umfassenden Untersuchung betrugen die Sensitivität und Spezifität der Kompressionssonographie 96 bzw. 93 % (Prandoni et al. 1997).

Symptomatische Rezidiv-TVT-Episode

Bei abgelaufener TVT ist die Diagnose einer Rezidiv-TVT in den befallenen Venensegmenten erschwert, da das Kriterium der fehlenden Venenkomprimierbarkeit der Duplexsonographie weniger spezifisch ist, d.h. dass es höhere falsch-positive Ergebnisse erzielen kann als bei der Erstthrombose. Um diesem Dilemma aus dem Weg zu gehen, sollte man bei der Ultraschalluntersuchung auf folgende Kriterien achten (Fraser u. Anderson 1999):

- Auftreten neuer thrombosierter Venensegmente (neu aufgetretene Inkompressibilität), die bei der Voruntersuchung nicht beobachtet wurden;
- Zunahme des Venendurchmessers der mit dem Schallkopf im Querschnitt maximal komprimierten Vene um mehr als 2 mm, d.h. ≥2 mm Diameterzuwachs im Zustand der Maximalkompression.

Beide Kriterien zusammen, angewendet an 29 Patienten mit Verdacht auf Rezidiv-TVT zeigten eine 100 %ige Sensitivität und Spezifität (Prandoni et al.1993). Die Anwendung dieser Kriterien setzt eine genaue Untersuchung, Dokumentation und Befundung voraus. Wir empfehlen daher, eine Farbduplexuntersuchung zum Zeitpunkt des Absetzens der Antikoagulation (z. B. nach 1/2 oder 1 Jahr) mit Ausmessen des Venendurchmessers der Vv. femoralis communis, superficialis und poplitea als Ausgangsbefund.

Asymptomatische Hochrisikopatienten

Die Farbduplexsonographie wird auch zur Diagnose asymptomatischer Phlebothrombosen bei Patienten nach größeren orthopädischen, urologischen oder unfallchirurgischen Operationen herangezogen. Die Rationale dieser Maßnahme besteht darin, die postoperativen symptomatischen thromboembolischen Komplikationen zu verhüten, da trotz Verfügbarkeit einer antithrombotischen Prophylaxe die Inzidenz einer TVT nach Hüft- oder Kniegelenkersatz 17–20 % beträgt (Hamulyak et al. 1995). Nach einer Metaanalyse von 11 stringent durchgeführten Studien bei einem asymptomatischen hauptsächlich orthopädischen Patientenkollektiv betrug die Sensitivität der Kompressionssonographie in der Diagnostik femoropoplitealer Venenthrombosen nach Hüft- und Kniegelenksoperationen nur 62 % bei einer hohen Spezifität von 97 % (Wells et al. 1995). Die Treffsicherheit dieser Methode bei der Erfassung isolierter Unterschenkel-TVT ist noch bescheidener und kann durch den Einsatz farbduplexsonographischer Kriterien nicht erhöht werden (Lensing et al. 1997). Die Ursache für diese niedrige Sensitivität der Duplexsonographie bei asymptomatischen Patienten ist darin zu sehen, dass die Thrombosen in diesem Kollektiv kurzstreckig und häufig nichtokkludierend sind und daher übersehen werden können (Mattos et al. 1992). Schwierige Untersuchungsbedingungen infolge Ödem und postoperativer Narbenbildung erschweren zusätzlich die Interpretation der Befunde. Daher ist eine routinemäßige Duplexsonographie bei asymptomatischen Hochrisikopatienten nicht indiziert (Fraser u. Anderson 1999).

Stellenwert der Duplexsonographie in der Thrombosediagnostik

Ein großer Vorteil der Sonographie besteht darin, dass sie über die Venenthrombosediagnostik hinaus in der Lage ist, durch zusätzliche Befunde Mehraussagen gegenüber der Phlebographie zu machen. Dazu gehören folgende Diagnosen:

- Baker-Zysten in der Kniekehle, die thromboseähnliche Beschwerden wie Schwellung und Spannungsgefühl in der Wade und Kniekehle verursachen können. Bei Ruptur einer Baker-Zyste tritt ein Pseudothrombophlebitissyndrom auf, das durch Nachweis des abgesackten Zysteninhalts diagnostiziert werden kann.
- Hämatome nach Muskelfaserriss oder unter Antikoagulation.
- Extravasale Venenkompressionen durch Tumoren oder Hämatome und
- die Lokalisation des proximalen Thrombusendes bei mündungsnahen Phlebitiden der V. saphena magna und parva.

Diese Befunde müssen ohnehin in der Differentialdiagnose einer TVT berücksichtigt werden und können daher sonographisch gleich bestätigt oder ausgeschlossen werden, zumal sie mit einer frischen TVT koexistieren können. Durch die Einbeziehung der V. profunda femoris, der Wadenmuskelvenen (Gastroknemius und Soleus) und der krossennahen Segmente der V. saphena magna und parva in die farbduplexsonographische Untersuchung ist der bildgebende Ultraschall sensitiver als die Phlebographie in der Diagnostik atypischer Thrombuslokalisationen (van Ramhorst et al. 1991).

8.3.2 Chronisch-venöse Insuffizienz

Beim Vorliegen einer klinisch diagnostizierten chronisch-venösen Insuffizienz bezweckt die Untersuchung mit der farbkodierten Duplexsonographie die Prüfung,

1. ob Hinweise auf eine alte abgelaufene TVT vorliegen und, wenn dies der Fall ist, wieweit der Prozess der Rekanalisation der tiefen Venen gediehen ist (Erfassung der Morphologie);

2. ob eine Klappeninsuffizienz der tiefen und/oder der oberflächlichen Venen vorhanden ist (Erfassung der Hämodynamik).

Ad 1. Wie duplexsonographische Studien gezeigt haben, entwickeln die Patienten 3 Jahre nach einer abgelaufenen TVT in etwa *45–70 %* der ursprünglich thrombosierten *tiefen Beinvenensegmente* einen *pathologischen Reflux*, wobei die anatomische Refluxausdehnung über mehrere Venensegmente mit der initialen Thromboseausdehnung gut korreliert: Je ausgedehnter die Thrombose, um so ausgedehnter der Reflux (van Ramshorst et al. 1994; Johnson et al. 1995). Umgekehrt weisen *12–30 %* der initial thrombosierten Venensegmente 1–3 Jahre nach einer TVT einen *Normalbefund* auf, d. h. es kommt bei ihnen zu einer kompletten Rekanalisation der tiefen Venen mit Erhalt der Klappenschlussfunktion (Johnson et al. 1995; Markel et al. 1992). Folgerichtig verbleibt bei einem relativ geringen Prozentsatz der Patienten von etwa *10–20 %* eine *komplette Venenobstruktion* mehrere Jahre nach einer TVT-Episode (Johnson et al. 1995). Bei alten Thrombosen und bei postthrombotischen Zuständen sieht man sonographisch (im B-Bild) unregelmäßige, segmentweise auftretende Wandverdickungen, intraluminale Bindegewebssepten oder adhärente heterogene meist echoreiche Ablagerungen an der Venenwand. Bei fehlender oder ungenügender Rekanalisation der Leitvenen fallen dem Untersucher außerdem ungewöhnlich viele Kollateralvenen im Farbduplexbild auf. Bei Teilrekanalisation der tiefen Venen sieht man im farbkodierten Bild die Rekanalisationskanäle.

Ad 2. Beim intakten Klappenapparat kommt es bei der Erhöhung des intraabdominalen Druckes durch Valsalva oder bei der peripheren manuellen Muskel-*Dekom*pression normalerweise zu einem venösen Strömungsstopp ohne Reflux. Ein geringer peripherwärts gerichteter Reflux ist noch physiologisch und beträgt im Mittel bei Gesunden 0,3 s (Araki et al. 1993). Ein Reflux von >1 s ist pathologisch. In den Beinen mit chronisch-venöser Insuffizienz beträgt die mittlere Refluxdauer 2,5 s, wobei der eingespielte Spektraldoppler sensitiver ist als die Dauer des Farbumschlags im farbkodierten B-Bild-Loop (Araki et al. 1993). Die im Stehen durchgeführte duplexsonographische Refluxdiagnostik hat eine höhere Treffsicherheit als die im Liegen durchgeführte Untersuchung: Die Sensitivitäten und Spezifitäten sind bei der Stehenduntersuchung mit 77 bzw. 85 % um etwa 10 % höher als im Liegen, wenn man als Referenzmethode das Vorhandensein eines klinischen Stadiums 2 oder 3 der chronisch-venösen Insuffizienz (trophische Störungen der Haut und Ulkus) ansieht (Neglen u. Raju 1992). Darüber hinaus korreliert das Ausmaß des duplexsonographisch diagnostizierten Refluxes besser mit dem klinischen Stadium als das Ergebnis der aszendierenden Pressphlebographie (Neglen u. Raju 1992).

Andere Untersucher erreichten mit der duplexsonographischen Untersuchung im Stehen sogar Sensitivitäten von 91 und Spezifitäten von 100 % (Araki et al.1993). Eine postthrombotische Klappeninsuffizienz der tiefen Venen zieht häufig auch die epifaszialen Venen in Mitleidenschaft und kann in bis zu 77 % der Beine mit alter abgelaufener TVT zur sekundären Varikosis der V. saphena magna führen (Meissner et al. 2000).

Bei der *Stammvarikosis* der *V. saphena magna* unterscheidet man je nach der Lokalisation des *proximalen Insuffizienzpunktes,* d. h. der Stelle, wo die variköse Degeneration der V. saphena magna proximal beginnt, grundsätzlich zwischen einer kompletten und inkompletten Form. Diese Unterscheidung kann mit der Farbduplexsonographie einfach vorgenommen werden: Bei der viel häufigeren *kompletten Form* beginnt die Insuffizienz definitionsgemäß direkt an der Mündung der V. saphena in die tiefe Vene, weil die Mündungsklappe schlussunfähig ist. Bei der *inkompletten Form* befindet sich der proximale Insuffizienzpunkt nicht an der Mündung (die Mündungsklappe ist funktionstüchtig), sondern an irgendeiner Stelle im Verlauf der Saphenavene, meist in Höhe einer Perforans- oder Seitenastvene. Entsprechend unterscheidet man bei der inkompletten Form den Seitenast-, den Perforans- und den dorsalen Typ (Hach u. Hach-Wunderle 1994). Nach der topographischen Lage des *distalen Insuffizienzpunktes* in der V. saphena magna werden 4 Stadien unterschieden (Abb. 8.6a). Der distale Insuffizienzpunkt ist die Übergangsstelle vom varikösen zum suffizienten Saphenavenenabschnitt. An dieser Stelle beginnt die Seitenastvarize, die einen Rückstrom des Blutes von der insuffizienten V. saphena in die Peripherie erst ermöglicht, denn ohne Seitenastvarize wäre ein distaler Insuffizienzpunkt nicht denkbar (Hach u. Hach-Wunderle 1996):

- Stadium I: distaler Insuffizienzpunkt an der Basis des pathologisch erweiterten und verlängerten Mündungstrichters der V. saphena magna in der Leiste. Von hieraus geht der variköse Seitenast nach distal. Dieser Befund entpricht de facto der Seitenastvarikose der V. saphena accessoria lateralis (s. Abb. 8.6a).
- Stadium II: distaler Insuffizienzpunkt am distalen Oberschenkel.
- Stadium III: distaler Insuffizienzpunkt am proximalen Unterschenkel.
- Stadium IV: distaler Insuffizienzpunkt am Knöchel bzw. Fuß.

Bei der *Stammvarikosis* der *V. saphena parva*, die seltener anzutreffen ist als die Stammvarikosis der V. saphena magna (Verhältnis Magna-/Parvastammvarikosis = 6:1), unterscheidet man 3 Stadien (s. Abb. 8.6b):

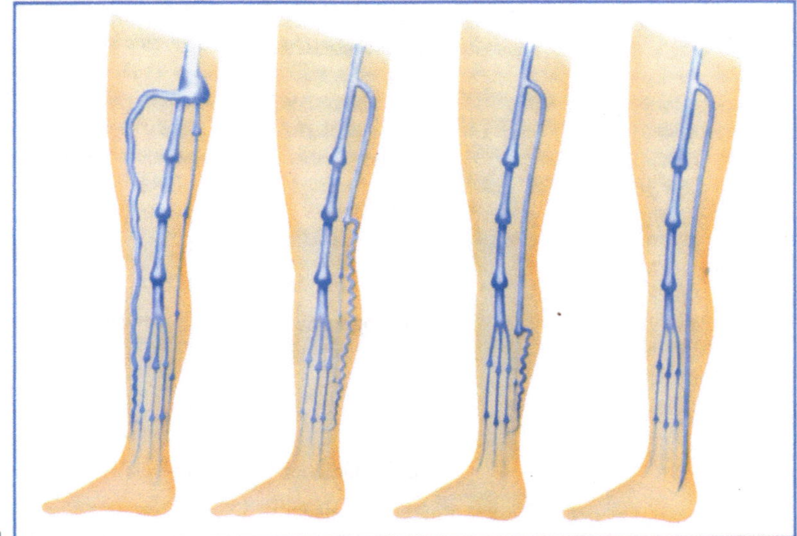

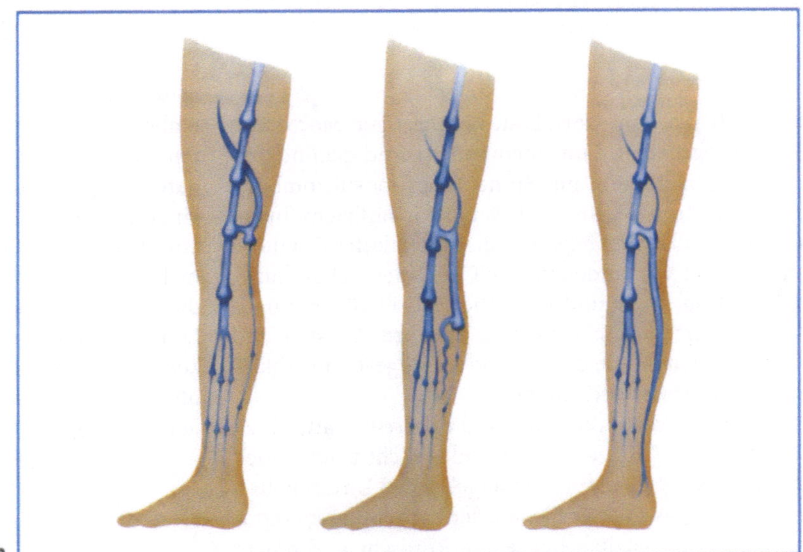

Abb. 8.6. a Einteilung der Stammvarikosis der V. saphena magna in 4 Stadien aufgrund der Lokalisation des distalen Insuffizienzpunktes (s. auch Text). **b** Einteilung der Stammvarikosis der V. saphena parva. (Aus Hach u. Hach-Wunderle 1994)

- Stadium I entspricht – wie bei der V. saphena magna – dem pathologisch vergrößerten Parvamündungstrichter. Die Ursache ist ein atypischer Sitz der Mündungsklappe mit variköser Degeneration der supravalvulär einmündenden V. femoropoplitea (s. Abb 8.6b). Hieraus kann sich eine inkomplette Stammvarikosis der V. saphena magna vom dorsalen Typ entwickeln (s. o.).
- Stadium II: distaler Insuffizienztyp im Bereich der Wade.
- Stadium III: variköse Degeneration der gesamten V. saphena parva.

Die präoperative Darstellung und genaue Lokalisierung *insuffizienter Perforansvenen* mit Hilfe der farbkodierten Duplexsonographie ist ein weiteres vielversprechendes Anwendungsfeld dieser Methode. In einer veröffentlichten Studie konnten 94 % der farbduplexsonographisch dokumentierten 252 insuffizienten Perforansvenen chirurgisch bestätigt werden. Die Phlebographie brachte in dieser Untersuchung nur 63 % der chirurgisch gesicherten Vv. perforantes zur Darstellung (Stiegler et al. 1993).

8.4 Indikationen

8.4.1 Thrombosediagnostik

Die TVT ist mit einer jährlichen Inzidenz von etwa 1–2 Fällen/1000 Einwohner eine relativ häufig auftretende Erkrankung mit ansteigender Inzidenz mit zunehmendem Alter (Belcaro et al. 1995; Silvestein et al. 1998). Das Übersehen einer vorhandenen TVT beinhaltet ein

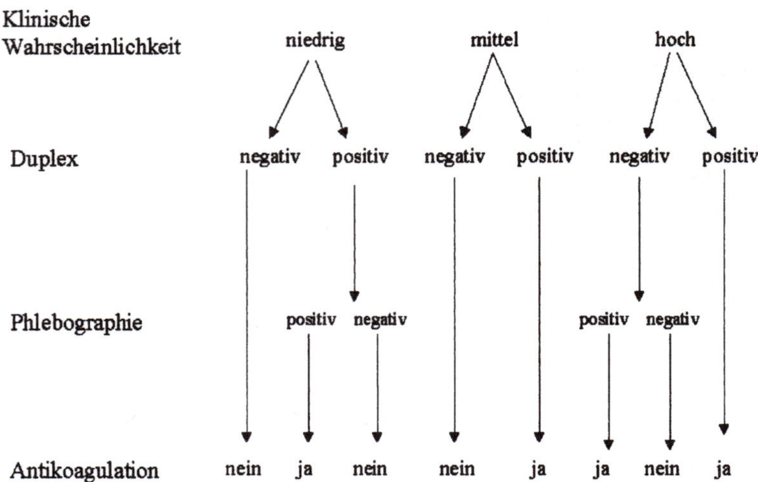

Abb. 8.7. Algorithmus bei Verdacht auf TVT nach den Leitlinien der Deutschen Gesellschaft für Phlebologie. (Nach Blättler et al. 1998)

hohes Risiko von Mortalität, kurzfristiger Morbidität (TVT-Progression, Lungenembolien) und sekundären Spätkomplikationen im Sinne eines postthrombotischen Syndroms (chronisch-venöse Insuffizienz in ca. 50% der Fälle). Umgekehrt führt die falsche Diagnose einer (nicht vorhandenen) TVT zu einer Behandlung, die unnötig, teuer und gefährlich ist. Darüber hinaus stigmatisiert sie die Patienten, führt zu Ängsten und überflüssigen Maßnahmen und verzögert die Abklärung einer anderen Krankheit.

Seit einigen Jahren wächst die Bereitschaft, einen Verdacht auf TVT zu äußern und – nicht zuletzt auch durch die Verfügbarkeit des bildgebenden Ultraschalls – abklären zu lassen. Der Einsatz der Farbduplexsonographie ist grundsätzlich bei jedem klinischem Verdacht auf TVT bei symptomatischen Patienten indiziert. In geübten Händen und bei Anwendung der o. g. standardisierten Untersuchungstechniken unter Beachtung der klinischen Symptomatik liefert diese Methode eine zuverlässige Ja- oder Nein-Diagnose. Ein Algorithmus nach den Leitlinien der Deutschen Gesellschaft für Phlebologie, der vom klinischen Verdacht zur definitiven Diagnose führt, ist in Abb. 8.7 dargestellt. Diskordante Befunde sind selten und durch Phlebographie zu klären: Die negative Duplexuntersuchung bei hoher klinischer Wahrscheinlichkeit und der positive Duplexbefund bei niedriger klinischer Wahrscheinlichkeit (Blättler et al. 1998). Die Phlebographie übernimmt die Funktion des „golden-back-up", d. h. der goldenen Rückversicherung in Zweifelsfällen: in unserem Patientenkollektiv werden etwa nur 3–4% der mit bildgebendem Ultraschall untersuchten Patienten mit TVT-Verdacht phlebographiert.

Die alternative Möglichkeit zur Phlebographie besteht darin, bei normalem Ultraschallbefund nach 5–7 Tagen eine 2. Ultraschalluntersuchung vornehmen zu lassen. Ist auch diese negativ, d. h. normal, so kann eine TVT ausgeschlossen werden. In einer großen prospektiven Studie betrug die kumulative Rate thromboembolischer Komplikationen mit diesem letztgenannten Vorgehen nur 0,7% über einen Zeitraum von 6 Monaten (Cogo et al. 1998). Bei dieser Vorgehensweise mit einer 2. Duplexuntersuchung würde man nach einer amerikanischen Studie schätzungsweise etwa $ 5000 mehr ausgeben müssen, um eine zusätzliche TVT zu diagnostizieren oder, hochgerechnet auf ein vor fataler Lungenembolie gerettetes (gewonnenes) Lebensjahr, kostet die Zweituntersuchung mit der Duplexsonographie $390.000/gewonnenes Lebensjahr (Fraser u. Anderson 1999).

8.4.2 Chronisch-venöse Insuffizienz

Die farbkodierte Duplexsonographie hat sich zu einem sehr nützlichen Untersuchungsverfahren entwickelt bei der Ätiologiesuche der chronisch-venösen Insuffizienz. Wenngleich die chronisch-venöse Insuffizienz eine ausschließlich klinische Diagnose ist, stellt sich für den Kliniker immer wieder die wichtige Frage, ob sie durch eine primäre Varikosis, z. B. im Rahmen einer familiär gehäuft auftretenden Bindegewebsschwäche (Krampfadern in der Familie!), oder durch ein postthrombotisches Syndrom verursacht wurde oder durch beide. Aus therapeutischen und prognostischen Gründen muss bei der chronisch-venösen Insuffizienz der morphologische und funktionelle *Zustand der tiefen Leitvenen* erfasst werden: Im Falle einer primären Klappeninsuffizienz ausschließlich der oberflächlichen Venen bei unauffälligem tiefen Venensystem wird durch eine gezielte operative Ausschaltung der betroffenen insuffizienten Venensegmente eine Verbesserung der venösen Hämodynamik erreicht werden können (Hach u. Hach-Wunderle

1994). Bei einer postthrombotischen Klappeninsuffizienz der tiefen *und* der epifaszialen Venen wird hingegen eine operative Ausschaltung der insuffizienten oberflächlichen Venen bis auf einige Ausnahmen keine Verbesserung der venösen Hämodynamik mit sich bringen, und eine konsequente Kompression bleibt auch über die Operation hinaus erforderlich. Die operative Entfernung insuffizienter epifaszialer Venen verbietet sich, wenn diese bei verschlossenen oder absolut unvollständig rekanalisierten tiefen Venen eine Kollateralfunktion haben.

Eine der häufigsten Indikationen für den Einsatz der Farbduplexsonographie ist die Abklärung einer primären Insuffizienz bzw. Varikosis der *V. saphena magna und parva*. Mit dieser Methode kann sowohl der proximale Insuffizienzpunkt erfasst, d. h. die komplette gegen die inkomplette Form (s. o.) abgegrenzt werden, als auch die Stadieneinteilung nach dem distalen Insuffizienzpunkt (Stadien I–IV nach Hach) vorgenommen werden.

Ein weiterer Einsatz der Farbduplexsonographie ist die Diagnose der *insuffizienten Perforansvene*: Hier besteht die Möglichkeit der exakten präoperativen lokalen Zuordnung und Markierung, die eine wenig traumatisierende Operationstechnik erlaubt. Der Vorteil der farbduplexsonographischen Untersuchung der Venen ist, dass die Anatomie, Physiologie und Pathologie des venösen Systems dokumentiert werden können. Es ist eine Art von Echtzeit-Ultraschall-Phlebographie.

8.5 Atlasteil

8.5.1 Normalbefund

Abb. 8.8–8.10

8.5.2 Befunde der akuten tiefen Venenthrombose

Abb. 8.11–8.19

8.5.3 Postthrombotisches Syndrom und primäre Varikosis

Abb. 8.20–8.28

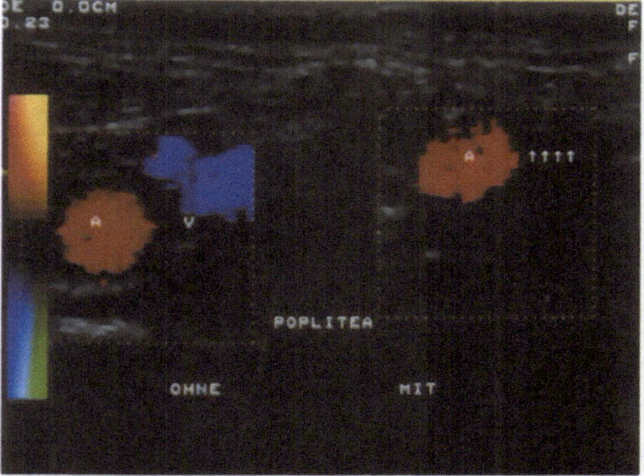

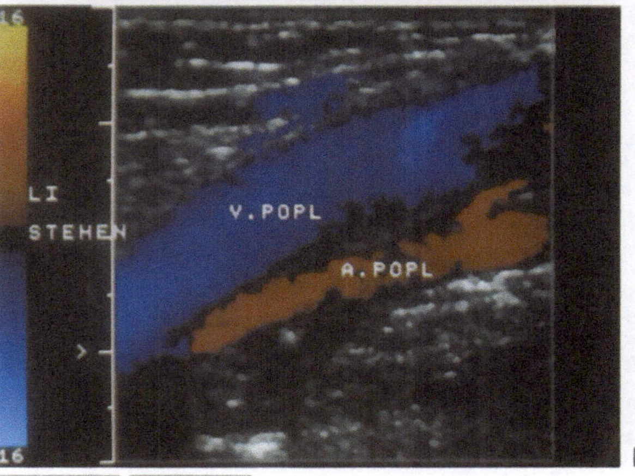

Abb. 8.8. a Querschnitt durch die V. poplitea (blaukodiert) und die A. poplitea (rotkodiert), Normalbefund. Linke Bildhälfte ohne, rechte Bildhälfte mit Kompression. In der rechten Bildhälfte wird die V. poplitea durch den druckausübenden Schallkopf komplett komprimiert *(Pfeile)*, so dass sich ein Venenfluss nicht darstellen kann. Dass eine Kompression stattfindet, sieht man an der ovalen Form, die die A. poplitea im Vergleich zur runden Form in der linken Bildhälfte durch Kompression angenommen hat. **b** Längsschnitt durch die V. und A. poplitea, Normalbefund. Die komplette Ausfüllung des Venenlumens durch den farbkodierten Flusskontrast ist ein Zusatzkriterium für die freie Durchgängigkeit der tiefen Vene, kann aber für sich allein genommen eine frische (echoarme) parietale Thrombose nicht mit Sicherheit ausschließen

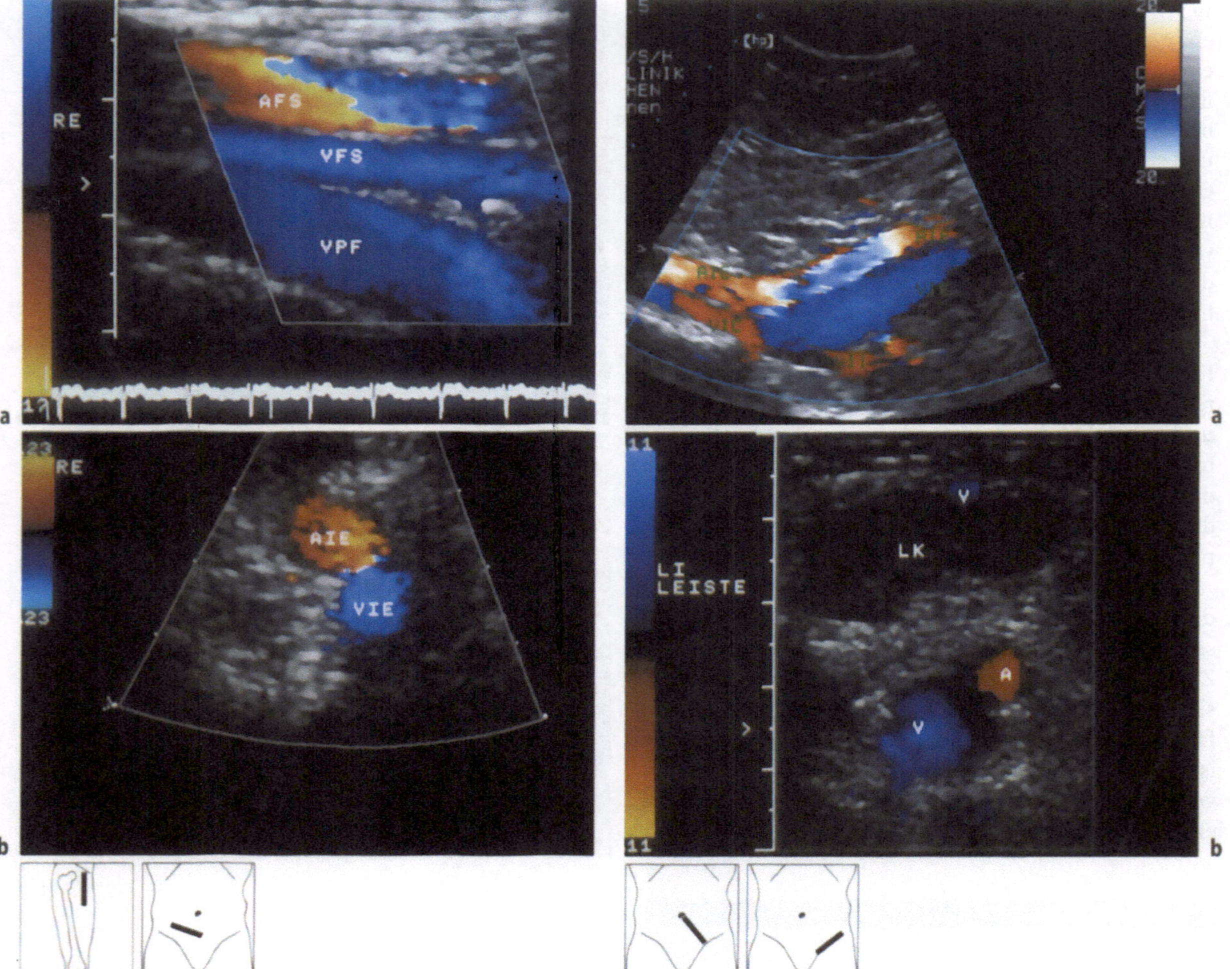

Abb. 8.9. a Longitudinalschnitt durch die V. femoralis superficialis (*VFS*) und die V. profunda femoris (*VPF*) im Konfluenzbereich, Normalbefund. Die komplette farbkodierte Ausfüllung des Venenlumens beider Venen ist gut erkennbar. Dies ist ein farbduplexsonographischer Hinweis auf eine frei durchgängige Vene im untersuchten Abschnitt. Oberhalb der VFS sieht man die A. femoralis superficialis (*AFS*). Man beachte den niedrigen Grenzwert der Farbgeschwindigkeitsskala am Referenzbalken links (0,17 m/s). **b** Transversalschnitt durch die V. und A. iliaca externa (*VIE* bzw. *AIE*), Normalbefund. Es liegt eine komplette spontane Flussausfüllung des Beckenvenenlumens im Querschnitt vor. Dieses farbkodierte Zusatzkriterium ist bei der Untersuchung der Beckenvenen im Rahmen der Thromboseausschlussdiagnostik häufig die einzige Möglichkeit, eine Thrombose in dieser Region auszuschließen, da hier der alleinige Einsatz der Kompression mit dem Schallkopf wegen fehlenden Widerlagers nicht immer zuverlässig gelingt

Abb. 8.10. a Longitudinalschnitt durch die Beckenvenen in Höhe der Beckenvenenkonfluenz, Normalbefund. Flussrichtung in der Vene von rechts nach links. Schallkopffern ist die blaukodierte V. iliaca externa (*VIE*), schallkopfnah die A. iliaca externa (*AIE*) mit Aliasing. Die V. iliaca interna (*VII*) und V. iliaca communis (*VIC*) kommen beide rotkodiert (Flussrichtung auf den Schallkopf zu) zur Darstellung. Man beachte, dass die Iliakagabelregion den tiefsten Punkt des Gefäßbogens darstellt. **b** Transversalschnitt durch die linke Leiste. Normalbefund der V. und. A. femoralis communis. Oberhalb der Femoralisgefäße sieht man eine echoarme und unregelmäßig aufgetriebene Struktur, die einem vergrößerten Lymphknoten (*LK*) entspricht. Solche vergrößerten Lymphknoten (z. B. bei Beinentzündung, Systemerkrankung) können in der Leiste oder auch weiter distal aufgrund ihres Aussehens und der fehlenden Komprimierbarkeit auf den ersten Blick mit einem thrombosierten Venenlumen verwechselt werden. Beim Verschieben des Schalkopfes nach proximal und nach distal lässt sich jedoch ein Lymphknoten (oder eine Baker-Zyste) im Gegensatz zu einer thrombosierten Vene nicht weiter verfolgen. Außerdem ist die tiefe Vene in diesen Fällen neben der begleitenden Arterie im Farbduplexbild darstellbar und frei durchgängig

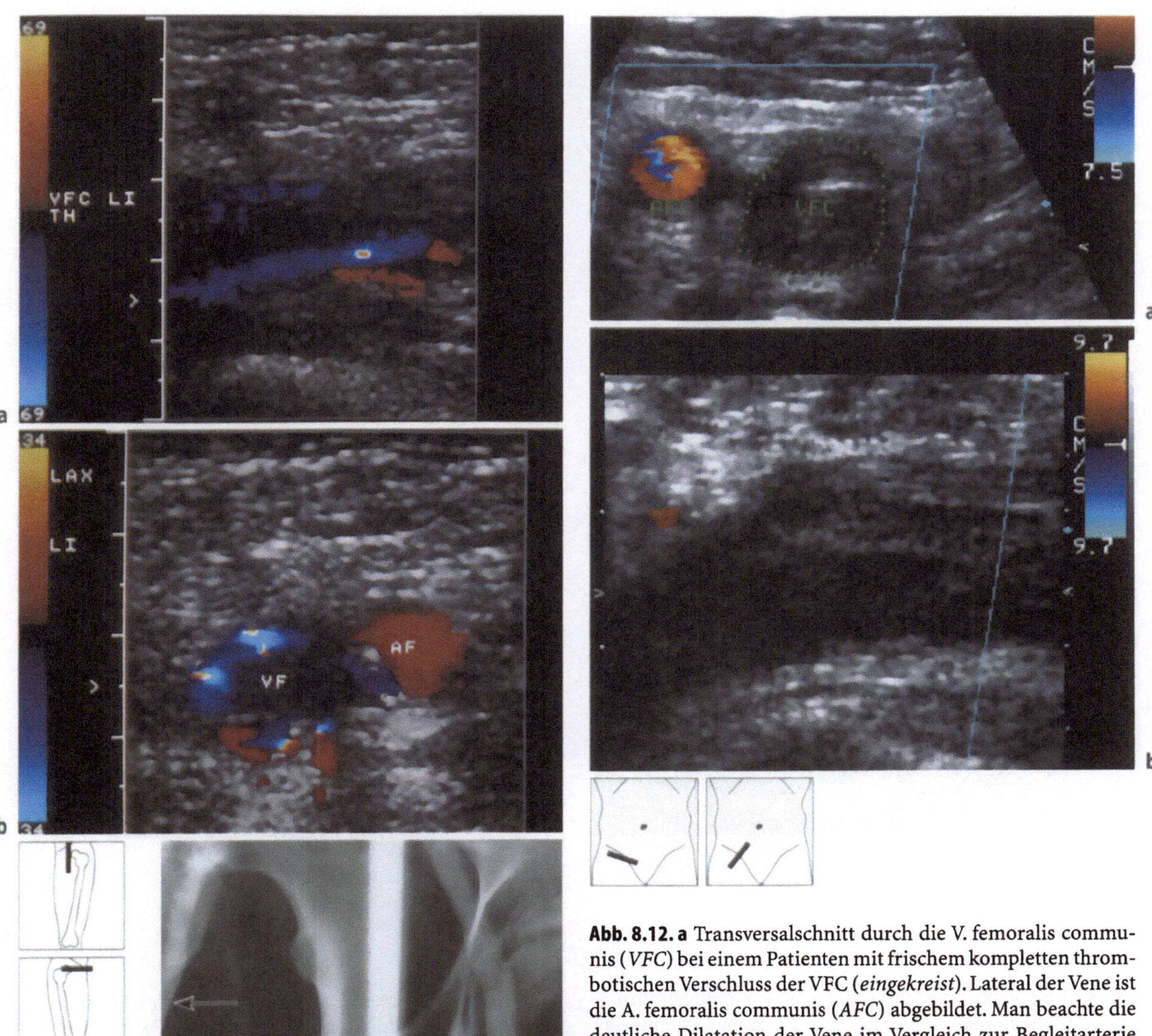

Abb. 8.12. a Transversalschnitt durch die V. femoralis communis (*VFC*) bei einem Patienten mit frischem kompletten thrombotischen Verschluss der VFC (*eingekreist*). Lateral der Vene ist die A. femoralis communis (*AFC*) abgebildet. Man beachte die deutliche Dilatation der Vene im Vergleich zur Begleitarterie (ca. 2,5- bis 3-facher Querschnitt) als Zeichen des frischen thrombotischen Geschehens. **b** Longitudinalausschnitt aus der komplett thrombosierten V. femoralis communis desselben Patienten. Das eher echoarm imponierende thrombotische Material füllt die Vene komplett aus. Ein Randfluss ist nicht vorhanden. Der rotkodierte Punkt im Bild ist am ehesten eine kleine quer getroffene Kollateralvene

Abb. 8.11. a Longitudinalschnitt durch die linke V. femoralis communis bei akuter tiefer Beinvenenthrombose. Es handelt sich um den proximalen Thrombusanteil einer Dreietagen-Beinvenenthrombose (Thrombose der Unterschenkel-, Poplitea- und Femoralisvene). Zwischen Thrombus und Venenwand stellt sich sowohl schallkopfnah als auch schallkopffern ein venöser Randfluss (blaukodiert) dar, der von einmündenden Venenkollateralen kommt (rotkodiert). Dies ist ein farbduplexsonographischer Hinweis auf einen umspülten Thrombus. **b** Transversalschnitt durch den gleichen Thrombuskopf. Der umspülte Thrombus und der venöse Randfluss in der V. femoralis communis (*VF*) sind gut erkennbar. Lateral der Vene stellt sich im Querschnitt die A. femoralis communis (*AF*) dar. Die hohe Flussgeschwindigkeit in dem thrombusumspülenden venösen Randstrom (blaukodierte Farbe mit beginnenden Aliasingsprüngen) ist ein weiterer Hinweis auf einen frischen Thrombus mit noch wenig ausgebildeten Venenkollateralen. Man beachte in diesem Zusammenhang den relativ hohen Grenzwert auf der Referenzskala links (0,34 m/s). **c** Phlebographie des linken Beines bei demselben Patienten mit kräftiger Kontrastierung der V. saphena magna (*Pfeil*), die hier als die wichtigste Kollaterale fungiert. Die V. femoralis superficialis (*Pfeil, rechts*) ist verschlossen

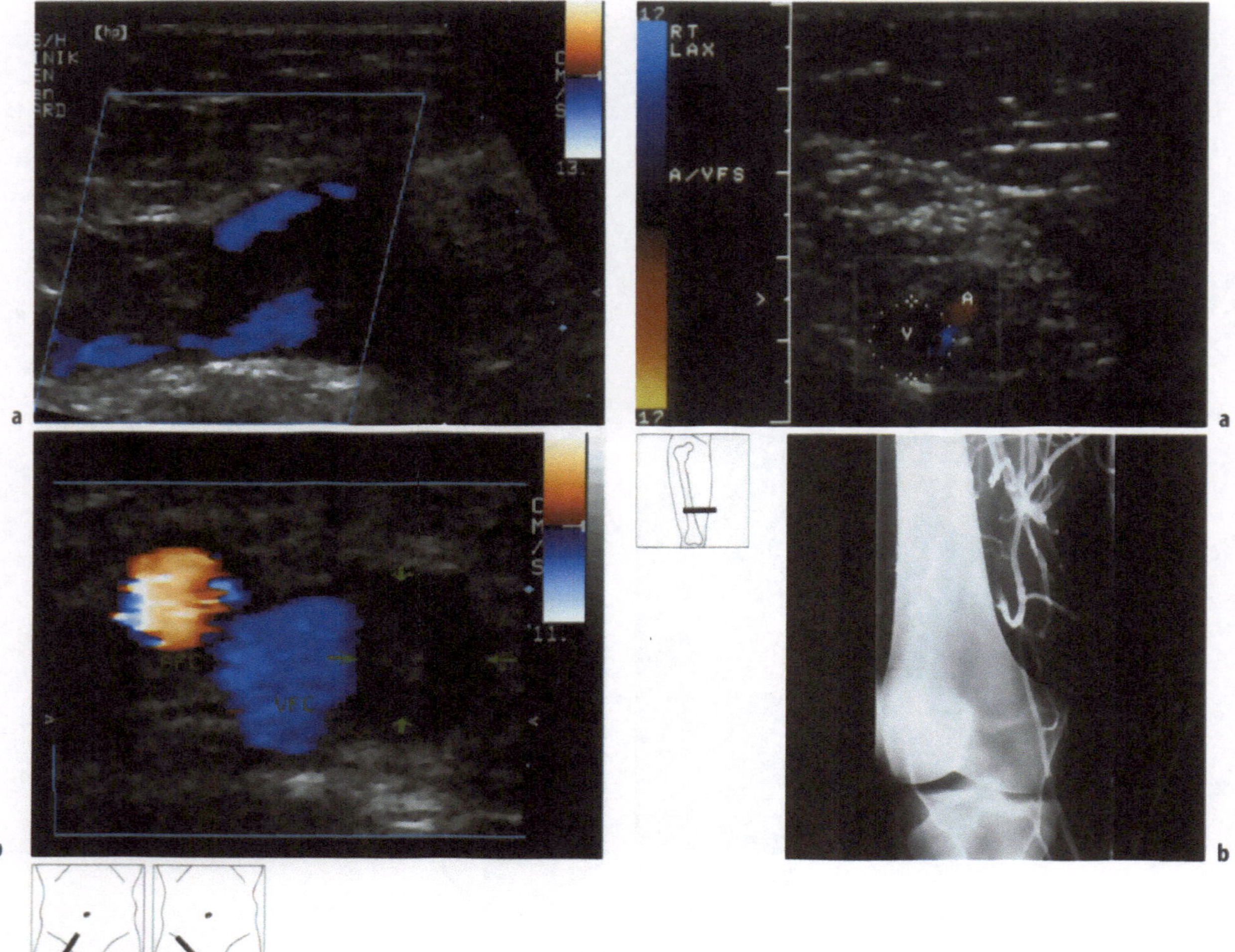

Abb. 8.13. a Longitudinalschnitt durch eine inkomplett thrombosierte V. femoralis communis. Der Thrombus ist umspült. Der Blutfluss ist von rechts (distal) nach links. **b** Transversalschnitt durch den mittleren Bildteil der Abb. 8.13 a mit Darstellung des thrombosierten (*Pfeile*) und durchflossenen Anteils der V. femoralis communis (*VFC*). Lateral der Vene ist die ebenfalls quergetroffene Begleitarterie (*AFC*). Durch den Thrombus ist die Vene sehr erweitert. Würde die Darstellung im Querschnitt nicht durchgeführt werden, könnte durch einen etwas lateraler geführten Längsschnitt die Thrombosierung übersehen werden

Abb. 8.14. a Transversalschnitt durch die distalen Femoralisgefäße in Höhe des Adduktorenkanals bei einer Patientin mit frischer Beinvenenthrombose. Die deutliche Dilatation der abgebildeten V. femoralis superficialis im Vergleich zu der gleichnamigen Begleitarterie ist ein wichtiges Zeichen der *frischen* Venenthrombose. **b** Phlebogramm derselben Patientin mit frischer Thrombose der Unterschenkel-, Poplitea- und distalen Femoralisvene. In diesem Bereich stellen sich nur die Kollateralvenen dar

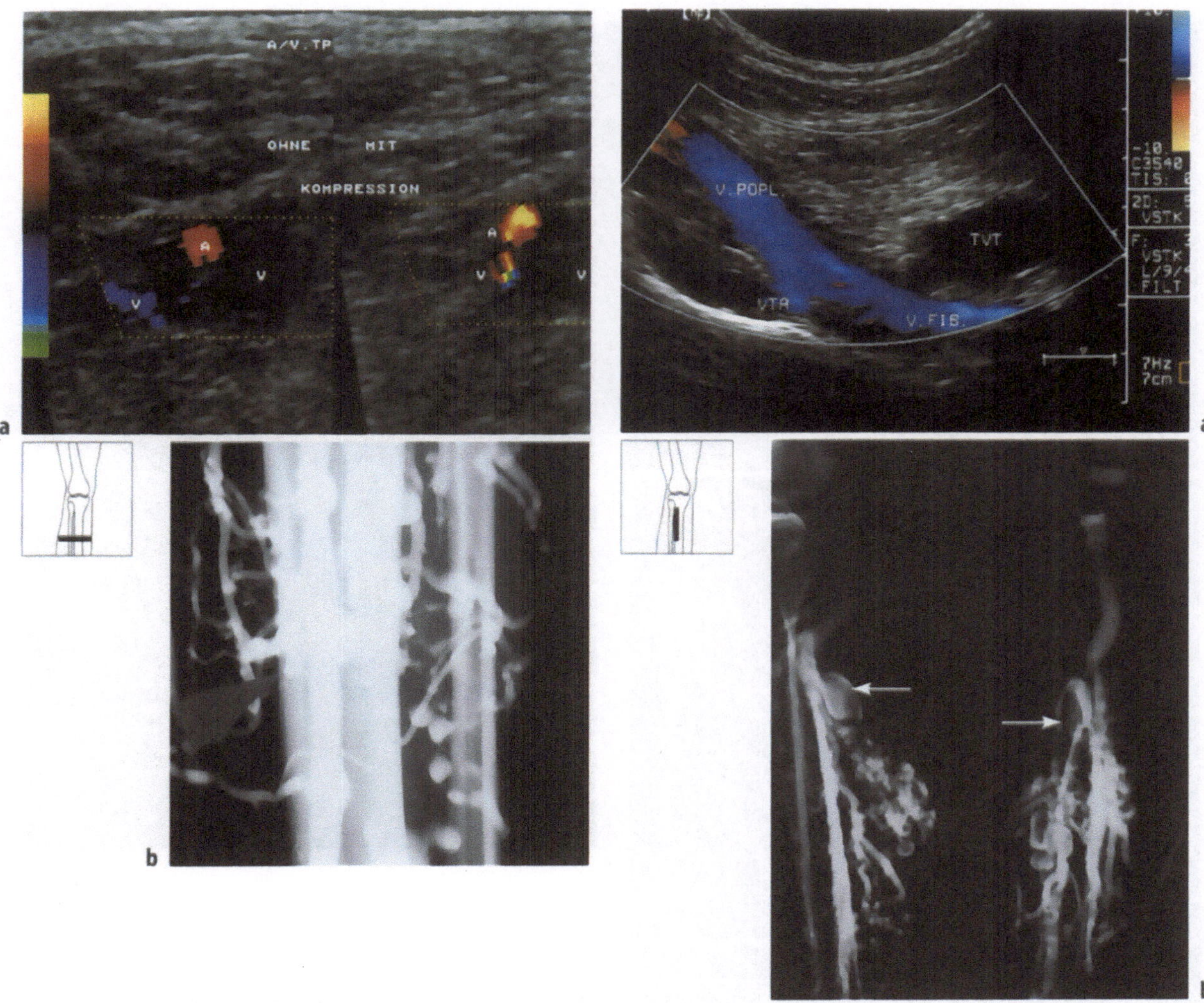

Abb. 8.15. a Transversalschnitt durch die V. und A. tibiales posteriores im mittleren Unterschenkeldrittel (linke Bildhälfte: ohne Kompression; rechte Bildhälfte: mit Muskelkompression distal des Schallkopfes). Neben der Arterie (*A*, rotkodiert) stellt sich anstelle von 2 Venen nur eine einzige Begleitvene (*V*, blaukodiert) dar. Selbst bei distaler Muskelkompression fehlt in der 2. V. tibialis posterior ein farbiger Flusskontrast. Das Venenlumen ist dilatiert, als Zeichen für ein frisches thrombotisches Geschehen. **b** Phlebogramm desselben Patienten mit Darstellung des Kontrastmittelabbruchs (*Pfeil*) und der Kontrastmittelaussparung in einem der beiden Äste der Vv. tibiales posteriores. Es handelt sich um einen diskreten Befund, der jedoch farbduplexsonographisch erfasst werden konnte

Abb. 8.16. a Longitudinalschnitt durch die distale Fossa poplitea bei einem Patienten mit isolierter Soleusmuskelvenenthrombose. Das Blut fließt blaukodiert von rechts (distal) nach links (proximal). Die Soleusvene ist aufgetrieben und stellt sich bis zur Mündung in die V. fibularis (*V. Fib.*) ohne Fluss dar, d. h. ist thrombosiert (*TVT*). Man sieht die frei durchgängige V. fibularis und die Konfluens mit der V. tibialis anterior (*VTA*) zur offenen V. poplitea (*V. popl.*). **b** Phlebogramm desselben Patienten, links in Seitenaufnahme und rechts in der a.-p.-Position. Man beachte die Kontrastmittelaussparung in der degenerativ veränderten Soleusmuskelvene (*Pfeil*)

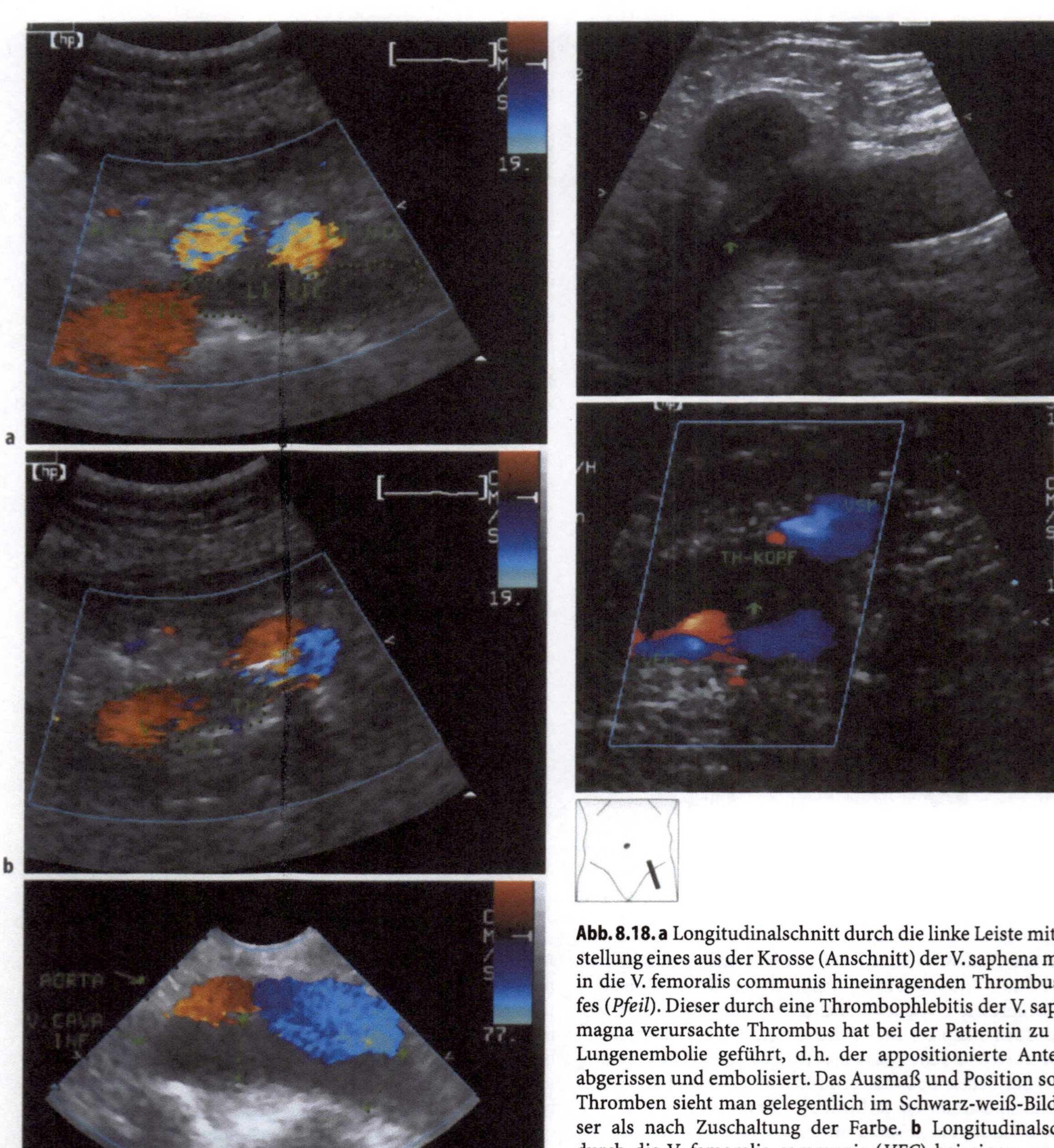

Abb. 8.18. a Longitudinalschnitt durch die linke Leiste mit Darstellung eines aus der Krosse (Anschnitt) der V. saphena magna in die V. femoralis communis hineinragenden Thrombuskopfes (*Pfeil*). Dieser durch eine Thrombophlebitis der V. saphena magna verursachte Thrombus hat bei der Patientin zu einer Lungenembolie geführt, d. h. der appositionierte Anteil ist abgerissen und embolisiert. Das Ausmaß und Position solcher Thromben sieht man gelegentlich im Schwarz-weiß-Bild besser als nach Zuschaltung der Farbe. **b** Longitudinalschnitt durch die V. femoralis communis (*VFC*) bei einem anderen Patienten mit in die Leitvenen hineinragendem Krossenthrombus der V. saphena magna (*VSM*). Der Thrombuskopf (*Th-kopf*) ist umspült

Abb. 8.17. a Transversalschnitt durch die proximale V. iliaca communis unterhalb der Konfluenz zur V. cava. Die linke V. iliaca communis (*Li VIC, eingekreist*) ist komplett frisch zuthrombosiert (fehlender Fluss), die rechte VIC (*Re VIC*) frei durchgängig (rotkodiert). Schallkopfnah sind die gleichnamigen Begleitarterien (*AIC*) mit Aliasing in blau ebenfalls im Querschnitt dargestellt. **b** Transversalschnitt etwas weiter kranial der in Abb. 8.17a abgebildeten Stelle. Man sieht, dass die rechte und linke Beckenvene zur V. cava inferior (*VCI*) zusammenkommen und der Thrombuszapfen (*TH*) in die V. cava hineinreicht. Der Schnitt liegt gerade in Höhe der Aortenbifurkation. Man beachte, wie die gerade abgehende rechte A. iliaca communis dabei ist, die linke thrombosierte Beckenvene zu überkreuzen. **c** Longitudinalschnitt durch die V. cava inferior im mittleren Kavadrittel bei einem anderen Patienten mit kompletter Kavathrombose. Ein Restlumen ist nicht vorhanden. Durch den links parasagittal aufgesetzten Schallkopf konnte auch die Aorta (schallkopfnah) im Längsschnitt dargestellt werden (links im Bild ist proximal)

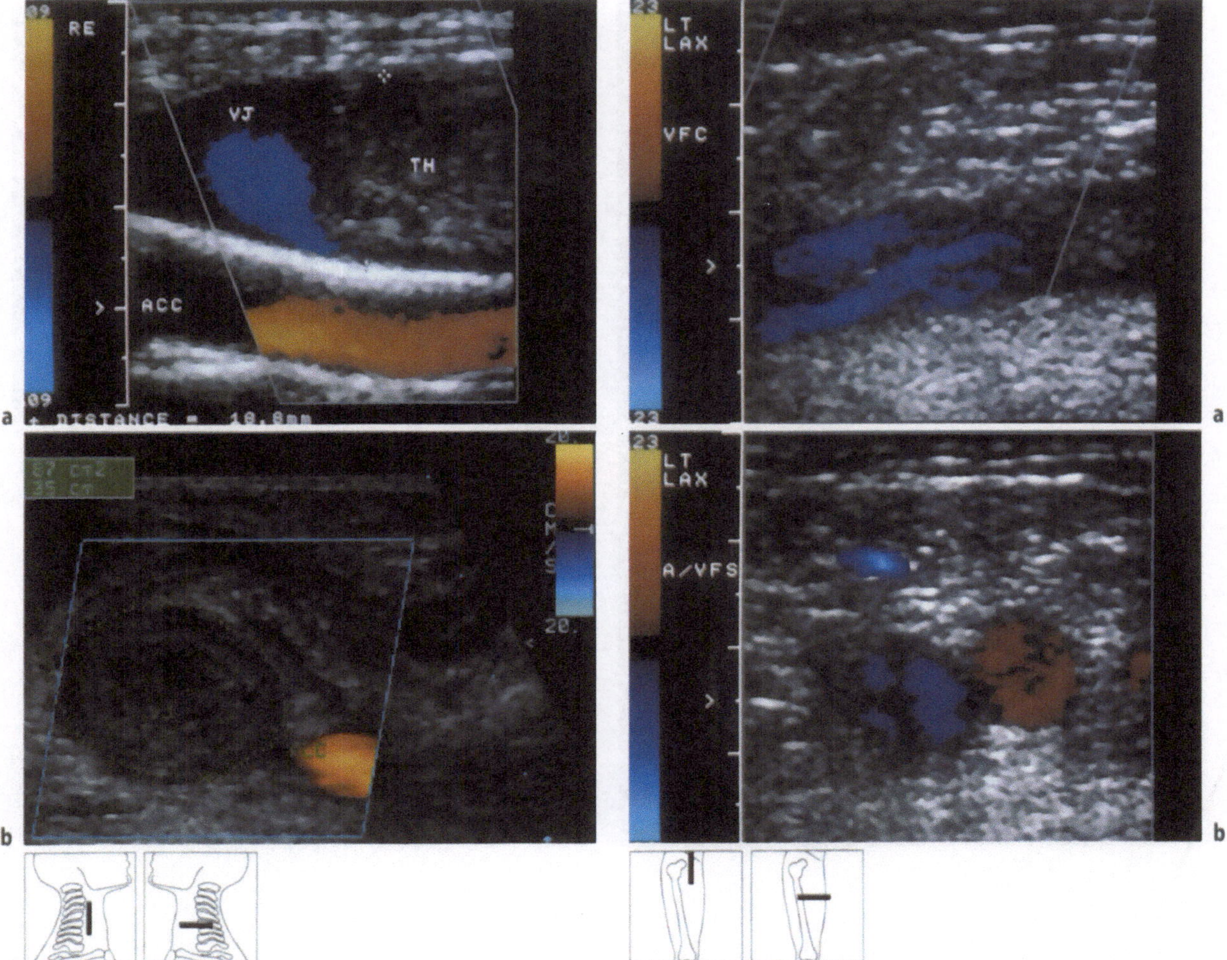

Abb. 8.19. a Longitudinalschnitt durch eine Thrombose der V. jugularis interna rechts. Die V. jugularis befindet sich oberhalb der A. carotis communis (*ACC*), d. h. schallkopfnah, und ist leicht darstellbar. Hier ist sie durch einen frischen Thrombus auf 19 mm im Durchmesser deutlich dilatiert. Der umflossenen kraniale Thrombuskopf (*TH*) und das frei durchgängige V.-jugularis-Segment (*VJ*) proximal sind leicht erkennbar. Thrombosen der V. jugularis werden bei Verweildauerkathetern und passageren Schrittmacherimplantationen im Rahmen intensivmedizinischer Betreuung häufiger gesehen. Sie werden auch als paraneoplastische Komplikationen bei Tumoren und Metastasen im Halsbereich angetroffen. **b** Querschnitt durch eine komplett thrombosierte V. jugularis (*VJ*) bei einem anderen Patienten. Man beachte die massiv aufgetriebene Vene (*eingekreist*), als Zeichen des frischen thrombotischen Geschehens, im Vergleich zur ipsilateralen A. carotis communis (*ACC*)

Abb. 8.20. a Longitudinalschnitt durch eine ältere (ca. 6 Monate alte) Thrombose der V. femoralis communis. Die partielle Rekanalisation des primär verschlossenen Venenabschnitts ist gut erkennbar. Ähnlichkeiten mit dem phlebographischen Stadium 3 des postthrombotischen Syndroms nach May und Nissl, dem Stadium der sog. *„wirren Rekanalisation"*, lassen sich nicht übersehen. **b** Transversalschnitt durch die Femoralis-superficialis-Gefäße desselben Patienten. Man sieht auch hier die teilweise Rekanalisation des ursprünglich thrombotisch verschlossenen Venensegmentes, oberhalb davon eine kompensierende Kollateralvene. Lateral der teilweise rekanalisierten V. femoralis superficialis befindet sich die quer getroffene gleichnamige Begleitarterie (rotkodiert)

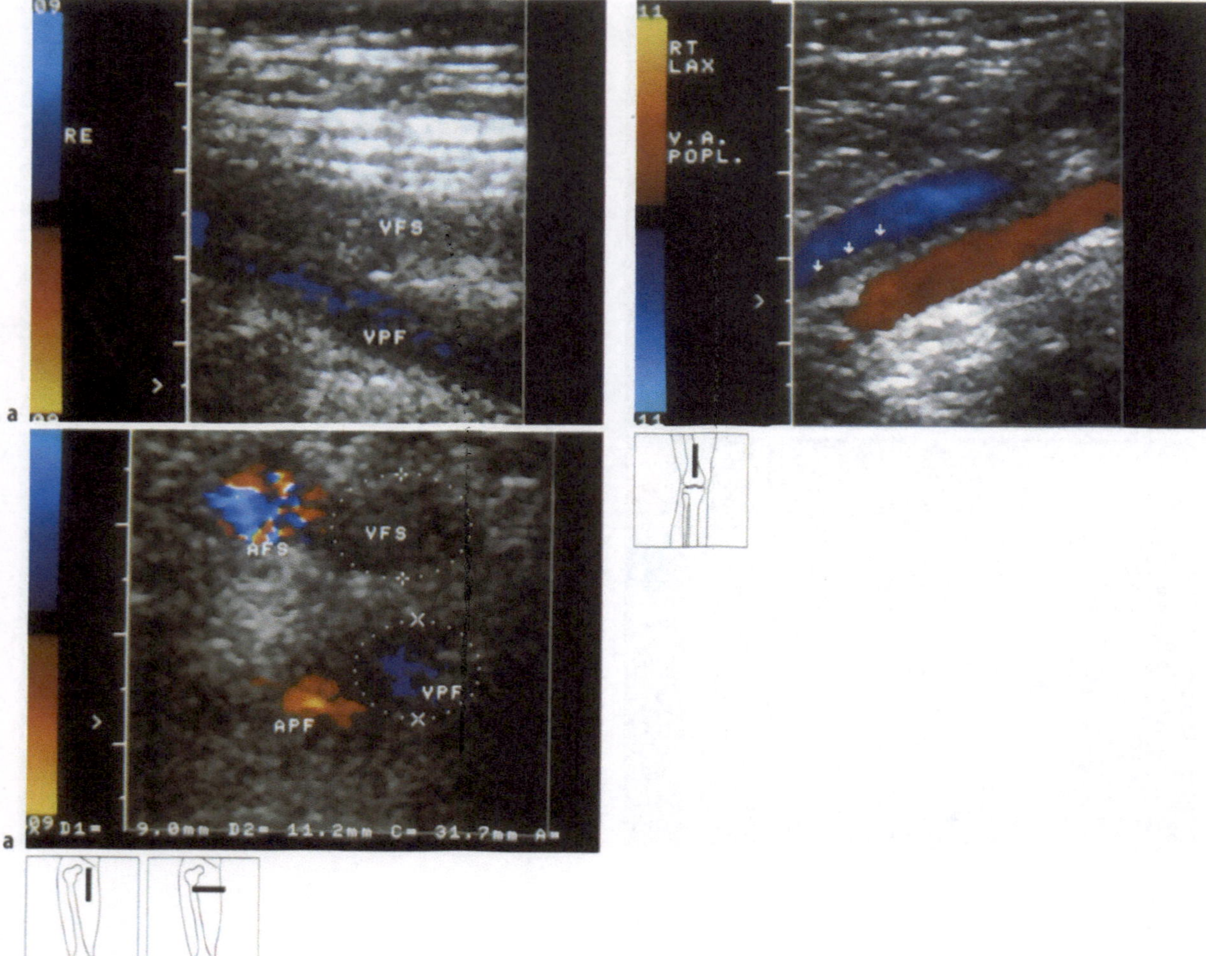

Abb. 8.21. a Thrombosierte V. femoralis superficialis und V. profunda femoris im Längsschnitt in Höhe der Konfluenz der beiden Venen. Die V. femoralis superficialis ist vollständig verschlossen (kein Fluss), während die V. profunda femoris trotz hoher Flussempfindlichkeit (s. farbigen Referenzbalken) nur einen rinnsalartigen Fluss aufweist. Dieses farbduplexsonographische Bild der V. profunda femoris wäre mit einer partiellen Rekanalisation der Thrombose vereinbar (dünne Kanäle durch den Thrombus). **b** Dieselbe Venenthrombose im Transversalschnitt. Die thrombotisch verschlossene V. femoralis superficialis (*VFS*) und die partiell rekanalisierte V. profunda femoris (*VPF*) sind neben ihren gleichnamigen Begleitarterien, A. femoralis superficialis (*AFS*) und A. profunda femoris (*APF*), gut erkennbar

Abb. 8.22. Longitudinalschnitt durch die Poplitealgefäße bei einem Patienten mit Zustand nach abgelaufener Venenthrombose mit weitgehender Rekanalisation. Als Residualveränderung der abgelaufenen tiefen Venenthrombose können Venenwandverdickungen (*Pfeile*) mit Lumeneinengung zurückbleiben. Diese Intimaverdickungen können für die inkomplette Venenkomprimierbarkeit mit dem Schallkopf verantwortlich sein. Nur durch den farbigen Flusskontrast in den Venen können solche Wandverdickungen als postthrombotische Zustände erfasst und von frischer tiefer Venenthrombose abgegrenzt werden. Die Ähnlichkeit dieser farbduplexsonographischen Veränderung mit dem phlebographischen Stadium 1–2 des postthrombotischen Syndroms nach May und Nissl lässt sich auch hier nicht übersehen

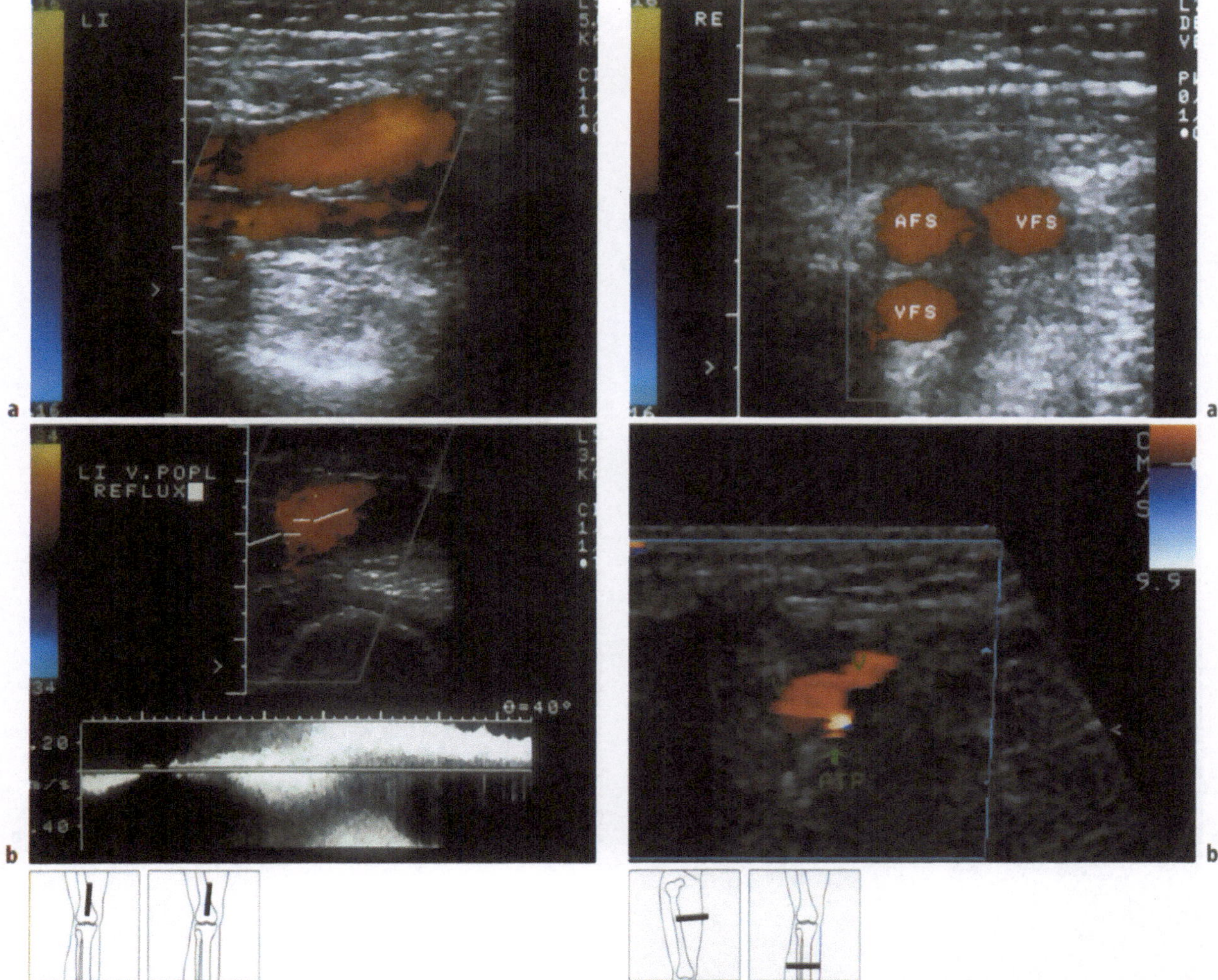

Abb. 8.23. a Longitudinalschnitt durch die Kniekehlengefäße bei Leitveneninsuffizienz der V. poplitea. Links im Bild ist proximal, rechts distal. Sowohl in der schallkopfnah abgebildeten V. poplitea als auch in der darunter liegenden A. poplitea fließt das Blut peripherwärts. Bei diesem Patienten liegt ein Zustand nach abgelaufener tiefer Venenthrombose vor 3 Jahren mit kompletter Rekanalisation, aber auch mit Zerstörung der Klappenschlussfunktion in der hämodynamisch wichtigen V. poplitea vor. **b** Durch den eingespielten Doppler (hier bei einem anderen Patienten) kann die Refluxdauer von über 6 s zuverlässig dokumentiert werden

Abb. 8.24. a Transversalschnitt durch die V. femoralis superficialis bei Leitveneninsuffizienz und doppelter Anlage der Vene. In den beiden Femoralvenen und in der gleichnamigen Arterie fließt das Blut in gleicher Richtung, nämlich peripherphärts. Eine Thromboseanamnese war nicht zu eruieren, wohl aber eine familiär bedingte Varikosis. **b** Transversalschnitt durch die Arterie (*ATP*) und die beiden Vv. tibiales posteriores (*V*) bei sekundärer Leitveneninsuffizienz nach abgelaufener 2-Etagen-Thrombose. Es liegt eine Rekanalisation unter Preisgabe der Klappenschlussfunktion in den beiden Ästen der V. tibialis posterior vor. In der Arterie besteht Aliasing (*Pfeil*)

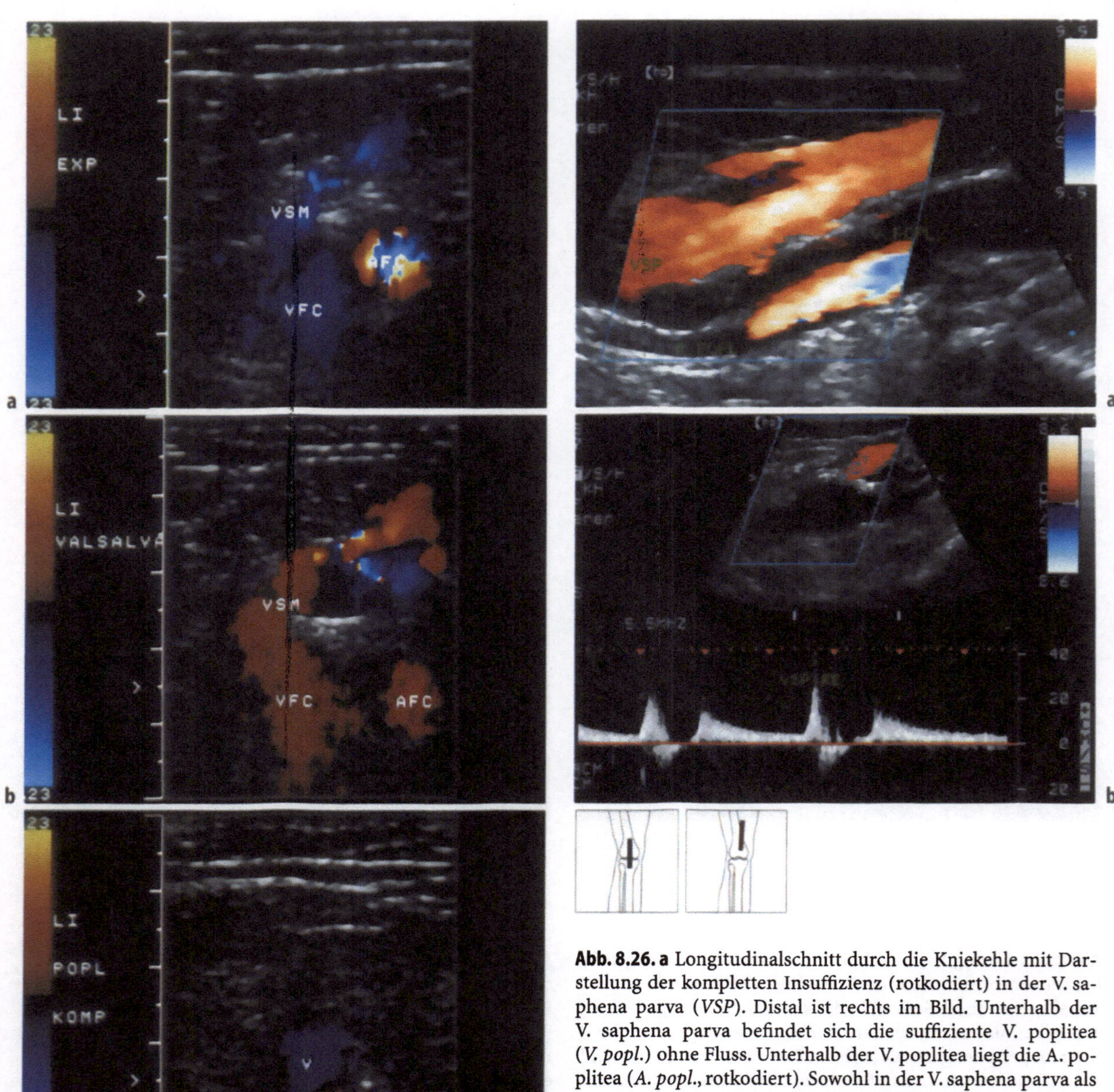

Abb. 8.26. a Longitudinalschnitt durch die Kniekehle mit Darstellung der kompletten Insuffizienz (rotkodiert) in der V. saphena parva (*VSP*). Distal ist rechts im Bild. Unterhalb der V. saphena parva befindet sich die suffiziente V. poplitea (*V. popl.*) ohne Fluss. Unterhalb der V. poplitea liegt die A. poplitea (*A. popl.*, rotkodiert). Sowohl in der V. saphena parva als auch in der A. poplitea ist der Fluss peripherwärts gerichtet mit Aliasing in der Arterie. **b** Längsschnitt durch die Krossenmündung der V. saphena parva (*VSP*) bei einem anderen Patienten. Spektrale Dopplersignalableitung mit dem Sample volume in der insuffizienten VSP. Zwischen den beiden A-sounds (augmented sounds) ist der oberhalb der Nullinie dokumentierte Reflux gut zu sehen. Im farbkodierten B-Bild ist der rotkodierte Reflux abgebildet

Abb. 8.25. a Transversalschnitt durch die linke Leiste bei einer Patientin mit primärer Varikosis und Krossenisuffizienz. Während der Exspiration besteht ein normaler herzwärtsgerichteter Fluss (blaukodiert) in der V. saphena magna (*VSM*) und in der V. femoralis communis (*VFC*). Lateral davon befindet sich die A. femoralis communis (*AFC*). **b** Valsalva-Manöver bei derselben Patientin mit gleicher Einstellung wie in a. Der durch Valsalva-Manöver auftretende massive Reflux von der V. femoralis communis in die V. saphena magna ist gut erkennbar. Die V. femoralis communis und die V. saphena magna sind wie die A. femoralis communis rotkodiert abgebildet (peripherwärts gerichteter Fluss in allen Gefäßen). Die Klappeninsuffizienzdiagnostik ist mit der Farbduplexsonographie eine Blickdiagnose. **c** Transversalschnitt durch die V. poplitea bei derselben Patientin. Bei der proximal des Schallkopfes durchgeführten manuellen Kompression im Oberschenkelbereich kann kein Reflux in der V. poplitea ausgelöst werden: Zeichen für einen intakten Klappenapparat der tiefen Venen. Die Insuffizienz betrifft daher nur die V. saphena magna (s. oben)

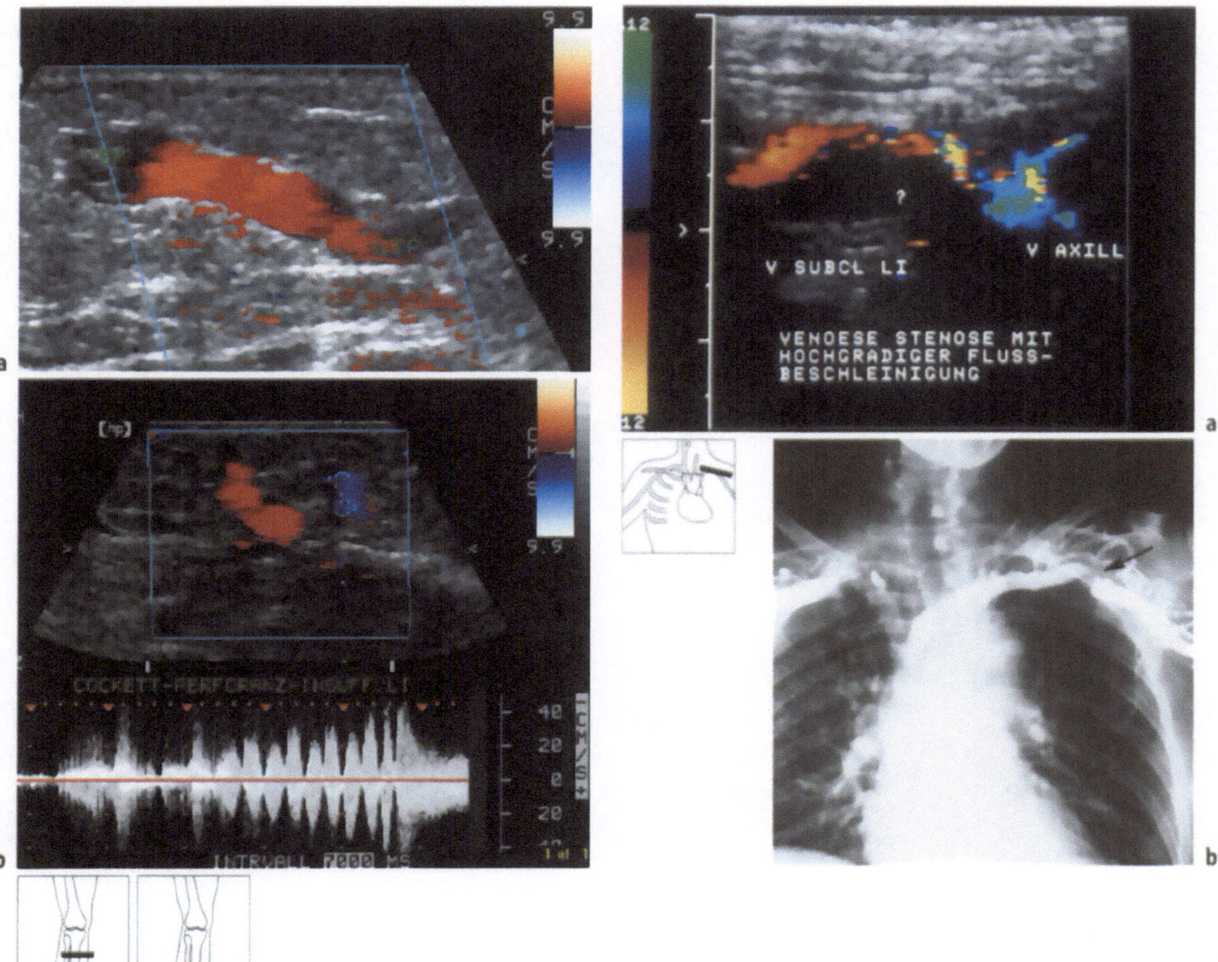

Abb. 8.27. a Transversalschnitt durch die V. tibialis posterior (*VTP*) und die V. saphena magna (*VSM*) in Höhe des proximalen Unterschenkels mit Darstellung einer insuffizienten Boyd-Perforansvene. Dass die Boyd-Vene insuffizient ist, sieht man am rotkodierten Fluss (auf den Schallkopf zu), d. h. von der tiefen zur oberflächlichen Vene. Normalerweise drainiert eine Perforansvene das Blut von der Oberfläche in die Tiefe. **b** Untersuchung einer insuffizienten Cockett-Perforansvene. Das Sample volume befindet sich in der Cockett-Vene. Durch Kompression und Dekompression der Muskulatur wird der diagnostisch verwertbare pathologischer Pendelfluss hervorgerufen

Abb. 8.28 a, b. Hochgradige Stenose der V. subclavia links bei einem Dialysepatienten mit linksseitigem Shunt (freundlicherweise überlassen von Herrn Dr. S. Grosser, Dialysezentrum Alter Teichweg, Hamburg). **a** Der Longitudinalschnitt durch die V. subclavia zeigt die Einengung der farbkodierten Blutflusssäule mit Aliasing-Effekten und die prä- sowie poststenotische Venendilatation. Vor der Stenose (rechts im Bild) stellt sich eine abgehende Kollateralvene blaukodiert dar. Diese hochgradige Stenose der V. subclavia auf der Seite eines Cimino-Dialyseshunts (distal am Unterarm) war die Ursache für erfolglose Dialysesitzungen mit Behinderung des venösen Abflusses. **b** Phlebogramm derselben Patientin mit Darstellung der hochgradigen Stenose der V. subclavia und der sie überbrückenden Venenkollateralen (*Pfeil*)

Farbduplexsonographie in der Diagnostik der erektilen Dysfunktion

Die Erektion ist ein komplexer Vorgang, dessen ungestörter Ablauf von einer sehr feinen Abstimmung zwischen neurophysiologischer Stimulation, Transmitterfreisetzung, Steigerung des arteriellen Zuflusses und Drosselung des venösen Abflusses abhängt. Unter einer erektilen Dysfunktion (Erektionsstörung oder Impotentia coeundi) versteht man die Unfähigkeit, eine kohabitationsfähige penile Erektion zu etablieren. Die erektile Dysfunktion ist entweder eine Störung der Erektionsinduktion, eine Störung der Erektionserhaltung oder eine Störung beider Funktionen. Vorsichtige Schätzungen gehen davon aus, dass ca. 10 % der Männer unter klinisch relevanten Erektionsstörungen leiden, was einer Zahl von 3–4 Mio. Männern in Deutschland entspricht. Die Inzidenz der Erektionsstörungen ist mit dem Lebensalter und einer Reihe von Erkrankungen (Diabetes, KHK, Hypertonie) korreliert. Um die Anwendung der Farbduplexsonographie in der Diagnostik der erektilen Dysfunkion verstehen zu können, werden nachfolgend einige anatomische und physiologische Grundlagen sowie neuere hämodynamische Erkenntnisse des Erektionsvorganges dargelegt.

9.1 Anatomie der penilen Gefäßversorgung

Der arterielle Zufluss erfolgt über die *A. iliaca interna* und ihren Ast, die *A. pudenda interna*. Nach Abgabe von perinealen und skrotalen Ästen setzt sich die A. pudenda interna mit der *A. penis communis* fort (Abb. 9.1). Dieses kurze Arteriensegment teilt sich in 4 terminale Arterien auf:

- die *A. dorsalis penis*, die die Haut und die Glans penis versorgt;
- die *A. urethralis*, die das Corpus spongiosum versorgt;
- die kleine *A. bulbus penis*, die das proximale Bulbus spongiosum versorgt;
- die wichtige *A. profunda penis*, die in den Schwellkörper eintaucht und für dessen Volumenzunahme während der Erektion zuständig ist. Jeder der beiden Schwellkörper hat seine A. profunda penis, die in seiner Mitte verläuft. Die A. profunda penis gibt die sog.

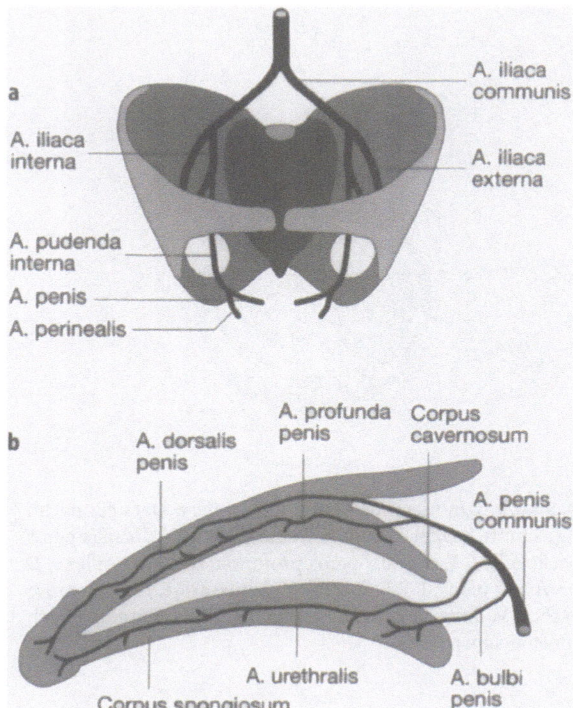

Abb. 9.1 a, b. Arterielle Versorgung des Penis. **a** Zufluss über die Transportarterien des Beckens. **b** Die 4 Äste der A. penis communis. Die A. profunda penis ist die für die Erektion normalerweise wichtigste Arterie. (Nach Krysiewicz u. Mellinger 1989)

Rankenarterien ab, die in die kavernösen Hohlräume der Schwellkörper münden (s. auch Abb. 9.4).

Die beiden Schwellkörper sind lediglich durch ein fenestriertes Septum voneinander getrennt. Als eine Normvariante ohne Krankheitswert findet man nicht selten septumüberschreitende Arterien, die die Verbindung zwischen den beiden Schwellkörpern herstellen. Demgegenüber spielen die A. dorsalis penis, A. bulbus penis und A. urethralis normalerweise nur eine geringe oder keine Rolle beim Erektionsvorgang.

Der venöse Abfluss vom Schwellkörper geschieht folgendermaßen (Abb. 9.2): Die distalen und die mittleren

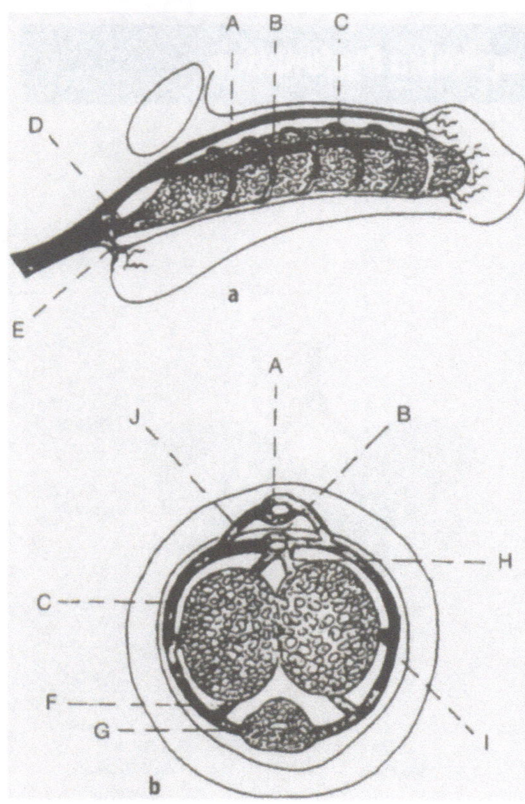

Abb. 9.2 a, b. Drainierende Venen des Penis. **a** Darstellung im Längsschnitt, **b** Darstellung im Querschnitt. *A* V. dorsalis penis superficialis, *B* V. dorsalis penis profunda, *C* V. circumflexa, *D* V. profunda penis, *E* V. bulbi, *F–I* Vv. emissariae, *J* Anastomose zwischen V. dorsalis penis superficialis und profunda. (Nach Wein et al. 1991)

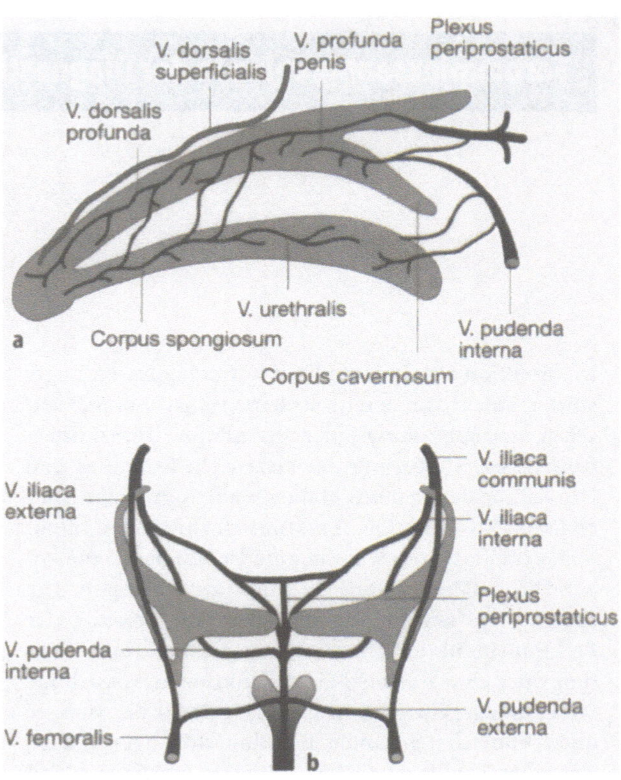

Abb. 9.3 a, b. Schema des venösen Abflusses in die Beckenvenen. (Nach Krysiewicz u. Mellinger 1989)

Schwellkörperanteile werden über die Vv. emissariae und V. circumflexa penis von der *V. dorsalis penis profunda* drainiert. Sie verläuft mittelständig am Dorsum penis zwischen der Tunica albuginea (d. h. außerhalb von ihr) und der Fascia penis profunda (Bucks-Faszie). Das aus diesen Venen stammende Blut fließt in den periprostatischen Plexus hinein. Das Blut aus dem proximalen Schwellkörper fließt hauptsächlich über die *V. profunda penis* in die *V. pudenda interna* (Abb. 9.3). Die *V. dorsalis penis superficialis* drainiert nur die Haut und das subkutane Gewebe, wobei das Blut aus ihr überwiegend über die *Vv. pudendae externae* in die V. saphena magna abfließt. Das Blut aus der V. profunda penis und der V. dorsalis penis profunda mündet in die *V. iliaca interna.*

Die kavernösen Hohlräume der Schwellkörper sind vom Endothel ausgekleidet. Hinter dem Endothel befinden sich in den Wänden der Schwellkörper und Trabekel glatte Muskulatur und Bindegewebe. Im flakziden Ruhezustand des Penis sind die Arteriolen (Rankenarterien) und die Sinusoiden der kavernösen Hohlräume kontrahiert und die Arteriolen stark geschlängelt (daher

die Bezeichnung „Rankenarterien"). Diese Arteriolen üben im Ruhezustand einen maximalen peripheren Widerstand aus, der lediglich einen ganz geringen Blutfluss für Nutritionszwecke zulässt (s. Abb. 9.4a). Die drainierenden Venolen (Vv. emissariae) verlaufen kurzstreckig zwischen den Schwellkörperwänden und der Tunica albuginea, bevor sie die Tunica albuginea verlassen. Im schlaffen Zustand, d. h. wenn die Sinusoiden und die Arteriolen kontrahiert sind, sind diese Venolen weit geöffnet (Abb. 9.4). Das Blut, das für Nutritionszwecke den hohen arteriolären Widerstand überwinden konnte, fließt unbehindert in die Vv. emissariae über (Wein et al. 1991).

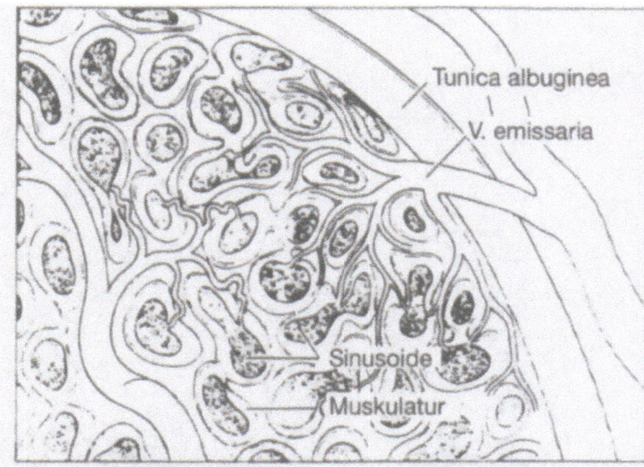

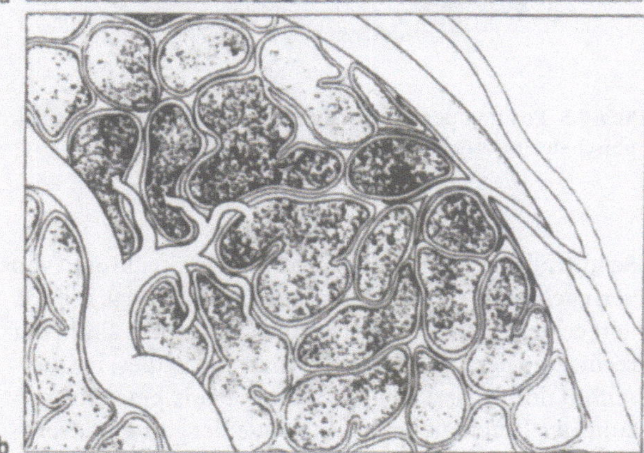

Abb. 9.4a,b. Mechanismus der Erektion. **a** Im schlaffen Zustand sind die Rankenarterien (Arteriolen) und die Sinusoiden kontrahiert. Die subtunikalen Vv. emissariae sind weit geöffnet. **b** Während der Erektion ist die glatte Muskulatur der Rankenarterien und der Sinusoiden relaxiert, so dass die Hohlräume sich mit Blut füllen können. Die Vv. emissariae werden zwischen Tunica albuginea und Schwellkörperwand zusammengedrückt. (Nach Lue 1991)

Es wird heute allgemein angenommen, dass die Erektion durch die vom Thalamus und Hypothalamus ausgehende Aktivierung sowohl von parasympathischen als auch sympathischen Nervenfasern auf entsprechende erotische Stimuli hin eingeleitet wird. Die dafür verantwortliche lokale Neurotransmission wird dem Stickoxid (NO oder sog. endothelium derived releasing factor = EDRF) zugeschrieben. Durch die Freisetzung dieses Transmitters kommt es zu einer Relaxation der glatten Muskulatur der Rankenarterien und der intrakavernösen Sinusoiden. Diese Vasodilatation, welche erst die Voraussetzung für die Erektionsinduktion darstellt, ruft eine massive Blutflusssteigerung um bis zu 700 % in die Corpora cavernosa hervor (Tumeszenzphase). Die Füllung und Erweiterung der Sinusoiden gegen die relativ inkompressible Tunica albuginea führt durch mechani-

sche Kompression der drainierenden Venolen, die zwischen Schwellkörperwand und Tunica albuginea zusammengedrückt werden, zu einer massiven Abnahme des venösen Abflusses (Abb. 9.4b). Nach Beendigung der isotonen Volumenzunahme der Schwellkörper kommt es zu einer bedeutenden Drucksteigerung innerhalb der Schwellkörper von einem initialen Ruhedruck von 5–10 mmHg auf einen Druck während der Rigidität von 120–140 mmHg. Erst eine solche Drucksteigerung ermöglicht eine kohabitationsfähige Erektion (Lue 1991). In der Endphase der Erektion führt eine Kontraktion der Beckenbodenmuskulatur über eine Stimulation des N. pudendus zur venösen Abflussblockade, die das Erreichen systolischer Druckwerte im Corpus cavernosum ermöglicht.

Für den Erektionsvorgang und das Erreichen der Penisrigidität müssen daher 2 wichtige Voraussetzungen erfüllt sein:

- die Relaxation der Rankenarterien bzw. Sinusoiden und
- der intakte venöse Okklusionsmechanismus.

Der Blutfluss in der A. profunda penis – und damit auch die registrierbare Flussgeschwindigkeit – wird während der Tumeszenzphase sowohl von der arteriolären Vasodilatation als auch vom sich ändernden Druck in den Schwellkörpern beeinflusst. In der frühen Tumeszenzphase herrscht ein kontinuierlicher systolisch-diastolischer Fluss (und Flussgeschwindigkeit) mit hohem enddiastolischem Anteil vor. Durch die intakte venöse Okklusion und die zunehmende Füllung der Hohlräume steigt der Druck im Schwellkörper an und mit ihm auch der Widerstand gegen weiteren Bluteinstrom, so dass der diastolische Flussanteil auf Null abnimmt, der systolische Flussgeschwindigkeitsanteil deutlich schmaler und der systolische Anstieg steiler wird (s. Abb. 9.7). Wenn der intrakavernöse Druck den diastolischen Druck in den Rankenarterien überschreitet, tritt eine diastolische Rückflusskomponente in der A. profunda penis auf (s. Abb. 9.8b). Bei weiterem Druckanstieg in den Corpora cavernosa auf systolische Werte (Penisrigidität) nimmt auch der systolische Fluss ab, und es herrscht eine oszillatorische Flussbewegung mit minimalem effektiven Einstrom in den Schwellkörper während der Systole vor. Diese Änderungen des Blutflusses während der verschiedenen Phasen der Erektion können durch Ableitung der Flussgeschwindigkeit in der Schwellkörperarterie (A. profunda penis) mit der Farbduplexsonographie unmittelbar erfasst und gemessen werden.

Die etwa 5 min nach der intrakavernösen Injektion von Vasodilatanzien (s. u.) auftretende frühe Tumeszenzphase, die durch niedrigen arteriolären Widerstand und einen kontinuierlichen systolisch-diastolischen Fluss mit normalerweise hoher systolischer Flussgeschwindigkeit ($V_{max} > 30$ cm/s) charakterisiert ist, ist am besten geeignet, die Integrität der arteriellen Durchblutung zu erfassen. Im Gegensatz dazu ist die Abnahme der enddiastolischen Flussgeschwindigkeit auf Null oder besser auf negative Werte (Rückflusskomponente) in der darauffolgenden semirigiden Erektionsphase ein wichtiger Hinweis auf das Vorhandensein eines intakten venösen Okklusionsmechanismus. Ist jedoch bereits der arterielle Hinfluss aus pathophysiologischen oder psychologischen Gründen kompromittiert, kann keine Aussage bzgl. einer möglichen venösen Schwellkörperinsuffizienz mehr gemacht werden (Desai u. Gilbert 1991).

9.3 Untersuchungstechnik

Wegen der oberflächigen Lage der Penisgefäße verwendet man einen Linearschallkopf mit 7–10 MHz. Die Farbgeschwindigkeitsskala (Pulsrepetitionsfrequenz) wird reduziert, so dass der angezeigte Grenzwert der Farbgeschwindigkeit 10–15 cm/s oder weniger betragen soll. Auch das Wandfilter für farbkodierte Darstellung wird auf den niedrigsten Wert von 50–100 Hz eingestellt, damit auch kleine Flussgeschwindigkeiten farbkodiert und abgebildet werden können.

9.3.1 Untersuchung beim flakziden Penis

Es versteht sich von selbst, dass die farbduplexsonographische Untersuchung der Penisgefäße nur nach einer ausführlichen Anamnese, einer körperlichen Untersuchung und der Aufklärung über die Vorgehensweise durchgeführt werden kann. Da die alleinige Untersuchung des Penis und seiner Gefäße im schlaffen Zustand keine Aussage über die Art und das Ausmaß der erektilen Dysfunktion erlaubt, sollte sie zugunsten einer Zweiphasenuntersuchung, also im basal-schlaffen Zustand *und* nach Pharmakontestung mit intrakavernöser Injektion von Papaverin oder Prostaglandin-E_1, durchgeführt werden. Da diese Injektion in den Schwellkörper kein duldungspflichtiger Eingriff ist, muss der Untersuchung eine genaue Aufklärung des Patienten mit schriftlicher Einverständniserklärung und mit Hinweisen auf mögliche Komplikationen (s. u.) vorausgehen.

Die Untersuchung erfolgt in Rückenlage, wobei der Penis in der anatomischen Position – das Dorsum penis liegt auf dem Bauch auf – vom Patienten gehalten wird (Abb. 9.5). Der Schallkopf wird auf die ventrale Penisfläche basisnah aufgesetzt. Es erfolgt zunächst eine B-Bildsonographische Untersuchung des Gliedes im Transversalschnitt im schlaffen Zustand, wobei auf anatomische Details der beiden kavernösen Schwellkörper, der Dicke der Tunica albuginea und des Septum penis geachtet wird. Die Schwellkörper stellen sich in der transversalen

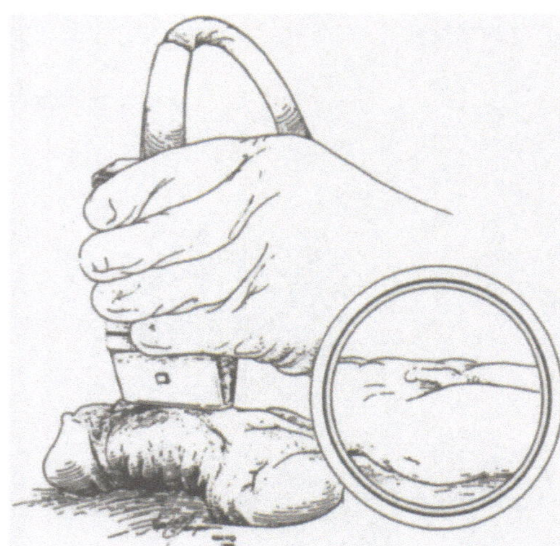

Abb. 9.5. Position des Penis während der farbdopplersonographischen Untersuchung. (Nach Quam et al. 1989)

Schnittführung als homogene rundliche Strukturen von geringer bis allenfalls mittlerer Echogenität dar, die von der echogenen Tunica albuginea umgeben sind. Der rechte und der linke Schwellkörper sind in diesem Querschnitt durch das echogene Septum penis, einer Fortsetzung der Tunica albuginea, voneinander getrennt. Fibrosierungen und Verkalkungsstrukturen insbesondere der Tunica albuginea – wie sie klassischerweise bei der Induratio penis plastica auftreten – können auf diese Weise sicher und sofort erkannt werden. Anschließend kann der Farbdopplermodus eingeschaltet werden, um basisnah die beiden Aa. profundae penis (APP) zu identifizieren. Danach wird der Schallkopf in den Längsschnitt gedreht, um in diesem schlaffen Zustand die winkelkorrigierte Flussgeschwindigkeit in der APP auf beiden Seiten zu messen. Nicht selten sind im schlaffen Zustand die beiden Arterien kaum darstellbar. Daher muss die Sensitivität des Farbdopplers durch starke Reduzierung des Grenzwertes der Farbgeschwindigkeitsskala erhöht werden.

9.3.2 Schwellkörperpharmakontest

Im Anschluss an die beschriebene Untersuchung erfolgt die intrakavernöse Injektion des Pharmakons. Heute wird überwiegend Prostaglandin E_1 (PGE_1) verwendet: in der 1. Sitzung 10 µg PGE_1. Tritt nach dieser Dosis keine ausreichende Erektion ein, empfiehlt es sich, in einer 2. Sitzung an einem anderen Tag die Injektion mit 20–30 µg PGE_1 vorzunehmen. Die Injektion erfolgt mit Hilfe einer sehr dünnen 26-gg-Nadel ausschließlich von lateral in den rechten oder in den linken Schwellkörper hinein (Abb. 9.6). Um den schnellen Abfluss des injizierten Pharmakons zu vermeiden, wird empfohlen, einen

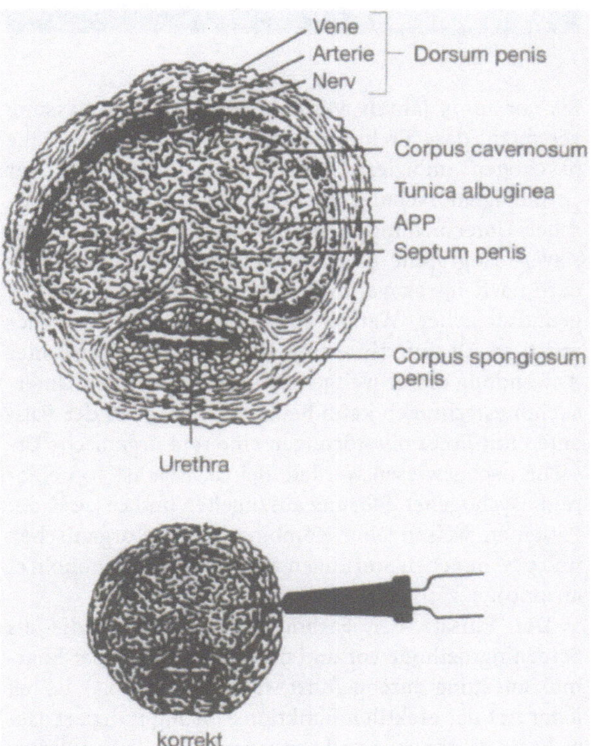

Abb. 9.6. Technik der intrakavernösen Injektion

kleinen venösen Stau an der Peniswurzel für 2–3 min anzulegen. Die farbduplexsonographische Untersuchung der Durchblutung erfolgt nach etwa 4–5 min in derselben Penishaltung wie im schlaffen Zustand (s. Abb. 9.5). Nach Lokalisierung der rechten und der linken APP mit dem Farbdoppler wird die winkelkorrigierte Flussgeschwindigkeit in den Schwellkörperarterien im proximalen (basisnahen) Penisdrittel abgeleitet. Mit dem elektronischen Cursor werden die maximal-systolischen und die minimalen diastolischen Geschwindigkeiten winkelkorrigiert gemessen. Die Flussgeschwindigkeit in der A. profunda penis sollte in 2–3 Minutenintervallen bis zum Erreichen eines Wertes von >35 cm/s oder eines maximalen Plateaus wiederholt werden. Anschließend sollten die V. profunda penis und die V. dorsalis profunda aufgesucht und die Geschwindigkeit in ihr ebenfalls winkelkorrigiert bestimmt werden. Nach den quantitativen Messungen erfolgt im Farbdoppler die qualitative Beurteilung der Arterienverläufe.

9.3.3 Komplikationen des Schwellkörperpharmakontestes und ihre Behandlung

Die artifizielle Erektion muss nach spätestens 4–6 h abgeklungen sein. Ist dies nicht der Fall, liegen eine prolongierte Erektion bzw. ein Priapismus vor. Dies ist die gefährlichste Nebenwirkung der PGE$_1$-Injektion mit der befürchteten Komplikation einer permanenten hypoxischen Schädigung der kavernösen Muskulatur. Diesbezüglich müssen alle Patienten vor Diagnostik mit PGE$_1$ wie auch vor Therapiebeginn ausführlich schriftlich aufgeklärt und mündlich angehalten werden, im positiven Fall nach spätestens 4 h unverzüglich den untersuchenden Arzt oder eine Klinik zwecks Einleitung von Gegenmaßnahmen aufzusuchen (Stief et al. 2000). Die Häufigkeit dieser Komplikation hängt vom angewendeten Mittel und dessen Dosierung ab und kann 1–4% betragen (Wagner u. Kaplan 1993). Am meisten gefährdet sind junge Patienten mit psychogener erektiler Dysfunktion. Diese Komplikation kann durch die Untersuchung in 2 Sitzungen – wie oben bereits dargelegt – weiter reduziert werden. Trotzdem muss jeder Arzt, der die Schwellkörperpharmakontestung vornimmt, diese Komplikation beherrschen können.

Die prolongierte Erektion über 5–6 h ist durch Schwellkörperpunktion mit einer 19-gg-Butterfly und Injektion von 5–10 mg Effortil (0,5–1 ml Etilefrin), verdünnt in 5 ml 0,9%iger NaCl-Lösung oder alternativ durch Injektion von Araminum (Metaraminol) in einer Dosierung von 2–4 mg (0,2–0,4 ml), verdünnt in 5 ml 0,9 %iger NaCl-Lösung, zu beherrschen. Dabei müssen der Blutdruck und die Herzfrequenz überwacht werden, da sowohl Effortil als auch Araminum Hochdruckkrisen und Tachykardien hervorrufen können. Bei längerfristigen Erektionen (>6–7 h) mit Übergang in Priapismus muss das dunkelrote und dickflüssige Blut über die 19-gg Butterfly mit einer großen 50-ml-Spritze so lange abgesogen werden (ca. 80–150 ml Blut), bis hellrotes Blut nachfließt (Porst 1987).

Weitere mögliche Komplikationen sind leichtes Brennen während der Injektion, leichter Schwindel und Flush nach der Injektion sowie Ekchymosen, die aber alle meist nicht relevant sind. Infektionen sollten durch sterile Injektionstechnik immer vermeidbar sein.

Die zunehmende Verfügbarkeit der Farbduplexsonographie und insbesondere die Kombination morphologischer und selektiv hämodynamischer Informationen haben diese Methode zur zentralen diagnostischen Untersuchung werden lassen.

Alle Arbeiten haben gezeigt, dass es im Anschluss an eine intrakavernöse Pharmakontestung zu einem Anstieg der systolischen Flussgeschwindigkeit und des inneren Diameters der A. profunda penis (APP) kommt (Mueller u. Lue 1988; Quam et al. 1989; Herbener et al. 1994). Der wichtigste Messparameter für die Integrität der arteriellen Versorgung ist die winkelkorrigierte *maximale systolische Flussgeschwindigkeit* in der APP beidseits, 5–20 min nach intrakavernöser Injektion von

Papaverin oder PGE$_1$. Ein Wert von 30–35 cm/s und darüber in der APP weist auf eine ausreichende arterielle Durchblutung hin. Vergleiche mit der Angiographie in kleineren Patientenkollektiven haben gezeigt, dass bei systolischen Flussgeschwindigkeitswerten von unter 25 cm/s, 88–100 % der Patients Non-responder waren, und diese fehlende Reaktion auf den intrakavernösen Pharmakontest durch arteriographisch nachgewiesene Gefäßerkrankungen bedingt war (Quam et al. 1989; Desai u. Gilbert 1991; Benson et al. 1993). Dies wurde durch weitere Gegenüberstellungen von Farbduplexsonographie und selektiver peniler DSA bei 42 Patienten mit vermuteter vaskulärer Impotenz bestätigt, die der Farbduplexsonographie eine Sensitivität von 82 % und eine Spezifität von 88 % attestierte (Brandstetter et al. 1993). Andere Autoren sehen in der Kombination der maximalen systolischen Flussgeschwindigkeit mit der Flussbeschleunigung, beide in der APP gemessen, eine gute Treffsicherheit in der Erfassung einer arteriellen Durchblutungsstörung. Für die *Flussbeschleunigung* wurde ein Schwellenwert von 400 cm/s^2 ermittelt, unterhalb dessen eine arterielle Insuffizienz vorliegen würde (Valji u. Bookstein 1993).

Die Messung der winkelkorrigierten *enddiastolischen Flussgeschwindigkeit* wiederum scheint ein guter Parameter für eine venöse Schwellkörperinsuffizienz (venöses Leck) zu sein. Normalerweise tritt mit dem Überschreiten des diastolischen Arteriendruckes in den Schwellkörpern eine Rückflusskomponente während der Diastole auf (s. Abb. 9.8b). Im Gegensatz dazu ist beim venösen Leck die enddiastolische Geschwindigkeit über Null. Je höher diese Geschwindigkeit 5–25 min nach intrakavernöser Pharmakontestung ist, desto geringer ist der venöse Abflusswiderstand, und um so insuffizienter der venöse Okklusionsmechanismus. Der intakte venöse Okklusionsmechanismus stellt eine wichtige Voraussetzung für eine volle Errektion dar (s. 9.2). Untersuchungen in den letzten Jahren haben gezeigt, dass ein Grenzwert für die enddiastolische Flussgeschwindigkeit von 5 cm/s eine Sensitivität von 90 % für den Nachweis einer venösen Schwellkörperinsuffizienz aufweist (Quam et al. 1989).

Es scheint, dass die Farbduplexsonographie eine wertvolle nichtinvasive und treffsichere Methode in der Diagnostik der erektilen Dysfunktion darstellt. Gerade die Schnelligkeit, mit der die sehr kleinkalibrigen Schwellkörperarterien (0,5–1 mm Diameter) aufgesucht, die Flussrichtung in ihnen bestimmt und die winkelkorrigierten Flussgeschwindigkeiten abgeleitet werden können, hat aus diesem Untersuchungsverfahren vor und nach intrakavernöser Injektion eine Screeningmethode gemacht. Dabei darf jedoch nicht vergessen werden, dass auf diesem Gebiet keine absolut zuverlässige Referenzmethode existiert (Strauss 1998b).

9.5 Indikationen

Bis vor 10–15 Jahren wurde allgemein die Auffassung vertreten, dass Erektionsstörungen in 90 % der Fälle psychogen induziert seien. Durch Fortschritte der Grundlagenforschung und den Einsatz neuer diagnostischer Untersuchungsmethoden wie der dynamischen Kavernosographie und Duplexsonographie, insbesondere nach intrakavernöser Pharmakontestung, ist ein grundsätzlicher Wandel im Ursachenspektrum der erektilen Dysfunktion eingetreten. Bei konsequenter Anwendung dieser weitgehend standardisierten Untersuchungstechniken kann heutzutage bei 50 % der Patienten mit Erektionsstörungen eine rein organische Ursache nachgewiesen werden. Bei ca. 30 % ist von einer rein psychogenen Störung auszugehen und ca. 20 % der Patienten weisen eine Kombination aus organischen und psychogenen Störungen auf (Übers. bei Schopohl et al.2000).

Der Einsatz der Farbduplexsonographie, die als Screeningmethode vor und nach intrakavernöser Pharmakontestung durchgeführt werden soll (s. 9.3), ist bei jeder Art der erektilen Funktionsstörung indiziert. Gerade die psychogene und neurogene erektile Dysfunktion zeigen nach intrakavernöser Injektion erfahrungsgemäß normale Werte und eine zumeist regelrechte Erektion. Eine gleichermaßen wichtige Indikation zur Farbduplexsonographie der penilen Gefäße besteht darin, zwischen verminderter arterieller Durchblutung und insuffizientem venösem Okklusionsmechanismus (venöser Schwellkörperinsuffizienz) zu differenzieren, da wegen des unterschiedlichen Pathomechanismus verschiedene Therapieverfahren sinnvoll sind. Der Phosphodiesterasen-Hemmer *Sildenafil (Viagra)* hat unter den organischen Ursachen der erektilen Dysfunktion bei arteriell bedingten Durchblutungsstörungen des Corpus cavernosum die größte Wirksamkeit. Bei einer venösen Schwellkörperinsuffizienz ist kein Effekt von Sildenafil zu erwarten (Übersicht bei Schopohl et al. 2000).

9.6 Atlasteil

Abb. 9.7–9.14

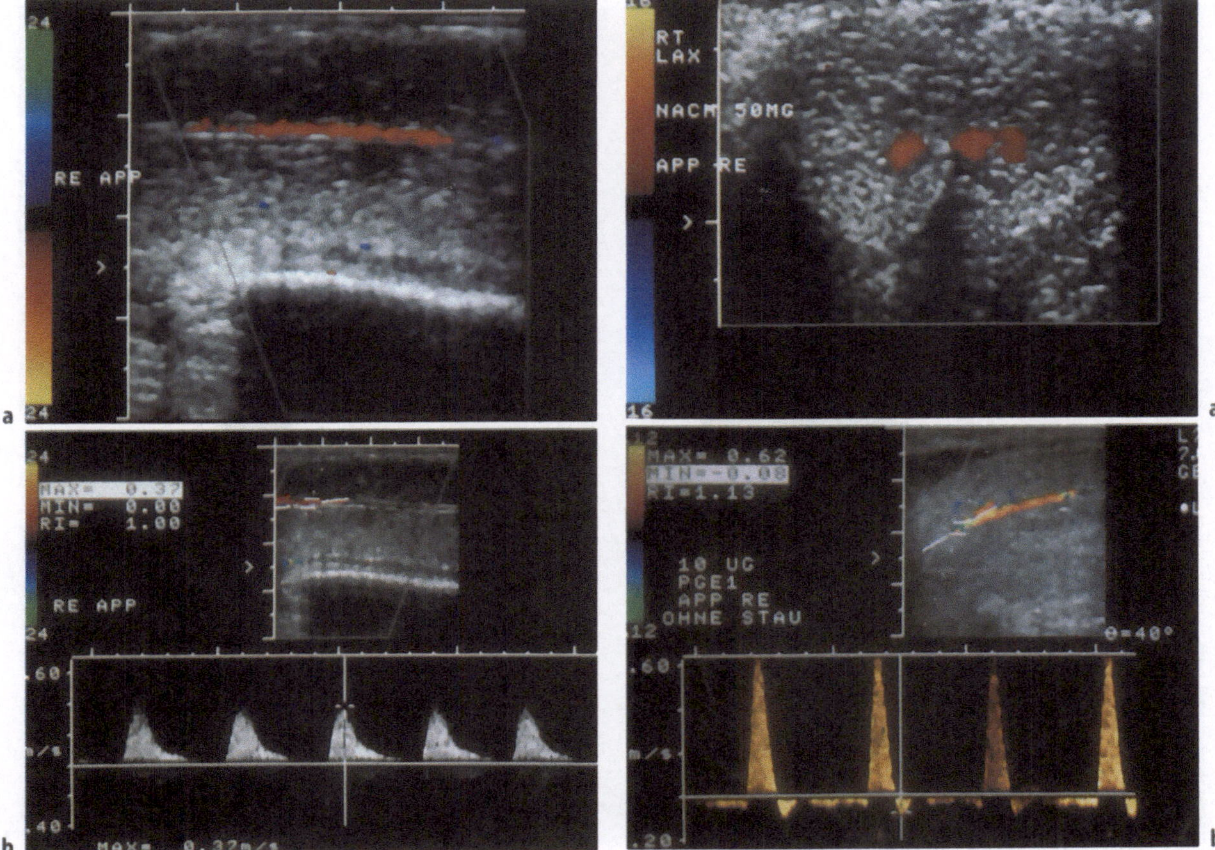

Abb. 9.7. a Longitudinalschnitt durch den rechten Schwellkörper mit Darstellung der rechten A. profunda penis (*APP*) nach intrakavernöser Injektion von 20 µg PGE$_1$, Normalbefund. Flussrichtung im Bild von links nach rechts. Man sieht den gering bis mittelgradig echogenen Schwellkörper, der von der hochechogenen Tunica albuginea umhüllt ist. Außerdem ist die echogene Arterienwand der APP erkennbar, die den farbigen arteriellen Fluss in ihr umgrenzt. **b** Longitudinalschnitt durch den rechten Schwellkörper 20 min nach Injektion von 20 µg PGE$_1$ mit dem in der rechten APP plazierten Sample volume. Gleicher Patient wie oben, Normalbefund. Der gepulste Doppler leitet eine normale winkelkorrigierte systolische Flussgeschwindigkeit von V_{max} = 37 cm/s und keine messbare enddiastolische Geschwindigkeit ab

Abb. 9.8. a Transversalschnitt durch den Penis nach intrakavernös appliziertem Papaverin (50 mg), Normalbefund. Man sieht die beiden ovalen Strukturen des rechten und linken Schwellkörpers, in dessen Mitte bzw. leicht septumnah die beiden Schwellkörperarterien (*APP*) verlaufen. Als Normvariante zeigt sich eine arterielle Verbindung zwischen rechter und linker APP, die das interkavernöse Septum kreuzt. Bei Vorhandensein anatomischer Normvarianten mit Verdoppelung der Schwellkörperarterien kann die systolische Geschwindigkeit auch im Normalfall geringer sein als 30 cm/s. **b** Longitudinalschnitt durch die A. profunda penis (*APP*) nach intrakavernöser Injektion von 10 µg PGE$_1$ bei einem anderen Patienten, Normalbefund. Es wird ein biphasisches Dopplersignal aus der APP abgeleitet als Zeichen, dass der intrakavernöse Druck den diastolischen Druck in der APP überschritten hat: Es kommt in der APP zu einer diastolischen Rückflusskomponente. Der systolische Anstieg ist steil, die systolische Maximalgeschwindigkeit beträgt 62 cm/s

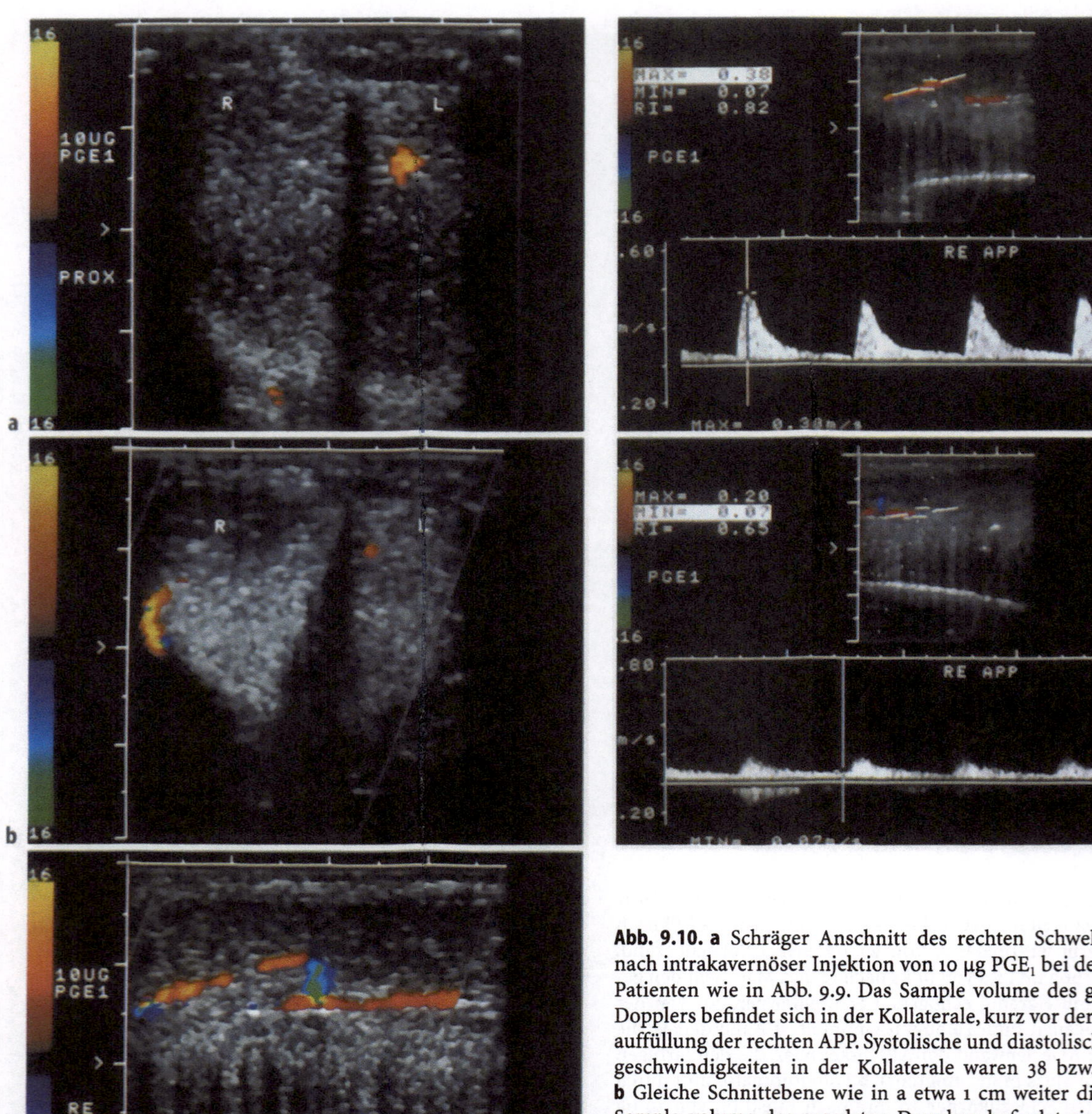

Abb. 9.10. a Schräger Anschnitt des rechten Schwellkörpers nach intrakavernöser Injektion von 10 µg PGE₁ bei demselben Patienten wie in Abb. 9.9. Das Sample volume des gepulsten Dopplers befindet sich in der Kollaterale, kurz vor der Wiederauffüllung der rechten APP. Systolische und diastolische Flussgeschwindigkeiten in der Kollaterale waren 38 bzw. 7 cm/s. **b** Gleiche Schnittebene wie in a etwa 1 cm weiter distal. Das Sample volume des gepulsten Dopplers befindet sich in der wiederaufgefüllten rechten APP distal des Verschlusses mit Ableitung von deutlich verminderten systolischen und diastolischen Geschwindigkeitswerten: 20 bzw. 7 cm/s. Hier liegt aufgrund des APP-Verschlusses rechts eine verminderte arterielle Perfusion vor

Abb. 9.9. a Transversalschnitt durch den basisnahen Penis nach intrakavernöser Injektion von 10 µg PGE₁ mit Darstellung der linken APP im Querschnitt. Im rechten Schwellkörper stellt sich keine Arterie dar. **b** Transversalschnitt durch die Schwellkörper bei demselben Patienten wenige mm weiter distal. Es stellt sich eine von der A. dorsalis penis gespeiste Kollateralarterie dar, die die Tunica albuginea durchdringt und in den rechten Schwellkörper eintaucht. Man sieht den vom echoreichen Septum penis erzeugten Schallschatten. **c** Schräger Anschnitt des rechten Schwellkörpers, Flussrichtung von links nach rechts. Man sieht, wie über die Kollateralarterie die rechte APP wiederaufgefüllt wird (s. auch Abb. 9.10)

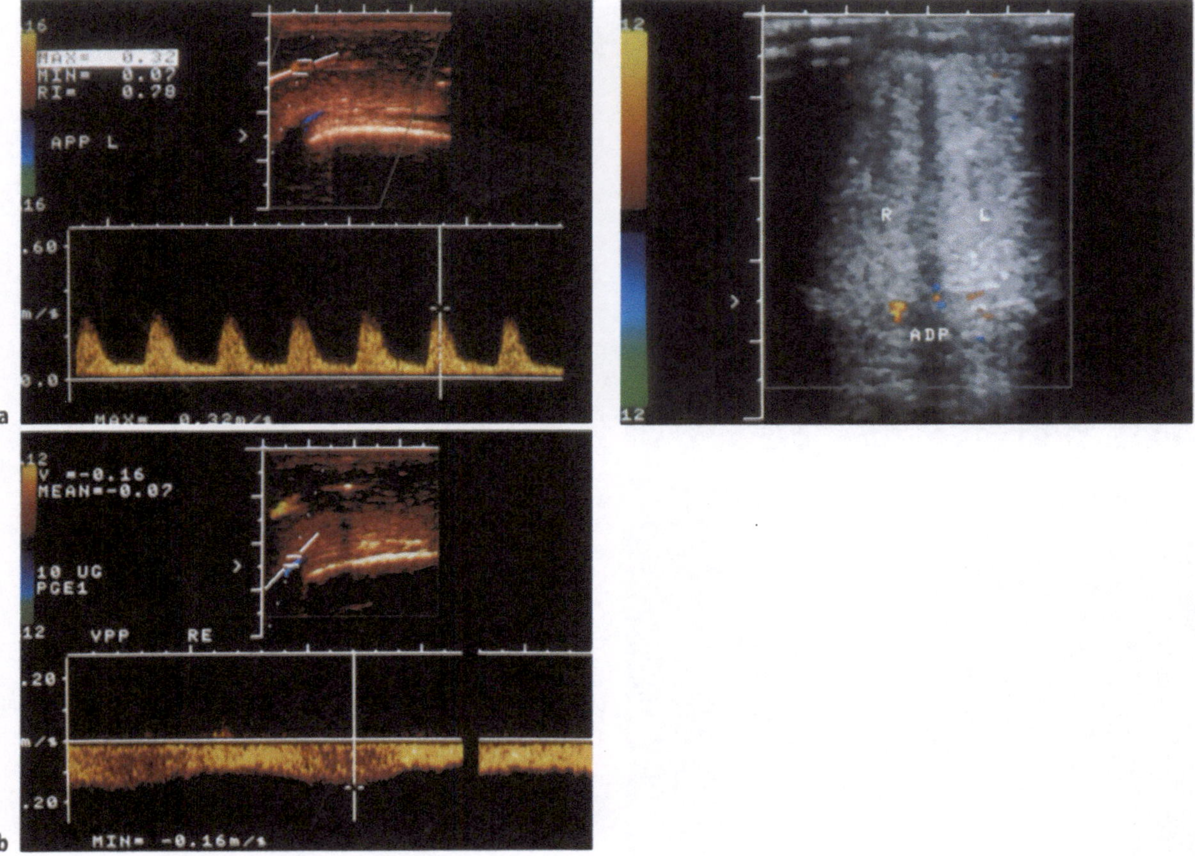

Abb. 9.11. a Longitudinalschnitt durch den linken Schwellkörper nach intrakavernöser Injektion von 10 µg PGE$_1$ mit dem Sample volume in der linken APP, wurzelnah platziert, Venöse Schwellkörperinsuffizienz. Systolische Geschwindigkeitswerte von 31 cm/s und diastolische Werte von 7 cm/s weisen auf einen regelrechten arteriellen Fluss bei erhöhtem venösem Abfluss (venöses Leck) hin. **b** Longitudinalschnitt durch den rechten Schwellkörper mit dem in der V. dorsalis profunda plazierten Sample volume bei demselben Patienten wie in a. Es wird eine hohe venöse Flussgeschwindigkeit von 16 cm/s als Hinweis auf eine venöse Schwellkörperinsuffizienz abgeleitet. Schallkopfnah stellt sich die rechte APP im Längsschnitt dar

Abb. 9.12. Transversalschnitt durch den Penis nach intrakavernöser Injektion von 10 µg PGE$_1$ bei peniler arterieller Minderperfusion. In keinem der beiden Schwellkörper (*R* rechts; *L* links) ist die A. profunda penis zu sehen. Beide Schwellkörperarterien sind verschlossen. Die Versorgung erfolgt über die A. dorsalis penis (*ADP*) und deren Kollateralen

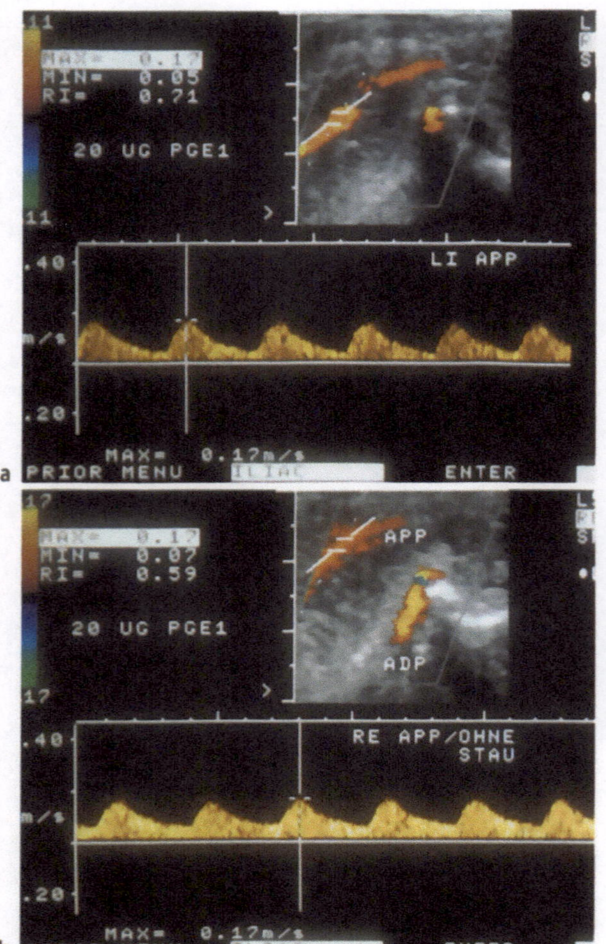

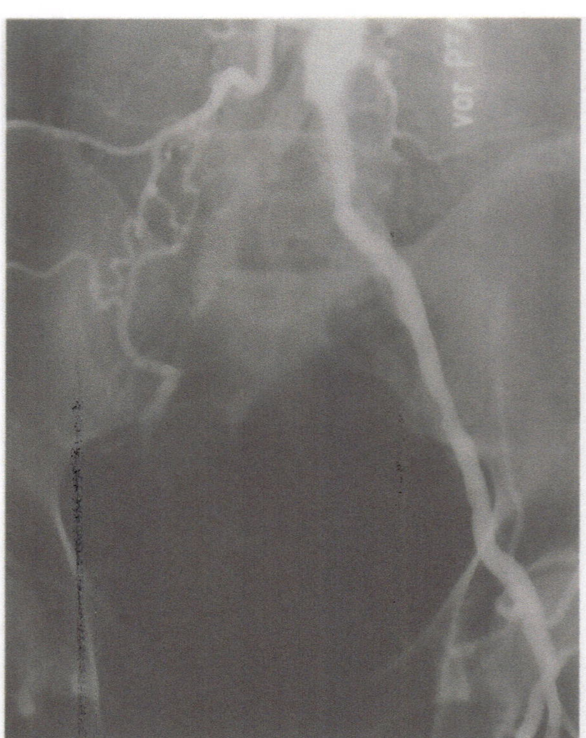

Abb. 9.13. a Longitudinalschnitt durch die linke A. profunda penis (*APP*) bei einem Patienten mit arteriell bedingter erektiler Dysfunktion nach intrakavernöser Injektion von 20 µg PGE$_1$. Typische Kurvenform beim hämodynamisch wirksamen vorgeschalteten arteriellen Strombahnhindernis: Deutlich verlangsamter systolischer Anstieg mit einem V_{max} = 17 cm/s. **b** Longitudinalschnitt durch die kontralaterale (rechte) APP bei demselben Patienten mit gleich niedriger systolischer Maximalflussgeschwindigkeit (V_{max} = 17 cm/s) und trägem systolischem Anstieg. Aufgrund der höhergradigen Einflussstörung kann über eine etwaige gleichzeitige Schwellkörperinsuffuzienz keine Aussage gemacht werden (*ADP* A. dorsalis penis). **c** Beckenangiogramm desselben Patienten mit Darstellung der schweren arteriellen Durchblutungsstörung: Verschluss der rechten A. iliaca communis und externa sowie der linken A. iliaca interna

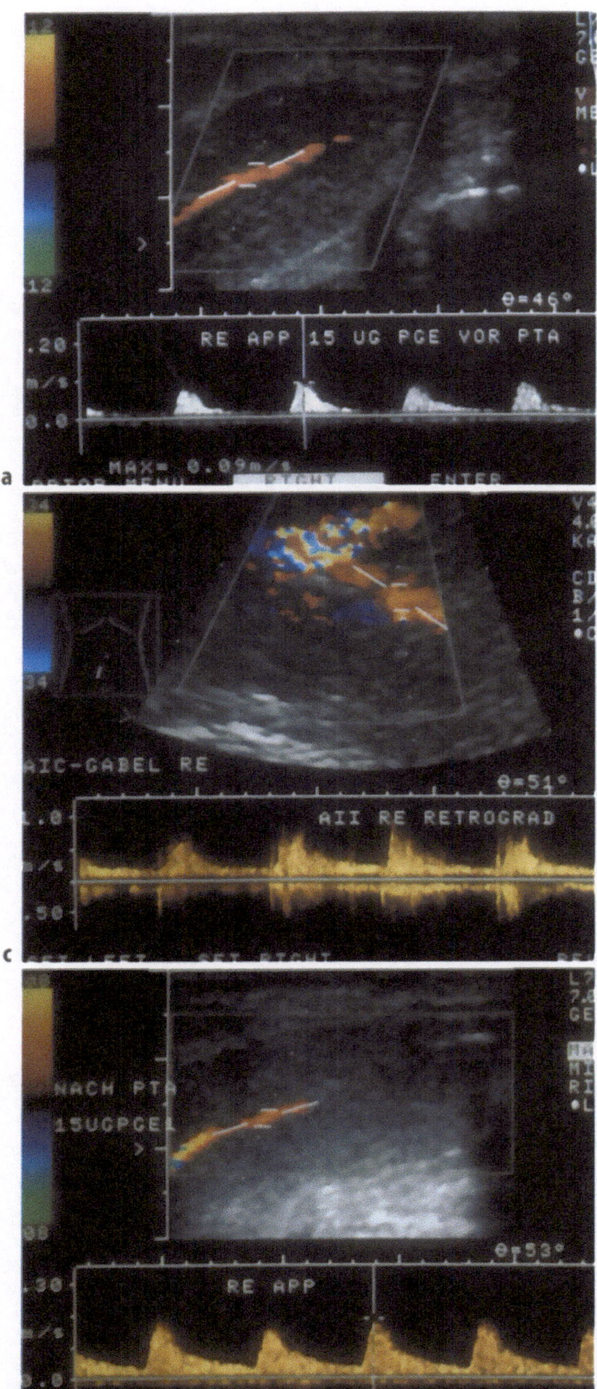

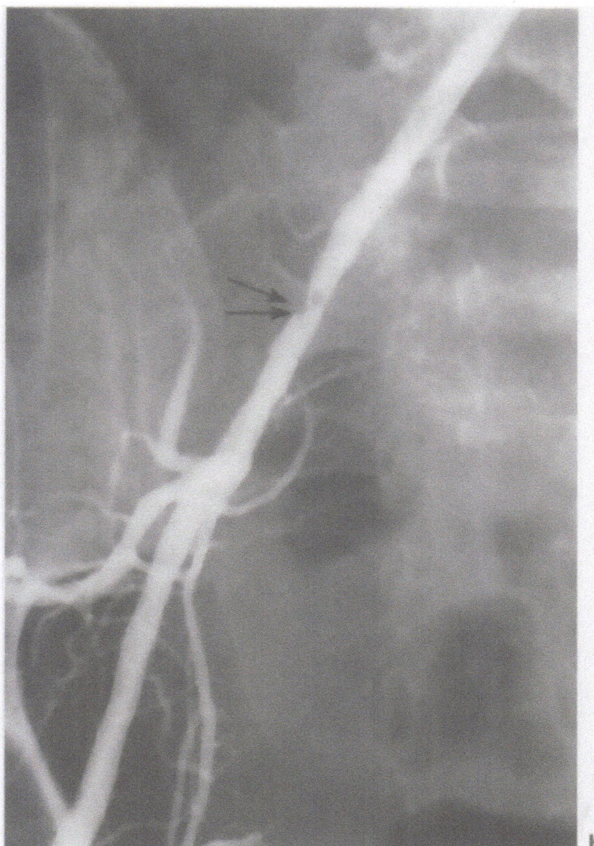

Abb. 9.14. a Longitudinalschnitt durch die A. profunda penis (*APP*) bei einem Patienten mit arteriell bedingter Durchblutungsstörung des Corpus cavernosum vor Ballondilatation einer hochgradigen Stenose der A. iliaca communis rechts. Die Registrierung erfolgt nach intrakavernöser Injektion von 15 µg PGE$_1$. Man erkennt die für ein vorgeschaltetes arterielles Strombahnhindernis typische Kurvenform: träger systolischer Anstieg und sehr niedrige systolische Flussgeschwindigkeit (V$_{max}$ = 9 cm/s). **b** Angiogramm desselben Patienten vor Ballondilatation der hochgradigen Stenose der A. iliaca communis rechts. **c** Longitudinalschnitt durch die rechte Iliakabifurkation bei demselben Patienten. Man sieht noch die von der vorgeschalteten Iliakastenose fortgeleiteten Aliasingeffekte in die Iliakagabel. Dass die Stenose der A. iliaca communis hochgradig ist, erkennt man daran, dass der Fluss in der A. iliaca interna rotkodiert, d. h. retrograd ist (auf den Schallkopf zu). Das in der proximalen A. iliaca interna befindliche Sample volume leitet einen auf den Schallkopf (oberhalb der Nullinie) hin gerichteten Fluss ab. **d** Gleiche Einstellung wie in **a**. Registrierung 2 Tage nach Ballondilatation der Stenose der A. iliaca communis rechts unter sonst gleichen Bedingungen (intrakavernöser Injektion von 15 µg PGE$_1$) bei demselben Patienten: Aufrichtung der Kurvenform und Verbesserung der maximal erreichbaren Flussgeschwindigkeit (V$_{max}$ = 19 cm/s) jedoch noch keine Normalisierung

Arteriovenöse Fistel

10.1 Definition, Ätiologie, Lokalisation

Die arteriovenöse (AV-)Fistel ist eine umschriebene angeborene oder erworbene Verbindung zwischen einer Arterie und einer Vene ohne dazwischenliegendes Kapillarbett. Prinzipiell können AV-Fisteln überall dort vorkommen, wo Arterien und Venen topographisch so eng beieinander liegen, dass eine blutüberleitende Verbindung entstehen kann. Oberbegrifflich müssen angeborene und erworbene AV-Fisteln unterschieden werden (nach Rieger 1998):

- Angeborene arteriovenöse Fisteln
  - *Direkte AV-Verbindungen*: es besteht eine unmittelbare anatomische Verbindung zwischen arteriellem und venösem Lumen;
  - *indirekte AV-Verbindung*: zwischen arteriellem und venösem Lumen sind blutleitende Strukturen zwischengeschaltet, wie z. B aneurysmatische Verbindung oder multiple, in den Weichteilen oder im Skelett lokalisierte AV-Kurzschlüsse.
- Erworbene AV-Fisteln
  - *traumatisch*: unter den erworbenen Formen die häufigsten AV-Fisteln;
  - *iatrogen*: sie können als Komplikationen im Rahmen von Arterienpunktionen oder auch als Folge von Nierentransplantatbiopsien entstehen. Diese postbioptischen AV-Fisteln in der Transplantatniere heilen in der Regel nach 48–72 h ab (Foley 1991);
  - *therapeutisch*: zur Hämodialyse, zur Langzeitchemotherapie, oder AV-Fistel nach Thrombektomie bei Beckenvenenthrombose bzw. im Rahmen femorokruraler Bypässe;
  - *spontan*: eine offensichtliche Ursache kann nicht gefunden werden.

Der häufigste Lokalisationsort für AV-Fisteln sind die extremitätenversorgenden Gefäße der unteren Gliedmaßen, an 1. Stelle die iliakale Strombahn und an 2. Stelle die femoropoplitealen Gefäße.

10.2 Pathophysiologie der AV-Fistel

Durch die arteriovenöse Kurzschlussverbindung weist die zuführende Arterie eine niedrige periphere Impedanz (Widerstand) mit einem hohen kontinuierlichen systolisch-diastolischen Fluss auf. In Abhängigkeit von der Größe des Shuntvolumens zeigt die klinische Untersuchung bei der Palpation ein Schwirren und bei der Auskultation ein typisches systolisch-diastolisches Strömungsgeräusch. Größere Shuntvolumina über 15–20 % des Herzminutenvolumens können kardiale Beschwerden verursachen und eine latente oder manifeste Herzinsufizienz verstärken.

Die Farbduplexsonographie ist die Methode der 1. Wahl, um AV-Fisteln nachzuweisen und das Shuntvolumen abzuschätzen. Typische farbduplexsonographische Befunde sind:

- ein kontinuierlicher systolisch-diastolischer Fluss mit ungewöhnlich hohem enddiastolischem Flussanteil in der die Fistel speisenden Arterie, insbesondere im Seitenvergleich;
- Turbulenzen mit Arterialisierung der drainierenden Vene direkt proximal (oberhalb) der AV-Verbindung;
- perivaskuläre Gewebsvibrationen am Ort der Fistel, die während der Systole am stärksten sind.

Der Vorteil der Farbduplexsonographie besteht darin, dass eine genaue Lokalisierung der Fistel mit Identifizierung der speisenden Arterie und der drainierenden Vene möglich ist. Für die Berechnung des Durchflussvolumens (in ml/s oder ml/min) benötigt man die mittlere Flussgeschwindigkeit über einen ganzen Herzzyklus sowie den Durchmesser des Gefäßes (d) im Bereich der Geschwindigkeitsmessung. Für die Berechnung der mittleren Flussgeschwindigkeit/Herzzyklus sollte das Sample volume des gepulsten Dopplers auf die Breite des gesamten Gefäßes vergrößert werden, um alle repräsentativen Flussgeschwindigkeiten im Gefäßquerschnitt der Arterie zu erfassen. Anschließend wird die mittlere Flussgeschwindigkeit als intensitätsgewichteter Mittelwert (sog. modale Geschwindigkeit) nach Winkelkorrektur berechnet. Diese zyklusgemittelte mittlere Flussgeschwindigkeit wird mit dem Querschnitt der Arterie im Bereich der Geschwindigkeitsmessung ($\pi d^2/4$) multipliziert und unter Berücksichtigung der Herzfrequenz das Durchflussvolumen in der Minute (ml/min) ermittelt. Aufgrund der quadratisch eingehenden Ungenauigkeiten bei der Querschnittsberechnung handelt es sich bei dieser Durchflussbestimmung um eine orientierende Schätzung. Diese reicht jedoch in der klinischen Routine in der Regel aus, um größere Seitenunterschiede zu erkennen oder auch die Frage zu beantworten, ob das Shuntvolumen im kritischen Bereich liegt und korrigiert werden muss.

10.3 Untersuchungstechnik

Je nach Lage der Arterien und Venen verwendet man einen Linearschallkopf mit 5 oder 7,5 MHz oder einen Sektorschallkopf mit 2,5–3,5 MHz. Der Patient wird in Rückenlage untersucht.

10.3.1 Untersuchungsablauf

Die Untersuchung beginnt mit der Darstellung der zuführenden Arterie und der abführenden Vene sowie mit der Erfassung des Dopplerfrequenzspektrums aus den beiden Gefäßen. Anschließend wird die Kurzschlussverbindung aufgesucht und die beteiligte Arterie und Vene erfasst. Daran schließen sich Seitenvergleichende quantitative Messungen der mittleren Flussgeschwindigkeit und des Gefäßdiameters zur abschätzenden Bestimmung des Durchflussvolumens an. Bei Winkelkorrekturen im Rahmen von Flussgeschwindigkeitsmessungen sollte versucht werden, den Winkel zwischen Dopplerstrahl und Fließachse kleiner als 55° zu halten.

10.3.2 Schnittebenen

Die zuführende Arterie und die drainierende Vene werden in der Longitudinalebene dargestellt. Gleichermaßen erfolgt im Längsschnitt die quantitative Messung der winkelkorrigierten Flussgeschwindigkeit und des Diameters der Arterie. Der Diameter kann auch im Querschnitt gemessen werden. Die Lokalisierung der AV-Fistel muss in 2 senkrecht zueinander befindlichen Ebenen geschehen. Dort, wo die perivaskulären Gewebsvibrationen am stärksten sind, ist in der Regel die Fistel aufzufinden.

10.4 Indikationen

Die Farbduplexsonographie ist die Methode der Wahl für den Nachweis und für die Lokalisierung einer AV-Fistel. Weiter kann sie zur orientierenden Bestimmung des Shuntvolumens anhand der seitenvergleichenden Ermittlung des Durchflussvolumens in den beiden Arterien eingesetzt werden. Von einer *Durchflussvolumenbestimmung in den Venen möchten wir abraten*, da Venen keinen konstanten und einfach bestimmbaren Querschnitt haben.

10.5 Atlasteil

Abb. 10.1–10.6

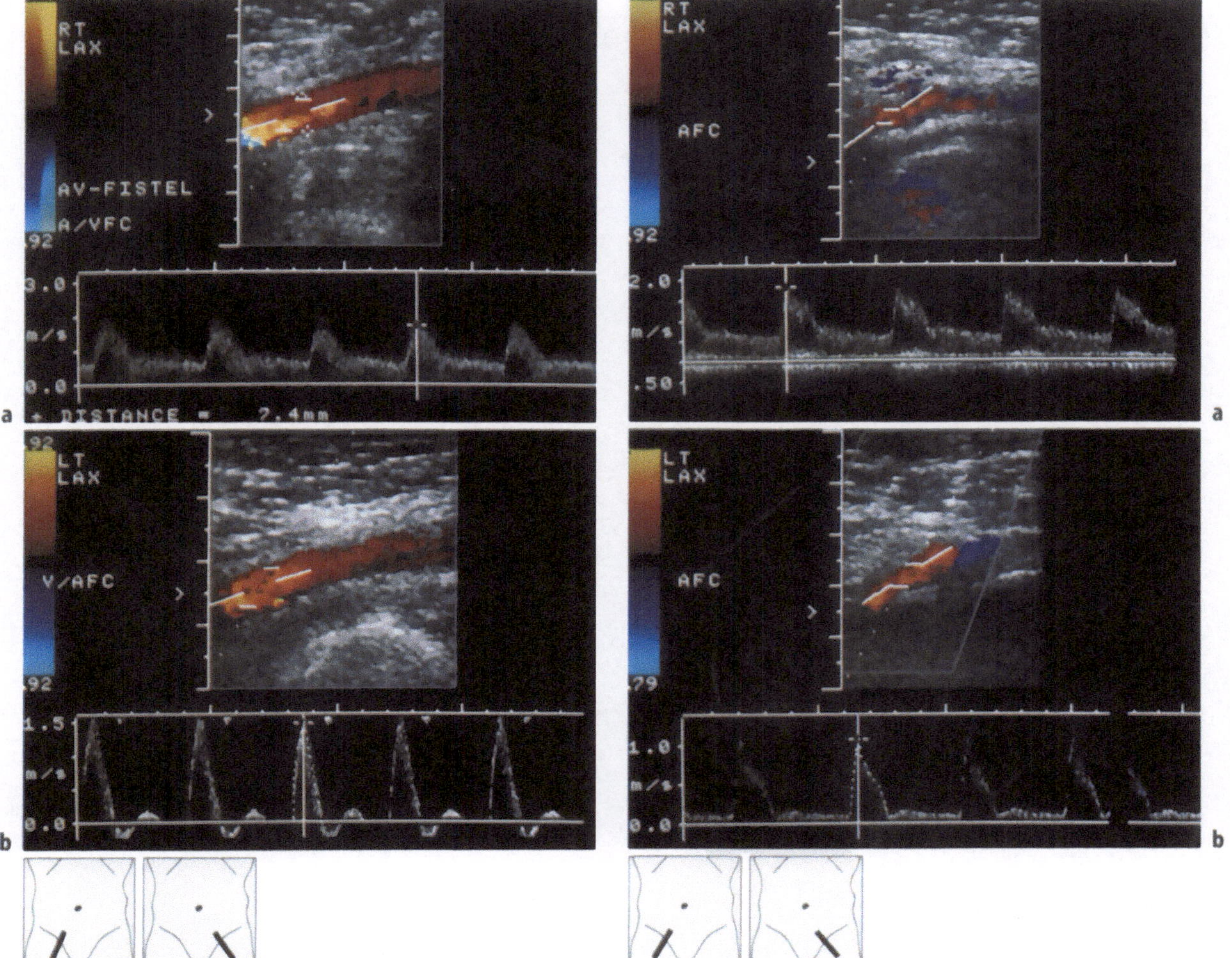

Abb. 10.1. a Longitudinalschnitt durch die rechte A. femoralis communis knapp oberhalb (proximal) einer AV-Fistel. Das Sample volume des gepulsten Dopplers ist in der Arterie platziert und leitet die maximale systolische Flussgeschwindigkeit von V_{max} = 1,9 m/s ab. In gleicher Höhe wird der Gefäßdurchmesser gemessen. Man beachte die kontinuierliche, für diese Gefäßregion ungewöhnliche systolisch-diastolische Flussgeschwindigkeit mit dem hohen enddiastolischen Flussanteil. Das berechnete Durchflussvolumen der rechten A. femoralis communis beträgt 2,1 l/min. **b** Longitudinalschnitt durch die kontralaterale linke A. femoralis communis, Normalbefund. Das Sample volume des gepulsten Dopplers leitet ein normales triphasisches arterielles Flusssignal ab. Die enddiastolische Geschwindigkeit ist Null. Das berechnete Durchflussvolumen ist 0,4 l/min. Damit beträgt das Shuntvolumen durch die AV-Fistel rechts 2,1–0,4 = 1,7 l/min

Abb. 10.2. a Longitudinalschnitt durch die A. femoralis communis in Höhe der AV-Fistel. Der gepulste Doppler leitet das für eine AV-Fistel charakteristische kontinuierliche systolisch-diastolische Flusssignal ab. Farbduplexsonographisch werden auch die perivaskulären Gewebsvibrationen in Höhe der Fistel (Farbkleckse oberhalb und unterhalb der Arterie) registriert. Die maximale systolische Flussgeschwindigkeit beträgt V_{max} = 1,81 m/s. **b** Longitudinalschnitt durch die kontralaterale A. femoralis communis, Normalbefund. Es wird ein normales Flussgeschwindigkeitsprofil aufgezeichnet mit einer maximalen Geschwindigkeit von 1,07 m/s

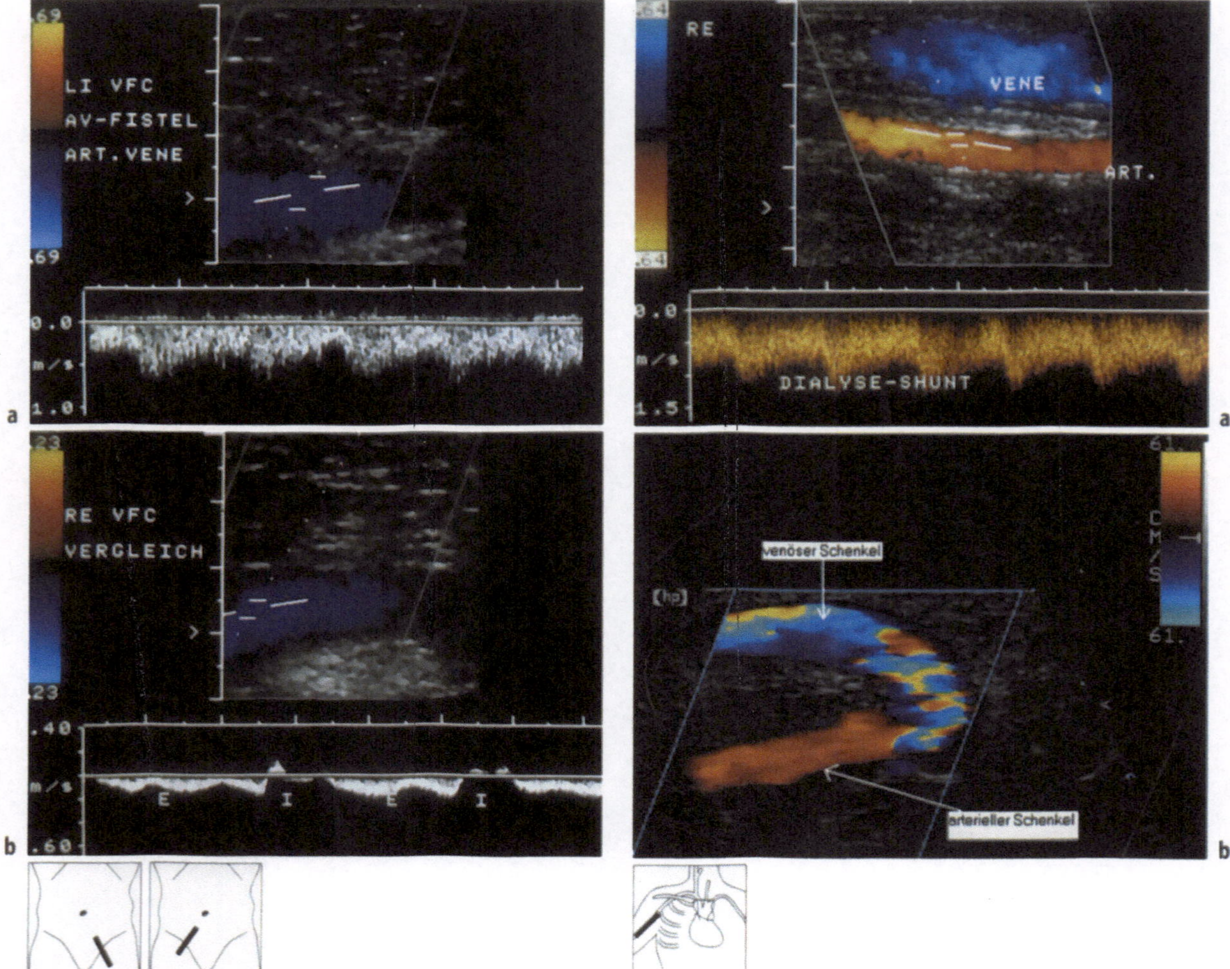

Abb. 10.3. a Longitudinalschnitt durch die abführende V. femoralis communis auf der Seite einer AV-Fistel. Das Sample volume des gepulsten Dopplers befindet sich in der Vene direkt proximal (oberhalb) der Fistel und leitet aus der V. femoralis communis ein turbulentes und arterialisiertes venöses Flusssignal ab. Der pulsatile Fluss in der Vene ist gut erkennbar. Eine Atemmodulation fehlt. **b** Longitudinalschnitt durch die normale kontralaterale rechte V. femoralis communis (gesunde Seite). Hier sieht man ein normales, atemmoduliertes venöses Flusssignal mit herzwärts gerichtetem Fluss während der Exspiration (*E*) und einem Strömungsstopp während der Inspiration (*I*)

Abb. 10.4. a Longitudinalschnitt durch den arteriellen und venösen Schenkel beim Dialyseshunt wenige cm vor der Anastomose, Normalbefund. Das Sample volume befindet sich in der Arterie (*ART.*) und leitet das charakteristisch hohe systolischdiastolische Dopplerflusssignal ab. Oberhalb der Arterie befindet sich schallkopfnah die drainierende Vene. Trotz Einstellung einer hohen Pulsrepetitionsfrequenz ist die Farbkodierung in den beiden Gefäßen hell als Hinweis auf die hohen Flussgeschwindigkeiten. **b** Longitudinalschnitt durch die arteriovenöse Anastomose einer Dialysefistel am Unterarm bei einem anderen Patienten, Normalbefund. Der Blutzufluss im arteriellen Schenkel ist rotkodiert, der Abfluss blaukodiert. Direkt an der Anastomose erkennt man dezent die perivaskulären Gewebsvibrationen

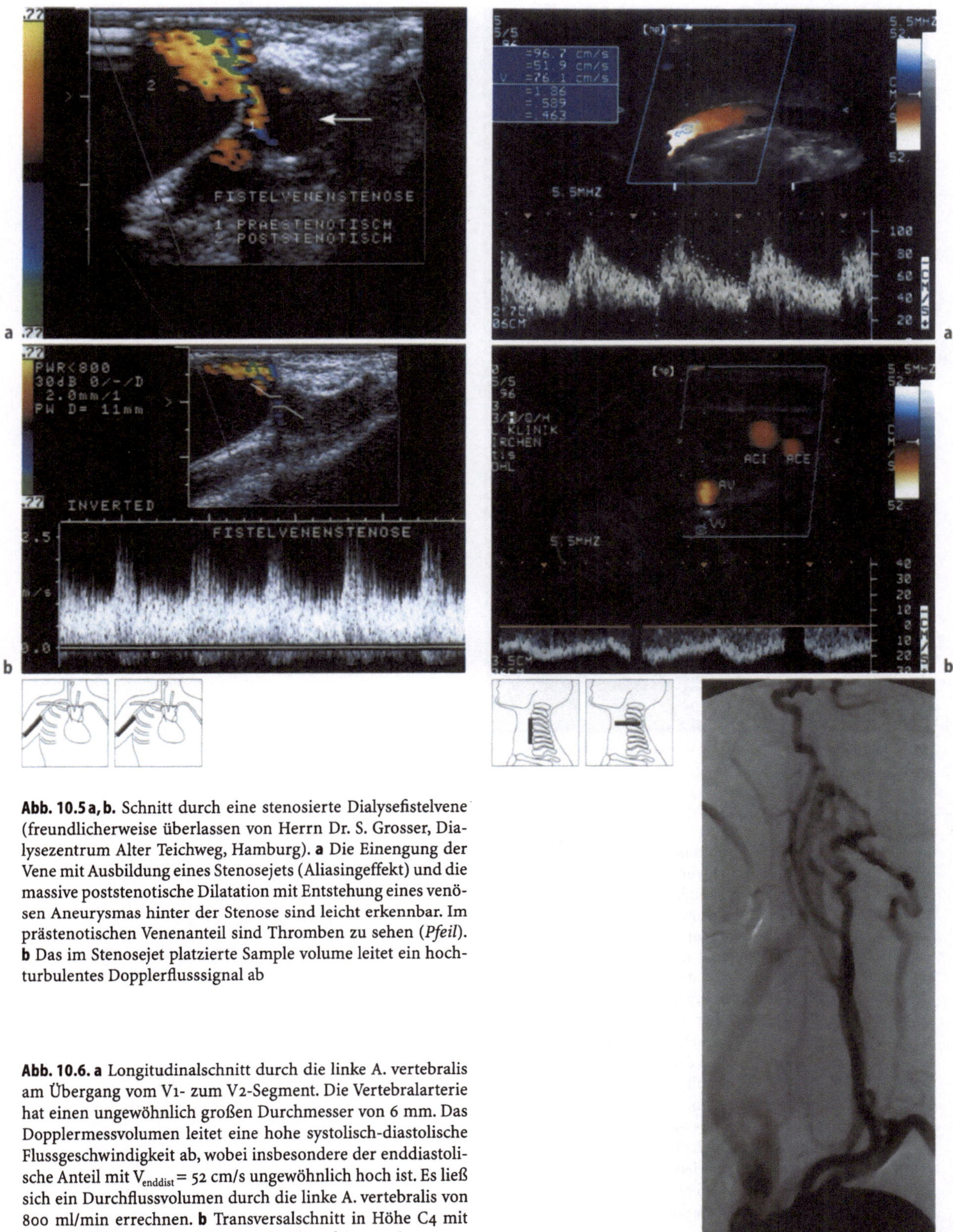

Abb. 10.5 a, b. Schnitt durch eine stenosierte Dialysefistelvene (freundlicherweise überlassen von Herrn Dr. S. Grosser, Dialysezentrum Alter Teichweg, Hamburg). **a** Die Einengung der Vene mit Ausbildung eines Stenosejets (Aliasingeffekt) und die massive poststenotische Dilatation mit Entstehung eines venösen Aneurysmas hinter der Stenose sind leicht erkennbar. Im prästenotischen Venenanteil sind Thromben zu sehen (*Pfeil*). **b** Das im Stenosejet platzierte Sample volume leitet ein hochturbulentes Dopplerflusssignal ab

Abb. 10.6. a Longitudinalschnitt durch die linke A. vertebralis am Übergang vom V1- zum V2-Segment. Die Vertebralarterie hat einen ungewöhnlich großen Durchmesser von 6 mm. Das Dopplermessvolumen leitet eine hohe systolisch-diastolische Flussgeschwindigkeit ab, wobei insbesondere der enddiastolische Anteil mit $V_{enddist} = 52$ cm/s ungewöhnlich hoch ist. Es ließ sich ein Durchflussvolumen durch die linke A. vertebralis von 800 ml/min errechnen. **b** Transversalschnitt in Höhe C4 mit Darstellung der A. carotis interna (*ACI*) und A. carotis externa (*ACE*) schallkopfnah und der A. und V. vertebralis (*AV* bzw. *VV*), alle im Querschnitt. Das Sample volume befindet sich in der VV mit Ableitung eines arterialisierten venösen Flusssignals mit pulsatilem Charakter. Der Fluss in der AV hat mehr hellrote Anteile als der Fluss in der ACI als Hinweis auf höhere Flussgeschwindigkeit in der AV. **c** Aortenbogenangiogramm desselben Patienten mit Darstellung der arteriovenösen Fistel zwischen der A. und der V. vertebralis in Höhe C1. Es handelte sich um eine traumatische AV-Fistel nach Schleudertrauma. Als Normvariante entspringt die linke A. vertebralis direkt aus dem Aortenbogen (ca. 5 % aller Fälle, s. auch Kap. 3)

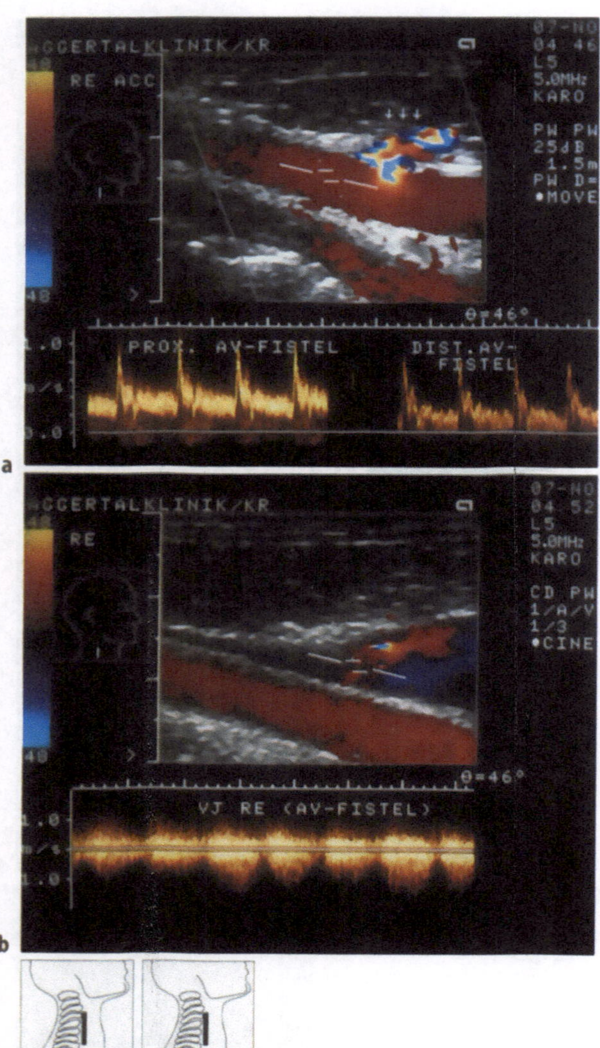

Abb. 10.7. a Longitudinalschnitt durch die A. carotis communis (*ACC*) in Höhe einer AV-Fistel. Von der ACC geht in Richtung Schallkopf und in Richtung V. jugularis (in diesem Anschnitt nicht sichtbar) ein hochfrequentes Dopplerjetsignal (Aliasing!) ab (*Pfeile*). Der Spektraldoppler zeigt links im Bild das Dopplerflussspektrum proximal der AV-Fistel und rechts im Bild das Doppelspektrum distal der AV-Fistel in der Position, in welcher das Sample volume auch eingefroren wurde. Man erkennt den Unterschied in der Flussgeschwindigkeitskurve mit deutlich höherem systolischem und diastolischem Flussanteil proximal der AV-Fistel als distal davon. **b** Gleicher Longitudinalschnitt wie in **a**, aber mit dem Sample volume in der V. jugularis in Höhe der arteriovenösen Kurzschlussverbindung. Es wird ein arterialisiertes und turbulentes Flusssignal aus der V. jugularis abgeleitet. Schallkopffern ist die ACC abgebildet. Es handelt sich um eine iatrogene AV-Fistel zwischen der ACC und der V. jugularis bei akzidenteller ACC-Punktion im Rahmen der Anlage eines zentralen Jugulariskatheters

Echokontrastmittel, Tissue Harmonic- und Contrast Harmonic Imaging

Der Einsatz von Echokontrastmitteln hat neue und vor allem ungeahnte diagnostische Möglichkeiten eröffnet. Ursprünglich als Signalverstärker zur Anhebung unterschwelliger Dopplersignale in der Farbduplexsonographie entwickelt, haben die Echokontrastmittel aufgrund ihrer Interaktionen mit Ultraschall und Gewebe die rasche Weiterentwicklung von Farbdopplersystemen der allerletzten Jahre initiiert. Dieses Kapitel zeichnet diese Entwicklung nach und erläutert die verschiedenen Wechselwirkungen zwischen Ultraschall, Kontrastmittel und Gewebe, um die diagnostischen Möglichkeiten der neuen Ultraschallgerätegeneration zu verstehen.

11.1 Einleitung

Die Qualität des Ultraschallbildes hängt u. a. von der Intensität des aus dem Gewebe reflektierten Signals ab. In manchen Situationen ist dieses reflektierte Signal so abgeschwächt, dass es keine brauchbaren diagnostischen Informationen enthält. Dies führte zur Entwicklung von Echokontrastmitteln, ursprünglich nur als Signalverstärker konzipiert, um die Grenzen des diagnostischen Ultraschalls insbesondere im Dopplerbereich zu überwinden, die in folgenden Situationen auftreten können:

- Niedriger Fluss („*low-flow*"): distal von ausgedehnten Verschlüssen und bei stark herabgesetzter Herzleistung kann das Dopplersignal in der Peripherie so schwach sein, dass eine zuverlässige Abgrenzung gegen ein verschlossenes Gefäß („*no flow*") nicht möglich ist.
- Langsamer Fluss („*slow-flow*"): in manchen kleinen Gefäßen ist der Fluss so langsam, dass das Flusssignal durch das Wandfilter herausgenommen wird.
- Hohe Signalabschwächung bei natürlich tiefliegenden Gefäßen („*deep-flow*"), bei Adipositas oder bei den transkraniellen Doppleruntersuchungen.

Bei der Entwicklung dieser Echokontrastmittel konnte man an die Erfahrungen mit der Kontrastechokardiographie anknüpfen. Seit der zufälligen Beobachtung von Joyner, Gramiak und Shah 1968, dass intraaortale Injek-

tionen von Röntgenkontrastmittel, Cardiogreen oder physiologischer Kochsalzlösung im Echokardiogramm zu einer dichten Echowolke führen können, und seit der Erklärung dieses Echokontrasteffektes durch Entstehung von Mikrobläschen, an denen der Ultraschall zurückgestreut wird, durch Meltzer et al. (Meltzer et al. 1980), gehörte die Kontrastechokardiographie des rechten Herzens zur etablierten Diagnostik in der Echokardiographie (Engberding 1990). Seit der Entwicklung lungengängiger Echokontrastmittel und der weltweiten Erstzulassung Mitte der 90er Jahre ist die Kontrastierung der linken Herzhöhlen und der nachgeordneten arteriellen Gefäßstrombahn von einem intravenösen (i.v.-)Zugangsweg möglich geworden. In der Gefäßdiagnostik wurden die meisten Erfahrungen mit den i.v.-gegebenen Echokontrastmitteln bisher in der Farbdopplersonographie zur Verstärkung der arteriellen und venösen Signale gemacht (Langholz 1997; Strauss u. Beller 1996). Durch Kombination resonanzabhängiger Untersuchungstechniken (wie z. B. Harmonic imaging, s. u.) mit dem Power-Doppler-Mode (s. Abschnitt 1.3.2) eröffneten sich vor kurzem ganz neue diagnostische Möglichkeiten wie z. B. die Darstellung kleinster Gefäße oder dynamische Perfusionsuntersuchungen von normalem Organparenchym und pathologischem Tumorgewebe, welche nach bisherigen vorsichtigen Schätzungen die diagnostische Güte der Spiral-Computertomographie erreichen oder sogar überflügeln könnten (Übersicht bei Becker et al. 2000).

11.2 Eigenschaften und Wirkprinzipien der Ultraschallkontrastmittel

Die Wirkung aller Echokontrastmittel beruht auf der veränderten Rückstreuung des Ultraschalls an den gasgefüllten Mikrobläschen aufgrund des großen akustischen Impedanzunterschiedes zwischen Luft (Mikrobläschen) und Wasser (Blut). Dabei können zwischen Ultraschall und Echokontrastmitteln folgende Interaktionen entstehen, die vom Ausmaß der auf die Mikrobläschen einwirkenden Ultraschallenergie (bzw. vom Schalldruck) abhängig sind und diagnostisch ganz unterschiedliche Bedeutungen haben (Abb. 11.1).

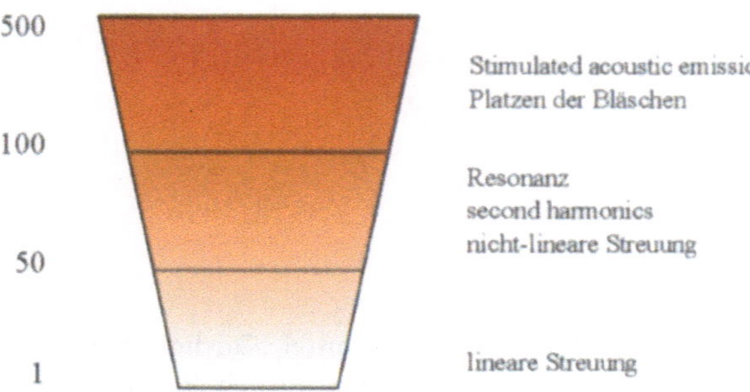

Abb. 11.1. Interaktionen zwischen Echokontrastmittel und Ultraschall in Abhängigkeit vom Schalldruck (bzw. der Ultraschallenergie). Bei niedrigem Schalldruck liegt Streuung vor (lineare Antwort), bei höherem Schalldruck überwiegen nichtlineare Effekte wie Eigenresonanz der Mikrobläschen mit Entstehung von Harmonischen und Subharmonischen. Bei noch höherem Schalldruck tritt schließlich die stimulierte akustische Emission auf mit Zerplatzen der Gasbläschen

11.2.1 Rückstreuung (lineare Streuung)

Der bei niedriger Ultraschallenergie auftretende herkömmliche Effekt der Echokontrastmittel ist die Erhöhung der Rückstreuung des Ultraschalls, wodurch ein stärkeres Echo vom Schallkopf empfangen und das

Abb. 11.2. Mikrophotographische Aufnahme von Echokontrast-Mikrobläschen mit einer Größe von 1–4 µm in Aufschwemmung. Sie sind etwas kleiner als die Erythrozyten (aus Strauss u. Beller 1997b)

Signal/Rauschverhältnis angehoben wird. Je stärker ein Echokontrastmittel streut, um so effizienter ist seine Wirkung. Die Intensität der Rückstreuung ist von der Konzentration der Mikrobläschen und von der Rückstreu-Eigenschaft des einzelnen Bläschens abhängig. Physikalisch wird diese Rückstreu-Eigenschaft des einzelnen Bläschens auch *Streuquerschnitt* genannt. Die wichtigsten Determinanten dieses Streuquerschnittes (lineare Streuung) sind der Mikrobläschen-Radius, der den Streuquerschnitt mit der 6. Potenz (!) beeinflusst, und die Ultraschallsendefrequenz, die mit der 4. Potenz in die Berechnung eingeht (Meerbaum 1997). Der Größe der Mikrobläschen ist aber dadurch eine obere Grenze gesetzt, dass eine Lungenpassage nur unterhalb eines Bläschendurchmessers von 8 µm möglich ist (Abb. 11.2). Ein weiterer wichtiger Faktor ist der Kompressibilitätsunterschied zwischen Luft und Blutflüssigkeit, der 16×10^3 beträgt. In der Gesamtwirkung führen alle diese physikalischen Faktoren zu einer Verstärkung der Echosignalintensität des Blutes um 15–25 dB und hierdurch zu einer verbesserten Detektion der durchströmten Gefäße (Kaps u. Seidel 1999).

11.2.2 Resonanzverhalten, harmonische Schwingungen

Mit zunehmender Ultraschallenergie werden die Mikrobläschen in Resonanz versetzt und sie fangen an zu oszillieren. Dadurch werden die Bläschen selbst zum Ausgangspunkt von energiereichen harmonischen Oberschwingungen, die den Vielfachen oder den Bruchteilen der Sendegrundfrequenz (2f, 3f, 4f oder 1/2f, 1/3f, 1/4f usw.) entsprechen. Das reflektierte Echo besteht demnach nicht nur aus der reflektierten Sendegrundfre-

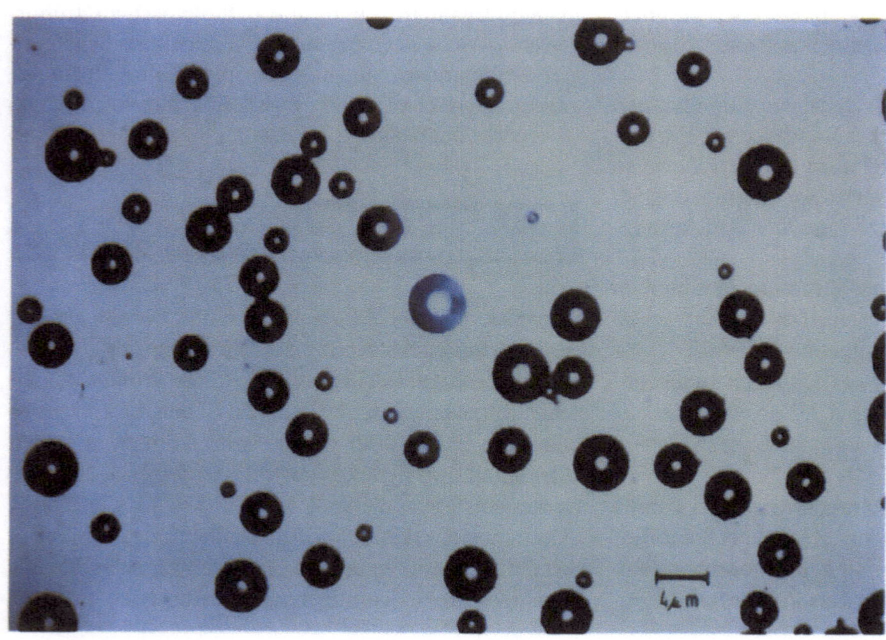

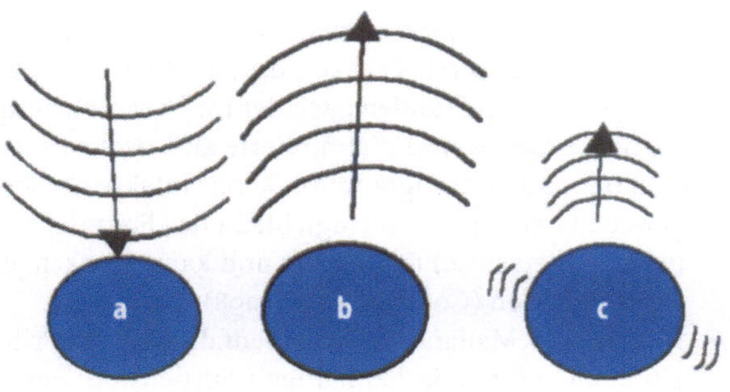

Abb. 11.3 a–c. Entstehung von harmonischen Signalen an einem Mikrobläschen. **a** Das Ultraschallsignal trifft auf das Kontrastbläschen. **b** das konventionelle Echo wird vom Kontrastbläschen zurückreflektiert. **c** Das Bläschen vibriert außerdem im Schallfeld und erzeugt ein weiteres Signal, und zwar Vielfache und Bruchteile der Sendegrundfrequenz, harmonische Signale, die auch an den Schallwandler zurückkehren

quenz (f) sondern auch noch aus den zusätzlichen Frequenzen, die durch die Eigenschwingung der Mikrobläschen generiert werden (Abb. 11.3). Es ist ein glücklicher Zufall, dass die Resonanzfrequenz der 2–7 μm messenden Mikrobläschen im Bereich der in der medizinischen Diagnostik benutzten Sendefrequenzen liegt, d. h. 2–10 MHz beträgt. Diese harmonischen Frequenzen haben eine geringere Amplitude als das Echo der Fundamentalfrequenz, besitzen aber diagnostisch sehr nützliche Eigenschaften. Aus energetischen Gesichtspunkten spielte bisher das Doppelte der Grundfrequenz (2f) – daher auch *Second Harmonic* genannt – die wichtigste Rolle. Bei diesem Second Harmonic Imaging enthält das an den Schallkopf zurückkehrende Signal sowohl das ursprünglich gesendete fundamentale Signal, z. B. f=3,5 MHz, als auch das 2. harmonische Signal, d. h. das Doppelte der Grundfrequenz (2f = 7 MHz). Heute verwendet man Systeme mit breitem Frequenzband, um möglichst das gesamte harmonische Frequenzspektrum von den subharmonischen (1/2, 1/3f) über die fundamentale und second-harmonische Frequenzen bis hin zu den Harmonischen höherer Ordnung (3f, 4f) abdecken zu können. Sobald aber diese Kombination aus fundamentalem und harmonischem Signal empfangen worden ist, bringt das Ultraschallsystem nach Trennung beider Frequenzkomponenten nur das harmonische Signal zur Darstellung (s. auch Abb. 11.9). Da dieses harmonische Signal nur von der Eigenschwingung der Echokontrastmittelbläschen im Schallfeld stammt (z. B. Empfangskanal von 7 MHz bei einer Sendefrequnz von 3,5 MHz), wird das Signal/Rauschverhältnis der mikrobläschenhaltigen Strukturen (Gefäße oder Gewebe) um 30–35 dB verbessert, d. h. sie kommen besser zu Darstellung (Correas et al. 1997). Dieses Streuverhalten wird als *nichtlineare Streuung* bezeichnet. Die Registrierung dieser harmonischen Signale erfordert eine Änderung der

Schallkopf- und Gerätetechnologie, die mittlerweile auch als Upgrading von Ultraschallgeräten verfügbar ist und in allen neuen Geräten automatisch implementiert ist.

11.2.3 Stimulierte akustische Emission (SAE) oder Platzen der Bläschen im hochintensen Ultraschallfeld (s. Abb. 11.1)

Mit zunehmendem Schalldruck und in Abhängigkeit von den Eigenschaften der Bläschenhülle und von der Natur des darin verwendeten Gases können Echokontrasmittelbläschen zum Platzen gebracht werden. Diese Bläschenzerstörung ist ein sehr schneller Prozess, der einen oder wenige Ultraschallpulse benötigt und ein starkes, nicht lineares Signal erzeugt. Bei diesem Vorgang der Kollabierung der gasgefüllten Mikrobläschen entstehen Signalübersteuerungen im Farbduplex, Power-Doppler-Mode und Spektrakdoppler, die von den Mikrobläschen ausgehen und als nichtlineare Antwort der Bläschen auf die hochintense Beschallung aufzufassen sind. Diese Signale sind *nicht* flussinduziert sondern flussunabhängig und dienen nur dem Nachweis der räumlichen Verteilung von Levovist oder Sonovist oder von anderen sensitiven Kontrastmitteln im Gewebe. Dieses optisch als Farbsignale und letztlich auch akustisch (spectral bubble noise) reproduzierbare Signal nennt man „stimulated acoustic emission" oder *„loss of correlation"* oder *Sonoszintigraphie* (Cosgrove et al. 1998). Dieser Effekt wird in letzter Zeit zur Darstellung von im konventionellen B-Bild nicht sichtbaren Lebermetastasen herangezogen. Das im retikuloendothelialen System (RES) der normalen Leber abgebaute Echokontrastmittel Levovist oder Sonovist stellt sich im energiereichen Ultraschallfeld als starkes Farbsignal dar. Dadurch, dass Lebermetastasen über kein RES verfügen, bleiben sie bei der Anwendung dieser Technik – z. B. im Verbund mit Power-Doppler – als Negativkontrast ausgespart. So konnte man die Sensitivität des Ultraschalls bei der Erkennung von Lebermetastasen in allerletzter Zeit deutlich erhöhen (Becker et al. 2000).

Von den bisher kommerzialisierten oder die Testungsphase II und III von Studien erfolgreich überstandenen *lungengängigen* Echokontrastmitteln bestehen mit folgenden Substanzen ausgedehnte Erfahrungen:

- *Levovist* (SHU 508 A, Schering AG, Berlin): luftbläschenhaltige Galaktosemikropartikel, die mit hauchdünnem Palmitinsäurefilm stabilisiert sind (Petrick 1996). Der mittlere Bläschendurchmesser beträgt 2–3 μm, 97 % der Bläschen sind kleiner als 6 μm. Die verwendeten Konzentrationen liegen zwischen 200 und 400 mg/ml, wobei das Injektionsvolumen 5–10 ml beträgt. Levovist kann als Bolus oder als Kurzinfusion (z. B. 15- bis 20-minütige Infusion) verabreicht werden. Die Dauer der Echokontrastanhebung bei Bolusgabe beträgt 1–4 min. Levovist hat auch einen späten Kontrasteffekt, da es im RES der Leber gespeichert wird und dort 20–30 min nach der Injektion mit Power- oder Farbdoppler-Mode während einer hochintensen Beschallung (stimulierte akustische Emission) unter Abgabe eines Pseudo-Doppler-Signals nachgewiesen werden kann (Cosgrove et al. 1998). Die Anhebung der Dopplersignalintensität liegt bei der Bolusgabe zwischen 20 und 30 dB und während der Kurzinfusion bei 15–20 dB (Albrecht et al. 1998). Die Plasmahalbwertzeiten liegen bei Erwachsenen für die Galaktose bei 10–11 min und für die Palmitinsäure bei 1–4 min. Nach Überschreiten der Eliminationsrate der Leber wird die Galaktose über die Nieren ausgeschieden. Levovist ist in Deutschland zugelassen und seit 1996 im Handel erhältlich.

- *Infoson* (Nycomed Imaging AS, Oslo/Norwegen) in Europa bzw. Albunex (Molecular Biosystems Inc, San Diego/USA) außerhalb Europas, besteht aus luftgefüllten Mikrosphären, die von einer Hülle ultraschallbehandelten Humanalbumins umgeben sind (Feinstein et al. 1990). Der mittlere Durchmesser beträgt 4 µm, die Halbwertszeit weniger als 1 min.
- *EchoGen* (Sonus Pharmaceuticals Inc., Bothell, USA) enthält in den 2–8 µm messenden Mikrobläschen ein Dodecafluoropentan mit einer mittleren Lebensdauer von 15 min. Diese Substanz hat einen Siedepunkt bei 28,5°C, d. h. ist bei Zimmertemperatur flüssig und bei Körpertemperatur ein Gas. Bei der Anwendung kommt es also zu einer Änderung des Aggregationszustandes (phase shift transition). Das Dodecafluoropentan wird unverändert über die Lungen ausgeschieden und hat eine gute Toleranz (Correas et al. 1997).
- *Optison* (Mallinckrodt/USA) ist eine Suspension, die Octafluorpropan-haltige Humanalbumin-Mikrosphären enthält. Dabei beschränkt sich der Kontrasteffekt auf die Darstellung von arteriellen Gefäßen und Herzkammern. Octafluorpropan vermeidet eine schnelle Löslichkeit der Bläschen im Blut und gewährt dem Kontrastmittel eine Signalverstärkung über 2,6 min nach Gabe von 0,5 ml. Die pulmonale Halbwertzeit beträgt 1,3 min. Der Durchmesser der Mikrobläschen beträgt durchschnittlich 3,7 µm. Optison ist seit 1998 gesamteuropäisch zugelassen.
- *Sonovist (SHU 563 A*, Schering AG, Berlin) besteht aus luftgefüllten mit Cyanoacrylat-stabilisierten Mikrobläschen mit einem mittleren Durchmesser von 1 µm. Es handelt sich um ein sehr stabiles Echokontrastmittel. Während der ersten Kapillarpassagen sind die Mikrobläschen im Blut anzutreffen, während einer späteren Phase werden sie über Phagozytose durch Makrophagen im Retikuloendothelialen System (RES) der Leber gespeichert und abgebaut. Hier

können sie bei höherer Schallintensität zum Platzen gebracht und durch Farbkodierung (Pseudo-Doppler-Signal) auch Stunden nach der i.v.-Verabreichung im Bild erfasst werden (stimulierte akustische Emission oder Sonoszintigraphie). Da nur intaktes Lebergewebe über ein RES verfügt, bleibt das Fremdgewebe (z. T. Metastase) ausgespart und kann so nachgewiesen werden (Cosgrove et al. 1998).

- *BR1* (Bracco, Mailand) beruht ebenfalls auf dem Prinzip einer mikrobläschenhaltigen Suspension, deren Gasphase aus Sulfurhexafluorid besteht. Die feste Phase besteht aus einer chemisch inerten Kombination aus Polyethylenglykol und Phospholipiden. Sulfurhexafluorid wird seit Jahren in der Ophthalmologie zur intraokulären Injektion zwecks Behandlung von Netzhautablösungen verwendet. Die Mikrobläschen haben einen Durchmesser von 2–3 µm und eine Resonanzfrequenz bei ca. 4,5 MHz. Sie sind sehr persistent und Druckschwankungen gegenüber sehr resistent (Cosgrove 1997).

11.3 Klinische Anwendung der Echokontrastmittel in der konventionellen Dopplersignalverstärkung

Von den oben besprochenen Interaktionen zwischen Echokontrastmittel und Ultraschall bestehen in der Gefäßdiagnostik die meisten Erfahrungen bisher mit der Verwendung der Echokontrastmittel als schlichte Signalverstärker, um den Signalverlust durch Gewebeabsorption zu reduzieren (lineare Streuung). Das Ziel ist hierbei die Anhebung der Farb- und Powerdopplersignale zur genauen Identifikation und Lokalisation von ansonsten nicht oder nur schwer einsehbaren Arterien- bzw. Venensegmenten. Dies kann insbesondere dann erwartet werden, wenn die Blutströmung Anteile mit niedriger Signalamplitude enthält: „low flow, slow flow, deep flow oder no flow" (s. o.).

11.3.1 Extrakranielle Karotis- und Vertebralisstrombahn

Die klinisch relevanten Abschnitte der Karotisstrombahn (distale A. carotis communis, Karotisgabel mit proximaler A. carotis interna und externa) sind im Rahmen der modernen Farbduplexdiagnostik in der Mehrzahl der Fälle ohne Anwendung von Echokontrastmittel problemlos darstellbar. Bei den störenden kalkhaltigen Karotisplaques mit Schallschatten helfen sie kaum weiter, wenn die Plaques sich an der schallkopfnahen Wand befinden, da sie die Ultraschallwellen bereits vor dem Erreichen des Gefäßlumens zum Schallkopf zurückreflektieren. Befinden sich die kalkhaltigen Karotisplaques an der schallkopffernen Gefäßwand, stören sie die Duplexuntersuchung nicht. Lediglich bei den durch postoperative Schwellungen der Halsweichteile in den

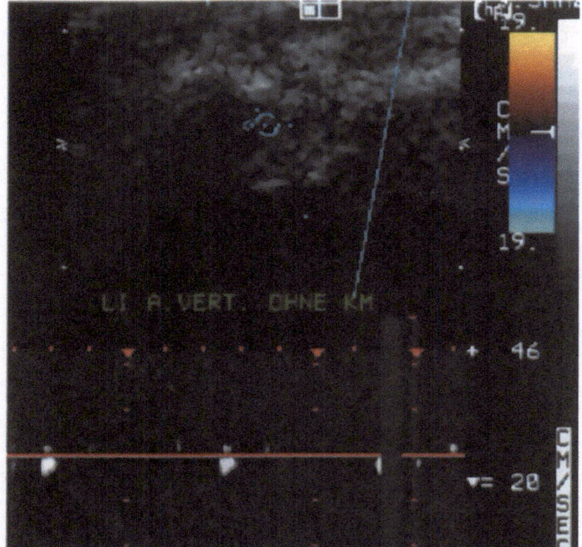

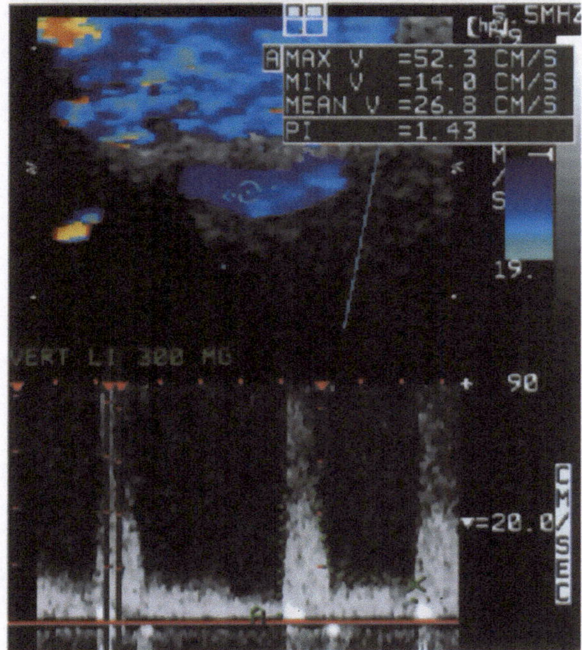

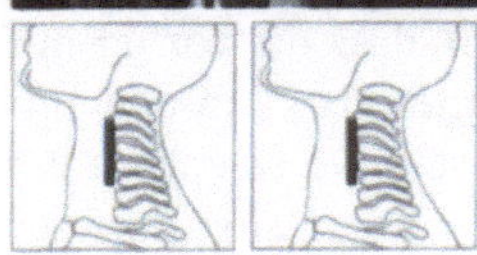

Abb. 11.4. a Longitudinalschnitt durch das interforaminäre Segment der A. vertebralis vor der Echokontrastmittelgabe: Keine Flussdarstellung in der A. vertebralis. **b** Identische Schnittebene nach Echokontrastverstärkung: Jetzt ist die A. vertebralis beurteilbar mit Ableitung eines grenzwertig hohen Resistance-Indexes. Das starke Flusssignal im farbkodierten B-Bild schallkopfnah rührt vom echokontrastverstärken Fluss in der A. carotis communis her

ersten Tagen nach einer Karotisendarteriektomie erschwerten Untersuchungen kann die Anwendung von Echokontrastmitteln die Treffsicherheit der Farbduplexdiagnostik erhöhen (Kaps u. Seidel 1999). Offen bleibt allerdings noch die Frage nach dem Stellenwert der Echokontrastmittel in der Diagnostik der sog. „Pseudookklusionen" der A. carotis interna. Es handelt sich um mit der konventionellen Farbduplexsonographie fälschlicherweise diagnostizierte Verschlüsse der A. carotis interna, die sich dann – z. B. angiographisch – als höchstgradige Stenosen entpuppen. Nach Meinung einiger Autoren wird hier die Treffsicherheit der Farbduplexsonographie in der Erfassung von Pseudookklusionen durch den Einsatz der Echokontrastmittel erhöht (Fürst et al. 1999; Ferrer et al. 2000), wobei die Kombination des Power-Doppler-Mode mit der Echokontrastmittelanwendung am besten abschneidet (Fürst et al. 1999).

Bei den tiefer liegenden und kleinkalibrigeren Vertebralarterien kann deren Darstellung häufiger Probleme hervorrufen. Hier kann es nicht selten vorkommen, dass ein Fluss in der Vertebralarterie nicht nachweisbar ist. Die intravenöse Gabe eines Echokontrastmittels zur Differenzierung zwischen low flow, deep flow oder no flow kann diagnostisch weiterhelfen (Abb. 11.4). Erste Erfahrungen sprechen dafür, dass Hypoplasien und Verschlüsse mit Hilfe der Echokontrastverstärkung mit größerer Zuverlässigkeit diagnostiziert werden können (Kaps u. Seidel 1999).

11.3.2 Nieren- und Beckengefäße

Seit der Anfangszeit der Echokontrastmittel werden die Becken- und Nierenarterien als ein wichtiges Anwendungsgebiet für die Echokontrastmittel angepriesen. Die ständige Verbesserung der Gerätequalität mit Darstellung auch langsamer Flüsse und tiefer liegender Gefäße, aber auch die steigende Lernkurve der Ultraschalluntersucher im Auffinden und Beurteilen dieser Gefäßregionen haben den erwarteten Einsatz der Echokontrastmittel in dieser Gefäßregion nur teilweise erfüllen lassen. Die Abgangsregion der Nierenarterien lässt sich auch ohne Ultraschallkontrastmittel mit hoher diagnostischer Zuverlässigkeit darstellen (s. Kap. 5). Anders kann es sich u. U. mit dem mittleren und distalen Nierenarterienabschnitt verhalten. Da diese Abschnitte von der fibromuskulären Dysplasie betroffen sein können, kommt eine Echokontrastverstärkung für diese Fragestellung evtl. in Betracht (Abb. 11.5). Eine multizentrische Untersuchung zur Diagnose von Nierenarterienstenosen mit Ultraschallkontrastmittel, die Mitte der 90er Jahre durchgeführt (der Autor war Studienteilnehmer und Investigator) und vor kurzem veröffentlicht wurde, zeigte eine Verbesserung der diagnostischen Aussage mit Einsatz der Echokontrastmittel von 64 auf 84 %,

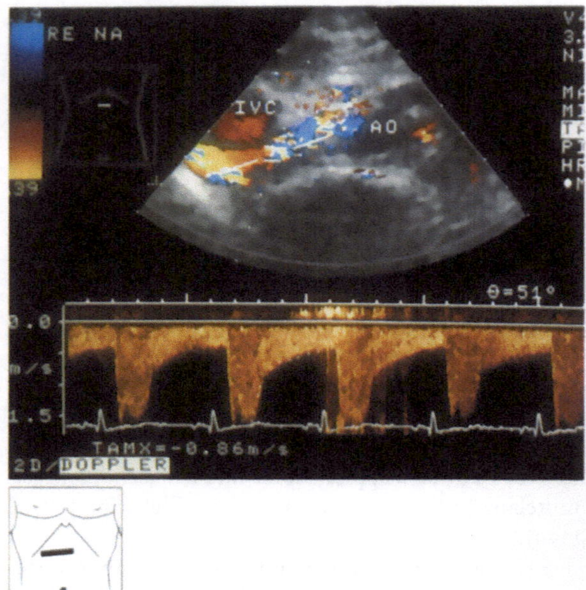

Abb. 11.5. Darstellung der rechten Nierenarterie über eine lange Strecke nach Echokontrastverstärkung (*AO* Aorta, *VCI* V. cava inferior)

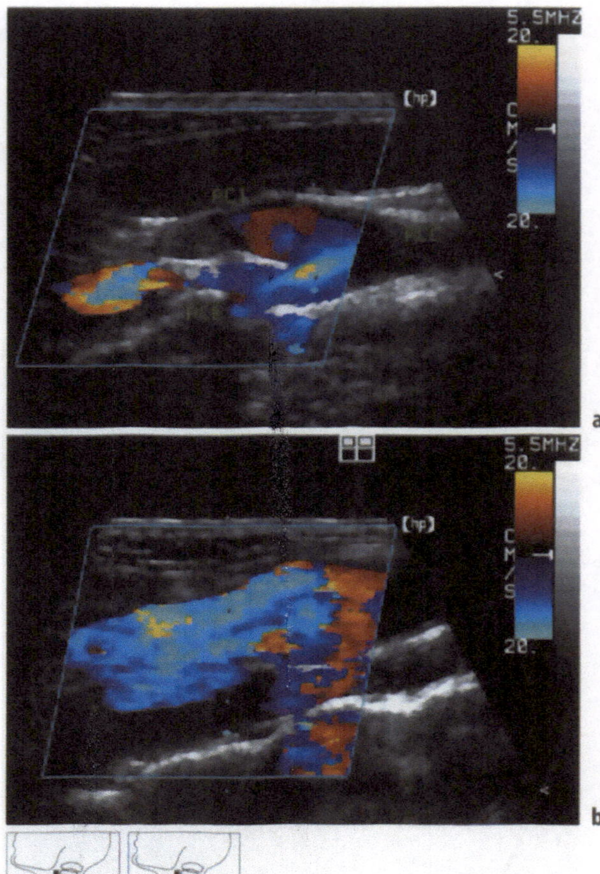

Abb. 11.6. a Longitudinalschnitt durch die Karotisbifurkation bei einer Patientin mit Verschluss der A. carotis interna, Nativbild. **b** Nach Echokontrastverstärkung erfolgt eine farbkodierte Flussdarstellung auch dort, wo keine Strömung existiert, sowohl in der verschlossenen A. carotis interna als auch außerhalb der Gefäßwände. (Aus Strauss u. Beller 1996)

ohne die Sensitivität und Spezifität der Duplexsonographie nennenswert zu beeinflussen (Claudon et al. 2000).

Die gleiche Einschränkung für den Einsatz der US-KM gilt auch für die Darstellung der arteriellen und venösen Beckenachse. Beckenarterien und -venen können mit den verfügbaren modernen Geräten in den allermeisten Fällen problemlos dargestellt werden. Für die Optimierung der farbkodierten Beckenvenendarstellung – sollte sie überhaupt erforderlich sein – wäre eine Injektion des Echokontrastmittels in die Fußrückenvene nötig. Zu überlegen wäre dann, ob man zu diesem Preis nicht eher auf eine Phlebographie mit ihrer besseren Übersichtsdarstellung zurückgreift, wenn keine Bedenken gegen Röntgenkontrastmittel bestehen (s. auch Kap. 8).

11.3.3 Kontrastmittelbedingte Nebeneffekte

Bei der Farbduplexsonographie können während der konventionellen Echosignalverstärkung verschiedene Nebeneffekte entstehen, deren genaue Kenntnis zur Vermeidung von Fehlschlüssen erforderlich ist. Nachfolgende Nebeneffekte müssen besprochen werden:

- *Colour-Blooming* oder Farbrauschen ist eine Übersteuerung des Farbdopplersignals aufgrund der von den Mikrobläschen verursachten starken Reflexionssignale, die die Front-end-Elektronik am Schallkopf überstrapazieren. Colour Blooming entsteht unmittelbar in der Anflutungsphase des Echokontrastmit-

tels und ist daran zu erkennen, dass die vorher mit Grauwerten belegten Bildpunkte (Pixel) an denjenigen Stellen in Farbwerte wechseln, wo eigentlich gar kein Fluss vorhanden ist (Abb. 11.6). Daher darf der Gefäßdurchmesser im Farbdoppler nicht während der Kontrastmittelanflutung gemessen werden. Dieser Artefakt kann durch Herunterdrehen der Farbverstärkung oder durch langsamere Injektion des Kontrastmittels (z. B. durch Kurzinfusion) vermieden werden.

- *Partielle oder komplette Schallauslöschung* der unter dem Echokontrastmittel liegenden Strukturen. Sie wird durch die mehr oder weniger starke Reflexion des Ultraschalls an den schallkopfnahen Kontrastmittelbläschen verursacht, so dass die dahinter liegenden Strukturen nicht mehr vom Ultraschall er-

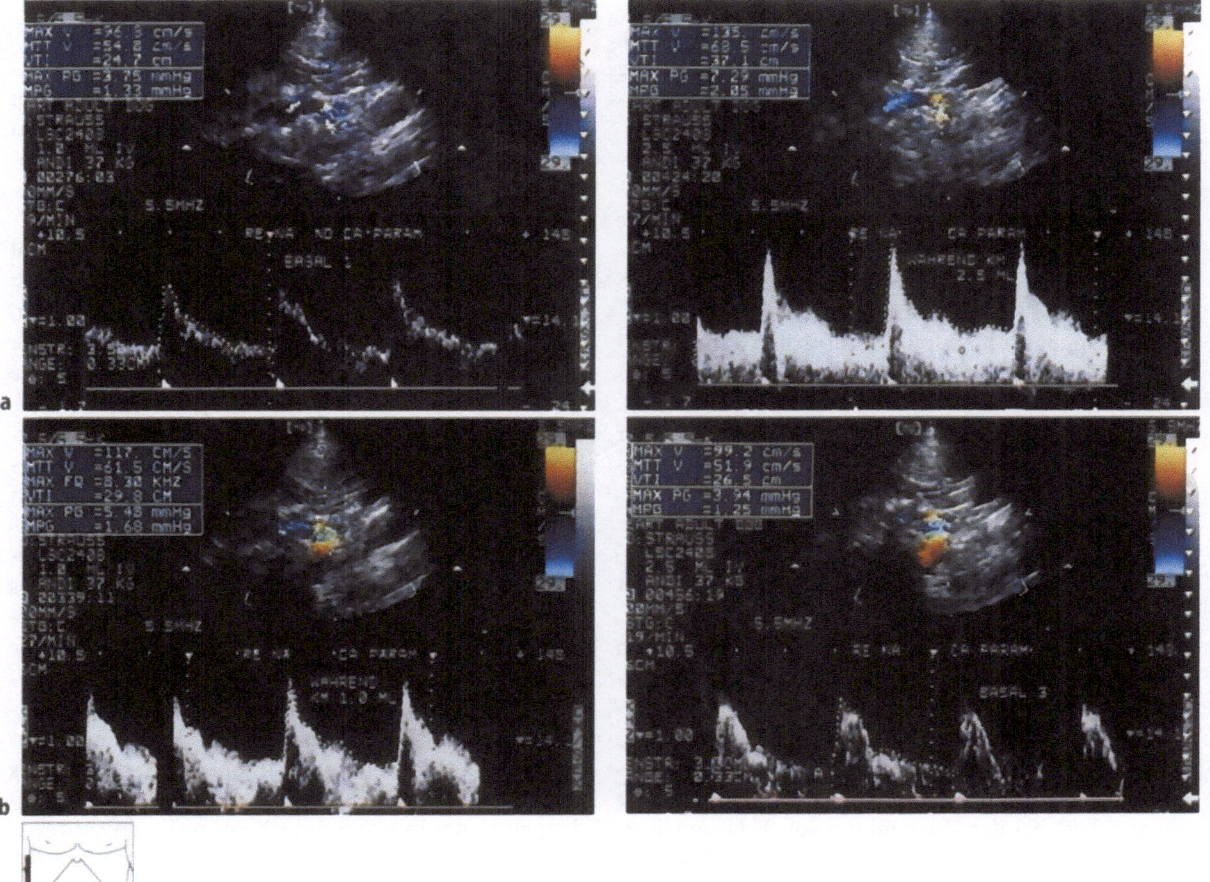

Abb. 11.7 a–d. Zeitgeschwindigkeitsspektren von der Nierenarterie vor Echokontrastgabe (**a**), während der Echokontrastanflutung in niedriger Dosierung (**b**), in höherer Dosierung (**c**) und nach dem Nachlassen des Echokonkontrasteffektes (**d**). Man beachte die Zunahme der systolischen und diastolischen Flussgeschwindigkeiten während der Echokontrastanflutung. (Aus Strauss u. Beller 1997)

reicht werden können und eine starke Schallabschwächung bis Schallauslöschung entsteht.

- *Änderungen im Dopplerfrequenzspektrum bzw. der Flussgeschwindigkeit.* Hierunter versteht man einerseits die Verbreiterung des Dopplerspektrums mit weitgehender Ausfüllung des normalerweise freien systolischen Fensters im Spektraldoppler und andererseits den scheinbaren Anstieg der gemessenen maximalen Dopplerfrequenz bzw. der Dopplerflussgeschwindigkeit um 20–30 % unter Echokontrast sowohl im Tierversuch als auch bei Menschen (Forsberg et al. 1994; Strauss u. Beller 1997). Die Ursache für dieses Phänomen liegt in der vom Echokontrastmittel hervorgerufenen Verbesserung des Signal-/Rausch-Verhältnisses, was sich einerseits in der Dopplerfrequenzverbreiterung und andererseits in einer verbesserten Darstellung der maximalen Flussgeschwindigkeiten ausdrückt (Abb. 11.7). Physikalisch betrachtet ist die mittels Echokontrastmittel gemessene, höhere Flussgeschwindigkeit die „richtige", da durch die kontrastmittelbedingte Dopplersignalverstärkung auch die höchsten Dopplerfrequenzen mit niedrigen Amplituden (zahlenmäßig geringe Reflektoren im schneller fließendem Axialstrom) vom Schallkopf besser empfangen und weiter verarbeitet werden können. Dieser Nebeneffekt soll im Rahmen von Langzeit-Vergleichsmessungen bei grenzwertigen Flussgeschwindigkeitswerten mit und ohne Echokontrastmittel berücksichtigt werden, um falsch-positive Befunde zu vermeiden (Strauss u. Beller 1997). Dieser Sachverhalt bedarf allerdings noch weiterer Untersuchungen, denn bei Messungen im

Strömungsmodell konnte dieses Artefakt nicht reproduziert werden (Petrick 1996; Melany et al. 1999). Möglicherweise spielt hier die Ultraschalldämpfung im biologischen Gewebe und deren gewollte Reduktion durch die Echosignalverstärker eine Rolle.

Spectral bubble noise: Hierunter versteht man die vereinzelte Signalübersteuerung im Dopplerfrequenzspektrum. Sie wird hervorgerufen durch größere Bläschenpartikel, die hochamplitudige Signalüberlagerungen im Dopplerspektrum in Analogie zu HITS (High intensity transient signals) bei der transkraniellen Dopplersonographie verursachen. Eine plausiblere alternative Erklärung geht vom Platzen der Mikrobläschen im Schallkegel aus (Forsberg et al. 1994). Eine nennenswerte Störung des Dopplersignals oder sogar des Dopplerbefundes wird hierdurch nicht verursacht.

11.4 Harmonic Imaging

Die bei dieser Bildgebung verwendeten harmonischen Signale (Vielfache oder Bruchteile der Sendegrundfrequenz f: 2f, 3f oder 1/2f, 1/3f) werden nicht im Ultraschallgerät erzeugt, sondern entstehen im menschlichen Körper entweder durch Interaktion mit dem Gewebe allein oder mit den Echokontrastmitteln. Zuerst wurde dieser Effekt bei der Verwendung von Echosignalverstärkern gesehen, später aber auch im Gewebe beobachtet. Wegen der vielen handfesten Vorteile der harmonischen Bildgebung (s. u.) wurde die notwendige Technologie seit einigen Jahren in die neuen Ultraschallgeräte bereits implementiert.

Abb. 11.8. Darstellung des harmonischen Signals im Vergleich zum fundamentalen (konventionellen) Echosignal: Das harmonische Signal hat hier die doppelte Frequenz des fundamentalen Signals, aber eine kleinere Amplitude. (Freundlicherweise überlassen von Agilent Technology)

11.4.1 Interaktion mit Kontrastmitteln

Wenn das ausgesendete Ultraschallsignal auf das Kontrastmittelbläschen trifft, erzeugt das Mikrobläschen 2 Arten von Echos, die an den Schallkopf zurückkehren (s. Abb. 11.3). Das eine Echo hat – wie bei der konventionellen Bildgebung – die gleiche Wellenlänge wie das gesendete Signal. Die Sende- und Empfangssignale unterscheiden sich nur insofern, als dass das Empfangssignal durch Gewebeabsorption und- streuung an Intensität verliert. Das 2. Echo hingegen entsteht durch Vibration des Bläschens selbst, als Antwort auf das eintreffende Ultraschallsignal, vergleichbar mit einer Glocke, die man mit ihrem Klöppel in Bewegung setzt. Die Mikrobläschen fungieren also als aktive Schallquelle. Diese Vibration erzeugt ein harmonisches Signal in der Vielfachen der Grundfrequenz (2f, 3f etc.) des ursprünglichen Ultraschallsignals (Abb. 11.8). Der wesentliche physikalische Grund für die Generierung harmonischer Frequenzen durch Mikrobläschen ist die Tatsache, dass es sich um Gasbläschen handelt. Gase sind besonders kompressibel. Daher ist die Vibrationsantwort der Mikrobläschen nicht unbedingt proportional zum angewandten Druck. Wird z. B. ein Gas-Mikrobläschen durch einen eintreffenden Ultraschallimpuls komprimiert, so kann eine Verdoppelung des Impulses den Radius des Mikrobläschens um 20 % verringern, eine weitere Verdoppelung des Impulses jedoch nur noch um 5 % reduzieren. Weiterhin unterscheidet sich die Reaktion der Mikrobläschen auf eine positive Druckwelle (Kompression) von der Reaktion auf eine negative Druckwelle (Dehnung). Diese *nichtlinearen* Variationen der Mikrobläschen-Größe auf eine eintreffende Ultraschalldruckwelle generieren die zusätzlichen harmonischen Frequenzen (von Behren 1998).

Es gibt verschiedene neue digitale Subtraktionsverfahren, mit denen das Ultraschallgerät nur die im Körper entstandenen nichtlinearen Signale von den Mikrobläschen verarbeitet, während die anderen fundamentalen (d. h. linearen) Signale wegsubtrahiert werden. Eines dieser Subtraktionsverfahren ist die Powermodulation

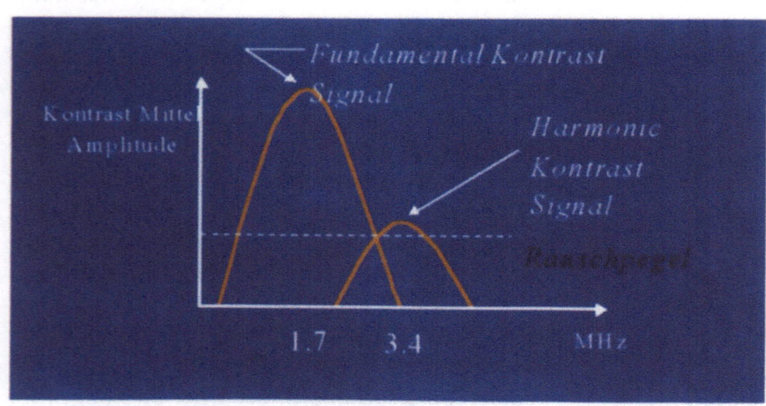

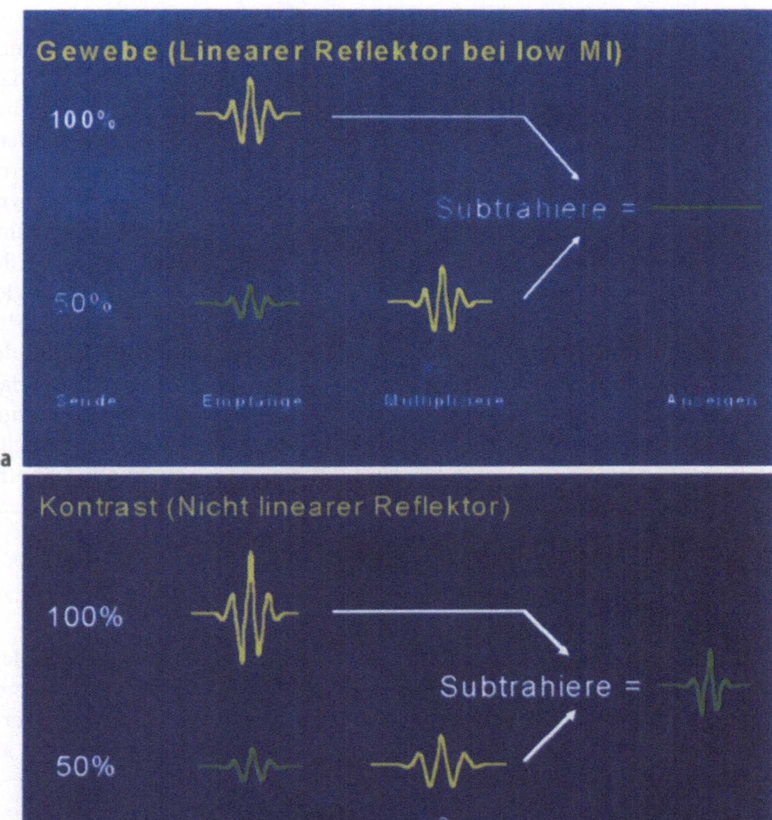

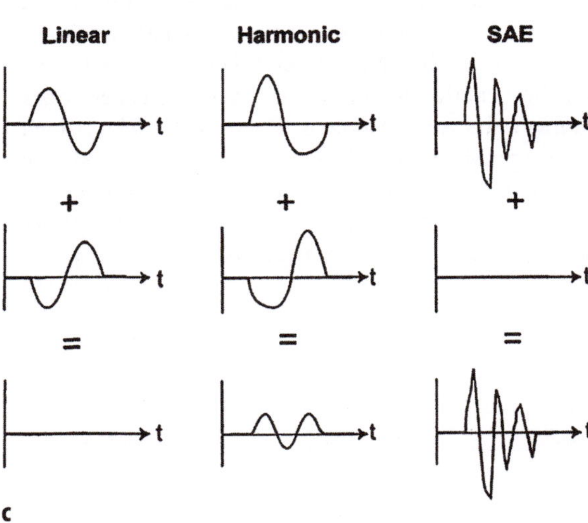

Abb. 11.9 a–c. Schematische Darstellung eines Subtraktionsverfahrens zur Maximierung der harmonischen Signale von Echokontrastbläschen im Gewebe, der Powermodulation. Nach Senden, Empfangen und Speicherung des 1. Pulses mit 100 % Amplitude wird ein 2. Puls mit 50 % Amplitude gesendet, empfangen und gespeichert. Durch Multiplikation des 2. Signals mit Faktor 2 und Subtraktion vom 1. Signal wird das fundamentale (konventionelle) Gewebesignal ausgelöscht: Nullinie (**a**). Es verbleibt nur das reine harmonische Signal vom Kontrasmittelbläschen (**b**). Ähnliches Vorgehen zum Anzeigen des reinen harmonischen Signals vom Gewebe (hier nicht extra dargestellt). **c** Prinzip der Phasen-Inversionstechnik: 2 Ultraschallpulse, die um 180° phasenversetzt sind, werden hintereinander in das Gewebe gesendet. Die zurückkommenden Ultraschallechos werden zu einem Ultraschallbild addiert. Im Falle linearer, d. h. fundamentaler (konventioneller) Gewebesignale entsteht durch Addition der 180°-phasenversetzten Echos ein Auslöschphänomen: kein Signal. Im Falle einer nichtlinearen Antwort von Mikrobläschen, wie z. B. harmonischer Schwingungen oder einer stimulierten akustischen Emission (SAE), sind die zurückreflektierten Echos so verzerrt, dass deren Addition ein besonders starkes Summationssignal hervorruft, das nur im Gewebe entstanden ist, während die konventionellen Signalanteile wegsubtrahiert sind. (Aus Albrecht et al. 2000)

(Abb. 11.9 a, b). Ein weiteres Subtraktionsverfahren ist die Phasen-Inversionstechnik, die bei hohen Schallintensitäten sehr sensitiv auf durch stimulierte akustische Emission entstandene Signale ist (Albrecht et al. 2000; Abb. 11.9 c).

11.4.2 Interaktion mit Gewebe („tissue harmonic imaging")

Dieser Effekt der nichtlinearen Reflexion (s. o.) ist also im Körpergewebe zu beobachten auch ohne Einsatz von Kontrastmitteln. Zum besseren Verständnis stelle man sich eine Sinuswelle vor, die auf ihrem Weg durch den Körper durch die Eigenschaften des zu durchdringenden Gewebes verzerrt und verändert wird. Ein Beispiel wäre die Beeinflussung der Geschwindigkeit der Schallwelle durch das Gewebe. Wenn Gewebe komprimiert wird, steigt grundsätzlich die Schallgeschwindigkeit in diesem Bereich an. Genau umgekehrt verhält es sich bei einer Dehnung des Gewebes: die Schallgeschwindigkeit verringert sich. Genau gesagt, ist eine Schallwelle, die sich durch einen Körper bewegt, eine Druckwelle. Passiert diese Druckwelle das Gewebe, wird es komprimiert und gedehnt. Abbildung 11.10 verdeutlicht diesen Effekt. Da die Schallgeschwindigkeit innerhalb der Welle unterschiedlich ist, wird die Sinuswelle verzerrt. Je weiter die Welle das Gewebe passiert hat, desto ausgeprägter ist die Verzerrung. Der obere Teil weist eine höhere Geschwindigkeit auf als der untere Teil. Während der Passage der Schallwelle durch das Gewebe wird der obere Teil nach vorne und der untere Teil nach hinten gedrückt (s. Abb. 11.10). Die Welle wird je nach Beschaffenheit des Gewebes unterschiedlich verzerrt. Fettgewebe z. B. verzerrt die Schallwelle stärker als Muskel-, Leber- oder Nierengewebe. Auch Wasser erzielt diesen Effekt, jedoch in geringerem Maße. Die resultierende reflektierte Schallwelle besteht sowohl aus der ursprünglichen als auch aus der harmonischen Frequenz, die durch die beschriebene Verzerrung entstanden ist.

Die Erzeugung von Harmonischen im Gewebe variiert mit zunehmender Eindringtiefe der Schallwellen. Im Nahbereich hat die Welle noch zu wenig Strecke zurückgelegt, um in der in Abb. 11.10 beschriebenen Art verzerrt zu werden. Wenn die Welle in das Mittelfeld eintritt, beginnt durch die einsetzende Verzerrung die Erzeugung von harmonischen Frequenzanteilen. Im Mittelfeld werden immer noch weitere Harmonische erzeugt, aber der Schwächungseffekt durch das Gewebe reduziert sie in gleichem Maße wie sie neu erzeugt werden. Über das Mittelfeld hinaus überwiegt die Dämpfung gegenüber der Erzeugung weiterer Harmonischer. Im weiteren Verlauf reduziert sich der Anteil der Harmonischen, bis nur noch das ursprüngliche Signal vorhanden ist. Folglich ist die Erzeugung von Harmonischen ohne Kontrastmittel hauptsächlich im mittleren Bereich des Ultraschallbildes von Bedeutung.

11.4.3 Vorteile des Harmonic Imaging

Ultraschallstrahlen mit harmonischen Signalen weisen einige interessante Eigenschaften auf. Eine davon ist die Tatsache, dass der mit harmonischen Signalen erzeugte Strahl schmaler ist und weniger Nebenkeulenartefakte aufweist (Ward et al. 1997). Abbildung 11.11 zeigt sowohl einen herkömmlichen Ultraschallstrahl als auch einen mittels harmonischer Signale erzeugten Strahl. Die Verbesserung der Bandbreite und die Reduzierung der Nebenkeulenartefakte erzielen wiederum eine verbesserte Kontrastauflösung.

Da die Harmonischen innerhalb des Körpers erzeugt werden, müssen sie die Haut und die Fettschicht nur ein-

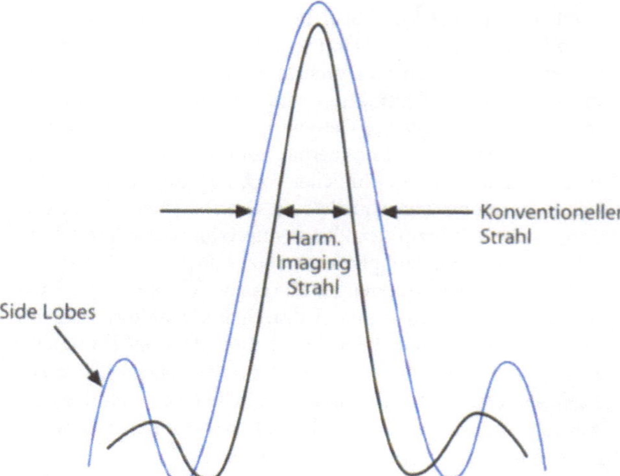

Abb. 11.11. Gegenüberstellung eines harmonischen und eines konventionellen Ultraschallstrahls. Der harmonische Strahl ist schmaler und hat weniger Nebenkeulenartefakte. Das Ergebnis ist eine bessere räumliche und Kontrastauflösung. (Freundlicherweise überlassen von GE)

Abb. 11.10. Anstieg der Schallgeschwindigkeit im Hochdruckteil der Schallwelle (Kurvengipfel) und Abnahme der Schallgeschwindigkeit im Niederdruckteil (Kurvental) der Schallwelle während der Passage der Schallwelle durch das Gewebe. Dadurch wird der obere Teil nach vorne (bewegt sich schneller) und der untere Teil nach hinten (bewegt sich langsamer) gedrückt. Diese Verformung verursacht die harmonischen Signale

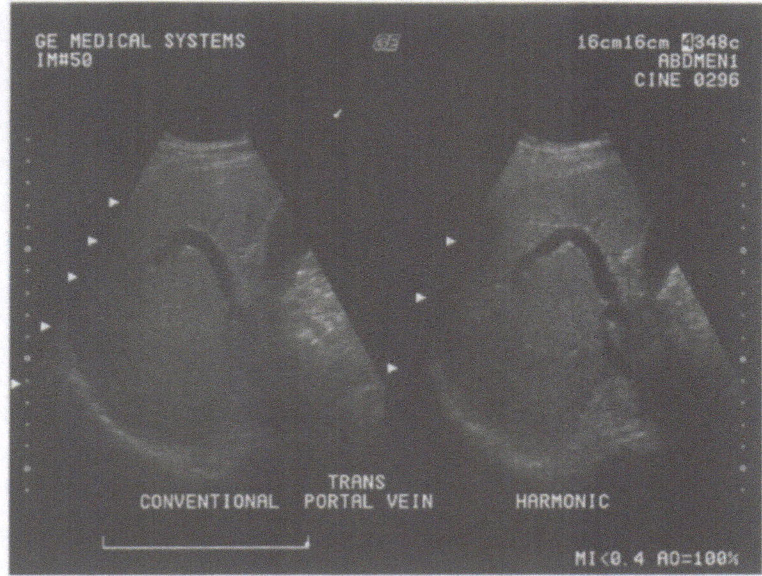

Abb. 11.12. Leber und Pfortader mit konventionellem- (links) und mit Tissue harmonic imaging (rechts). Man sieht die verbesserte Kontrastauflösung und Eindingtiefe mittels Harmonic imaging

mal passieren (beim Empfang), nicht 2-mal wie bei der konventionellen Bildgebung (Senden und Empfang), wodurch die Ultraschallabschwächung durch Gewebestreuung und Absorption geringer wird.

Die Harmonischen entstehen durch Reaktion auf den akustischen Druck. Je höher die Konzentration der akustischen Energie, desto mehr Harmonische werden erzeugt. Sie treten daher im Bereich des Sendefokus erhöht auf, da die Ultraschallenergie in diesem Gebiet konzentrierter ist. In Regionen mit konzentrierten Energien ist der akustische Druck höher. Bei höherem Druck steigt auch der Unterschied zwischen der normalen Schallgeschwindigkeit in Gewebe und der Geschwindigkeit in komprimierten bzw. ausgedehnten Bereichen des Gewebes. Dadurch wird die Sinuswelle stärker verzerrt und es entstehen mehr Harmonische. Im Zusammenhang mit Harmonic Imaging erhält man einen doppelten Vorteil, denn es wird sowohl ein schmaler Schallstrahl generiert, der die laterale Auflösung verbessert, als auch mehr Energie durch starke elektronische Fokusierung im harmonischen Strahl erzeugt, wodurch mehr Harmonische entstehen und wovon wiederum die Kontrastauflösung verbessert wird.

11.4.4 Klinische Anwendung nichtlinearer Ultraschallsignale und Ausblick

Die Verarbeitung nichtlinearer Ultraschallsignale (wie die der harmonischen Signale oder der transienten stimulierten akustischen Emission, s. o.) scheinen weitaus interessanter und vielversprechender zu sein als die konventionellen (linearen) Informationen. Diese neuen Einsatzmöglichkeiten sind aber noch zu jung, um abschließend besprochen werden zu können.

Durch die besonderen Eigenschaften dieser harmonischen Gewebssignale allein (ohne Anwendung von Echokontrastmittteln) können beträchtliche Verbesserungen der lateralen Auflösung und der Kontrastauflösung erzielt werden (s. Abb. 11.11). Im Gegensatz zu der herkömmlichen Ultraschalltechnik weisen diese Bilder relativ wenig Störüberlagerungen auf. Die Abb. 11.12 zeigt diese Verbesserung der Kontrastauflösung durch Verringerung des Rauschanteils durch Auswertung der reinen gewebsharmonischen Signale (tissue harmonic imaging) für die Lebervenen und die Pfortader ohne Echokontrastmittel im Vergleich zu der konventionellen Bildgebung.

Durch die Kombination der Echokontrastmittelgabe mit der digitalen Verarbeitung nichtlinearer Ultraschallsignale, wie Contrast harmonic imaging oder stimulierte akustische Emission, werden die Möglichkeiten der Darstellung der Makrogefäßanatomie und der Gewebeperfusion im reinen B-Bild oder mit dem Power-Doppler-Mode erheblich erweitert. Abb. 11.13 zeigt einen Transversal-Ultraschallschnitt duch den Oberbauch mit der kontrastmittelunterstützten Phaseninversionstechnik (Albrecht et al. 2000): Es kommt zu einer sehr guten Darstellung der Aorta, des Truncus coeliacus, der Milzvene und der Pfortader. Die Abb. 11.14 zeigt die venöse Phase des Pfortaderflusses mit Contrast harmonic imaging. Diese Methode der nichtlinearen Bildgebung weist eine gute räumliche Auflösung auf, die besser ist als die der konventionellen B-Bild-Sonographie oder des Power-Doppler-Mode. Gleichermaßen ist die zeitliche Auflösung besser als die der Farbdopplertechniken. Ein weiterer Vorteil besteht darin, dass mit der Echokontrastanflutung kein Blooming-Artefakt auftritt. In der Gefäßdiagnostik kommt es zu einer Verstärkung von Feinstrukturen für Plaques und für echoarme Throm-

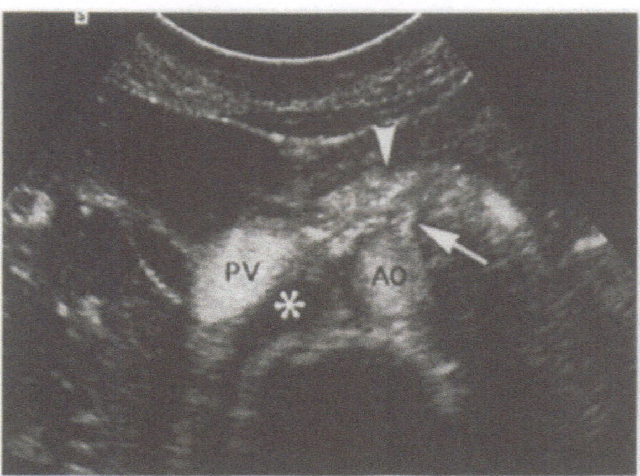

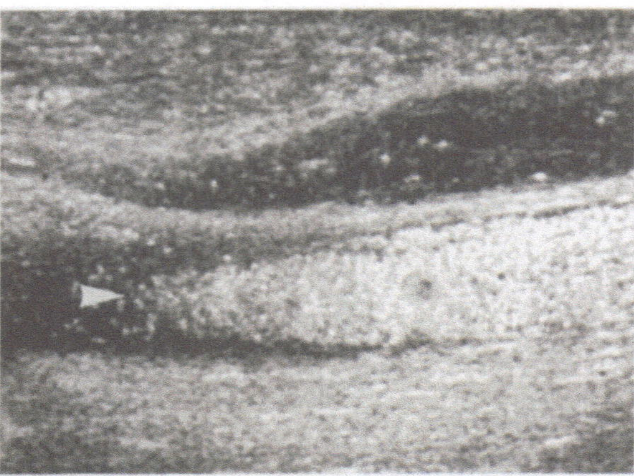

Abb. 11.13. Transversalschnitt durch den Oberbauch in der frühen Anflutungsphase der Echokontrastbläschen im B-Bild (Phaseninversionstechnik). Deutliche und kontrastreiche Darstellung der Aorta (*AO*), des Truncus coeliacus (*Pfeil*), der V. portae (*PV*) und der A. lienalis (*Pfeilkopf*). Das Echokontrastmittel ist noch nicht in der V. cava (*) angekommen, die signalfrei abgebildet ist. (Aus Albrecht et al. 2000)

Abb. 11.15. Longitudinalschnitt durch die A. carotis communis in der Phaseninversionstechnik im B-Bild. Signalintense Flussdarstellung durch die frisch in das beschallte Gefäß einfließenden Mikrobläschen (*Pfeilspitze*). Ganz links im Bild nachgelassene Signalintensität durch Bläschenzerstörung. (Aus Albrecht et al. 2000)

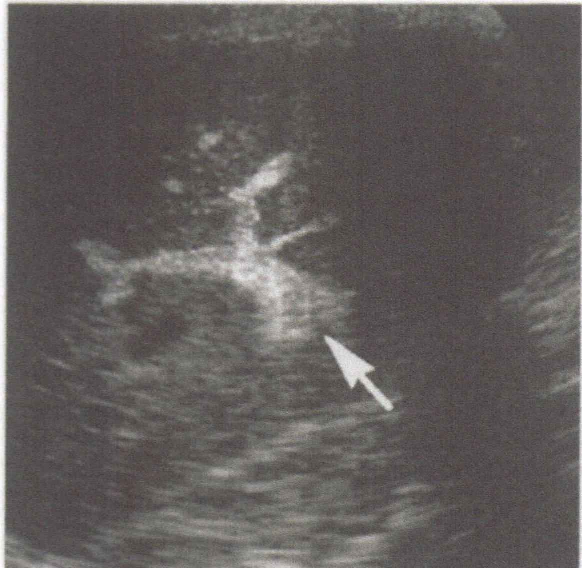

Abb. 11.14. Schräger Schnitt durch den Leberhilus während der Echokontrastmittelanflutung in der Pfortader (*Pfeil*). Signalreiche Darstellung in der Phaseninversionstechnik. (Nach Albrecht et al. 2000)

ben sowie zur Verbesserung in der Darstellung der Gewebeperfusion.

Da es sich bei den nichtlinearen Effekten um eine andere Darstellungsart als beim konventionellen Ultraschall handelt, erfordert sie eine andere Bildwiedergabe und eine andere Schallkopfführung durch den Untersucher. Kommt es von den nichtlinearen Ultraschallsignalen die stimulierte akustische Emission (Bläschenzer-

störung im hochintensen Ultraschallfeld) zum Einsatz, erfolgt in den großen Gefäßen auf den ersten akquirierten Ultraschallbildern durch die frischen ins beschallte Gefäß einfließenden Mikrobläschen eine kontrastreiche Flussdarstellung im B-Bild, die aber mit zunehmender Bläschenzerstörung an Signalintensität schnell nachlässt, je länger die Echokontrastbläschen im Schallfeld verweilen. So entsteht ein echoarmes Band der Signalaussparung im distalen (länger beschallten) Gefäßanteil (Abb. 11.15). Eine der möglichen Lösungen für dieses Problem ist die bereits in der Echokardiographie praktizierte EKG-Triggerung mit Darstellung von 1–2 Bildern/Herzzyklus. In den kleineren Gefäßen parenchymatöser Organe sind gleichermaßen die ersten akquirierten Bilder kontrastreich, um anschließend durch die o. g. Kontrastmittelsignalabschwächung nachzulassen. Eine zweite Lösung dieses Problems besteht in der langsamen Schallkopfführung über das betreffende Organ, wodurch der Ultraschall auf immer neue Organregionen mit frischen und unzerstörten Kontrastmittelbläschen trifft.

Die komplette Zerstörung der Mikrobläschen in einer bestimmten Beschallungebene durch den diagnostischen Ultraschallpuls eröffnet auch die Möglichkeit, mit dem nächsten Schallpuls zu messen, wie schnell die Mikrobläschen über die zuführenden Kapillaren erneut in das Ultraschallfeld eindringen. Dies wäre ein Maß für die Gewebeperfusion. Durch eine kontinuierliche Infusion von Kontrastmittelmikrobläschen ließe sich hierüber die tatsächliche Gewebedurchblutung quantifizieren (Porter 1998). Dieses Konzept könnte potentiell dazu genutzt werden, nichtinvasiv die Nieren- oder Skelettmuskeldurchblutung zu bestimmen.

AbuRahma AF, Richmond BK, Robinson PA et al. (1995) Effect of contralateral severe stenosis or carotid occlusion on duplex criteria of ipsilateral stenoses: comparative study of various duplex parameters. J Vasc Surg 22: 751–762

ACAS (1995) Asymptomatic Carotid Atherosclerosis Study. JAMA 273: 1459–1461

Albrecht T, Urbank A, Mahler M et al. (1998) Prolongation and optimization of Doppler enhancement with a microbubble US contrast agent by using continuous infusion: preliminary experience. Radiology 207: 339–347

Albrecht T, Hoffmann CW, Schettler S et al. (2000) B-mode enhancement at phase-inversion US air-based micriobubble contrast agent: initial experience in humans. Radiology 216: 273–278

Alexandrov AV, Vital D, Brodie DS, Hamilton Paul Grotta JC (1997) Grading carotid stenosis with ultrasound. Stroke 28: 1208–1210

Allard L, Cloutier G, Durand L-G, Roederer GO, Langlois YE (1994) Limitation of ultrasonic duplex scanning for diagnosing lower limb arterial stenoses in the presence of adjacent segment disease. J Vasc Surg 19: 650–657

Allenberg JR, Kallinowski F, Schumacher H (1997) Stand der Chirurgie des infrarenalen Aortenaneurysmas: Prävalenz und Versorgungssituation. Dt Ärztebl 94: A2830–A2834

Appel RG, Bleyer AJ, Reavis S, Hansen KJ (1995) Renovascular disease in older patients beginning renal replacement therapy. Kidney Int 48: 171–176

Appelmann PT, De Long TE, Lampmann LE (1987) Deep venous thrombosis of the leg: US findings. Radiology 163: 743–746

Araki CT, Back TL, Padberg FT, Thompson PN et al. (1993) Refinements in the ultrasonic detection of popliteal vein reflux. J Vasc Surg 18: 742–748

Atri M, Herba MJ, Reinhold C, Leclerc J et al. (1996) Accuracy of sonography in the evaluation of calf deep vein thrombosis in both postoperative surveillance and symptomatic patients. Am J Roentgenol 166: 1361–1367

Bandyk DF, Scabrook GR, Moldenauer P et al. (1988) Hemodynamics of vein graft stenoses. J Vasc Surg 8: 688–695

Bartels E (1992) Farbkodierte Dopplersonographie der Vertebralarterien. Vergleich mit der konventionellen Duplexsonographie. Ultraschall Med 13: 59–66

Bartels E, Flügel KA (1993) Advantages of color Doppler imaging for the evaluation of the vertebral arteries. J Neuroimag 3: 229–233

Beach KW (1992) 1975–2000: a quarter century of ultrasound technology. Ultrasound Med Biol 18: 377–388

Becker D, Strobel D, Hahn EG (2000) Tissue harmonic imaging und contrast harmonic imaging. Verbesserung der Diagnose von Lebermetastasen. Der Internist 41: 17–23

Belcaro G, Nicolaides AN, Veller M (1995) Venous disorders. A manual of diagnosis and treatment. Saunders, London Philadelphia Toronto, p 99

Benson CB, Aruny JE, Vickers MA (1993) Correlation of duplex sonography with arteriography in patients with erectile dysfunction. Am J Roentgenol (AJR) 160: 71–73

Berguer R, Hwang NHC (1974) Critical arterial stenosis. A theoretical and experimental solution. Ann Surg 180: 39–50

Beven EG (1991) Thoracic outlet syndroms. In: Young JR, Graor RA, Olin JW, Bartholomew JR (eds) Peripheral vascular diseases. Mosby Year Book, St. Louis, pp 497–509

Blackshear WM, Phillips DJ, Chikos PM, Harley JD et al. (1980) Carotid artery velocity patterns in normal and stenotic vessels. Stroke 11: 67–71

Blättler W, Partsch H, Hertel T (1998) Leitlinien zur Diagnostik und Therapie der tiefen Bein-/Beckenvenenthrombose. Phlebol 27: 84–88

Bluth EI, Stavros AT, Marich KW, Wetzner SM, Aufrichtig D, Baker JD (1988) Carotid duplex sonography: a multicenter recommendation for standardized imaging and Doppler criteria. Radiographics 8: 487–506

Bock RW, Gray-Weale AC, Mock PA et al. (1993) The natural history of asymptomatic carotid artery disease. J Vasc Surg 17: 160–171

Bönhof JA, Meairs SP, Wetzler H (1990) Duplex- und Farbdoppler-sonographische Kriterien von Nierenarterienstenosen. Ultraschall Klin Prax 5: 187

Bommer WJ, Miller L (1982) Real-time two dimensional color flow Doppler: enhanced Doppler flow imaging in the diagnosis of cardiovascular disease (abstr). Am J Cardiol 49: 944

Brandstetter K, Schwarzer JU, Bautz W, Pickl U, Lenz M (1993) Vergleich der Farbduplexsonographie mit der selektiven penilen DSA bei der Abklärung der erektilen Dysfunktion. Fortschr Röntgenstr 158: 405–409

Bunk A, Buchcik R, Konopke R et al.(2000) Farbdoppler, Power-Doppler, Echokontrastmittel. Verbesserung der perioperativen Diagnostik? Internist 41: 29–36

Burckhardt CB (1993) Signalverarbeitung in Ultraschallabbildung, Doppler und Dopplerabbildung. Ultraschall Med 14: 220–224

Bushong SC, Archer BR (1991) Diagnostic ultrasound. Physics, biology and instrumentation. Mosby Year Book, St. Louis

Carpenter JP, Lexa FJ, Davis JT (1995) Determination of sixty percent or greater carotid artery stenosis by duplex Doppler ultrasonography. J Vasc Surg 22: 697–705

Claudon M, Plouin PF, Baxter GM et al. for the Levovist renal artery stenosis study group (2000) Renal arteries in patients at risk of renal arterial stenosis: multicenter evaluation of the echo-enhancer SHU 508 A at color and spectral Doppler US. Radiology 214: 739–746

Cogo A, Lensing AWA, Koopman MMW, Piovella F et al. (1998)

Compression ultrasonography for the diagnostic management of patients with clinically suspected deep vein thrombosis: prospective cohort study. BMJ 316: 17–20

Correas J-M, Hélénon O, Pourcelot L, Moreau J-F (1997) Ultrasound contrast agents. Acta Radiologica 38 (suppl 412): 101–112

Cosgrove D (1997) Echo enhancers and ultrasound imaging. Europ J Radiol 26: 64–76

Cosgrove DO, Blomley MJK, Jayaram V et al (1998) Echo-enhancing (contrast) agents. Ultrasound Quarterly 14: 66–75

Cossman DV, Ellison JE, Wagner WH, Carroll RM et al. (1989) Comparison of contrast angiography to arterial mapping with color-flow duplex imaging in the lower extremities. J Vasc Surg 10: 522–529

Crawford ES, Hess KR (1989) Abdominal aortic surgery. N Engl J Med 321: 1040–1042

Cronenwett JL, Krupski WC, Rutherford RB (2000) Abdominal aortic and iliac aneurysms. In: Rutherford RB (ed) Vascular surgery, 5th ed. Saunders, Philadelphia, pp 1246–1280

Dauzat MM, Laroche JP, Charras C (1986) Real-time B mode ultrasonography for better specificity in the noninvasive diagnosis of deep venous thrombosis. J Ultrasound Med 5: 625–631

de Bray JM, Baud JM, Dauzat M on behalf of the Consensus Conference (1997) Consensus concerning the morphology and the risk of carotid plaques. Cerebrovasc Dis 7: 289–296

Delcker A, Diener HC (1992) Die verschiedenen Ultraschallmethoden zur Untersuchung der A. vertebralis: Eine vergleichende Wertung. Ultraschall Med 13: 213–220

Desai KM, Gilbert HG (1991) Noninvasive investigation of penile artery function. In: Kirby RS, Carson CC, Webster GD (eds) Impotence: Diagnosis and management of male erectile dysfunction. Butterworth-Heinemann, Oxford, pp 81–91

de Smet AEA, Ermers EJM, Kitslaar PJ (1996) Duplex velocity characteristics of aortoiliac stenoses. J Vasc Surg 23: 628–636

Do DD, Zehnder T, Mahler F (1993) Farbkodierte Duplexsaonographie bei iatrogenen Aneurysmata spuria in der Leiste. Dtsch Med Wochenschr 118: 656–660

Dougherty MJ, Calligaro KD, DeLaurentis DA (1998) The natural history of "failing" arterial grafts in a duplex surveillance protocol. Ann Vasc Surg 12: 255–259

ECST-Collaborative Group (1996) Endarterectomy for moderate symptomatic carotid stenosis: interim results from the MRC European Carotid Surgery Trial. Lancet 347: 1591–1593

Elias A, Le Croff G, Bouvier JL, Benichou A, Serradimigni A (1987) Value of real-time B-mode ultrasound imaging in the diagnosis of deep-vein-thrombosis of the lower limbs. Inter Angio 6: 175–182

Elsman BH, Legemate DA, de Vos HJ, Mali WP, Eikelboom BC (1997) Hyperaemic colour duplex scannin for the detection of aortoiliac stenoses, A comparative study with intraarterial pressure measurement. Eur J Vasc Endovasc Surg 14: 462–467

Empfehlungen zur Qualitätssicherung in der Ultraschalldiagnostik der Gefäße (1999) Strauss AL, Ludwig M, Stein Hj, Horz R, Kopp H, Spengel F, Weber W für den Arbeitskreis Gefäßdiagnostik der Deutschen Gesellschaft für Ultraschall in der Medizin (DEGUM), Sektion Ultraschall der Deutschen Gesellschaft für Angiologie (DGA) und Kassenärztliche Vereinigung Koblenz. VASA 28: 135–139

Engberding R (1990) Untersuchungstechniken in der Echokardiographie. Springer, Berlin Heidelberg New York, S 183–193

Erickson SJ, Mewissen MW, Foley WD, Lawson TL, Middleton WD, Quiroz FA, Macrander SJ, Lipchik EO (1989) Stenosis of the internal carotid artery: assessment using color Doppler Imaging compared with angiography. Am J Roentgenol 152: 1299–1305

Feigenbaum H (ed) (1986) Echocardiography. Lea & Febiger, Philadelphia, pp 1–49

Feinstein SB, Cheirif J, ten Cate FJ et al. (1990) Safety and efficacy of a new transpulmonary ultrasound contrast agent: initial multicenter clinical results. J Am Coll Cardiol 16: 316–324

Fell G, Phillips DJ, Chikos PM, Harley JD, Thiele BL, Strandness DE (1981) Ultrasonic duplex scanning for disease of the carotid artery. Circulation 64: 1191–1195

Ferrer EJM, Samso J, Serrando R et al. (2000) Use of ultrasound in the diagnosis of carotid artery occlusion. J Vasc Surg 31: 736–741

Fobbe F (1993) Periphere Venen. In: Wolf KJ, Fobbe F (Hrsg) Farbkodierte Duplexsonographie. Thieme, Stuttgart New-York, S 114–129

Foley WD (1991) Color Doppler flow imaging. Andover Medical Publishers, Boston

Forsberg F, Liu J-B, Burns PN, Merton DA, Goldberg BB (1994) Artifacts in ultrasonic contrast agent studies. J Ultrasound Med 13: 357–365

Fraser JD, Anderson DR (1999) Deep venous thrombosis: recent advances and optimal investigation with US. Radiology 211: 9–24

Frauchiger B, Holtz D, Eichlisberger R, Jäger KA (1995) Duplexsonographie zur Abklärung der renovaskulären Hypertonie und bei Durchblutungsstörungen der Transplantatniere. In: Jäger KA, Eichlisberger R (Hrsg) Sono-Kurs – Ein konzentrierter Refresherkurs über die gesamte Ultraschalldiagnostik. Karger, Basel, S 114–127

Frühwald, Blackwell (1992) Atlas der farbkodierten Dopplersonographie. Springer, Wien New York, S 101

Fürst G, Saleh A, Wenserski F et al. (1999) Reliability and validity of noninvasive imaging of internal carotid artery pseudo-occlusion. Stroke 30: 1450–1455

Geelkerken RH, Delahunt TA, Schultze Kool LJ et al. (1996) Pitfalls in the diagnosis of origin stenosis of the coeliac and superior mesenteric arteries with transabdominal color duplex examination. Ultrasound Med Biol 22: 695–700

Geroulakos G, Domjan J, Nicolaides A, Stevens J et al. (1994) Ultrasonic carotid artery plaque structure and risk of cerebral infarction on computed tomography. J Vasc Surg 20: 263–266

Görtler M, Niethammer R, Widder B (1994) Differentiating subtotal carotid artery stenoses from occlusions by colourcoded duplex sonography. J Neurol 241: 301–305

Gramiak R, Shah PM (1968) Echocardiography of the aortic root. Invest Radiol 3: 356–366

Grant EG, Perrella RR (1990) Wishing won't make it so: duplex Doppler sonography in the evaluation of renal transplant dysfunction. AJR 155: 538–539

Grant EG, Duerinckx AJ, El Saden SM, Melany ML et al. (2000) Ability to use duplex US to quantify internal carotid arterial stenoses: fact or fiction? Radiology 214: 247–252

Gray-Weale AC, Graham JC, Burnett JR et al. (1988) Comparison of preoperative B-mode ultrasound appearance with carotid endarterectomy specimen pathology. J Cardiovasc Surg 29: 676–681

Grosser S, Kreymann G, Guthoff A, Taube C, Raedler A, Tilsner V, Greten H (1990) Farbkodierte Duplexsonographie bei Phlebothrombosen. Dtsch Med Wochenschr 115: 1939–1944

Habscheid W, Höhmann M, Klein S (1990) Kompressionssonographie als Verfahren zur Diagnose der akuten tiefen Beinvenenthrombose. Med. Klin 85: 6–12

Hach W, Hach-Wunderle V (1994) Die Rezirkulationskreise der primären Varikosis. Springer, Berlin Heidelberg New York

Hach W, Hach-Wunderle V (1996) Phlebographie der Bein- und Beckenvenen. Schnetztor, Konstanz, S 89–120

Haerten R (1998) Power-Doppler-Verfahren. In: Bogdahn U, Becker G, Schlachetzki F (Hrsg) Echosignalverstärker und transkranielle Farbduplex-Sonographie. Blackwell Wissenschafts-Verlag, Berlin Wien, S 93–99

Haerten R, Kim J (1993) Verfahren der Farbdoppler-Sonographie – Ein Methodenvergleich. Ultraschall Med 14: 225–230

Hamulyak K, Lensing AWA, van der Meer J, Smid WM, van Ooy A, Hoek JA (1995) Subcutaneous low molecular-weight heparin or oral anticoagulants for the prevention of deep-vein thrombosis in elective hip and knee replacement? Thromb Haemost 76: 1428–1431

Hatle L, Angelson B (1985) Doppler ultrasound in cardiology. Lea & Febiger, Philadelphia, pp 22–26

Hatsukami TS, Promozich JF, Zierler RE et al. (1992) Color Doppler imaging of infrainguinal arterial occlusive disease. J Vasc Surg 16: 527–533

Herbener TE, Seftel AD, Nehra A, Goldstein I (1994) Penile ultrasound. Semin Urol 12: 320–332

Hollerweger A, Macheiner P, Rettenbacher T, Gritzmann N (2000) Sonographische Diagnose von Muskelvenenthrombosen des Unterschenkels und deren Bedeutung als Emboliequelle. Ultraschall Med 21: 66–72

Horrow MM, Stassi J, Shurman A, Brody JD, Kirby CL, Rosenberg HK (2000) The limitations of carotid sonography: interpretative and technology-related errors. Am J Roentgenol 174: 189–194

Hust MH, Schuler A, Claußnitzer R, Wild K, Metzler B (1993) Farbdopplergesteuerte Kompressionstherapie. Dtsch Ärztebl 90: B2536–B2541

Idu MM, Buth J, Hop WCJ, Cuypers P, van de Pavoordt EDWM, Tordoir JMH (1998) Vein graft surveillance: is graft revision without angiography justified and what criteria should be used? J Vasc Surg 27: 399–413

Jacobs NM, Grant EG, Schellinger D et al. (1985) Duplex carotid sonography: criteria for stenosis, accuracy, and pitfalls. Radiology 154: 385–391

Jäger K, Phillips DJ, Martin RL, Hanson C, Roederer GO, Langlois YE, Strandness DE (1985) Noninvasive mapping of lower limb arterial lesions. Ultrasound Med Biol 11: 515–521

Jäger K, Bollinger A, Valli C, Ammann R (1986) Measurement of mesenteric blood flow by duplex scanning. J Vasc Surg 3: 462–469

Johnson BF, Manzo RA, Bergelin RO, Strandness DE (1995) Relationship between changes in the deep venous system and the development of the postthrombotic syndrome after an acute episode of lower limb deep vein thrombosis: a one- to six-year follow-up. J Vasc Surg 21: 307–13

Johnston KW, Rutherford RB, Tilson MD et al (1991) Suggested standards for reporting on arterial aneurysms. Ad Hoc Committee on Reporting Standards, Society for Vascular Surgery and North American Chapter, International Society for Cardiovascular Surgery. J Vasc Surg 13: 459

Kaps M, Seidel G (1999) Echokontrastverstärkung in der neurologischen Ultraschalldiagnostik. Dt Ärztebl 96: A 276–280

Karasch T, Rieser R, Grün B, Strauss AL, Neuerburg-Heusler D, Roth F-J, Rieger H (1993a) Bestimmung der Verschlußlänge in Extremitätenarterien. Farbduplexsonographie versus Angiographie. Ultraschall Med 14: 247–254

Karasch T, Strauss AL, Grün B, Worringer M, Neuerburg-Heusler D, Roth F-J, Rieger H (1993b) Farbkodierte Duplexsonographie in der Diagnostik von Nierenarterienstenosen. Dtsch Med Wochenschr 118: 1429–1436

Kearon C, Julian JA, Newman TE, Ginsberg JS (1998) Noninvasive diagnosis of deep vein thrombosis. McMaster Diagnostic Imaging Practice Guidelines Initiative. Ann Intern Med 128: 663–677

Kimura K, Yasaka M, Moriyasu H, Tsuchiya T, Yamaguchi T (1994) Ultrasonographic evaluation of vertebral artery to detect vertebrobasilar axis occlusion. Stroke 25: 1006–1009

Kirsch JD, Wagner LR, James EM, Charboneau JW, Nichols DA, Meyer FB, Hallett JW (1994) Carotid artery occlusion: positive predictive value of duplex sonography compared with angiography. J Vasc Surg: 19: 642–649

Klews P-W (1991) Color velocity imaging – Ein Vergleich der Verfahren zur farbkodierten Sonographie. Roentgenstrahlen (Philips Medizin Systeme) 65: 1–6

Klews P-W (1993) Physik und Technik der farbkodierten Duplexsonographie (FKDS) In: Wolf KJ, Fobbe F (Hrsg) Farbkodierte Duplexsonographie. Thieme, Stuttgart New York, S 248–295

Kremkau FW (1990) Doppler ultrasound: principles and instruments. Saunders, Philadelphia

Krings W, Adolph J, Diederich S, Urhahne S, Vassallo P, Peters PE (1990) Diagnostik der tiefen Becken- und Beinvenenthrombose mit hochauflösender real-time und CW-Doppler-Sonographie. Radiologe 30: 525–531

Krumme B, Lehnert T, Wollschläger H, Keller E (1995) Möglichkeiten und Grenzen der farbduplexgesteuerten Kompressionstherapie von punktionsbedingten Gefäßlesionen in der Leiste. Fortschr Röntgenstr 163: 158–162

Krysiewicz S, Mellinger BC (1989) The role of imaging in the diagnostic evaluation of impotence. Am J Roentgenol 153: 1133–1139

Kubale R (1993) Abdominelle Venen, portalvenöses System und Leber. In: Wolf K-J, Fobbe F (Hrsg) Farbkodierte Duplexsonographie. Thieme, Stuttgart, S 158–184

Langholz JP (1997) Ultrasound contrast agents in peripheral vascular disease. In: Nanda NC, Schlief R, Goldberg BB (eds) Advances in echo imaging using contrast enhancement, 2nd ed. Kluwer Academic Publishers, Dordrecht, pp 543–560

Langsfeld M, Gray-Weale AC, Lusby RJ (1989) The role of plaque morphology and diameter reduction in the development of new symptoms in asymptomatic carotid arteries. J Vasc Surg 9: 548–557

Lanzer P, Yoganathan AP (1991) Vascular imaging by color Doppler and magnetic resonance. Springer, Berlin Heidelberg New York

Lee VS, Hertzberg BS, Workman MJ, Smith TP et al. (2000) Variability of Doppler US measurements along the common carotid artery: effects on estimates of internal carotid arterial stenoses in patients with angiographically proved disease. Radiology 214: 387–392

Legemate DA, Teeuwen C, Hoeneveld H, Eikelboom BC (1991) Value of duplex scanning compared with angiography and pressure measurement in the assessment of aortoiliac arterial lesions. Br J Surg 78: 1003–1008

Lensing AWA, Prandoni P, Brandjes D et al. (1989) Detection of deep vein thrombosis by real-time B-mode ultrasonography. New Engl J Med 320: 342–345

Lensing AWA, Doris CI, McGrath FP, Cogo A, Sabine MJ, Ginsberg J et al. (1997) A comparison of compression ultrasound with color Doppler ultrasound for the diagnosis of symptomless postoperative deep vein thrombosis. Arch Intern Med 157: 765–768

Li R, Cai J, Tegeler C et al. (1996) Reproducibility of extracranial carotid atherosclerotic lesions assessed by B-mode ultrasound: the ARIC-Study. Ultrasound Med Biol 22: 791–799

Ligush J, Reavis SW, Preisser JS, Hansen KJ (1998) Duplex ultrasound scanning defines operative strategies for patients with limb-threatening ischemia. J Vasc Surg 28: 482–491

Lippert H, Pabst R (1985) Arterial variations in man. Bergmann, München

Ludwig M, Stumpe KO (1994) Karotisultraschall in der Früherkennung der Atherosklerose. Dtsch Ärztebl 91: 745–746

Lue TF (1991) Physiology of penile erection. In: Jonas U, Thon WF, Stief CG (eds) Erectile dysfunction. Springer, Berlin Heidelberg New York, pp 44–65

Lusby RJ (1993) Plaque characterisation: does it identify high risk groups? In: Bernstein EF, Callow AD, Nicolaides AN, Shifrin EG (eds) Cerebral revascularisation. Med-Orion, London Los Angeles Nicosia, pp 93–107

Markel A, Manzo RA, Bergelin RO, Strandness DE (1992) Valvular reflux after deep vein thrombosis: incidence and time of occurence. J Vasc Surg 15: 377–384

Mattos MA, Londrey GL, Leutz DW et al. (1992) Color-flow duplex scanning for the surveillance and diagnosis of acute deep venous thrombosis. J Vasc Surg 15: 366–376

Mattos MA, Londrey GL, Leutz DW et al. (1992) Color-flow duplex scanning for the surveillance and diagnosis of acute deep venous thrombosis. J Vasc Surg 15: 366–376

Meerbaum S (1997) Microbubbles fluid dynamics of echocontrast. In: Nanda NC, Schlief R, Goldberg BB (eds) Advances in echo imaging using contrast enhancement, 2nd ed. Kluwer Academic Publishers, Dordrecht, pp 11–38

Meissner MH, Caps MT, Zierler BK, Bergelin RO, Manzo RA Strandness DE (2000) Deep venous thrombosis and superficial venous reflux. J Vasc Surg 32: 48–56

Melany ML, Grant EG, Farooki S et al. (1999) Effect of US contrast agents on spectral velocities: in vivo evaluation. Radiology 211: 427–431

Meltzer RS, Tickner EG, Sahines TP, Popp RL (1980) The source of ultrasound contrast effect. J Clin Ultrasound 8: 121–127

Mewissen MW, Kinney EV, Bandyk DF et al. (1992) The role of duplex scanning versus angiography in predicting outcome after balloon angioplasty in the femoropoplital artery. J Vasc Surg 15: 860–866

Meyer JI, Khalil RM, Obuchowski NA, Baus LK (1997) Common carotid artery: variability of Doppler US velocity measurements. Radiology 204: 339–341

Miller N, Satin R, Tousignant L, Sheiner NM (1996) A prospective study comparing duplex scan and venography for diagnosis of lower-extremity deep vein thrombosis. Cardiovasc Surg 4: 505–508

Mitchell DG (1990) Color Doppler imaging: principles, limitations and artifacts. Radiology 177: 1–10

Moneta GL, Taylor DC, Helton WS, Mulholland MW, Strandness DE (1988) Duplex ultrasound measurement of postprandial intestinal blood flow: effect of meal composition. Gastroenterology 95: 1294–1301

Moneta GL, Yeager RA, Antonovic R, Hall LD, Caster JD, Cummings CA, Porter JM (1992) Accuracy of lower extremity arterial duplex mapping. J Vasc Surg 15: 275–284

Moneta GL, Yeager RA, Lee RW, Porter JM (1993) Noninvasuve localisation of arterial occlusive disease: a comparison of segmental Doppler pressures and arterial duplex mapping. J Vasc Surg 17: 578–582

Moneta GL, Edwards JM, Chitwood RW, Taylor LM et al. (1993) Correlation of North American Carotid Endarterectomy Trial (NASCET) angiographic definition of 70% to 99% internal carotid artery stenosis with duplex scanning. J Vasc Surg 17: 152–159

Moneta GL, Edwards JM, Papanicolaou G, Hatsukami T, Taylor LM Strandness DE, Porter JM (1995) Screening for asymptomatic internal carotid artery stenosis: duplex criteria for discriminating 60% to 99% stenosis. J Vasc Surg 21: 989–994

Moriyasu F, Nishida O, Ban N, Nakamura T, Sakai M, Miyake T, Uchino H (1985) "Congestion index" of the portal vein. Am J Roentgenol 146: 735–739

Mueller SC, Lue TF (1988) Evaluation of vasculogenic impotence. Urol Clin North Am 15: 65–76

Mulligan SA, Matsuda T, Lanzer P, Gross GM et al. (1991) Peripheral artery occlusive disease: prospective comparison of MR angiography and color duplex US with conventional angiography. Radiology 178: 695–700

NASCET – North American Symptomatic Carotid Endarterectomy Trial Collaborators (1991) Beneficial effect of carotid endarterectomy in symptomatic patients with high-grade carotid stenosis. N Engl J Med 325: 445–453

Neale ML, Chambers JL, Kelly AT et al. (1994) Reappraisal of duplex criteria to assess significant carotid stenosis from the North American Symptomatic Carotid endarterectomy Trial and the European Carotid Surgery Trial. J Vasc Surg 20: 642–649

Neglen P, Raju S (1992) A comparison between descending phlebography and duplex Doppler investigation in the evaluation of reflux in chronic venous insufficiency: a challenge to phlebography as th gold standard. J Vasc Surg 16: 687–693

Neuerburg-Heusler D, Hennerici M (1995) Gefäßdiagnostik mit Ultraschall. Thieme, Stuttgart

Nichols WN, O'Rourke MF (eds) (1990) McDonald's blood flow in arteries. Theoretical, experimental and clinical principles, 3rd edn. Edward Arnold, London, pp 54–76

O'Leary DH, Polak JF, Kronmal RA, Manolio TA et al. (1999) Carotid-artery intima and media thickness as a risk factor for myocardial infarction and stroke in older adults. N Engl J Med 340: 12–22

Olin JW, Piedmonte MR, Young JR et al. (1995) The utility of duplex ultrasound scanning of the renal arteries for diagnosing significant renal artery stenosis. Ann Inten Med 122: 833–838

Passman MA, Moneta GL, Nehler MR, Taylor LM et al. (1995) Do normal early color-flow duplex surveillance examination results of infrainguinal vein grafts preclude the need for late graft revision? J Vasc Surg 22: 476–484

Patriquin H, Lafortune M, Burns PN, Dauzat M (1987) Duplex Doppler examination in portal hypertension.: technique and anatomy. Am J Roentgenol 149: 71–76

Pedersen OM, Aslaksen A, Vik-Mo H, Bassoe AM (1991) Compression ultrasonography in hospitalized patients with suspected deep venous thrombosis. Arch Intern Med 151: 2217–2220

Perko MJ, Just S, Schroeder TV (1997) Importance of diastolic velocities in the detection of celiac and mesenteric artery disease by duplex ultrasound. J Vasc Surg 26: 288–293

Petrick J (1996) Spektralanalyse von Ultraschall-Doppler-Signalen mit und ohne Ultraschallkontrastmittel an Modellen von Blutgefäßen. PhD Thesis Berlin 1995. Köster, Berlin

Ploenes C, Strauss A (1999) Die Wertigkeit der farbduplexsonographie in der Diagnose von Nierenarterienstenose und -verschlüssen. VASA (suppl 55): 47

Podhaisky H, Hänsgen K, Seifert H, Taute BM (1996) Parameter und Einflußfaktoren der sonographischen Untersuchung des peripheren arteriellen Gefäßsystems. Herz/Kreisl 28: 129–133

Polak JF, Dobkin GR, O'Leary DH, Wang A-M, Cutler SS (1989) Internal carotid artery stenosis: accuracy and reproducibility of color-Doppler assisted duplex imaging. Radiology 173: 793–798

Polak JF, Bajakian RL, O'Leary DH, Anderson MR, Donaldson MC, Jolesz FA (1992) Detection of internal carotid artery stenosis: comparison of MR angiography, color Doppler sonography, and arteriography. Radiology 182: 35–40

Polak JF, O'Leary DH, Kronmal RA et al. (1993) Sonographic evaluation of carotid artery atherosclerosis in elderly: relationship of disease severity to stroke ant TIA. Radiology 188: 363–370

Polak JF, Shemanski L, O'Leary DH, Lefkowitz D et al. (1998) Hypoechoic plaque at US of the carotid artery: an independent risk factor for incident stroke in adults aged 65 years or older. Radiology 208: 649–654

Porst H (1987) Erektile Impotenz. Enke, Stuttgart, S 73–77

Porter TR (1998) Transient response imaging. In: Bogdahn U, Becker G, Schlachetzki F (Hrsg) Echosignalverstärker und transkranielle Farbduplex-Sonographie. Blackwell, Berlin Wien, S 192–203

Prandoni P, Cogo A, Bernardi E, Villalta S et al. (1993) A simple ultrasound approach for detection of recurrent proximal vein thrombosis. Circulation 88: 1730–1735

Prandoni P, Polistena P, Bernardi E et al. (1997) Upper-extremity deep vein thrombosis: risk factors, diagnosis and complications. Arch Intern Med 157: 357–362

Quam JP, King BF, James EM, Lewis RW, Brakke DM et al. (1989) Duplex and color Doppler sonographic evaluation of vasculogenic impotence. Amer J Roentgenol 153: 1141–1147

Ranke C, Creutzig A, Alexander K (1992) Duplex scanning of the peripheral arteries: correlation of the peak velocity ratio with angiographic diameter reduction. Ultrasound Med Biol 18: 433–440

Ranke C, Creutzig A, Becker H, Trappe HJ (1999) Standardization of carotid ultrasound. A hemodynamic method to normalize for interindividual and interequipment variability. Stroke 30: 402–406

Reilly LM, Lusby RJ, Hughes L et al. (1983) Carotid plaque histology using real-time ultrasonography: clinical and therapeutic implications. Am J Surg 146: 188–193

Reilly LM (1990) Carotid intraplaque hemorrhage: noninvasive detection and clinical significance. In: Bernstein EF (ed) Noninvasive diagnostic techniques in vascular disease. Mosby, St Louis, pp 99–107

Reuther GR, Wanjura D, Bauer H (1989) Acute renal vein thrombosis in renal allografts: detection with duplex Doppler US. Radiology 170: 557–558

Richtlinien für die Durchführung doppler- und duplexsonographischer Untersuchungen peripherer Arterien und Venen, extrakranieller hirnversorgender Halsarterien und intrakranieller Arterien des Arbeitskreises Gefäßdiagnostik der DEGUM (1991) Mitteil Angiol 1: 10–17

Rieger H (1985) Durchblutungsstörungen. Adam Pharma Verlag GmbH, Essen

Rieger H (1998) Arteriovenöse Fistel. In: Rieger H, Schoop W (Hrsg) Klinische Angiologie. Springer, Berlin Heidelberg New York, S 1386–1396

Rieger H, Küffer G, Spengel FA (1998) Aneurysma. In: Rieger H, Schoop W (Hrsg) Klinische Angiologie. Springer, Berlin Heidelberg New York, S 627–666

Rubin JM, Bude RO, Carson PL et al. (1994) Power Doppler US: a potentially used alternative to mean frequency-based color Doppler US. Radiology 190: 853–856

Schindler JM, Kaiser M; Gerber A, Vuilliomenet A, Popovic A, Bertel O (1990) Colour coded duplex sonography in suspected deep vein thrombosis of the leg. BMJ 301: 1369–1370

Schönhofer B, Bundschu HD, Wolf K, Grehn S (1992) Farbkodierte Duplexsonographie im Vergleich zur Phlebographie bei tiefer Bein- und Beckenvenenthrombose. Med Klin 87: 172–178

Schoop W (1988) Praktische Angiologie. Thieme, Stuttgart New York, S 127f

Schopohl J, Haen E, Ullrich T, Gärtner R (2000) Sildenafil (Viagra). Dt Ärztebl 97 (Heft 6): A-311–315

Schwerk WB, Restrepo IK, Stellwaag M, Klose KJ, Schade-Brittinger C (1994) Renal artery stenosis: grading with image-directed Doppler US evaluation of renal resistive index. Radiology 190: 785–790

Scoble JE (1996) The epidemiology and clinical manifestations of atherosclerotic renal disease: In: Novick A, Scoble J, Hamilton G (eds) Renal Vascular Disease. WB Saunders, London Philadelphia Toronto, p 303–314

Silverstein MD, Heit JA, Mohr DN, Petterson TM, O'Fallon WM, Melton LJ (1998) Trends in the incidence of deep vein thrombosis and pulmonary embolism. Arch Intern Med 158: 585–593

Siringo S, Bolondi L, Gaiani S et al. (1994) The relationship of endoscopy, portal Doppler US flowmetry, and clinical and biochemical tests in cirrhosis. J Hepatol 20: 11

Sitzer M, Fürst G, Fischer H, Siebler M et al. (1993) Between-method correlation in quantifying internal carotid stenosis. Stroke 24: 1513–1518

Sitzer M, Muller W, Siebler M, Hort W et al. (1995) Plaque ulceration and lumen thrombus are the main sources of cerebral microemboli in high-grade internal carotid stenosis. Stroke 26: 1231–1233

Sperschneider H, Stein G (1996) Update Nephrologie – Teil III. Nierenarterienstenose Rationelle Diagnostik. Med Klin 91: 517–520

Stief CG, Truss MC, Becker AJ, Kuczyk M, Jonas U (2000) Pharmakologische Therapiemöglichkeiten der Erektionsstörung. Dt Ärztebl 97 (Heft 8): A-457–460

Stiegler H, Rotter G, Standl R et al. (1993) Wertigkeit der Duplexsonographie in der Diagnose insuffizienter Vv. perforantes (Abstract). VASA 41 (suppl): 15

Strauss AL (1998a) CW-Dopplersonographie. Kompressions- und Duplexsonographie. In: Rieger H, Schoop W (Hrsg) Klinische Angiologie. Springer, Berlin Heidelberg NewYork Tokyo, S 900–911

Strauss AL (1998b) Erektile Dysfunktion. In: Rieger H, Schoop W (Hrsg) Klinische Angiologie. Springer, Berlin Heidelberg NewYork Tokyo, S 497–513

Strauss AL, Kedra AW, Payen DM, Levy BI, Rieger H, Martineaud JP (1986) Nichtinvasive Herzzeitvolumenbestimmungen mit Impulsdoppler-Echokardiographie: Vergleich mit der Fick-Methode. Herz 11: 269–276

Strauss AL, Schäberle W, Rieger H, Neuerburg-Heusler D, Roth F-J, Schoop W (1989) Duplexsonographische Untersuchungen der A. profunda femoris. Z Kardiol 78: 567–572

Strauss AL, Scheffler A, Rieger H (1990) Dopplersonographische Bestimmung des Druckabfalls über peripheren Modellarterienstenosen. VASA 19: 207–211

Strauss AL, Roth FJ, Rieger H (1991a) Duplexsonographische Bestimmung des Druckabfalls über Iliakaarterienstenosen. Med Klin 86: 498–502

Strauss AL, Schäberle W, Rieger H, Roth F-J (1991b) Use of duplex scan in the diagnosis of arteria profunda femoris stenosis. J Vasc Surg 13: 698–704

Strauss AL, Roth F-J, Kamps J, Rieger H (1993a) Vorhofmyxom als Ursache von multiplen peripheren Arterienaneurysmen. Med Klin 88: 607–610

Strauss AL, Roth F-J, Rieger H (1993b) Noninvasive assessment of pressure gradients across iliac artery stenoses: duplex and catheter correlative study. J Ultrasound Med 12: 17–22

Strauss AL, Sandor D, Karasch T, Roth F-J, Brocai DRC, Neuerburg-Heusler D, Rieger H (1993c) Wertigkeit der Farbduplexsonographie in der arteriellen Gefäßdiagnostik (abstr). VASA (suppl 41): 121

Strauss AL, Beller KD (1996) Duplexsonographie mit Echokontrastmittel. Ultraschall Med 17: 260–265

Strauss AL, Beller KD (1997) Arterial parameters under echo contrast enhancement. Eur J Ultrasound 5: 31–38

Strauss AL, Beller KD (1997b) Contrast ultrasonography for 2-D opacification of heart cavities, peripheral vessels, kidney and muscle. Ultrasound in Med & Biol 23: 975–982

Talbot SR (1982) Use of real-time imaging in identifying deep venous obstruction: a preliminary report. Bruit 6: 41–42

Taylor DC, Kettler MD, Moneta GL et al (1988a) Duplex ultrasound in the diagnosis of renal artery: a prospective evaluation. J Vasc Surg 7: 363–369

Taylor KJW, Burns PN, Wells PNT (1995) Clinical applications of Doppler ultrasound. Raven Press, New York, pp 1–33

TIMUG-Ultraschallseiten (2000) TIMUG-Broschüren, Bestell-Nr. 120. TIMUG-Geschäftsstelle Medien, Bielefeld

Trattnig S, Schwaighofer B, Hübsch P, Schwarz M, Kainberger F (1991) Color-coded Doppler sonography of vertebral arteries. J Ultrasound Med 10: 221–226

Trattnig S, Hübsch P, Frühwald F (1992) Farbkodierte Dopplersonographie der Vertebralarterien. In: Frühwald F, Blackwell DE (Hrsg) Atlas der farbkodierten Doppersonographie. Gefäße und Weichteile des Halses und der oberen Extremität. Springer, Wien New York, S 138

Treiman GS, Lawrence PF, Bhirangi K, Gazak CE (1999) Effect of outflow level and maximum graft diameter on velocity parameters of reversed vein grafts. J Vasc Surg 30: 16–25

UK Small aneurysm trial Participants (1998) Results for randomised controlled trial of early elective surgery or ultrasonographic surveillance for small abdominal aortic aneurysms. Lancet 352: 1649–1660

Valji K, Bookstein JJ (1993) Diagnosis of arteriogenic impotence: efficacy of duplex sonography as a screening tool. Am J Roentgenol 160: 65–69

van Ramshorst B, Legemate DA, Verzijlbergen JF, Hoeneveld H, Eikelboom BC, de Valois JC, Meuwissen OJ (1991) Duplex scanning in the acute deep vein thrombosis of the lower extremity. Eur J Vasc Surg 5: 255–260

van Ramshorst B, van Bemmelen PS, Hoeneveld H, Eikelboom BC (1994) The development of valvular incompetence after deep vein thrombosis: a follow-up study with duplex scanning. J Vasc Surg 20: 1059–1066

von Behren P (1998) Harmonic imaging. In: Bogdahn U, Becker G, Schlachetzki F (Hrsg) Echosignalverstärker und transkranielle Farbduplex-Sonographie. Blackwell Wiss.-Verlag, Berlin Wien, S 183–191

Wagner G, Kaplan HS (1993) The new injection treatment for impotence. Brunner/Mazel, New York, pp 85–93

Wain RA, Berdejo GL, Delvalle WN, Lyon RT et al. (1999) Can duplex scan arterial mapping replace contrast arteriography as the test of choice before infrainguinal revascularization? J Vasc Surg 29: 100–109

Ward B, Baker AC, Humphrey VF (1997) Nonlinear propagation applied to the improvement of resolution in diagnostic medical ultrasound. J Acoust Soc Am 101: 143–154

Weber G, Strauss AL, Rieger H, Scheffler A, Eisenhoffer J (1992) Validation of Doppler measurement of pressure gradients across peripheral model arterial stenosis. J Vasc Surg 16: 10–16

Weber J, May R (1990) Funktionelle Phlebologie. Thieme, Stuttgart New York, S 25

Wein AJ, van Arsdalen K, Hanno PhM, Levin RM (1991) Anatomy of male sexual function. In: Jonas U, Thon WF, Stief CG (eds) Erectile Dysfunction. Springer, Berlin Heidelberg New York, pp 3–15

Wells PhS, Lensing AWA, Davidson BL, Prins MH, Hirsh J (1995) Accuracy of ultrasound for the diagnosis of deep venous thrombosis in asymptomatic patients after orthopedic surgery. Ann Intern Med 122: 47–53

Westerband A, Mills JK, Kistler S, Berman SS, Hunter GC, Marek JM (1997) Prospective validation of threshold criteria for intervention in infrainguinal vein undergoing duplex surveillance. Ann Vasc Surg 11: 44–48

Widder B (1999) Doppler- und Duplexsonographie der hirnversorgenden Arterien. Springer, Berlin Heidelberg New York, S 115, 248

Widder B, Reutern GM von, Neuerburg-Heusler D (1986) Morphologische und dopplersonographische Kriterien zur Bestimmung von Stenosierungsgraden an der A. carotis interna. Ultraschall Med 7: 70–75

Widder B, Paulat K, Hackspacher J, Hamann H, Hutschenreiter S, Kreutzer C, Ott F, Vollmar J (1990) Morphological characterization of carotid artery stenoses by ultrasound duplex scanning. Ultrasound Med Biol 16: 349–354

Wilkinson R (1996) Epidemiology and clinical manifestation. In: Novick A, Scoble J, Hamilton G (eds) Renal vascular disease. Saunders, London Philadelphia Toronto, pp 171–184

Wixon CL, Mills JL, Westerband A, Hughes JD, Ihnat DM (2000) An economic appraisal of lower extremity bypass graft maintenance. J Vasc Surg 32: 1–12

Zwiebel WJ (1997) Doppler parameters for carotid stenosis. Semin Ultrasound CT MR 18: 66

Zwiebel WJ (2000) Vascular disorders of the liver. In: Zwiebel WJ (ed) Introduction to vascular ultrasonography. Saunders, Philadelphia London Toronto, pp 431–454

Zwolak RM (2000) Arterial duplex scanning. In: Rutherford RB (ed) Vascular surgery, 5th ed. Saunders, Philadelphia London Sydney, pp 192–214

Zwolak RM, Fillinger MF, Walsh DB, LaBombard FE, Musson A, Darling CE, Cronenwett JL (1998) Mesenteric and celiac duplex scanning: a validity study. J Vasc Surg 27: 1078–1088

Glossar

A-Mode, A-Scope: Zweidimensionale Darstellung der Ultraschallechos als Funktion der Laufzeit des Echos bzw. des Abstandes der echogebenden Struktur vom Schallkopf. An den Grenzflächen mit hohem Impedanzunterschied ergibt sich eine hohe Amplitude und an den Grenzflächen mit niedrigem Impedanzunterschied ergibt sich eine niedrige Amplitude: x-Richtung: Entfernung bzw. Zeitmaßstab, y-Richtung: Amplitudenhöhe der Echoantwort.

Absorption: Umwandlung der Schallenergie in Wärme (Molekülbewegung), der Prozess der Energieübertragung aus einer Welle durch molekulare Wechselwirkung in thermische Energie des durchschallten Materials. Die Absorption ist Teil der Wellendämpfung. Die Dämpfung einer Welle ist die Summe aus Absorptions-, Brechungs-, Streuungs und Reflexionsverlusten.

Acoustic enhancement (akustische Schallverstärkung): Relative Schallverstärkung hinter einer im Verhältnis zur Umgebung weniger schallabsorbierenden Struktur, z. B. Zysten.

Aktive Medizinprodukte: Alle energetisch betriebenen medizinisch-technischen Geräte der Gruppen 1–3 im Sinne der Medizingeräteverordnung (MedGV). Nach §2 MedGV gehören speziell die Ultraschalldiagnostikgeräte zur Gruppe 3.

ALARA-Prinzip: Abkürzung für „As low as reasonable achievable" oder „So niedrige Intensität wie möglich, so kurz schallen wie nötig" oder etwas salopper: mit möglichst wenig moglichst viel erreichen.

Alias-Effekt, Aliasing: Artefakt bei der gepulsten Dopplertechnik, das bei der Darstellung von Dopplerfrequenzen oberhalb des Nyquist-Grenze auftritt. Dabei kommt es zum fälschlichen Anzeigen bzw. Messen tatsachlich nicht vorhandener Frequenzen. Der Effekt tritt auf, wenn die zu messende Frequenz höher ist als die Hälfte der Pulsrepetitionsfrequenz (PRF, s. auch dort). In der Dopplertechnik muss die Pulsrepetitionsfrequenz (PRF) mindestens doppelt so hoch wie die zu detektierende maximale Dopplerfrequenz sein, damit sie korrekt wiedergegeben werden kann.

Analog: Physikalische Messgrößen sind zunächst analoger Natur, d. h. sie ändern sich stetig und bruchlos. Die analoge Elektronik wird auch bei Ultraschallgeräten zunehmend durch die digitale Technik abgelöst.

Ankopplung: Akustische Verbindung zwischen Ultraschallwandler und Körperoberfläche, z. B. durch gelartige, blasenfreie Flüssigkeiten, möglichst unter Verminderung von Impedanzsprüngen.

Annular-array-Schallkopf: Sektorschallkopf mit ringförmiger Anordnung von Piezoelementen.

Array: Eine räumliche Anordnung von mehreren reihenförmig angeordneten Einzelelementen (Ringe, Streifen) eines akustischen Wandlers. Meist enthalten Array-Wandler zwischen 126 und 256 Elemente, von denen jedes getrennt angesteuert werden kann. Die Anregung erfolgt aber meist gruppenweise. Die Elemente werden möglichst im Abstand einer halben Wellenlange ($\lambda/2$) positioniert. Bei zeitversetzter Anregung der Einzelelemente spricht man von „Phased Array".

Artefakt: Abstand, Ort und Amplitude dieses Echos gehören nicht zu einem wahren Reflektor. Häufig verursacht durch Vielfachreflexionen oder Streuung. Artefakte lassen sich in der Regel unter Änderung des Beschallungswinkels oder durch Schallkopfbewegung von tatsächlichen Gewebestrukturen differenzieren.

Attenuation: s. Dämpfung

Auflösung: Das Auflösungsvermögen eines sonographischen Diagnostikgerätes gibt an, wie klein der tatsächliche Abstand zweier punktförmiger reflektierender Strukturen im Untersuchungsgebiet sein darf, um sie gerade noch als unterschiedliche Punkte auf dem Monitor zu erkennen. Man unterscheidet die laterale und die axiale Auflösung.

Auswertbarer Geschwindigkeitsbereich: Bedingt durch Aliasing (Nyquist-Grenze) ist der auswertbare Geschwindigkeitsbereich aller PW-Dopplersysteme eingeschränkt. Geschwindigkeiten (Dopplerverschiebungen) außerhalb dieses Bereichs können nicht mehr eindeutig einer Geschwindigkeit (Dopplerverschiebung) zugeordnet werden (Definition nach der KV-Richtlinie vom 10.2.93).

Autokorrelation: Eine in der Farbduplexsonographie häufig verwendete Methode zur Signalverarbeitung. Dabei wird ein Algorithmus zur Abschätzung der mittleren Dopplerfrequenzverschiebung (Flussgeschwindigkeit) eingesetzt. Hierzu werden sowohl

Amplitudenvektoren (Höhe der Flussgeschwindigkeit) als auch Phasendifferenzen (Flussrichtung) herangezogen.

Axiale Auflösung: Ortsauflösung in Ausbreitungsrichtung der Schallwellen.

Backscattered Energy: Rückstreuungsenergie

B-Mode, B-Mode-Darstellung (brightness mode): Zweidimensionales Grauwerteultraschallbild. Die Helligkeiten der einzelnen Bildpunkte im Schnittbild entsprechen den Echosignalintensitäten. Der Ort dieses Punktes in der x-y-Ebene (Schirmebene) wird durch die Senderichtung des Pulses und die Laufzeit des Echos (= Tiefe) bestimmt.

Beschleunigung: Das Maß für die Zunahme einer Geschwindigkeit mit der Zeiteinheit [m/s^2].

Bidirektionaler Doppler: Übliche Bezeichnung für Dopplergeräte, die die *Blutflussrichtung* anzeigen. Treffender wäre die Bezeichnung „direktional", also „richtungsgebend" im Unterschied zu den nichtrichtungsgebenden, unidirektionalen Dopplergeräten.

Bildrate, Bildfrequenz, Bildwiederholfrequenz: Anzahl der Bilder je Sekunde. Es ist zu unterscheiden zwischen der Aufhahmefrequenz und der Bildwiedergabefrequenz (meist 25 Hz, Fernsehnorm).

Bioeffekte: Sammelbegriff für mögliche biologische Effekte des Ultraschalls. Als wichtigste Effekte werden diskutiert:

1. Temperaturerhöhung durch thermische Absorption besonders in Bereichen hoher Schallwechseldrucke des Gewebes, z. B. an Knochengrenzen.
2. Kavitation bei hohen negativen Schalldruckwerten. Sonochemische Effekte, also die Katalyse chemischer Reaktionen unter Schalleinwirkung, spielen in der Bioeffektdiskussion keine Rolle.

Blooming (oder Farbrauschen): Bildartefakt bei Farbdoppleranwendungen, das durch Übersteuerung des Farbdopplersignals zustandekommt, häufig bei der Anwendung von Echokontrast-Mikrobläschen. Die verursachten starken Reflexionssignale überstrapazieren die Front-end-Elektronik am Schallkopf. Colour Blooming entsteht in der Anflutungsphase des Echokontrastmittels und ist daran zu erkennen, dass die vorher mit Grauwerten belegten Bildpunkte (Pixel) an denjenigen Stellen in Farbwerte wechseln, wo eigentlich gar kein Fluss vorhanden ist. Daher darf der Gefäßdurchmesser im Farbdoppler nicht während des Blooming gemessen werden. Dieser Artefakt kann durch Herunterdrehen der Farbverstärkung oder durch langsamere Injektion des Kontrastmittels (z. B. durch Kurzinfusion) vermieden werden.

Brechung: Änderung der Ausbreitungsrichtung des Ultraschallstrahls beim Grenzübergang zwischen 2 akustischen Medien.

Brechungsindex: Das Verhältnis der Schallgeschwindigkeiten zweier Medien.

Buble noise (spectral bubble noise): Bildartefakt beim Echokontrastmitteleinsatz. Mit steigendem Schalldruck geraten die Kontrastmittelblasen in Resonanz und zerplatzen. Der dabei freigesetzte Schallpuls wird in allen Betriebsmoden eines Ultraschallgerätes als breites Rauschen mitdetektiert. Diese nicht flussinduzierten sondern *flussunabhängigen Signale* dienen nur dem Nachweis der räumlichen Verteilung von Kontrastmittel im Gewebe.

CFM (Color-flow-Mapping): Farbdoppler- oder Farbduplexuntersuchung.

Colour Capture: Summierung zeitlich hintereinander aufgenommener farbkodierter Bilder zur gleichmäßigen Darstellung der farbigen Flussinformation.

Curved-Array-Schallkopf: Schallkopf mit einer gekrümmten Oberfläche durch eine bogenförmige Anordnung nebeneinander liegender Piezoelemente. Das Bildfeld kann grob als trapezförmig bezeichnet werden (Definition nach KV-Richtlinie vom 10.2.93).

CVI (Color-Velocity-Imaging): Eigentlich *Time-domain-Verfahren* genannt. Dieses dopplerunabhängige Farbduplexverfahren wurde Anfang der 90er Jahre herstellerbedingt auch als *Color-Velocity-Imaging-Verfahren* bekannt. Die Strömungsgeschwindigkeit des Blutes wird im B-Bild mittels Laufzeitanalyse ermittelt. Dieses Verfahren analysiert die feinen Verschiebungen von Reflexionsmustern in den aufeinanderfolgenden Scans des B-Bildes (z. B. die Positionierung der Erythrozyten) und bestimmt hieraus im zeitlichen Ablauf Bewegungsmuster. Die Richtung und der Betrag der Bewegung werden elektronisch mit einem Korrelationsverfahren (sog. Kreuzkorrelation) ohne Anwendung des Dopplereffektes ermittelt. Vorteile dieses Verfahren sind: keine Limitierung in der Ermittlung hoher Flussgeschwindigkeiten, d. h. kein Aliasing, höhere Bildaufbauraten und Winkelunabhängigkeit. Dieses Verfahren erfordert aber einen hohen Rechenaufwand und konnte sich bisher nicht durchsetzen.

Cw: Die englische Bezeichnung für Dauerschall (Abkürzung), das „c" in der Akürzung steht für „continuous" und „w" für „wave".

CW-Doppler: Verfahren zur Bestimmung der Frequenz- und Phasen- Verschiebungen einer kontinuierlich emittierten und empfangenen Schallquelle (Continuous Wave) aufgrund des Dopplereffekts. Das Verfahren besitzt keine Axialauflösung, d. h. hierbei kann die Tiefe der beschallten, signalgebenden Struktur nicht festgestellt werden. CW-Doppler-Verfahren besitzen keine physikalische Obergrenze (Nyquistfrequenz) bezüglich der Bestimmung der Dopplerverschiebung.

Dämpfung: Die Schwächung der Schallwellenamplitude pro Wegstrecke. Sie wird in Dezibel pro cm [db/cm] ausgedrückt und als *Dämpfungskoeffizient* bezeichnet. Sind starke Frequenzabhängigkeiten zu berücksichtigen, wird als Einheit oft [db/(cm MHz)] verwendet. Für die Leber beträgt der Dämpfungskoeffizient ca. 0,5 dB/cm bei einer Sendefrequenz von 1 MHz. Bei hoher Frequenz ist die Dämpfung stärker als bei niedriger Sendefrequenz.

Dezibel: Logarithmischer Verhältniswert zweier Größen. Das Dezibel-Maß hat daher keine Dimension. Für quadratische Größen wie z.B. die Schalldruckamplitude oder die Spannung gilt:

$20 \times \log A_1/A_2 = $ Dezibel.

Für nichtquadratische Größen wie Intensität (I), Leistung oder Energie gilt hingegen:

$10 \times \log I_1/I_2 = $ Dezibel.

Dezibelwerte: Kürzel für die Einheit, die durch die Definition „20 log(Al:A2) = dB" für das Verhältnis der Amplituden Al:A2 gegeben ist. Die dB-Werte geben keine Absolutwerte an, sondern einen logarithmischen Verhältniswert. Für die Umrechungen sollte man wissen: log (2) = 0,3; log (3) = 0,5; log (4) = 0,6; log (10) = 1; log (100) = 2 usw. (Tabelle siehe unten)

DGC: Depth gain compensation oder TGC (time-gain-compensation), Tiefenausgleich.

Dopplereffekt: Frequenzverschiebung eines Signals bedingt durch die Relativbewegung von Sender (Reflektor) und Beobachter (z.B. Schallkopf) zueinander. Die Höhe der Frequenzverschiebung (Dopplerfequenz, DF) ist proportional zur beobachteten Geschwindigkeit: $DF = v (2 F \cos (\alpha)/c)$ mit $v =$ Blutstromgeschwindigkeit und $c = $ Ultraschallgeschwindigkeit und α als Winkel zwischen Schall- und Flussrichtung.

Dopplershift: Dopplerverschiebung (s. auch Dopplereffekt).

Duplexscanner: Ein Schallkopf, der 2 verschiedene Systeme enthält, meist Kombination von Schnittbild und Dopplersonographie.

Duplexscan: Ultraschallverfahren, bei dem mit einer Schallkopfeinheit sowohl ein B-Bild als auch ein Dopplerspektrum gewonnen werden könn Definition nach KV-Richtlinie vom 10.2.93).

Dynamik: Die Dynamik gibt den Abstand zwischen der kleinsten über dem Rauschen erkennbaren und der größten unverzerrt darstellbaren Echoamplitude (in dB) an. Hier muss man zwischen der Dynamik des Darstellungsgerätes, also der Unterscheidbarkeit der Graustufen am Monitor, und der Dynamik des Empfängerteils unterscheiden. Erstere ist in der Regel kleiner als die des Empfängerteils und liegt bei ca. 40 dB (1:100). Die Dynamik entscheidet darüber, bis zu welchem Grad das Gerät unterschiedlich stark schallreflektierende Strukturen in einem Bild gleichzeitig zur Darstellung bringen kann, z.B. eine Verkalkung zusammen mit einer dünnen echoarmen Membran.

Dynamische Fokussierung: Im Gegensatz zur mechanischen Fokussierung ein elektronisches Fokussierungsverfahren unter phasenversetzter Anregung.

Einfallswinkel (angle of incidence): Ist der Winkel zwischen Ausbreitungsrichtung des Ultraschalls und der akustischen Grenzfläche. (s. auch Einstrahlwinkel).

Einstrahlwinkel: Winkel zwischen Ultraschallstrahl und Fließachse des Blutes. Der Dopplercursor ist stets zwischen 0° und 90° einstellbar. Bei 0° ist der Fluss parallel zur Schallausbreitungsrichtung gerichtet (cos 0° = 1). Bei 90° ist der Fluss senkrecht zur Schallausbreitungsrichtung gerichtet (cos 90° = 0) (Definition nach Aniage II, KV-Richtlinie vom 10.2.93).

Farbdoppler: Farbige Kodierung der Dopplerfrequenzen in den Duplexsystemen, wobei die Flussgeschwindigkeiten über den Farbton kodiert werden (heller = schneller). Fluss in einer Richtung wird in rot, der Fluss in entgegengesetzter Richtung wird in blau dargestellt. Synonyme Bezeichnungen sind: Color-velocity-Imaging, Color-flow-Mapping, Farbkodierte Dopplersonographie (FKDS).

Fernfeld (far field): Der auf die Fokuszone folgende Abschnitt des Schallfeldes, in dem die Elemenarwellenfronten zu einer homogenen Wellenfront verschmelzen. Das Feld in der Fernfeldzone ist typisch divergent.

FFT (Fast Fourier Transformation): Numerischer Algorithmus zur Berechnung der Amplituden der Dopplerfrequenzkomponenten eines periodischen Dopplersignals.

Amplitudenverhältnis	Hinweis	dB	
1:2	20 log(1/2)= -20 log(2)	– 6 dB	Verdoppelung
1:3	20 log(1/3)= -20 log(3)	–10 dB	Verdreifachung
1:4	20 log(1/4)= -20 log(4)	–12 dB	Vervierfachung
1:10	20 log(1/10)=-20 log(10)	–20 dB	Verzehnfachung
1:20	20 log(1/20)=-20 log(20)	–26 dB	Zwanzigfach
1:100	20 log(1/100)= -20 log100	–40 dB	Hundertfach
1:1000	20 log(1/1000)= -20 log1000	–60 dB	Tausendfach
1:2000	20 log(1/2000)= -20 log2000	–66 dB	Zweitausendfach
1:10.000	20 log(1/10000)= -20 log(10000)	–80 dB	Zehntausendfach

FKDS: Farbkodierte Dopplersonographie (s. auch Farbdoppler).

Fokus: Der Bereich der Ultraschallstrahlungscharakteristik eines Wandlers mit dem geringsten Durchmesser und dem größten lateralen Auflösungsvermögen. Die Fokuszone liegt als eine Art natürliche Strahltaille im Übergang zwischen dem inhomogenen Nahfeld und dem divergenten Fernfeld.

Fokusabstand: Der Abstand zwischen Schallkopfoberfläche und Fokusebene in der ausbreitungsrichtung des Schalls.

Freeze-Mode: Bilddarstellung, bei der alle Echtzeitfunktionen gestoppt sind (Definition nach KV-Richtlinie vom 10.2.93).

Gain (Verstärkungsregelung): In der Ultraschalldiagnostik unterscheidet man verschiedene (Nach-) Verstärkungsbereiche: Gesamt-, Nah- und Fernverstärkung. Diese Anpassungsmöglichkeit wird wegen der unterschiedlichen Absorptionen im Gewebe vor den jeweils interessierenden Regionen gebraucht. Zusatzlich bieten die Geräte die Wahlmöglichkeit zwischen verschiedenen laufzeitabhängigen Verstärkungskurven (s. auch TGC).

Gepulster Doppler (pulsed Doppler, PW-Doppler): (Syn.: Impulsdoppler) Dopplersignalerzeugung, wobei der Schallpuls nicht kontinuierlich, sondern mit einer Pulsfolgefrequenz (Pulsrepetitionsfrequenz PRF) ausgesandt wird. Damit lässt sich ein Messvolumen (Sample volume) definieren, wobei Position und Längenausdehnung des Messvolumens frei gewählt werden können.

Gerätebuch: Vom Betreiber eines medizinisch-technischen Gerätes der Gruppe 1 nach MedGV zu führendes Buch über den zweckbezogenen Lebenslauf und fachliche Nutzung des Gerätes inkl. der Dokumentation der Sicherheitskontrollen und Einweisungen von Mitarbeitern.

Grauwert: Umsetzung der empfangenen Schallenergie in Helligkeitsstufen auf dem Videomonitor nach einem bestimmten Zuordnungsschema (Grauwertcharakteristik).

Grauwerte, Graustufen: Die analogen Echoamplituden werden in digitale Werte übersetzt (A/D-Wandlung). Diese digitalen Werte sind proportional den Helligkeitswerten des auf dem Monitor dargestellten Bildes (Definition nach KV-Richtlinie vom 10.2.93).

Grenzfläche, akustische: Berührungsfläche zweier Medien unterschiedlicher akustischer Impedanz (s. auch dort). An dieser Fläche treten Reflexion, Brechung und Beugung auf.

Harmonic Imaging (H. I.): Die bei dieser Bildgebung verwendeten harmonischen Signale (Vielfache oder Bruchteile der Sendegrundfrequenz f: $2f$, $3f$ oder $\frac{1}{2}f$, $\frac{1}{3}f$) werden nicht im Ultraschallgerät erzeugt, sondern entstehen im menschlichen Körper entweder durch Interaktion mit dem Gewebe allein oder mit den Echokontrastmitteln. Zuerst wurde dieser Effekt bei der Verwendung von Echosignalverstärkern gesehen, später aber auch im Gewebe beobachtet. Wegen der vielen handfesten Vorteile der harmonischen Bildgebung wurde die notwendige Technologie seit einigen Jahren in die neuen Ultraschallgeräte bereits implementiert. H. I. kann nur nach ausreichender Laufzeit des Schalls, also nicht schallkopfnah, sondern mit zunehmender Gewebetiefe ausgenutzt werden. Die fundamentalen Frequenzen werden beim H. I. durch ein Hochpassfilter beseitigt, das resultierende schmalbandige Spektrum führt zu einem Gewinn an transversalem Auflösungsvermogen.

2nd Harmonic: Diese Bezeichnung hat sich im US-engl. Sprachraum ausgebildet, gemeint ist jeweils die Nutzung der 2. Harmonischen bzw. in der hierzulande verwendeten Bezeichnungsweise der 1. Oberwelle.

Hertz: Maß für die Frequenz, die Einheit lautet Hertz [Hz], Einheit für die Anzahl von Wellen bzw. Schwingungen pro Sekunde.

Hochpassfilter, Wandfilter: Frequenzfilter zur Eliminierung niederfrequenter Signalanteile wie z. B. der Bewegungen der Gefäßwand im Dopplersignal (Definition nach KV-Richtlinie vom 10.2.93). Je nach Höhe der Grenzfrequenz, die durchgelassen wird, können auch langsamere Flussgeschwindigkeiten, d. h. die hierdurch verursachten niedrigen Dopplerfrequenzen, ebenfalls eliminiert werden. Hierdurch kommt es zur Überschätzung der mittleren Frequenz.

HPRF (High-pulse-repetition-frequency): Erweiterung des eindeutig auswertbaren Dopplerfrequenzbereiches durch Erhöhung der Pulsrepetitionsfrequenz aber unter Verlust der eindeutigen örtlichen Zuordnung.

Impedanz: Frequenzabhangiger Wellenwiderstand eines Materials. Für Schall ergibt sie sich als Produkt aus Schallgeschwindigkeit und Dichte des Gewebes. Wichtige Kenngröße zweier aneinandergrenzender Medien, aus denen sich der für die medizinische Diagnostik wichtige, echogebende Reflektionsfaktor ergibt. Je höher der Impedanzsprung an einer Grenzfläche, um so stärker ist das Schallecho. Besonders hohe Impedanzsprünge gibt es im Gewebe an Grenzflächen zu Luft, also in der Lunge und im Darm, sowie an Knochengrenzen.

Impulsdoppler: (s. u. Gepulster Doppler)

Intensität: Die Schallintensität entspricht der Energie, die je Zeiteinheit auf eine bestimmte Fläche senkrecht zur Ausbreitungsrichtung einwirkt. Als Gleichung: Intensität = Energie pro Zeit/Fläche (W/cm^2). Eine gebräuchliche Einheit ist Milliwatt pro Quadratzentimeter (mW/cm^2). Bei den unterschiedlichen Intensitätsdefinitionen wird über unterschiedliche Zeiträume und Flächen gemittelt. Die Intensität kann z. B. auf die Fläche des Schallwandlers selbst oder seine Schallaustrittsfläche bezogen werden: das ist dann die Ausgangsintensität des Schallkopfes. Sie kann aber auch auf den Ort des maximalen Schalldrucks im Schallfeld (Spatial Peak) bezogen werden, der im Bereich des Fokus liegt. Der Momentanwert der Ultraschallintensität (I) beträgt: $I = P^2/2\rho c$ mit P = Schalldruckamplitude, ρ = Dichte und c = Schallgeschwindigkeit im Medium.

Kavitation: Die Bildung von Gasbläschen durch die Einwirkung von Ultraschall (Def. nach KV-Richtlinie vom 10.2.93). Das Auftreten von Kavitationen bei diagnostischem Ultraschall im Gewebe gilt als nicht wahrscheinlich.

Laufzeit: Zeitintervall, das der Schall zum Durchlaufen einer Gewebestrecke benötigt, z.B. vom Wandler bis zur Struktur (und zurück). Als Richtwert sollte man sich merken, dass der Schall in Wasser bei einer zugrundegelegten Schallgeschwindigkeit von 1500 m/s in 1 s die Strecke von 1,5 mm zurücklegt.

Linear-Array-Schallkopf: Schallkopf mit einer geraden Anordnung nebeneinander liegender Piezoelemente. Das Bildfeld ist rechteckig (Definition nach KV-Richtlinie vom 10.2.93).

MedGV: Abkürzung für die Medizingeräteverordnung. Diese wurde 1998 im Rahmen der europäischen Gesetzesharmonisierung durch die neue Betreiberverordnung nach dem MPG (s.u.) abgelöst, die aber in wesentlichen Teilen der alten MedGV entspricht.

Medizinprodukt im Sinne des Medizinproduktegesetz (MPG): Ein Produkt wird erst mit der Festlegung seiner Zweckbestimmung zu einem Medizinprodukt. Medizinprodukte der Gruppen 1, 3 und 4 müssen den Vorschriften des § 8 f. MPG entsprechen; sie dürfen ab 13.6.1998 nur noch mit dem CE-Kennzeichen auf den Markt gebracht werden (TIMUG Ultraschall-Seiten 2000).

Messvolumen (Sample volume): Beim PW-Doppler werden nur Echos, die aus einem vom Anwender festgesetzten Bereich kommen, der Dopplerauswertung unterzogen (Definition nach Anlage II, KV-Richtlinie vom 10.2.93).

M-Mode, M-Mode-Bild, M-Mode-Darstellung, TM-Mode, TM-Mode-Bild: Ein Grauwert-Ultraschallabbildungsverfahren (Time Motion Mode), bei dem das zeitliche Verhalten von Gewebsstrukturen längs einer ausgewählten Ultraschallinie als Funktion der Zeit dargestellt wird. Die Helligkeiten der einzelnen Bildpunkte im Bild entsprechen den Echosignalhöhen an diesem Ort zu einem bestimmten Zeitpunkt. Die Auftragung erfolgt längs der Abszisse als Zeitachse. Die Ordinate ist die Skala für die Bildtiefe (Definition nach Anlage II, KV-Richtlinie vom 10.2.93).

Nennfrequenz: Dies ist die vom Hersteller und Vertreiber angegebene Frequenz des Schallkopfs (Definition nach KV-Richtlinie vom 10.2.93). Schallköpfe besitzen zwangsläufig Fertigungstoleranzen und emittieren Schallwellen mit einer bestimmten (Mitten-) Frequenz, die in der Nähe der Nennfrequenz liegt. Zur Vereinfachung wird z.B. ein Schallkopf mit einer wahren Mittenfrequenz von 3,4 MHz mit der Nennfrequenz 3,5 MHz bezeichnet.

Nulllinienverschiebung: Verschiebung der Nulllinie nach oben oder nach unten, um den aliasingfreien Bereich in einer Richtung zu vergrößern. In der anderen Richtung wird der Bereich um den gleichen Betrag verkleinert.

Nyquist-Grenze: Die Frequenz, ab welcher die Dopplerverschiebung mit Hilfe des gepulsten Dopplerverfahrens nicht mehr eindeutig bestimmt werden kann (s. auch Aliasing). Sie ist gleich der halben Pulsrepetitionsfrequenz (PRF, s. auch dort). Beim CW-Doppler existiert keine Nyquist-Grenze.

Persistence: Mittelung mehrerer zeitlich aufeinanderfolgender Bilder zur Erhöhung der Darstellungsqualität durch Reduktion des Signal-/Rauschabstandes.

Phaseninversionsmethode: Neues digitales Subtraktionsverfahren, mit dem das Ultraschallgerät nur die im Körper entstandenen nichtlinearen Signale (z.B. die harmonischen Bilder) von den Mikrobläschen verarbeitet, während die anderen fundamentalen (d.h. linearen) Signale wegsubtrahiert werden. Eines dieser Subtraktionsverfahren ist die Phasen-Inversionstechnik (von Siemens entwickelt).

Prinzip der Phasen-Inversionstechnik: 2 Ultraschallpulse, die um 180° phasenversetzt sind, werden hintereinander in das Gewebe gesendet (s. nachstehende Abbildung). Die zurückkommenden Ultraschallechos werden zu einem Ultraschallbild addiert. Im Falle linearer, d.h. fundamentaler (konventioneller) Gewebesignale entsteht durch Addition der 180°-phasenversetzten Echos ein Auslöschphänomen: kein Signal. Im Falle einer nichtlinearen Antwort von Mikrobläschen, wie z.B. harmonischer Schwingungen (Harmonic) oder einer stimulierten akustischen Emission (SAE), sind die zurückreflektierten Echos so verzerrt, dass deren Addition ein besonders starkes Summationssignal hervorruft, das nur im Gewebe entstanden ist, während die konventionellen Signalanteile wegsubtrahiert sind (s. Abbildung):

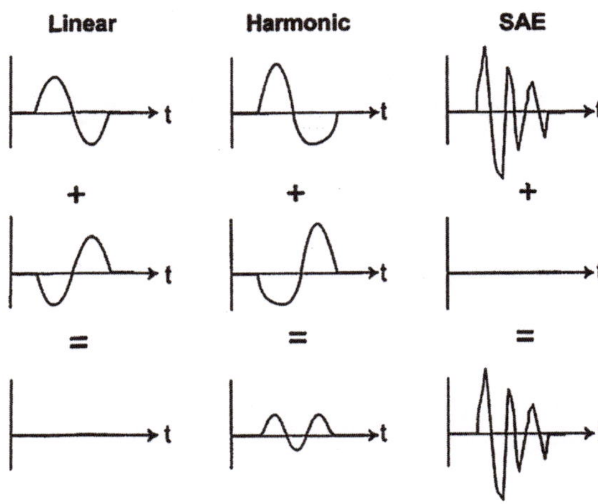

Postprocessing: Sammelbegriff für alle (heute oft rechnerischen und computergestützten) Verbesserungstechniken des empfangenen Ultraschallbildes (Bildnachverarbeitung) zur Steigerung der Auflösung, Differenzierung und Aussagekraft.

Power: Ausgesendete Schallleistung des Ultraschallgerätes.

Power-Mode (Angio-Mode, intensity-imaging): Farbkodierte Gefäßdarstellung in Abhängigkeit von der Dopplersignalleistung als Gegensatz zur farbkodierten Flussdarstellung in Abhängigkeit von der Strömungsgeschwindigkeit bzw. der hiervon verursachten Dopplerfrequenzverschiebung.

Pulsatilität: Systolisch-enddiastolisches Verhältnis der Dopplerströmungskurve.

Pulsatilitätsindex: Parameter zur Beurteilung des peripheren Widerstandes in den Arterien.

Pulsrepetitionsfrequenz (PRF): Die Frequenz, mit der einzelne Ultraschallpulse vom Schallkopf ausgesandt werden (Definition nach KV-Richtlinie vom 10.2.93).

PW-Doppler: (s. gepulster Doppler)

Resistance-Index: Parameter zur Beurteilung des peripheren Widerstandes in den Arterien.

Sample volume (Messvolumen): Messfenster bei Duplexsystemen bzw. der markierte Ausschnitt aus dem gesamten dargestellten B-Bild, in dem die Dopplerauswertung stattfindet.

Schallgeschwindigkeit (Ausbreitungsgeschwindigkeit des Ultraschalls im Gewebe): Die Schallgeschwindigkeit (c) ist eine Gewebeeigenschaft und definiert als die Laufzeit des Ultraschalls im Gewebe. Sie ist das Produkt aus Wellenlänge und Frequenz ($c = \lambda \times f$). Die Schallgeschwindigkeit ist materialabhängig und differiert je nach Gewebeart und von Mensch zu Mensch innerhalb eines Geschwindigkeitsbereichs von ca. $\pm 10\,\%$ um den Wert von 1540 m/s. Bei internistischen Ultraschallgeräten wird von einer konstanten Schallgeschwindigkeit für alle Gewebe von 1540 m/s ausgegangen.

Schallschatten: Schallschatten entsteht im Schnittbild hinter stark reflektierenden Strukturen wegen der relativ starken Intensitätsschwächung des weiterlaufenden Schallbündels (z. B. kalzifizierte Plaques).

Schallverstärkung: Bildartefakt. Scheinbare Anhebung der Schaltreflektivitat hinter Flüssigkeitsansammlungen im B-Bild. Umkehrfall zum Phänomen des Schallschattens.

Sektorscan: Ein elektronischer oder mechanischer Schallkopf, der einen sektorförmigen Bildausschnitt generiert (Definition nach KV-Richtlinie vom 10.2.93).

Sendeleistung, Schallsendeleistung: Wert der vom Schallkopf ausgehenden Schallintensität (Definition nach KV-Richtlinie vom 10.2.93).

Spektralanalyse der Dopplersignale: Zerlegung des Dopplersignals in seine einzelnen Frequenzkomponenten mit den zugehörigen Amplituden der Komponenten (Definition nach KV-Richtlinie vom 10.2.93).

Streuung: Ungerichtete Reflexion, Brechung und Beugung an kleinen Strukturen, die in der Größenordnung oder kleiner sind als die Wellenlänge. Die gestreute Intensität ist ungerichtet und stark frequenzabhangig.

TGC (Time gain compensation): Die TGC sorgt dafür, dass die Echos aus tiefen Gewebestrukturen relativ höher verstärkt werden, und zwar entsprechend ihres zeitlichen Abstandes vom Sendepuls.

Untere Grenzfrequenz des Dopplersignals: Die niedrigste Dopplerfrequenz, die noch vom Gerät angezeigt oder ausgegeben wird.

Wandfilter: Hochpassfilter, das durch Gefäßwand- bzw. Klappenbewegungen erzeugte Dopplerverschiebungen herausfiltert und so vom eigentlichen interessierenden Flusssignal trennt.

Empfehlungen zur Qualitätssicherung in der Ultraschalldiagnostik der Gefäße*

Arbeitskreis Gefäßdiagnostik der Deutschen Gesellschaft für Ultraschall in der Medizin (DEGUM), Sektion Ultraschall der Deutschen Gesellschaft für Angiologie (DGA) und Kassenärztlichen Vereinigung Koblenz:

A. L. Strauss, M. Ludwig, Hj. Stein, R. Horz, H. Kopp, Ch. Arning, F. Spengel und W. Weber

Um bei der enormen Verbreitung der doppler- und duplexsonographischen Gefäßdiagnostik einen orientierenden Standard zwecks Vergleichbarkeit der Ergebnisse und zur Qualitätssicherung zu etablieren, wurden in Zusammenarbeit mit der Deutschen Gesellschaft für Angiologie (DGA), dem Arbeitskreis Gefäßdiagnostik der DEGUM (Deutsche Gesellschaft für Ultraschall in der Medizin) und der Kassenärztlichen Vereinigung Koblenz Empfehlungen für den Untersuchungsablauf, die Dokumentation und die Befundung der ultraschalldiagnostischen Untersuchung der Gefäße erarbeitet.

Allgemeine Vorbemerkungen

Bei der Bilddokumentation im Längsschnitt ist cranial am linken Bildrand, caudal am rechten Bildrand darzustellen.

Die Duplexsonografie beinhaltet die Darstellung im B-Bild und die Darstellung des Dopplerspektrums. Zur ausreichenden Beurteilung muß der interessierende Gefäßabschnitt im B-Bild in ausreichender Größe dokumentiert sein.

Bei farbkodierter Untersuchung sollten arterielle Flüsse nach Möglichkeit rot, venöse Flüsse blau kodiert werden.

Direktionale Dopplersonographie der extrakraniellen hirnversorgenden und der Periorbitalarterien

Untersuchungsablauf

Beiderseits sind nacheinander und kontinuierlich zu untersuchen:

- Aa. carotides communes
- Aa. carotides internae
- Aa. carotides externae

Punktuell sind seitenvergleichend zu untersuchen:

- Aa. vertebrales
- Aa. supraorbitales oder supratrochleares, mit Kompressionstest der Externaäste
- Aa. subclaviae

Dokumentation

Normalbefund: Einzeldokumentation von:

- Aa. carotides communes
- Aa. carotides internae
- Aa. carotides externae
- Aa. vertebrales
- Aa. supraorbitales oder -trochleares
- Aa. subclaviae

Pathologischer Befund: Zusätzliche Einzeldokumentation der Dopplerströmungskurve oder Frequenzspektren aus dem Stenosemaximum und poststenotisch.

Bei Subclavian-Steal-Phänomen Dokumentation der Vertebralisströmung vor und während provozierter Hyperämie.

Befundung

Beschreibend oder anhand eines Gefäßschemas. Stenosedefinition mittels direkter und indirekter dopplersonographischer Kriterien, bei Anwendung der Frequenzanalyse Stenosegradabschätzung über die systolischen Maximalfrequenzen in der Stenose.

Gepulste Dopplersonographie der intrakraniellen Gefäße

Untersuchungsablauf

Transtemporal sind beiderseits und nacheinander zu untersuchen:

- Aa. cerebri mediae
- Aa. cerebri anteriores
- Aa. cerebri posteriores
- Aa. carotides internae im Endabschnitt

---

* Aus: VASA: Zeitschrift für Gefäßkrankheiten/Journal for Vascular Diseases. Verlag Hans Huber Bern. 1999, 28:135–139

Transnuchal kontinuierlich:

- Aa. vertebrales
- A. basilaris, soweit erreichbar

Bei gegebener Indikation ergänzend von transorbital:

- Carotissyphon beidseits
- Aa. ophtalmicae

Dokumentation

Normalbefund: Einzeldokumentation der Dopplerspektren von:

- Aa. cerebri mediae
- Aa. cerebri anteriores
- Aa. cerebri posteriores

Bei gegebener Indikation:

- Aa. carotides internae im Endabschnitt

Transnuchale Untersuchung:

- Aa. vertebrales
- A. basilaris, soweit erreichbar

Transorbitale Untersuchung:

- Carotissyphon beiderseits
- Aa. ophtalmicae

Pathologischer Befund: Zusätzliche Einzeldokumentation der Dopplerspektren im Stenose-Maximum und poststenotisch falls möglich.

Befundung

Beschreibend oder anhand eines Gefäßschemas. Stenosedefinition über intrastenotische, systolische Maximalfrequenz oder -geschwindigkeit unter Berücksichtigung indirekter dopplersonographischer Kriterien.

Direktionale Dopplersonographie der Bein- oder Armvenen

Untersuchungsablauf

Nacheinander sind punktuell zu untersuchen:

An den Beinen:

- A. femoralis communis
- A. poplitea
- A. dorsalis pedis
- A. tibialis posterior

An den Armen:

- A. subclavia
- A. brachialis
- A. radialis
- A. ulnaris

Dokumentation

Normalbefund und pathologischer Befund: Einzeldokumentation der obigen Arterien mit mindestens 25 mm Papiervorschub.

Befundung

Beschreibend oder anhand eines Gefäßschemas.

Direktionale Dopplersonographie der Bein- oder Armarterien

Untersuchungsablauf

Nacheinander sind mit Valsalvatest und/oder Kompressions-Dekompressions-Manöver punktuell zu untersuchen:

An den Beinen:

- V. femoralis communis
- V. poplitea
- V. saphena magna
- ggf. V. saphena parva und Vv. perforantes

An den Armen:

- V. subclavia

Dokumentation

Normalbefund und pathologischer Befund: Einzeldokumentation der obigen Venen mit mindestens 10 mm Papiervorschub

Befundung

Beschreibung des spontanen und des provozierten Strömungsverhaltens.

Sonographie der Beinvenen mittels B-Mode als kontinuierliche gleitende Beschallung über die gesamte Gefäßstrecke einer Extremität

Indikation: Tiefe Beinvenenthrombose

Untersuchungsablauf

Untersuchung am liegenden oder stehenden Patienten. Kontinuierliches Abfahren im Querschnitt von der Vena femoralis communis aus über den gesamten Oberschenkel bis zur distalen Vena poplitea, dabei gleichzeitige Überprüfung der Kompressibilität der einzelnen

Venenabschnitte. Ggf. Unterschenkelvenen im Sitzen untersuchen.

Dokumentation

Normalbefund: V. femoralis und V. poplitea im Querschnitt ohne und mit Kompression, Mündungsstellen V. saphena magna/V. femoralis und V. parva/V. poplitea im Längsschnitt, ggf. Unterschenkelvenen im Querschnitt ohne und mit Kompression dokumentieren.

Pathologischer Befund: Inkompressibilität dokumentieren.

Befundung

Beschreibend oder graphisch anhand eines Gefäßschemas. Kompressibilität charakterisieren.

Duplexsonographie der extrakraniellen hirnversorgenden Arterien

Untersuchungsablauf

Nacheinander sind im Längsschnitt unter gleichzeitiger Ermittlung des winkelkorrigierten Geschwindigkeitsspektrums bzw. des Dopplerfrequenzspektrums und im Querschnitt kontinuierlich zu untersuchen:
- Aa. carotides communes
- Aa. carotides internae
- Aa. carotides externae

Nur im Längsschnitt:
- Aa. vertebrales

Nur bei klinischem Verdacht auf Subclavia-Verschluß oder -Stenose:
- Aa. subclaviae

Dokumentation

Normalbefund: Einzeldokumentation von Aa. carotides communes, internae und externae sowie von Aa. vertebrales (mindestens V2-Abschnitt) und gegebenenfalls Aa. subclaviae im Längsschnitt und mit winkelkorrigierten Geschwindigkeitsspektren.

Stenose/Verschluß: Zusätzliche Dokumentation aus dem gesunden und aus dem pathologischen Segment mit Strömungssignalen im Längsschnitt.

Farbkodierung: Dokumentation der Blutströmung in Farbe.

Befundung

Beschreibend oder anhand eines Gefäßschemas.

Ausdehnung, Sonomorphologie von arteriosklerotischen Gefäßwandveränderungen, beinhaltend die Stenosegraduierung auf der Basis der mittels Doppleruntersuchung festgestellten systolischen und enddiastolischen Maximaldopplerfrequenzen bzw. der winkelkorrigierten Geschwindigkeiten und unter Berücksichtigung indirekter dopplersonographischer Kriterien (z.B. Fluß in den Penorbitalarterien).

Farbkodierte Duplexsonographie der intrakraniellen Hirngefäße

Untersuchungsablauf

Transtemporal sind beiderseits und nacheinander zu untersuchen:
- Aa. cerebri mediae
- Aa. cerebri anteriores
- Aa. cerebri posteriores
- Aa. carotides internae im Endabschnitt

Bei einseitig schlechtem Schallfenster sind beide Hirnhälften von der besser zu schallenden Seite zu untersuchen.

Bei gegebener Indikation transnuchale Untersuchung von:
- Aa. vertebrales
- A. basilaris, soweit erreichbar

Dokumentation

Normalbefund: Einzeldokumentation der farbkodierten Strömungsbilder mit Dopplerfrequenzspektren bzw. winkelkorrigierten Geschwindigkeitsspektren von:

Transtemporale Untersuchung
- Aa. cerebri mediae
- Aa. cerebri anteriores
- Aa. cerebri posteriores

Transnuchale Untersuchung
- Aa. vertebrales
- A. basilaris

fakultativ: venöse Blutleiter

Pathologischer Befund: Zusätzliche Einzeldokumentation der Strömungssignale im Stenosemaximum und soweit möglich poststenotisch.

Befundung

Beschreibend oder anhand eines Gefäßschemas.

Stenosedefinition über systolische oder enddiastolische Maximalfrequenzen bzw. winkelkorrigierte Maximalgeschwindigkeiten und unter Berücksichtigung indirekter Kriterien.

Duplexsonographie der Arterien des Körperstammes

Infradiaphragmale Untersuchung

Untersuchungsablauf

Nacheinander sind im Längsschnitt unter gleichzeitiger Ermittlung des winkelkorrigierten Geschwindigkeitsprofils bzw. des Dopplerfrequenzspektrums und im Querschnitt zu untersuchen:
- Aorta abdominalis

bei gegebener Indikation:
- Aa. renales bds.

bei gegebener Indikation:
- A. mesenterica superior

bei gegebener Indikation:
- Truncus coeliacus

Dokumentation

Normalbefund: Einzeldokumentation im Längsschnitt mit winkelkorrigierten Geschwindigkeitsspektren der Aorta, ggf. der Abgangsbereiche der Aa. renales, der A. mesenterica superior bzw. des Truncus coeliacus.

Stenose/Verschluß: Zusätzliche Dokumentation aus dem vorgeschalteten gesunden und aus dem pathologischen Segment im Längsschnitt mit winkelkorrigierten Geschwindigkeitsspektren.

Stenose A. renalis: Im Längsschnitt Dokumentation der Aorta abdominalis und der A. renalis im Abgangsbereich mit Darstellung der winkelkorrigierten Geschwindigkeitsspektren. Bestimmung der systolischen Maximalgeschwindigkeiten in Aorta und A. renalis mit Berechnung des renal/aortalen Quotienten.

Evtl. auch Darstellung des intrarenalen Strömungssignals zur Ermittlung des Resistance Index (RI).

Aneurysma: Dokumentation in 2 Ebenen einschließlich Vermessung.

Farbkodierung: Dokumentation der Blutströmung in Farbe.

Befundung

Beschreibend oder graphisch anhand eines Gefäßschemas. Stenosegraduierung auf der Basis der mittels Doppleruntersuchung festgestellten Geschwindigkeitsspektren einschließlich der Berechnung der Peak Velocity Ratio (PVR = Verhältnis der Maximalgeschwindigkeit intrastenotisch zu prästenotisch). Für Nierenarterienstenose Graduierung anhand der intrastenotischen systolischen Maximalgeschwindigkeit und/oder aus dem renal/aortalen Quotienten und/oder aus dem intrarenalen Resistance Index (RI = Systolische Maximalgeschwindigkeit minus enddiastolische Geschwindigkeit dividiert durch systolische Maximalgeschwindigkeit).

Supradiaphragmale Untersuchung

Untersuchungsablauf

Von suprasternal aus sind unter gleichzeitiger Ermittlung des Dopplerfrequenzspektrums bzw. des winkelkorrigierten Geschwindigkeitsprofils zu untersuchen:
- Aortenbogen
- abgangsnahe Abschnitte der supraaortalen Äste

Dokumentation

Normalbefund: Einzeldokumentation des Aortenbogens mit winkelkorrigierten Geschwindigkeitsspektrums.

Stenose/Verschluß: Zusätzliche Dokumentation von Abgangsstenosen einschließlich winkelkorrigierten Geschwindigkeitsspektren.

Aneurysma: Darstellung einschließlich winkelkorrigiertem Geschwindigkeitsspektrum mit Vermessung.

Farbkodierung: Dokumentation der Blutströmung in Farbe.

Befundung

Beschreibend oder graphisch anhand eines Gefäßschemas. Stenosegraduierung auf der Basis der mittels Doppleruntersuchung intrastenotisch festgestellten Geschwindigkeitsspektren.

Duplexsonographie der Venen des Körperstammes

Untersuchungsablauf

Untersuchung am liegenden Patienten.

Kontinuierliches Abfahren im Querschnitt der Vena cava inferior. Wenn möglich, Prüfung der Kompressibilität. Zur Differenzierung zwischen Thrombose, die das Venenlumen komplett okkludiert, oder nicht komplett okkludierendem Thrombus-Dopplersignal einsetzen. Überprüfung der respiratorischen Lumenschwankungen der V. cava inferior. Bei gegebener Indikation Untersuchung der V. portae und V. lienalis mit Bestimmung der Strömungsrichtung. Bei farbkodierter Untersuchung Einstellung einer möglichst hohen Flußsensitivität.

Dokumentation

Normalbefund: V. cava inferior mit Dopplersignal im Längsschnitt, ggf. Kompressibilität im Querschnitt dokumentieren. Bei gegebener Indikation Darstellung der Pfortader und V. lienalis einschließlich der Blutströmungsrichtung.

Pathologischer Befund: Dokumentation der fehlenden respiratorischen Lumenänderung der V. cava inferior, bei inkomplettem Verschluß des Dopplersignals in Verbindung mit Längsschnitt. Dokumentation der Pfortader und der V. lienalis, für die Pfortader Darstellung inklusive des pathologischen Flusses in der Pfortader (pulsatil, fehlend oder retrograd). Bei farbkodierter Untersuchung Dokumentation der Flußaussparung im Längsschnitt und im Querschnitt.

Befundung

Beschreibend oder graphisch anhand eines Gefäßschemas.

Respiratorische Lumenänderungen in V. cava inferior, Spontanfluß und ggf. Flußaussparung charakterisieren.

Duplexsonographie der Armarterien

Untersuchungsablauf

Nacheinander sind im Längs schnitt unter gleichzeitiger Ermittlung des winkelkorrigierten Geschwindigkeitsprofils bzw. des Dopplerfrequenzspektrums und im Querschnitt zu untersuchen

- A. femoralis communis
- Femoralis-Bifurkation mit A. femoralis superficialis und profunda
- A. poplitea in Höhe der Kniekehle
- ggf. Unterschenkelarterien
- ggf. Aa. iliacae communes und externae beidseits

Beim Einsatz der Farbkodierung zusätzlich kontinuierliche Untersuchung im Querschnitt mit entsprechend eingestellter Farbskala von der Bifurkation bis zur A. Poplitea, ggf. bis zu den Unterschenkelarterien.

Dokumentation

Normalbefund: Einzeldokumentation von Aa. femorales communes, superficiales und profundae sowie von A. poplitea und ggf. der Unterschenkelarterien und bzw. der Aa. iliacae communes und externae bds. mit winkelkorrigiertem Geschwindigkeitsspektrum im Längsschnitt.

Stenose/Verschluß: Zusätzliche Dokumentation aus dem vorgeschalteten gesunden und aus dem pathologischen Segment mit winkelkorrigierten Geschwindigkeitsprofilen im Längsschnitt.

Aneurysma: Dokumentation in 2 Ebenen einschließlich Vermessung

Farbkodierung: Dokumentation der Blutströmung in Farbe.

Befundung

Beschreibend oder graphisch anhand eines Gefäßschemas.

Stenosegraduierung auf der Basis der mittels Doppleruntersuchung festgestellten Geschwindigkeitsspektren einschließlich Berechnung der Peak Velocity Ratio (PVR= Verhältnis der Spitzengeschwindigkeit intrastenotisch zu prästenotisch).

Duplexsonographie der Beinarterien

Untersuchungsablauf

Nacheinander sind im Längsschnitt unter gleichzeitiger Ermittlung des winkelkorrigierten Geschwindigkeitsprofils bzw. des Dopplerfrequenzspektrums und zusätzlich im Querschnitt zu untersuchen:
- A. subclavia supraclaviculär
- A. axillaris infraclaviculär

- A. brachialis
- ggf. Unterarmarterien
- ggf. Digitalarterien

Beim Einsatz der Farbkodierung zusätzlich kontinuierliche Untersuchung im Querschnitt mit entsprechend eingestellter Farbskala von der A. subclavia bis zur distalen A. brachialis, ggf. bis zu den Unterarm- oder Digitalarterien.

Dokumentation

Normalbefund: Einzeldokumentation von A. subclavia, A. axillaris, distaler A. brachialis, ggf. der Unterarmarterien oder der Digitalarterien im Längsschnitt mit winkelkorrigierten Geschwindigkeitsspektren

Stenose/Verschluß: Zusätzliche Dokumentation aus dem vorgeschalteten gesunden und aus dem pathologischen Segment mit winkelkorrigierten Geschwindigkeitsspektren im Längsschnitt.

Aneurysma: Dokumentation in 2 Ebenen einschließlich Vermessung.

Farbkodierung: Dokumentation der Blutströmung in Farbe.

Befundung

Beschreibend oder graphisch anhand eines Gefäßschemas.

Stenosegraduierung auf der Basis der mittels Doppl0untersuchung festgestellten winkelkorrigierten Geschwindigkeitsspektren einschließlich Berechnung der Peak Velocity Ratio (PVR = Verhältnis der Spitzengeschwindigkeit intrastenotisch zu prästenotisch).

Duplexsonographie der Beinvenen

Der Untersuchungsablauf und die Dokumentationsart sind für die beiden Indikationen Tiefe Beinvenenthrombose bzw. Primäre oder sekundäre Klappeninsuffizienz (Varizendiagnostik) unterschiedlich.

Indikation: Tiefe Beinvenenthrombose

Untersuchungsablauf

Untersuchung am liegenden oder stehenden Patienten.

Kontinuierliches „Abfahren" im Querschnitt von der Vena femoralis communis aus über den gesamten Oberschenkel bis zur distalen Vena poplitea, dabei gleichzeitige Überprüfung der Kompressibilität der einzelnen Venenabschnitte. Zur Differenzierung zwischen Thrombose, die das Venenlumen komplett okkludiert, oder Thrombus, der das Venenlumen nicht komplett verschließt, Dopplersignal einsetzen.

Einmündungen der V. saphena magna in V. femoralis und der V. saphena parva in die V. poplitea im Längsschnitt untersuchen. Auf atemabhängige Veränderungen des Venenlumens sollte geachtet werden. Ggf. Vv. iliacae externae bzw. Unterschenkelvenen untersuchen.

Bei *farbkodierter Duplexuntersuchung* Einstellung einer möglichst hohen Flußsensitivität.

Dokumentation

Normalbefund: V. femoralis und V. poplitea im Querschnitt ohne und mit Kompression, Mündungsstellen V. saphena magna /V. femoralis und V. saphena parva /V. poplitea im Längsschnitt dokumentieren. Ggf. Vv. iliacae dokumentieren. Ggf. Unterschenkelvenen im Querschnitt mit und ohne Kompression dokumentieren.

Pathologischer Befund: Inkompressibilität dokumentieren. Bei inkomplettem Verschluß Dopplersignal in Verbindung mit Längsschnitt dokumentieren, bei farbkodierter Untersuchung Flußaussparung im Längs- und Querschnitt dokumentieren.

Farbkodierung: Dokumentation der Blutströmung in Farbe. Bei pathologischem Befund Dokumentation der Flußaussparung im Längsschnitt und im Querschnitt.

Befundung

Beschreibend oder graphisch anhand eines Gefäßschemas. Kompressibilität, Spontanfluß und ggf. Flußaussparung charakterisieren.

Indikation: Primäre und sekundäre Klappen insuffizienz (Varizendiagnostik)

Untersuchungsablauf

Untersuchung am stehenden oder liegenden Patienten.

Im Längsschnitt unter gleichzeitiger Registrierung des Dopplersignals sind zu untersuchen: V. femoralis communis, V. saphena magna an Einmündung in V. femoralis, V. poplitea und V. saphena parva an Einmündung in V. poplitea, ggf. Unterschenkelvenen. Ggf. Darstellung der Vv. Perforantes im Querschnitt.

Zur Erfassung eines Refluxes Valsalva-Manöver des Patienten oder Kompression / Dekompression der Muskulatur distal der Schallsonde oder Kompression der Muskulatur oberhalb der Schallsonde durch den Untersucher. Quantifizierung der Refluxdauer mit Hilfe des Dopplersignals, ggf. qualitative Erfassung des Refluxes mit Hilfe der farbkodierten Duplexsonographie.

Dokumentation

Normalbefund: Während der Provokation durch Valsalva oder Muskelkompressionsmanöver Dokumentation im Längsschnitt plus zugehörigem Dopplersignal von V. femoralis, V. saphena magna, V. poplitea und V. saphena parva, ggf. Unterschenkelvenen.

Pathologischer Befund: Dokumentation jedes einzelnen Refluxes mittels Dopplersignal, wobei jeder Reflux mindestens über einen Zeitraum von 2 Sekunden hinweg registriert sein muß.

Farbkodierung: Dokumentation der Blutströmung in Farbe.

Befundung

Beschreibend oder graphisch anhand eines Gefäßschemas.

Venen nach Lage, Weite, Struktur und Varianten des Verlaufes beschreiben. Spontanfluß und Reaktion auf Valsalva (oder anderes Provokationsmanöver) aus dem Dopplersignal beschreiben.

Sachverzeichnis

W